U0251728

现代根管外科理论与实践
The Art and Science of Contemporary Surgical Endodontics

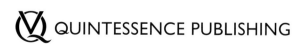

QUINTESSENCE PUBLISHING

Berlin | Chicago | Tokyo
Barcelona | London | Milan | Mexico City | Moscow | Paris | Prague | Seoul | Warsaw
Beijing | Istanbul | Sao Paulo | Zagreb

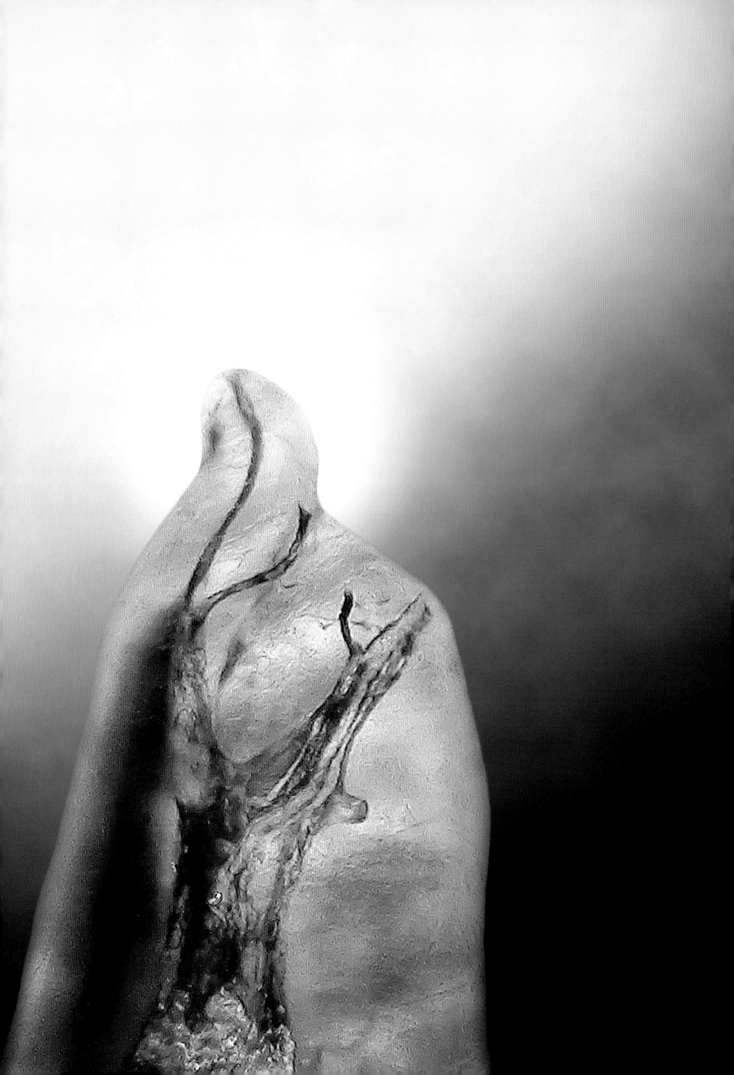

The Art and Science of
CONTEMPORARY
SURGICALENDODONTICS
现代根管外科理论与实践

（美）穆罕默德·托拉宾内贾德
（Mahmoud Torabinejad） 主编
（美）理查德·鲁宾斯坦
（Richard Rubinstein）

叶 玲 黄定明 主审

彭 栗 汪成林 杨锦波 主译

北方联合出版传媒（集团）股份有限公司
辽宁科学技术出版社
沈 阳

图文编辑

刘 菲 刘 娜 康 鹤 肖 艳 赵 森 李 雪 王静雅 纪凤薇 张晓玲 杨 洋

图书在版编目（CIP）数据

现代根管外科理论与实践 /（美）穆罕默德·托拉宾内贾德（Mahmoud Torabinejad），（美）理查德·鲁宾斯坦（Richard Rubinstein）主编；彭栗，汪成林，杨锦波主译. —沈阳：辽宁科学技术出版社，2020.8
ISBN 978-7-5591-1532-4

Ⅰ.①现… Ⅱ.①穆… ②理… ③彭… ④汪… ⑤杨… Ⅲ.①牙髓病—根管疗法 Ⅳ.①R781.305

中国版本图书馆CIP数据核字（2020）第028633号

出版发行：辽宁科学技术出版社
　　　　　（地址：沈阳市和平区十一纬路25号　邮编：110003）
印 刷 者：上海利丰雅高印刷有限公司
经 销 者：各地新华书店
幅面尺寸：210mm×285mm
印　　张：20.25
插　　页：5
字　　数：500千字
出版时间：2020年8月第1版
印刷时间：2020年8月第1次印刷
责任编辑：苏 阳 陈 刚 殷 欣
封面设计：袁 舒
版式设计：袁 舒
责任校对：李 霞

书　　号：ISBN 978-7-5591-1532-4
定　　价：498.00元（附DVD光盘）

投稿热线：024-23280336
邮购热线：024-23280336
E-mail:cyclonechen@126.com
http://www.lnkj.com.cn

序 *Foreword*

1969年2月，鄙人在《The Journal of the New Jersey Dental Association》上发表了一篇题为"根尖手术：一种保守的治疗方式"。根据《Random House》词典，保守被定义为倾向于保存现有条件。当时口腔医学界流行把牙髓治疗划分为保守性与手术性两种方式。这意味着手术途径是激进的，而非手术途径则是保守的。然而，上述两者都试图"保存牙齿现有条件"，因此它们均应被划归为保守方法。事实上，现代根管外科手术可能比拆除冠方修复体、根管再治疗和二次修复的过程更保守。尽管根管外科治疗取得了长足进步，与之相关的讨论仍旧不绝于耳。

1969年，Donald E. Arens在印第安纳大学给研究生讲授根尖手术课程时，他们向我要了一些本人论文的副本。因而这也成为了我们终身的专业合作与个人友谊的起点。他决计将他的教学材料编纂成课本，于是会同William Adams和Roland DeCastro一道编写了《Endodontic Surgery》一书（Harper & Row，1981）。我很荣幸能为第一本专门针对根尖手术的英文教科书贡献我的力量。该书的主旨在于"根管外科手术是以保存天然牙列为目的的根管基础治疗的延伸"。

10年后，James Gutmann和John Harrison出版了《Surgical Endodontics》一书（Blackwell，1991），

Donald E. Arens、Mahmoud Torabinejad、Richard Rubinstein以及我本人共著的《Practical Lessons in Endodontic Surgery》一书（Quintessence，1991）相继面世，这三部曲在我们的专业领域中奠定了科学基础，并为理解和进行根尖手术提供了切实可行的方法。2001年，Syngcuk Kim、Gabriele Pecora和Richard Rubinstein以《Color Atlas of Microsurgery in Endodontics》一书将真正意义上的现代显微根尖外科手术引入了这一专业领域。

但从那以后，鲜有著作能够述及当代牙医把循证根尖手术方法用于实践的需求。本书《现代根管外科理论与实践》包含17个章节和31个穿插于全书的视频，由根尖手术领域的两位泰斗穆罕默德·托拉宾内贾德（Mahmoud Torabinejad）和理查德·鲁宾斯坦（Richard Rubinstein）协作完成。两位大师的专业、研究和教学技艺相辅相成，为循证根尖外科手术的教学与研究缔造了全新的标准。

Noah Chivian, DDS
Rutgers牙学院，牙髓病学教授
宾夕法尼亚大学牙学院，牙髓病学副教授
Newark Beth Israel医学中心，牙科学部，前任主任

前言 *Preface*

牙医诊治的主要目标一直是防止牙齿脱落和保存天然牙列。尽管做了相当努力，许多牙齿仍然会发生龋病或遭受创伤，并且往往需要进行牙髓治疗。牙髓病学是口腔医学的一门亚学科，涉及人牙髓根尖周组织的形态学、生理学和病理学及其相关病损的防治。牙髓治疗的范围很广，包括初次非手术根管治疗、根管治疗失败的非手术再治疗和/或根尖手术。在过去的10~20年，根尖手术已取得了诸多进展，包括增强放大和照明设备、超声波荡洗尖、显微器械、新一代的根尖填充材料和CBCT的使用。这些进展使根尖手术有了显著的改进，并增加了它对于保存天然牙列的可行性和可预测性。

像其他牙科操作一样，根尖手术涵盖了互相交织的两个方面：艺术性与科学性。其中艺术性体现在术中展现出精妙绝伦的技艺。而科学性则包括在根管外科操作中涉及的由循证医学的原则和实践来指导的相关生物学与病理学的基础，以及临床知识。在本书中，笔者尽可能地在适当的时候提供了循证医学方面的信息。本书是为牙髓病学领域的学生、牙髓病学家和其他想要开展根尖手术的医生所编写。

《现代根管外科理论与实践》介绍了手术相关的解剖学、组织学和生理学的知识后，按照临床上根尖手术进行的步骤来介绍，同时也介绍了一些相似于牙髓源性病变的其他病理学改变。前4章主要展示了根尖手术相关组织的基础知识，其后一个章节扩展到诊疗计划的制订，之后几章重点讲述手术技术方面发展，包括锥形束计算机断层扫描（CBCT）的使用、照明放大系统、局部麻醉与止血、软组织管理、骨组织切除、根尖倒预备与倒充填以及缝合和术后指导。后续章节致力于对上颌窦及其与根尖手术的关系，经典文献中的软硬组织愈合情况和诸如对手术意外、牙根吸收的处理、截根术、牙半切术、再植术、移植术、冠延长术的一些辅助性手术和移植材料的讲解。"根管外科手术中的药理学"一章又对一些可以在术前与术后使用以帮助治疗和安抚患者的药物进行归纳。最后一章则通过现有证据对根尖外科手术的预后进行了评估。本书的亮点在于配有一套DVD资料，其展示了本书叙述的多个临床操作（见"视频列表"）。

因此，本书不仅指导读者如何进行根尖手术，也为之提供了一个藏于手术实操背后，对其科学性和艺术性简洁、新鲜、易懂的总结。

致谢

感谢文献作者与我们分享他们的素材和经验，他们的贡献显著提高了根尖手术的可行性和可预测性，进而成功保存了天然牙列。我们还要感谢Quintessence出版社的编辑人员，他们的协作和付出使出版成为可能。此外，感谢我们的同事们，他们所提供的高质量病例资料对本书而言乃是锦上添花。最后，感谢Loma Linda大学牙医学院教育支持服务部门的Daryl Osborne先生为我们的视频资料进行了剪辑。

Mahmoud Torabinejad
Richard Rubinstein

译者前言 *Preface*

近20年来，随着牙科显微镜、CBCT、超声技术、生物陶瓷材料的出现，现代根管治疗学飞速发展，传统的根管外科手术已过渡到显微根管外科手术，手术成功率达到85%~95%，比传统的根管外科手术提高了20%左右。根管外科手术作为保留牙髓根尖周疾病患牙的最后一道防线，大大提高了天然牙的保存率，满足了患者尽量保留自己天然牙的愿望。同时，从近年美国欧洲牙髓病年会的统计来看，显微根管外科手术无疑是亮点和热点，不仅有震撼的现场手术直播，还有分会场专场、手术相关技巧的讨论、影像学检查诊断、术后评估、生物陶瓷材料的比较和研发等。但遗憾的是国内显微根管外科手术开展较晚，且仅集中在几个主要的口腔医学院，这使得该项技术并没有在牙髓病专科医生的培养中作为一个必修的指标。因此为国内牙髓病专科医生提供一本系统、全面、易懂且有大量插图的显微根管外科经典专著一直是译者的心愿。

四川大学华西口腔医学院牙体牙髓病科作为国家临床重点专科，于2009—2012年期间共派出7名专家赴美国宾夕法尼亚大学牙学院完成了显微根管外科的培训，回国后开展了大量的显微根管外科临床及科研工作。我们认为手术过程不复杂，困难的是对显微根管外科病例的诊断和治疗计划的制订，以及手术的设计。本书正是围绕手术的难点，讲解的内容既有基础知识的阐述、显微镜的使用、各类手术器械的认识、生物陶瓷材料的选择和运用，也有手术前根据临床CBCT检查，做出精准的诊断。本书还配有手术过程中精彩的演示视频光盘，以及局部麻醉技术、切口的设计和缝合等技术的讲解，这些都是广大牙髓病专科医生及全科医生学习的最好参考资料。

正因上述优点，促使译者想尽快地将其翻译为中文，第一时间呈现给读者。基于多年的显微根管外科工作，我们相信，本书的出版必将对显微根管外科的开展和推广产生积极的影响，并建议读者在通读全书以及开展手术后，可以带着问题重新回到本书部分章节，进一步回味强化知识点，以此译作作为自己开展显微根管外科的基石。

本书的译者来自四川大学华西口腔医学院牙体牙髓病科，在显微根管外科领域是积极的践行者，并积累了多年的临床经验，在国际交流中也常展示自己的手术病例，大家均在繁忙的日常工作中克服困难、精益求精，在较短的时间内完成了翻译工作。同时，还要感谢孙一民、姚琳、骆娇、江义笛、曾刊、吴佳益、李璇、付世锦、刘梦余、陈霞、刘小雨、林瑜、徐懿宁、张鑫、李龙飚，本书的顺利出版离不开他们对翻译工作的大力支持。本着忠于原著的总则，力求做到通俗易懂，但译文表述中难免会有欠妥之处，恳请广大同行及读者批评、指正。

彭栗　汪成林　杨锦波

2020年5月10日

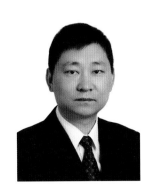

彭栗 博士，四川大学华西口腔医学院牙体牙髓病科副主任医师，硕士生导师。2009年，毕业于四川大学华西口腔医学院，获口腔医学博士学位，留校任教。2009—2011年，赴美国宾夕法尼亚大学牙学院做博士后研究工作。2011年，在美国宾夕法尼亚大学牙学院接受显微根管外科培训，回国后至今，已完成手术千余例。擅长显微根管治疗及显微根管外科手术。国际牙科研究协会（IADR）会员，中华口腔医学会及四川省口腔医学会牙体牙髓病学专业委员会委员。主持国家自然科学基金青年项目、教育部博士点项目共2项，参与国家及省部级基金项目5项。发表学术论文30余篇，其中SCI收录10余篇；参编中英文专著6部。曾获中华口腔医学会科技三等奖、四川省医学科技一等奖等奖项。

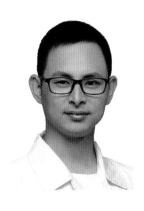

汪成林 博士，四川大学华西口腔医学院牙体牙髓病科副教授，硕士生导师。2011年，毕业于四川大学华西口腔医学院，获口腔医学博士学位，留校任教。2013—2015年，赴美国哥伦比亚大学牙学院研修。一直从事牙体牙髓疾病相关的基础及临床研究，包括牙发育及牙髓生物学研究、根管消毒研究。擅长再生性牙髓治疗、显微根管治疗、显微根管外科等。已完成根管外科手术数百例。国际牙科研究协会（IADR）会员，中华口腔医学会及四川省口腔医学会牙体牙髓病学专业委员会委员。主持国家自然科学基金面上项目、青年项目及省部级重点项目共3项。发表学术论文15篇，参编中英文专著3部。曾获中华口腔医学会科技三等奖、四川省医学科技一等奖等奖项。

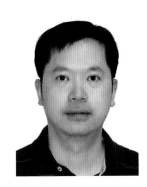

杨锦波 博士，四川大学华西口腔医学院牙体牙髓病科副教授，硕士生导师。2001年，毕业于四川大学华西口腔医学院，获口腔医学博士学位，留校任教。2008—2010年，赴美国阿拉巴马州莫比尔牙科诊所牙医助理研修。2012年，在美国宾夕法尼亚大学牙学院接受显微根管外科培训，回国后至今，已完成手术800余例。擅长牙体牙髓疾病的诊治以及显微根管外科。国际牙科研究协会（IADR）会员，中华口腔医学会及四川省口腔医学会牙体牙髓病学专业委员会委员。主持国家自然科学基金面上项目1项，担任副导演组织拍摄了人民卫生音像出版社的音像教材——《根尖手术教程》，发表学术论文20余篇，参编中英文专著3部。曾获四川省医学科技二等奖、四川省牙体牙髓病学现代教学与课程三等奖、四川大学口腔内科学精品课程突出贡献奖。

译者名单 *Translators*

主审

叶 玲　黄定明

主译

彭 栗　汪成林　杨锦波

参译（按姓氏笔画排列）

尹 贝　白明茹　苏 勤　李 文

李波儿　杨 静　肖 遥　陈新梅

赵 媛　高 波　高 原

编者名单 *Contributors*

Hamid Abedi, BDS

Lecturer
Department of Endodontics
School of Dentistry
Loma Linda University
Loma Linda, California

Bruno C. Azevedo, DDS, MS

Assistant Professor
Department of Oral and Maxillofacial Radiology
School of Dentistry
University of Louisville
Louisville, Kentucky

Mohamed I. Fayad, DDS, MS, PhD

Clinical Associate Professor
Department of Endodontics
Director of Research
College of Dentistry
University of Illinois at Chicago
Chicago, Illinois

Sarandeep S. Huja, BDS, DDS, MDS, MS, PhD

Associate Dean and Professor, Orthodontics Graduate
Program Director
Department of Orthodontics
College of Dentistry
University of Kentucky
Lexington, Kentucky

Bradford R. Johnson, DDS, MHPE

Professor of Endodontics
Department Head and Director of Postgraduate
  Endodontics
College of Dentistry
University of Illinois at Chicago
Chicago, Illinois

Kathryn A. Jurosky, DDS, MS

Private Practice
Palo Alto, California

Karl Keiser, DDS, MS

Adjunct Associate Professor
Department of Endodontics
School of Dentistry
University of Texas Health Science Center at San Antonio
San Antonio, Texas

Tord Lundgren, DDS

Professor and Chair
Department of Periodontics
School of Dentistry
Loma Linda University
Loma Linda, California

Zhongrong Luo, MD, PhD

Assistant Professor
Department of Pathology and Human Anatomy
School of Medicine
Loma Linda University
Loma Linda, California

Masoud Parirokh, DMD, MSc

Distinguished Professor and Chair of Endodontics
School of Dentistry
Kerman University
Kerman, Iran

Ove A. Peters, DMD, MS, PhD

Professor and Co-chair
Department of Endodontics
Arthur A. Dugoni School of Dentistry
University of the Pacific
San Francisco, California

Bonnie Retamozo, DDS, MSD

Assistant Professor
Department of Endodontics
School of Dentistry
Loma Linda University
Loma Linda, California

Dwight D. Rice, DDS

Associate Professor
Department of Radiologic and Imaging Sciences
Department of Dental Research
School of Dentistry
Loma Linda University
Loma Linda, California

W. Eugene Roberts, DDS, PhD

Professor Emeritus of Orthodontics
Indiana University School of Dentistry

Adjunct Professor of Mechanical Engineering
Purdue University
Indianapolis, Indiana

Richard Rubinstein, DDS, MS

Adjunct Clinical Associate Professor
Department of Cariology, Restorative Sciences and
    Endodontics
University of Michigan School of Dentistry
Ann Arbor, Michigan

Private Practice Limited to Endodontics
Farmington Hills, Michigan

Erik Sahl, DDS, MSD

Assistant Professor, Director of Advanced Program in
Periodontics
Department of Periodontics
School of Dentistry
Loma Linda University
Loma Linda, California

Nasser Said-Al-Naief, DDS, MS

Professor and Chair, Director of Oral and
    Maxillofacial Pathology Laboratory
Department of Pathology and Radiology
School of Dentistry
Oregon Health & Science University
Portland, Oregon

Shahrokh Shabahang, DDS, MS, PhD

Associate Professor of Endodontics
School of Dentistry
Loma Linda University
Loma Linda, California

Dimitris N. Tatakis, DDS, PhD

Professor and Director of Postdoctoral Program
Division of Periodontology
Assistant Dean for Global Initiatives
College of Dentistry
The Ohio State University
Columbus, Ohio

Roderick W. Tataryn

Private Practice Limited to Endodontics
Spokane, Washington

Mahmoud Torabinejad, DMD, MSD, PhD

Ronald E. Buell Professor of Endodontics
Director of Advanced Program in Endodontics
School of Dentistry
Loma Linda University
Loma Linda, California

Peter Velvart, Dr med dent

Private Practice Limited to Endodontics
Zurich, Switzerland

Thomas von Arx, Prof Dr med dent

Associate Professor and Vice Chairman
Department of Oral Surgery and Stomatology
School of Dental Medicine
University of Bern
Bern, Switzerland

Shane N. White, BDentSc, MA, MS, PhD

Professor of Endodontics
School of Dentistry
University of California, Los Angeles
Los Angeles, California

Kenneth R. Wright, PhD

Associate Professor, Graduate Program Director
Division of Human Anatomy
School of Medicine
Loma Linda University
Loma Linda, California

视频列表 *List of Videos*

本书作者已竭尽全力尝试去呈现出一个能够代表口腔所有部位的视频合集，但不断更新的技术、方法和手段确实如雨后春笋一般难以囊括入内。本书未来的版本将纳入更多能够展现根尖手术新技术和新发展的视频。

目录 *Contents*

第1章

根尖手术中的解剖区域
Anatomical Zones in Endodontic Surgery

Kenneth R. Wright, Dwight D. Rice, Zhongrong Luo

　　口腔环境是由软硬组织混合而成的复杂区域，其功能包括咀嚼、吞咽、发音以及作为呼吸的辅助气道。保持健康的牙列对于个体健康和消化系统的正常运作是必不可少的。深入了解口腔器官的结构和功能，才能更好地关注这些结构和组织。

　　牙髓治疗过程除了有损伤牙齿本身结构的风险，还有损害牙根周围组织和解剖结构的风险[1]。因此，必须全面了解颌骨的解剖结构，特别是容纳神经血管或窦腔的部分骨区域。本章我们将研究上颌窦的解剖结构、下颌管及其分支（颏管/颏孔和切牙管）、上颌的切牙管和腭孔，以及它们与牙根的关系。首先我们还需要熟悉一下口腔解剖的一般情况。

骨骼框架

上颌骨

　　上颌骨构成了面中份的大部分、鼻孔的边界、眶周的一部分，以及大部分硬腭，并对上唇和上牙提供了支持（图1-1）。上颌动脉的分支供应了上颌大部分区域，感觉神经支配由三叉神经的上颌分支提供，称为第五对脑神经第二分支（V2）。

　　与鼻腔相关联的是4组位于额骨，上颌骨，蝶骨和筛骨的鼻旁窦。最大的鼻旁窦是位于上颌骨体内的上颌窦（图1-2）。这个气化的空间大致为金字塔形，金字塔的底部为上颌窦的内侧壁，也是鼻腔的外侧壁。上颌窦的内侧壁实际上是由5块骨头的一部

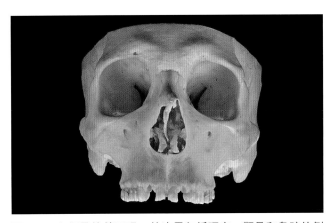

图1-1 上颌骨的前面观。其边界包括眶底、颧骨和鼻腔的侧缘，以及牙槽突形成的下缘。

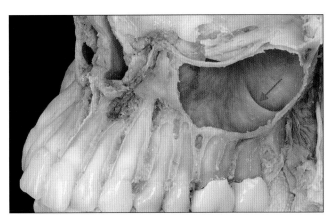

图1-2 上颌窦位于上颌骨体内。这个气化的空间大致呈金字塔形，塔的底面由鼻窦的近中壁形成，同时它也是鼻腔的侧壁。注意窦中隔（箭头）的所在。

分组成——上颌骨、泪骨、下鼻甲、腭骨的垂直板和筛骨的钩突。上颌窦开口于中鼻道，位于中鼻道外侧壁偏低的位置（图1-3）。上颌窦的后壁邻近上颌结节，窦顶形成眶底，窦底向下延伸进入上颌骨的牙槽嵴，最常见于第二前磨牙、第一和第二磨牙区域。上颌窦内衬黏膜的神经支配来自V2（三叉神经第二支上颌神经）的上牙槽前、中、后神经和眶下神经，血液供应主要来自这些神经分支伴行的上颌动脉的分支，以及伴腭大神经和腭小神经下行的腭降动脉，有时还有上牙槽后动脉的参与。在根尖手术中，要注意上牙槽后神经的位置，以避免将其损害。

与所有鼻旁窦一样，上颌窦内覆盖的呼吸道黏膜含有假复层纤毛柱状上皮，其中杯状细胞覆盖在固定于黏骨膜上的薄层固有层上。覆盖上颌窦底的黏膜（窦膜）常常有些增厚，有时在临床上被称为Schneiderian膜（图1-4和图1-5）。

牙槽突或牙槽嵴是容纳上颌牙根的地方。形成该嵴外壁的皮质板相对较薄，允许麻醉剂渗透进去。在眶下缘中点的下方，眶下孔为来自上颌神经的眶下神经提供了穿出的通道，同时伴行有眶下血管。尖牙隆突是尖牙牙根所在位置的标志，该隆突近中为切牙窝，侧方则是尖牙窝（图1-6）。

硬腭主要由两侧上颌骨的腭突构成，在中线融合形成上颌间缝或称腭中缝。两横行的硬腭缝将上颌骨腭突后缘与腭骨水平板分开，该水平板形成硬腭的后1/3。这些横向的缝有时在侧方融合不完全，便会形成腭大孔，容纳腭大神经和血管。位于腭大孔后面的是腭小孔，在腭骨的锥形隆起处，容纳腭小神经和血管。上颌中切牙腭侧为切牙孔，其向上后通入切牙管，容纳来自鼻腔的鼻腭神经和蝶腭血管（图1-7）。

上颌的口腔部分被黏膜覆盖。上颌骨的颊侧或前庭表面被牙槽黏膜覆盖，在膜龈联合处转为附着龈。在腭侧，硬腭表面的黏膜过渡为牙龈，覆盖在支撑牙齿的牙槽突表面。大部分硬腭覆盖有黏骨膜，其特征在于固有层中胶原纤维的附着，与下面的骨膜混合，没有与黏膜下层相混合。腭黏膜中部的嵴指明了腭中缝的位置。而在中切牙紧邻的后方，中线上一个

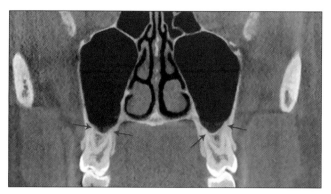

图1-3　上颌窦冠状面图像［锥形束计算机断层扫描（CBCT）影像］。注意根尖和窦底的毗邻关系（红色箭头）。

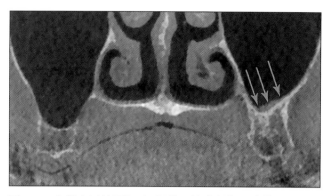

图1-4　上颌窦冠状面CBCT图像，箭头所指为稍增厚的上颌窦黏膜。

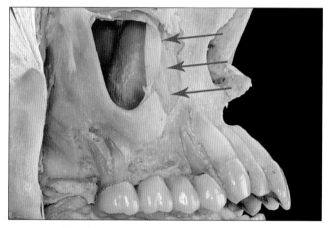

图1-5　覆盖窦底和窦壁的黏膜在临床上有时被称为Schneiderian膜，箭头所指为解剖过程中留下的断面，注意它薄、弱的性质。

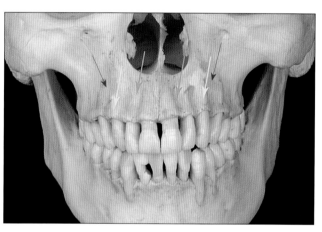

图1-6　尖牙隆突（黄色箭头）是尖牙所在位置的标志，该隆突的近中为切牙窝（蓝色箭头），侧方则是尖牙窝（红色箭头）。

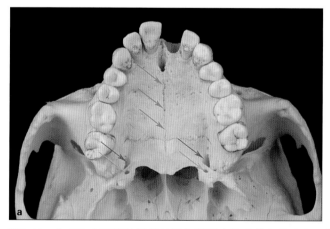

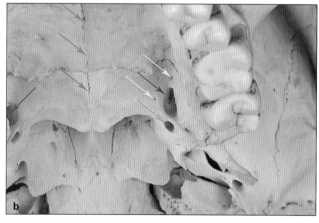

图1-7　（a和b）硬腭的显著特征包括腭中缝（蓝色箭头），腭大孔（红色箭头）和腭小孔（绿色箭头）。注意后部区域有额外的小孔（黄色箭头）（b）。

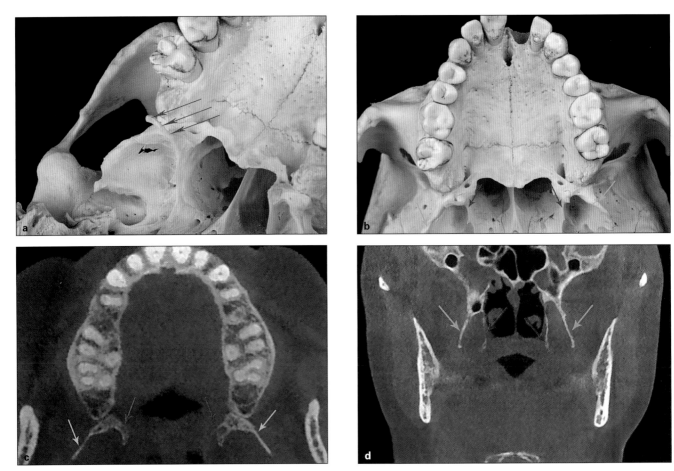

图1-8 （a）翼突内板的下端，硬腭侧面的正后方，是一个钩状的突起，称为翼钩（红色箭头）。（b和c）蝶骨的翼突内侧板（红色箭头）和翼突外侧板（蓝色箭头）在干燥颅骨的水平面观及CBCT横断面图像。（d）内侧（红色箭头）和外侧（蓝色箭头）翼板的CBCT冠状面图像。

小切牙乳头提示了切牙窝所在的位置，而从中线向外伸出的是一系列称为腭皱襞的黏膜突起。腭皱襞的后方的黏膜下有脂肪区以及含有许多黏浆液性的小唾液腺或称腭腺的腺体区。硬腭的黏膜向覆盖软腭的黏膜过渡，肌肉和腺体结构侧向混合进入腭舌和腭咽部皱褶，称为咽门的前、后支柱，是口腔通向口咽部的开口。软腭也称为腭帆，在中线的后方终止于一个小的肌性突起——悬雍垂，悬雍垂的作用是在吞咽期间隔开鼻咽部和口咽部。

硬腭的后外侧边缘，即大小腭孔的后面，与蝶骨的翼突衔接或融合。翼突由内板和外板组成，其从硬腭的后面垂直延伸。两块翼板之间是翼状窝，翼状窝上方则是一个小的舟状窝。翼外肌和翼内肌附着于翼突外侧板，腭帆张肌附着于翼突内侧板的舟状窝。在硬腭外侧后方，翼突内板下端处，是一个叫作翼钩（图1-8）的钩状突起。腭帆张肌的肌腱绕过翼钩再进入软腭，翼钩还可作为翼下颌韧带、咽上缩肌的附着点。翼肌过度活动时可产生肌筋膜疼痛，可能与牙髓症状类似。

上颌骨的血液供应和神经支配

血液供应。上颌骨及周围软组织和牙齿主要由上颌动脉供应，该动脉是颈外动脉的一个终末分支，向下经下颌骨升支走行入颞下窝，并发出分支营养咬肌及周围结构。下牙槽动脉也起源于上颌动脉该段。上颌动脉之后经翼下颌裂进入，通过腭降动脉供应腭部；通过蝶腭动脉的分支供应鼻腔侧壁和腭前部；通过上牙槽前、中、后动脉供应上颌窦黏膜和上颌牙；通过眶下动脉供应眶底和部分面部。上颌区域的血供也由面动脉/角动脉及其上唇、鼻侧分支、腭升支和扁桃体支来补充。

神经支配。面部和口腔的上颌区域主要由三叉神经上颌分支（V2）支配。该神经从颅中窝的三叉神经节处分出，穿过圆孔进入翼腭窝的上部。翼腭窝内，上颌神经通过两个小的翼腭神经（或称蝶腭神经）与翼腭神经节（副交感神经节）相交联。这些小神经传导来自鼻腔和口腔区域的感觉纤维到翼腭神经节内。脑桥背盖部的上泌涎核发出的节前副交感纤维与面神经伴行至膝状神经节处，在此与面神经走行分开成为岩大神经。此神经走行于颅中窝底的一个小沟内，加入由颈上神经节的节后交感纤维组成的岩深神经，两者共同形成了翼管神经（Vidian神经），该神经通过翼管进入翼腭窝。副交感神经节前纤维在翼腭神经节处换元，其节后纤维随V2的感觉纤维一起分布于鼻腔和口腔区域，来自岩深神经的交感神经节后纤维也伴随这些节后副交感和感觉纤维。翼腭神经节主要分支包括鼻侧分支，鼻腭神经，腭大、小神经，上牙槽后神经和眶下神经；眶下神经又分为上牙槽前、中神经。颧部的皮肤和软组织则由较小的颧神经分成的颧颞神经、颧面神经来支配。同时，发自颧神经伴有节后纤维的小分支，与来自三叉神经眼支的泪

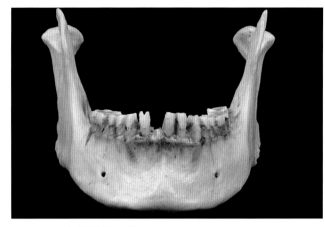

图1-9 下颌骨的前面观。

腺神经相交通，控制泪腺受刺激后的分泌活动。上牙槽前、中、后神经同时支配上颌牙牙髓、牙周组织及上颌窦黏膜。

下颌骨

下颌骨为形成下颌的一块马蹄形的骨头，是头部唯一可动的骨（除中耳的听小骨之外）（图1-9）。下颌骨体部是水平支持牙的骨部分，下颌骨升支是靠后的垂直部分，且与颞骨形成关节结构。下颌骨前部中线处是颏联合（下颌正中联合），这个在胚胎发育时期两个下颌骨始基融合的地方即为颏部所在。从中线向外和向下延伸的是一个三角形的颏突；颏突两下角隆起称为颏结节。两切牙窝就处在结节上方。尽管位置不定，颏孔多位于下颌体下缘与牙槽嵴之间靠侧方的位置，大约在第一前磨牙的水平或略向后。从颏结节经颏孔之下沿后上方走行，与下颌升支前缘相连，并指向三角形的冠状突的骨嵴称为斜线。下颌升支后缘与下颌骨体下缘在下颌角处汇合。下颌角的前

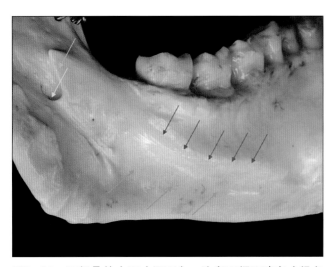

图1-10 下颌骨的内面（深面）。注意下颌下腺窝（绿色箭头）、下颌舌骨肌线（红色箭头）、下颌小舌（蓝色箭头），以及下颌孔（黄色箭头）。

方和上方区域粗糙，提示咬肌附于该处。下颌升支后缘的上部是髁突，圆形的髁突与颞骨的下颌窝或称关节盂相关节，紧靠其下方的是较细的下颌颈部。髁突中部稍下方的内侧为翼肌凹，为翼外肌的附着点。下颌升支上缘位于冠状突和髁突之间的凹陷，是下颌切迹，其间通过咬肌神经血管以供应咬肌。

下颌孔位于下颌升支内面或称深面，大约在下颌骨下缘与下颌切迹、下颌升支前缘和后缘的正中间，孔内有下牙槽神经、血管通过进入下颌骨分布于下颌牙齿和软组织。下颌孔稍上方有一个三角形骨隆突，称下颌小舌，为蝶下颌韧带附着点，也是下牙槽神经阻滞麻醉的标志点。下颌骨深面的前部中线处是颏结节（颏棘），为颏舌肌和颏舌骨肌附着之处。沿下颌骨体向后延伸的是斜行的下颌舌骨肌线，为下颌舌骨肌提供附着。该线前上方为舌下腺窝，后下方为下颌下腺窝，二者容纳同名腺体。下颌舌骨沟从下颌孔向前下方延伸，与支配下颌舌骨肌、二腹肌前腹的神经走行一致。下颌角内面粗糙处为翼内肌附着（图1-10）。

肌性的舌体充满了固有口腔的大部分（牙弓以内的空间），由舌下沟（口底）与下颌牙弓分开。舌下沟的黏膜覆盖着几个重要的结构：颌下腺导管、舌神经和更下方的舌下神经，以及舌下神经的伴行静脉。在口底的前部是舌下腺，两侧各一，形成褶皱（舌下襞）。舌头是由舌系带附着于口底及牙弓中线处。如上颌骨一样，口底黏膜也在下颌牙槽突的内侧向牙龈过渡。双唇中线处也各有一系带，将唇附于牙槽骨及其上的牙弓。过度发育的系带可引起膜龈缺陷，进而影响美观，以及影响种植体的植入。

下颌骨及附属结构的血液供应和神经支配

血液供应。下颌区域主要由面、舌和上颌动脉的分支供应。面动脉是颈外动脉的一个分支，通过下颌骨下缘颏结节和下颌角的中点处绕行进入面部，然后向口角斜行走行，至鼻侧时成为内眦动脉。面动脉发出颏下支，上、下唇支和鼻侧支。舌动脉通过舌深和舌背支供给舌体。舌下动脉营养口底、舌下唾液腺及周围肌肉。

下牙槽动脉发自上颌动脉颞下窝段，与下牙槽神经伴行，通过下颌孔进入下颌管，在管内分支供应下颌牙牙髓及牙周组织。颏动脉分支同颏神经一起通过颏孔，供应下唇和颏区。来自上颌动脉的颊动脉与面动脉吻合，供应大部分颊部区域。

神经支配。下颌骨区域的主要神经支配来自三叉神经的下颌支（V3），且感觉和运动神经支配都由该神经提供。从三叉神经节发出，下颌神经通过卵圆孔进入颞下窝，发出运动神经分支支配咀嚼诸肌、鼓膜张肌和腭帆张肌，也支配下颌舌骨肌和二腹肌前腹。舌神经支配舌的前2/3、覆盖口底的黏膜和下颌

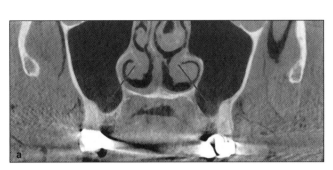
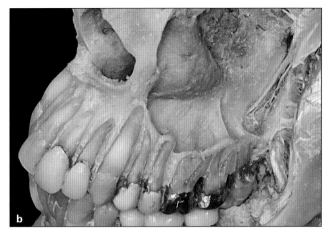

图1-11　（a）CBCT冠状面显示牙根向上突入上颌窦底（红色箭头）。（b）解剖图也提示上颌窦向下突入根尖之间。

舌侧牙龈的一般感觉。颊神经支配颊部皮肤、颊黏膜以及上下颌的颊侧牙龈。下牙槽支经下颌孔进入下颌管，发出分支到下颌牙牙髓和牙周组织，并发出终末的颏分支和切牙分支，支配颏部、下唇及下颌切牙区的牙龈。

根尖手术中的危险区域

在进行牙髓手术时，许多解剖结构、组织结构和神经血管结构易受损害。为了避免损坏这些结构，清晰了解与牙根毗邻的解剖和组织关系是不可或缺的。本章的其余部分重点关注这些"危险区域"，而第2章着重介绍口腔的组织学。

上颌窦（Highmore窦）

上颌窦是在胎儿发育期间首先形成的鼻旁窦之一[2]。随着年龄的增长，上颌窦向外下方扩张，直到最终位于鼻底以下4～5mm处[3-5]。在无牙颌，窦底可以下降到几乎与牙槽嵴高度相同的位置；上颌窦气腔

的形成对根尖手术和种植手术具有影响。窦底部持续下降，最终会位于上颌牙（图1-11）根尖附近，主要是第二前磨牙、第一和第二磨牙处[3]。极少数情况下，窦底部可以向前扩展至尖牙牙根处[3]。随着时间的推移，形成上颌窦底部的骨可显著变薄，使牙根突入上颌窦[3]（图1-12）。Eberhardt等[6]在CT研究中显示，上颌第二磨牙近颊根根尖最靠近窦底。全景片通常可以清楚显示这种关系，但CT提供了更好的分辨率[7]（图1-13）。Nimigean等[4]报道，在手术过程中，52%的病例出现牙槽嵴凹陷（根尖之间的凹陷），增加了手术时穿通窦腔的风险。他们描述了牙根与窦底之间的3种不同的关系：①牙根与窦底间有一层厚厚的骨头；②牙根和窦底之间只有一层非常薄的骨头；③牙根顶端穿过窦底，其上只覆盖窦底黏膜[8-11]。在Nimigean等[4]的研究中，第一和第二磨牙的颊根最可能穿透窦底。

上颌窦黏膜，即上颌窦的衬底黏膜（图1-14），由附于固有层上的假复层纤毛柱状上皮组织（呼吸道上皮细胞）组成，它附着在骨膜上，形成窦壁。While Testori[12]表明该膜的正常厚度是0.13～0.5mm，

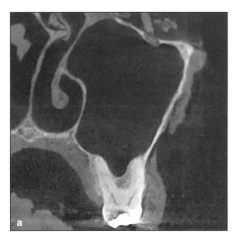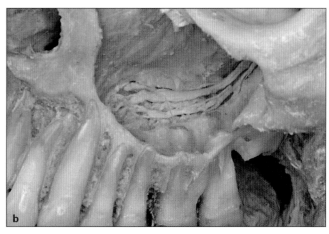

图1-12 （a和b）注意到鼻窦底部的小孔；此外注意腭大神经与上颌第一、二磨牙腭根的毗邻关系（蓝色箭头）。CBCT图像为过第一磨牙近中颊根和腭根的冠状平面图。

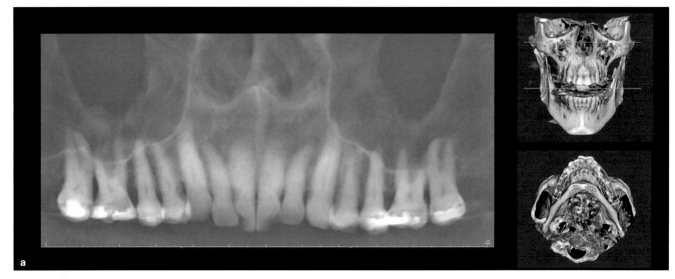

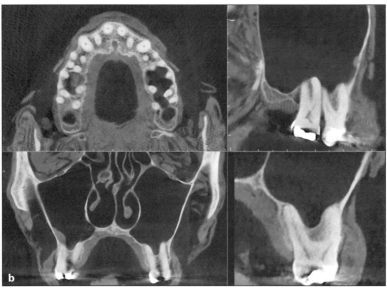

图1-13 （a）CBCT重建的全景图像，显示窦底和根尖的关系。（b）CBCT多平面重建图像（multiplanar reconstruction, MPR）。

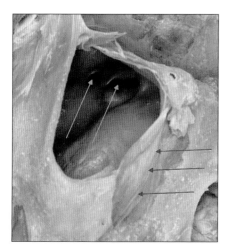

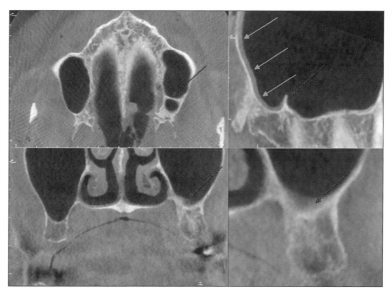

图1-14 部分留在上颌窦底前部的窦膜（红色箭头）。注意上颌窦后上部的双孔（蓝色箭头）。

图1-15 CBCT重建图示为窦隔（红色箭头）及窦黏膜（蓝色箭头）。

Janner等[13]报道该膜厚度为0.16～34.61mm，且男性黏膜厚度大于女性，并称任何增厚大于2mm均为病理性增厚。Srouji等[14]表明，膜的深层包含骨祖细胞，这些细胞有被刺激分化成为成骨细胞进而形成窦底的潜能。进行影响上颌窦底的操作时（如植入种植体），窦膜通常会被提升，以便在手术过程中保持完整。已有文献显示对窦膜的损伤可以使窦更易发生感染和其他并发症[15]。Yildirim等[16]表明，在窦底部存在上颌牙压入凹陷的情况下，黏膜往往比没有凹陷的窦底部厚。

许多上颌窦部分或完全被骨隔膜分隔成小室，通常称Underwoods间隔[12,17-21]（图1-2）。Maestre-Ferrin等[17]报道说13%～35.3%的上颌窦底都有不同程度的分隔。Krennmair等[20]提出，这些窦隔常常是由于牙齿脱落后的窦底吸收或随着时间推移而增加的气化所致。根据Krennmair等[20]的研究，这些隔膜往往在窦前部形成较多，但有研究报道其他部位也有发生[22-25]。大多数的隔膜都是垂直向的，但是Gülen等[19]报道了两例有上颌窦水平分隔的病例，并提示这会影响窦提升及植入种植体的能力。在进行可能会影响窦底或窦黏膜的操作之前，影像学检查窦隔的情况是非常重要的。只要CT扫描区域有上颌窦，就应评估诸如窦开口部分阻塞、窦房结石以及其他病理性改变，包括从良性到侵袭性的所有情况（图1-15）。

鼻旁窦的功能在很大程度上还不清楚。现存理论包括诸如以下功能：使吸入的空气加湿和变暖，协助调节鼻内压力，增加嗅黏膜的表面积，减轻头盖骨重量以保持适当的头部平衡，赋予声音共鸣，减少对头部的冲击，有助于面部发育，也可能是进化上无用气腔的残留[3]。当影像学图像包括这些区域时，任何异常都应该加以注意。

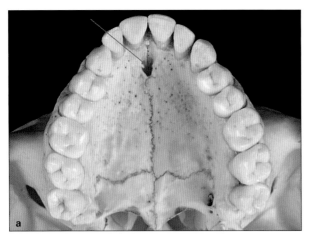
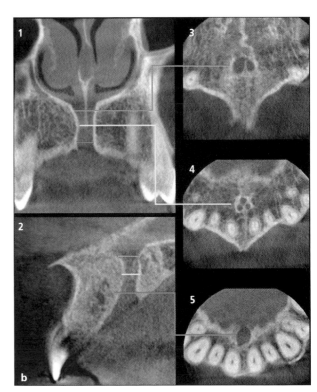

图1-16 （a）上颌切牙管通过切牙窝开口于上颌切牙后方（红色箭头）。（b）CBCT示切牙管和切牙孔。1. 冠状面；2. 矢状面；3. 水平面上；4. 水平面中；5. 水平面下。

上颌切牙窝和切牙管

上颌切牙管（图1-16），因靠近上颌切牙而得名，它是一个圆柱状或漏斗状的管，将鼻腔与口腔连接起来，并容纳鼻腭神经。蝶腭动脉、上颌动脉的末端分支，与腭大动脉的末端在管内吻合。切牙管在硬腭上通过切牙窝开口于上颌切牙后方。男性的切牙管比女性的粗大，前方的骨也更厚[26-28]。随着年龄的增长，即使在有牙列的患者中，切牙管前方的骨也会变薄。无牙颌者切牙管短于有牙列者[27]。在邻近该区域进行根尖手术、根管治疗或种植手术时，应特别小心。

腭大孔

虽然传统的教科书[29]将腭大孔描述为位于腭横缝的外侧末端或与上颌第二磨牙相对的位置，实际上它在一个更靠后方的位置上——与第三磨牙相对或更后方，它距中缝1.5cm，距硬腭后缘约0.2cm[30-32]；在某些种族中，它可位于距硬腭后缘0.47cm处[31]。尽管因种族不同会导致这些差异[32]，但腭大孔开口通常向下或竖直，向前或水平较少见[30]。类似于下颌小舌的骨性突起有时存在于该孔的后方，将其与腭小孔分开[30]。

腭小孔位于腭大孔后方，通常每侧只有一个腭小孔，但也有每侧两个或多个小孔出现的情况。腭小孔最常见的位置是在腭骨和翼内板的交界处[31]。

腭大孔是腭大管的开口（图1-17），它容纳腭大小神经和腭降动脉，该动脉随后分支形成腭大、小动脉分别穿出腭大、小孔。腭大管的前壁为上颌骨的颞下面，后壁为蝶骨的翼突，内壁为腭骨垂直板的内侧[33]。这些结构的关系紧密，特别是在进行上颌第二磨牙和第三磨牙的手术时（图1-12），需要高度

图1-17　腭大管紧邻上颌第二磨牙腭根，在手术计划时和治疗中应非常小心。红色箭头所指为腭大管及孔的位置（在CBCT中以及干燥颅骨标本上）。

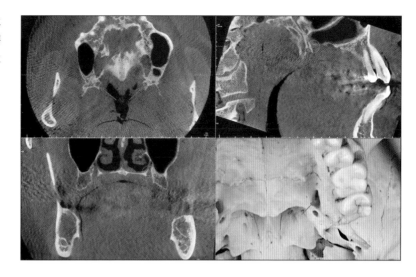

图1-18　下颌管在CBCT重建及解剖中的情况。红色箭头所指为下颌管和神经的走向。在此例中，下颌管在前部区域（蓝色箭头）形成回环。在该区域进行手术时必须考虑此环的影响。

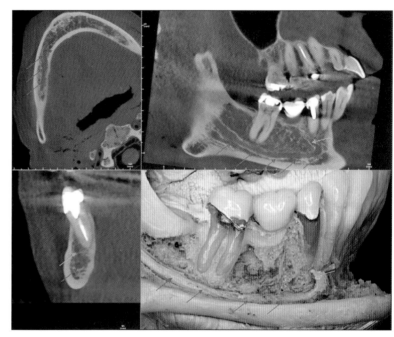

警惕，尽量减少潜在的术后并发症。

腭大神经

在出腭大孔之前或之后，腭大神经分成数支，为硬腭、腭部牙龈的黏膜提供感觉和分泌纤维[34]。因为这种分支模式，手术时在分离解剖出这些重要结构之前应避免行切口。

下颌管

下颌管开始于下颌升支内面的下颌孔，沿着下颌骨体上下缘中份处向前向下走行（图1-18）。然而，其垂直位置不尽相同[35]。在一项研究[36]中报道，下颌骨下缘与下颌管的平均距离为10.52mm。下颌管、下牙槽神经、下牙槽动脉和静脉的平均最大直径分别为2.52mm、1.84mm、0.42mm以及0.58mm[36]。Gowgiel[37]

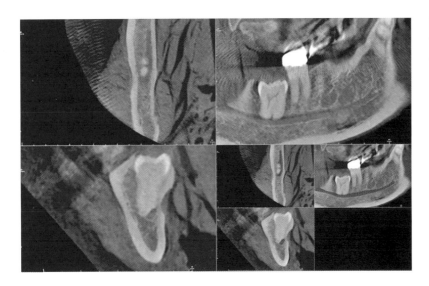

图1-19 阻生第三磨牙。牙根会导致下颌管偏离或变窄。红色高亮强调了牙根与下颌管的毗邻。该例CBCT的MPR重建表明，制订治疗计划时须谨慎。

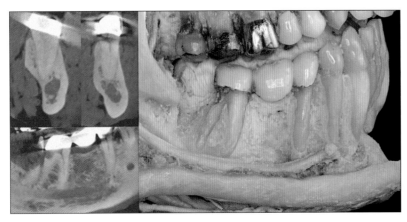

图1-20 CBCT及解剖显示根尖与下颌管及下颌神经的位置关系。

报道，下颌管位于舌侧骨皮质板附近，其颊侧比舌侧有更厚的皮质骨和小梁骨。Monaco等[38]表明，第三磨牙根部可位于下颌管舌侧或颊侧或该管可从牙根间穿过。譬如，阻生第三磨牙的牙根可造成下颌管偏移或狭窄（图1-19）。在X线片上，下颌管呈现为一对平行的白线，两者之间有黑色区域[39]。在CBCT扫描中，下颌管通常在横断面上呈现为圆形或椭圆形，但有时也不易发现。Wadu等[40]报道下颌管的影像学表现，甚至下颌管壁的实际构成，都极具可变性——X线片上看起来是不透射线的皮质骨，在解剖中往往是多孔的小梁骨。

下颌管可位于磨牙的舌侧、颊侧或根方。有些情况下，下颌管在牙根之间穿过，极少数情况下，下颌管分开绕过牙根后又重新汇合[41]。有时下颌管位于下颌骨体的下半部分，有时又位于上半部分[42]。它常出现在下颌骨后方舌侧，而走行至前部时又常在前庭侧。诸如年龄、种族、性别等因素可能影响其走行路径和内部结构[43]。下颌管经常分2支甚至3支。也可能存在若干个管[43]。下牙槽神经（inferior alveolar nerve, IAN）一般发出颏支和切牙支。Wadhwani等[44]提出，如果下唇和颏部麻醉困难，可能是由于解剖变异，如多余的下颌管和IAN分支。他提出，在胚胎发育过程中，IAN实际上是由3个分别支配后牙、中间牙和前牙的神经组成的，这3个神经融合形成IAN。这些神经融合失败可能是多个下颌管存在的原因。另外，在管内神经血管结构的位置也有变化。在全景X线片上很难发现双下颌管，而在CBCT图像中更容易发现。在二维图像中，下颌舌骨肌沟可以模仿成额外的下颌管影像[45]。Atieh[39]用3种X线片的特征来描述磨牙根部和下颌管之间的关系：牙根变暗，不透射线边界的中断和下颌管的转向。如果全景片中可以识别这些特征，就足以判断。

Juodzbalys等[43]报道，下牙槽动脉最常见于下颌管的舌侧，位置略高于神经。Hsu等[46]测量了从舌侧和颊侧皮质板到下颌管的距离，以及从下颌管上缘到牙槽嵴顶的距离，还测量了下颌管上表面皮质骨的平均厚度，最后发现第二前磨牙附近的皮质骨较第一磨牙更厚。

牙根与下颌管的关系

磨牙和前磨牙的根部通常靠近下颌管。Bürklein等[47]发现，多根牙中远中根比近中根更接近下颌管（图1-20）。有研究表明根尖与下颌管直接接触的比例有：第二前磨牙3.2%，第一磨牙2.9%，第二磨牙15.2%，第三磨牙31.3%[47]。女性的根尖往往比男性更靠近下颌管。左右两侧倾向于对称。在成年早期，根尖距下颌管的距离有所增加。Burklein等[47]提供的证据表明，牙髓治疗时从根尖超出的根充材料可能会导致神经损伤。Abdulla[48]研究表明，第一磨牙和第二磨牙的近中根比远中根更靠近下颌管，而第二磨牙比第一磨牙的牙根更靠近下颌管。有研究团队[49]明确了9种影像学特征以表明牙根与下颌管的关系：

1. 放射透光带：下颌第三磨牙根部放射透光性增强的条带是下颌管穿过的影像。
2. 边界丢失：代表下颌管上缘和下缘的阻射线，会

在下颌管穿过第三磨牙根部时中断。

3. 下颌管方向改变：下颌管与下颌第三磨牙根发生重叠或接触时，其方向发生显著变化。
4. 下颌管狭窄：下颌管与下颌第三磨牙根部重叠或接触处变窄。
5. 牙根狭窄：下颌第三磨牙根部在下颌神经管穿过处变窄。
6. 牙根变形：下颌第三磨牙与下颌管重叠或接触处牙根外形发生突然变化（弯曲）。
7. 双根尖：下颌管穿过下颌第三磨牙时形成两个根尖及根尖变暗的影像。
8. 重叠：下颌第三磨牙和下颌管的影像重叠。
9. 接触：下颌第三磨牙的根部与下颌管上缘接触。

许多研究表明，三维成像（CBCT）比二维成像（全景片）更能有效地显示牙根和下颌管之间的关系，以及避免损伤[42,45,47,49-51]。如果在可能进行手术的区域对下颌管的毗邻关系有任何疑问，强烈建议采用CBCT成像检查。

神经分支及其他方面

Ikeda等[52]报道，IAN通常有3个主要的分支：磨牙后支、磨牙支和切牙支（图1-21）。Starkie和Stewart[53]表明IAN分支常常形成神经丛，并发现了后内侧的牙槽神经丛和前外侧切牙神经丛。在下颌骨内，IAN具有牙支和牙间支，牙支形成牙丛并且支配牙齿；牙间支支配牙槽骨，牙周组织和牙龈[54]。Wadu等[40]证明，IAN主神经在到达颏孔之前位于磨牙区时即分为切牙支和颏支，其中切牙支支配尖牙和切牙。他们还证明，IAN进入下颌管不久后即发出一个磨牙支，并斜向根尖发出小分支。来自该分支的纤维有时会达到第二前磨牙近中的位置。Wadu[40]报道了切牙支的交叉支配现象，且多为右侧神经支配左侧。

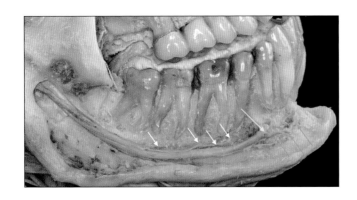

图1-21 IAN分支，白色箭头所指的分支支配牙齿和周围组织，黄色箭头所指为颏神经的起点，而蓝色箭头所指为切牙丛。

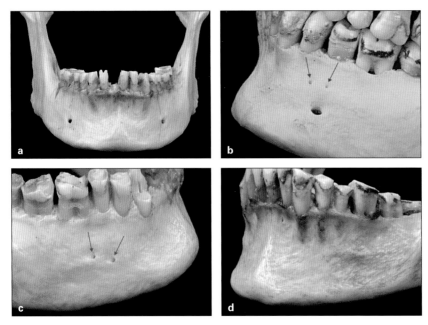

图1-22 颏孔的变异。（a）常规表现。（b）主孔周围有两个副孔（箭头）。（c）两个较小的颏孔（箭头）。（d）无肉眼可见的孔存在。

颏孔

颏孔是下颌骨体上可以通过颏神经及其伴行血管的两个开口（图1-22）。Hiatt和Gartner[55]将它们定位于下颌第二前磨牙的水平，第一前磨牙和第二前磨牙邻间区域下方。在下颌骨发育过程中，颏孔的位置和方向逐渐由向前变为向上向后[29]。颏孔的位置存在变异，可位于从尖牙下方到磨牙下方的位置[51,56]，且其数目也存在变异，通常一侧只有一个颏孔，但也可能一侧有多个，或者极少数情况下颏孔缺失。因此，颏孔的大小、形状、数量、位置的对称性和方向上均存在个体差异与种族差异[51,57-65]。根据最近的研究[56]，

多个颏孔在日本人中的发生率最高，白种人中最低。Iwanaga等[59]研究了副颏孔的大小和位置，发现其中大部分只有颏神经分支通过，少数情况有动脉走行。Sisman等[66]将这些副孔称为副颊侧孔。

颏神经通常被描述为有3个分支，其中2个形成一个位于牙齿唇侧的切牙神经丛，支配牙龈组织，也可能支配骨膜。第3个分支支配颏部和下唇的皮肤[67]。Iwanaga等[59]确定了4个分支：颏分支，内侧下唇支，外侧下唇支和角支。在颏孔近中的骨体中，经常存在一个颏神经前环[51,56,68]。然而，对该环的发生率、长度及其在X线片上的可见性的报道差别很大[51]。如果临床医生不知道它的存在，这个区域的神

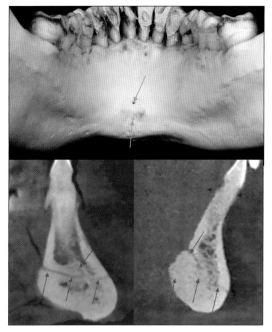

图1-23　位于下颌骨中线内侧的舌孔（蓝色箭头）。它们通常处于颏棘（颏结节）的上方或中间。舌管（红色箭头）可有1个或有多个分支。

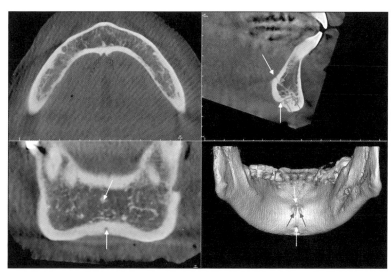

图1-24　颏结节（红色箭头）与多个舌孔（白色箭头）和V形的舌管（绿色箭头）。

经便可能被损坏。尽管全景片能发现颏孔，却常看不清楚[69-70]。因此重申一下CBCT扫描比传统的二维图像能提供更好的信息。

根据Mohammadi的研究[54]，根尖周炎感染、根管超填和根尖手术是导致颏神经和切牙神经感觉异常的牙髓病学方面的原因。次氯酸钠冲洗也能刺激到根尖周神经。颏孔的位置必须在根尖手术前明确，其位置足以改变治疗计划。

下颌切牙管

容纳下牙槽神经血管的下颌管通常被认为最终分叉为两条：①颏管，通向颏孔；②切牙管，将神经血管传送到下颌尖牙和切牙[71-72]，偶尔可达第一前磨牙[73]，这些切牙支形成了一个精细而无法在X线片上显影的神经丛[74]。Mraiwa等[75]通过下颌骨的成像和解剖展示了颏部的下颌切牙管。大多数下颌切牙管位于下颌联合处的骨体中央且有着充分皮质化的边界，且由始至终都呈现出一个轻微向下的走行方向。Mraiwa等得出的结论是，下颌切牙神经通常比以往所报道的更接近中线[71]。Yovchev等[73]证明，切牙管在下颌骨前部的舌侧和前庭侧骨皮质之间向颏孔的近中方向延伸。Raitz等[76]指出，仅使用全景摄影可能严重低估切牙管的存在，而CBCT能更有效地鉴别出切牙管。Yovchev等[73]借助CBCT，评估出下颌切牙管的发生率超过92%，其数据也表明男性的下颌切牙管比女性更宽，且右侧比左侧更宽。如同其他解剖结构一样，下颌切牙管的大小、形状和位置也存在变异[77]。

舌孔和舌管

对下颌骨中线内侧的研究显示，通常有1个或多个小孔位于颏棘（颏结节）上方或之间（图1-23）。Tepper等[78]表明，尽管100%样本都存在中线处的小孔，但很大一部分比例还存在有中线侧方的孔洞。而且许多下颌骨存在多个舌孔（图1-24）。他们引用了一些种植术后出血的报道，这些病例中临床医生并没有意识到这些在下颌骨内及下颌骨与舌黏膜之间走行且有血管位于其内的小管的存在。McDonnell等[79]通过解剖显示舌下动脉互相吻合，形成一支进入舌孔的动脉。该血管走行并穿过与舌孔相连的舌管。Mraiwa等[75]认为，螺旋CT比口内X线片或全景片能更好地展示出这些孔/管道。

致谢

衷心感谢Pedro Nava博士对本章的反馈意见。

参考文献

[1] Gluskin AH. Mishaps and serious complications in endodontic obturation. Endod Top 2005;12:52–70.

[2] Shah RK, Dhingra JK, Carter BL, Rebeiz EE. Paranasal sinus development: A radiographic study. Laryngoscope 2003;113:205–209.

[3] Hauman CH, Chandler NP, Tong DC. Endodontic implications of the maxillary sinus: A review. Int Endod J 2002;35:127–141.

[4] Nimigean V, Nimigean VR, Măru N, Sălăvăstru DI, Bădiţă D, Tuculină MJ. The maxillary sinus floor in the oral implantology. Rom J Morphol Embryol 2008;49:485–489.

[5] Scuderi AJ, Harnsberger HR, Boyer RS. Pneumatization of the paranasal sinuses: Normal features of importance to the accurate interpretation of CT scans and MR images. AJR Am J Roentgenol 1993;160:1101–1104.

[6] Eberhardt JA, Torabinejad M, Christiansen EL. A computed tomographic study of the distances between the maxillary sinus floor and the apices of the maxillary posterior teeth. Oral Surg Oral Med Oral Pathol 1992;73:345–346.

[7] Shakhawan MA, Hawramy FA, Mahmood KA. The relation of maxillary posterior teeth roots to the maxillary sinus floor using panoramic and computed tomography imaging in a sample of Kurdish people. Tikrit J Dent Sci 2012;1:81–88.

[8] Ok E, Güngör E, Colak M, Altunsoy M, Nur BG, Ağlarci OS. Evaluation of the relationship between the maxillary posterior teeth and the sinus floor using cone-beam computed tomography. Surg Radiol Anat 2014;36:907–914.

[9] Jung YH, Cho BH. Assessment of the relationship between the maxillary molars and adjacent structures using cone beam computed tomography. Imaging Sci Dent 2012;42:219–224.

[10] Hussein ZA, Al-Nakib LH. Assessment of the relationship between maxillary sinus floor and maxillary posterior teeth root apices using spiral CT scan. J Baghdad Coll Dent 2013;25(3):80–86.

[11] Kilic C, Kamburoglu K, Yuksel SP, Ozen T. An assessment of the relationship between the maxillary sinus floor and the maxillary posterior teeth root tips using dental cone-beam computerized tomography. Eur J Dent 2010;4:462–467.

[12] Testori T. Maxillary sinus surgery: Anatomy and advanced diagnostic imaging. J Implant Reconstr Dent 2011;3:18–25.

[13] Janner SF, Caversaccio MD, Dubach P, Sendi P, Buser D, Bornstein MM. Characteristics and dimensions of the Schneiderian membrane: A radiographic analysis using cone beam computed tomography in patients referred for dental implant surgery in the posterior maxilla. Clin Oral Implants Res 2011;22:1446–1453.

[14] Srouji S, Kizhner T, Ben David D, Riminucci M, Bianco P, Livne E. The Schneiderian membrane contains osteoprogenitor cells: In vivo and in vitro study. Calcif Tissue Int 2009;84:138–145.

[15] Sakkas A, Konstantinidis I, Winter K, Schramm A, Wilde F. Effect of Schneiderian membrane perforation on sinus lift graft outcome using two different donor sites: A retrospective study of 105 maxillary sinus elevation procedures. GMS Interdiscip Plast Reconstr Surg DGPW 2016;5:Doc11.

[16] Yildirim D, Eroglu M, Salihoglu M, Yildirim A, Karagoz H, Erkan M. The relationship between dental indentation and maxillary sinusitis. Open J Medical Imaging 2013;3(2):65–68.

[17] Maestre-Ferrín L, Galán-Gil S, Rubio-Serrano M, Peñarrocha-Diago M, Peñarrocha-Oltra D. Maxillary sinus septa: A systematic review. Med Oral Patol Oral Cir Bucal 2010;15(2):e383–e386.

[18] Rancitelli D, Borgonovo AE, Cicciù M, et al. Maxillary sinus septa and anatomic correlation with the Schneiderian membrane. J Craniofac Surg 2015;26:1394–1398.

[19] Gülşen U, Mehdiyev İ, Üngör C, Şentürk MF, Ulaşan AD. Horizontal maxillary sinus septa: An uncommon entity. Int J Surg Case Rep 2015;12:67–70.

[20] Krennmair G, Ulm CW, Lugmayr H, Solar P. The incidence, location, and height of maxillary sinus septa in the edentulous and dentate maxilla. J Oral Maxillofac Surg 1999;57:667–671.

[21] Malec M, Smektala T, Tutak M, Trybek G, Sporniak-Tutak K. Maxillary sinus septa prevalence and morphology—Computed tomography based analysis. Int J Morphol 2015;33:144–148.

[22] Underwood AS. An inquiry into the anatomy and pathology of the maxillary sinus. J Anat Physiol 1910 Jul;44(pt 4):354–369.

[23] Velásquez-Plata D, Hovey LR, Peach CC, Alder ME. Maxillary sinus septa: A 3-dimensional computerized tomographic scan analysis. Int J Oral Maxillofac Implants 2002;17:854–860.

[24] Kim MJ, Jung UW, Kim CS, et al. Maxillary sinus septa: Prevalence, height, location, and morphology. A reformatted computed tomography scan analysis. J Periodontol 2006;77:903–908.

[25] González-Santana H, Peñarrocha-Diago M, Guarinos-Carbó J, Sorní-Bröker M. A study of the septa in the maxillary sinuses and the subantral alveolar processes in 30 patients. J Oral Implantol 2007;33:340–343.

[26] Al-Amery SM, Nambiar P, Jamaludin M, John J, Ngeow WC. Cone beam computed tomography assessment of the maxillary incisive canal and foramen: Considerations of anatomical variations when placing immediate implants. PLoS One 2015;10(2):e0117251.

[27] Tözüm TF, Güncü GN, Yıldırım YD, et al. Evaluation of maxillary incisive canal characteristics related to dental implant treatment with computerized tomography: A clinical multicenter study. J Periodontol 2012;83:337–443.

[28] Güncü GN, Yıldırım YD, Yılmaz HG, et al. Is there a gender difference in anatomic features of incisive canal and maxillary environmental bone? Clin Oral Implants Res 2013;24:1023–1026.

[29] Berkovitz BKB, Moxham BJ. A Textbook of Head and Neck Anatomy. Chicago: Year Book Medical Publishers, 1988.

[30] Westmoreland EE, Blanton PL. An analysis of the variations in position of the greater palatine foramen in the adult human skull. Anat Rec 1982;204:383–388.

[31] Piagkou M, Xanthos T, Anagnostopoulou S, et al. Anatomical variation and morphology in the position of the palatine foramina in adult human skulls from Greece. J Craniomaxillofac Surg 2012;40(7):e206–e210.

[32] Chrcanovic BR, Custódio AL. Anatomical variation in the position of the greater palatine foramen. J Oral Sci 2010;52:109–113.

[33] Howard-Swirzinski K, Edwards PC, Saini TS, Norton NS. Length and geometric patterns of the greater palatine canal observed in cone beam computed tomography. Int J Dent 2010;2010.pii:292753.

[34] Hafeez NS, Ganapathy S, Sondekoppam R, Johnson M, Merrifield P, Galil KA. Anatomical variations of the greater palatine nerve in the greater palatine canal. J Can Dent Assoc 2015;81:f14.

[35] Nortjé CJ, Farman AG, Grotepass FW. Variations in the normal anatomy of the inferior dental (mandibular) canal: A retrospective study of panoramic radiographs from 3612 routine dental patients. Br J Oral Surg 1977;15:55–63.

[36] Kilic C, Kamburoğlu K, Ozen T, et al. The position of the mandibular canal and histologic feature of the inferior alveolar nerve. Clin Anat 2010;23:34–42.

[37] Gowgiel JM. The position and course of the mandibular canal. J Oral Implantol 1992;18:383–385.

[38] Monaco G, Montevecchi M, Bonetti GA, Gatto MR, Checchi L. Reliability of panoramic radiography in evaluating the topographic relationship between the mandibular canal and impacted third molars. J Am Dent Assoc 2004;135:312–318.

[39] Atieh MA. Diagnostic accuracy of panoramic radiography in determining relationship between inferior alveolar nerve and mandibular third molar. J Oral Maxillofac Surg 2010;68:74–82.

[40] Wadu SG, Penhall B, Townsend GC. Morphological variability of the human inferior alveolar nerve. Clin Anat 1997;10(2):82–87.

[41] Schneider T, Filo K, Kruse AL, Locher M, Grätz KW, Lübbers HT. Variations in the anatomical positioning of impacted mandibular wisdom teeth and their practical implications. Swiss Dent J 2014;124:520–538.

[42] Xu GZ, Yang C, Fan XD, et al. Anatomic relationship between impacted third mandibular molar and the mandibular canal as the risk factor of inferior alveolar nerve injury. Br J Oral Maxillofac Surg 2013;51(8):e215–e219.

[43] Juodzbalys G, Wang HL, Sabalys G. Anatomy of mandibular vital structures. Part I: Mandibular canal and inferior alveolar neurovascular bundle in relation with dental implantology. J Oral Maxillofac Res 2010;1(1):e2.

[44] Wadhwani P, Mathur RM, Kohli M, Sahu R. Mandibular canal variant: A case report. J Oral Pathol Med 2008;37:122–124.

[45] Correr GM, Iwanko D, Leonardi DP, Ulbrich LM, Araújo MR, Deliberador TM. Classification of bifid mandibular canals using cone beam computed tomography. Braz Oral Res 2013;27:510–516.

[46] Hsu JT, Huang HL, Fuh LJ, et al. Location of the mandibular canal and thickness of the occlusal cortical bone at dental implant sites in the lower second premolar and first molar. Comput Math Methods Med 2013;2013:608570.

[47] Bürklein S, Grund C, Schäfer E. Relationship between root apices and the mandibular canal: A cone-beam computed tomographic analysis in a German population. J Endod 2015;41:1696–1700.

[48] Abdulla AG. Relationship of inferior alveolar canal to the apices of lower molar teeth radiographically. Tikrit Med J 2008;14:124–126.

[49] Koong B, Pharoah MJ, Bulsara M, Tennant M. Methods of determining the relationship of the mandibular canal and third molars: A survey of Australian oral and maxillofacial surgeons. Aust Dent J 2006;51:64–68.

[50] Bagherpour A, Rezaei MM, Nasseri S. Spatial relationship between mandibular third molars and inferior alveolar nerve using a volume rendering software. J Dent Materials Techniques 2013;2:1–5.

[51] Greenstein G, Tarnow D. The mental foramen and nerve: Clinical and anatomical factors related to dental implant placement: A literature review. J Periodontol 2006;77:1933–1943.

[52] Ikeda K, Ho KC, Nowicki BH, Haughton VM. Multiplanar MR and anatomic study of the mandibular canal. AJNR Am J Neuroradiol 1996;17:579–584.

[53] Starkie C, Stewart D. The intra-mandibular course of the inferior dental nerve. J Anat 1931;65(pt 3):319–323.

[54] Mohammadi Z. Endodontics-related paresthesia of the mental and inferior alveolar nerves: An updated review. J Can Dent Assoc 2010;76:a117.

[55] Hiatt JL, Gartner LP. Textbook of Head and Neck Anatomy, ed 3. Philadelphia: Lippincott Williams & Wilkins, 2002:70,81.

[56] Hasan T. Characteristics of the mental foramen in different populations. Internet J Biol Anthropol 2010;4(2):1–7.

[57] Kieser J, Kuzmanovic D, Payne A, Dennison J, Herbison P. Patterns of emergence of the human mental nerve. Arch Oral Biol 2002;47:743–747.

[58] Mbajiorgu EF, Mawera G, Asala SA, Zivanovic S. Position of the mental foramen in adult black Zimbabwean mandibles: A clinical anatomical study. Cent Afr J Med 1998;44(2):24–30.

[59] Iwanaga J, Watanabe K, Saga T, et al. Accessory mental foramina and nerves: Application to periodontal, periapical, and implant surgery. Clin Anat 2016;29:493–501.

[60] Sawyer DR, Kiely ML, Pyle MA. The frequency of accessory mental foramina in four ethnic groups. Arch Oral Biol 1998;43:417–420.

[61] Ilayperuma I, Nanayakkara G, Palahepitiya N. Morphometric analysis of the mental foramen in adult Sri Lankan mandibles. Int J Morphol 2009;27:1019–1024.

[62] Igbigbi PS, Lebona S. The position and dimensions of the mental foramen in adult Malawian mandibles. West Afr J Med 2005;24:184–189.

[63] Singh R, Srivastav AK. Study of position, shape, size and incidence of mental foramen and accessory mental foramen in Indian adult human skulls. Int J Morphol 2010;28:1141–1146.

[64] Afkhami F, Haraji A, Boostani HR. Radiographic localization of the mental foramen and mandibular canal. J Dent (Tehran) 2013;10:436–442.

[65] Ikiz I, Erem T. Relation of the mental foramen to teeth on the mandibles belonging to the Byzantium period. Int J Anthropol 1997;12:1–4.

[66] Sisman Y, Sahman H, Sekerci A, Tokmak TT, Aksu Y, Mavili E. Detection and characterization of the mandibular accessory buccal foramen using CT. Dentomaxillofac Radiol 2012;41:558–563.

[67] Standring S (ed). Gray's Anatomy: The Anatomical Basis of Clinical Practice, ed 40. Edinburgh: Churchill Livingstone/Elsevier, 2008:519.

[68] Solar P, Ulm C, Frey G, Matejka M. A classification of the intraosseous paths of the mental nerve. Int J Oral Maxillofac Implants 1994;9:339–344.

[69] Jacobs R, Mraiwa N, Van Steenberghe D, Sanderink G, Quirynen M. Appearance of the mandibular incisive canal on panoramic radiographs. Surg Radiol Anat 2004;26:329–333.

[70] Yosue T, Brooks SL. The appearance of mental foramina on panoramic radiographs. I. Evaluation of patients. Oral Surg Oral Med Oral Pathol 1989;68:360–364.

[71] De Andrade E, Otomo-Corgel J, Pucher J, Ranganath KA, St George N Jr. The intraosseous course of the mandibular incisive nerve in the mandibular symphysis. Int J Periodontics Restorative Dent 2001;21:591–597.

[72] Rosa MB, Sotto-Maior BS, Machado Vde C, Francischone CE. Retrospective study of the anterior loop of the inferior alveolar nerve and the incisive canal using cone beam computed tomography. Int J Oral Maxillofac Implants 2013;28:388–392.

[73] Yovchev D, Deliverska E, Indjova J, Zhelyazkova M. Mandibular incisive canal: A cone beam computed tomography study. Biotechnol Biotechnol Equipment 2013;27:3848–3851.

[74] Kohavi D, Bar-Ziv J. Atypical incisive nerve: Clinical report. Implant Dent 1996; 5:281–283.

[75] Mraiwa N, Jacobs R, Moerman P, Lambrichts I, van Steenberghe D, Quirynen M. Presence and course of the incisive canal in the human mandibular interforaminal region: Two-dimensional imaging versus anatomical observations. Surg Radiol Anat 2003;25:416–423.

[76] Raitz R, Shimura E, Chilvarquer I, Fenyo-Pereira M. Assessment of the mandibular incisive canal by panoramic radiograph and cone-beam computed tomography. Int J Dent 2014;2014:187085.

[77] Juodzbalys G, Wang HL, Sabalys G. Anatomy of mandibular vital structures. Part II: Mandibular incisive canal, mental foramen and associated neurovascular bundles in relation with dental implantology. J Oral Maxillofac Res 2010;1(1):e3.

[78] Tepper G, Hofschneider UB, Gahleitner A, Ulm C. Computed tomographic diagnosis and localization of bone canals in the mandibular interforaminal region for prevention of bleeding complications during implant surgery. Int J Oral Maxillofac Implants 2001;16:68–72.

[79] McDonnell D, Reza Nouri M, Todd ME. The mandibular lingual foramen: A consistent arterial foramen in the middle of the mandible. J Anat 1994;184(pt 2): 363–369.

第2章

根管外科手术中涉及组织的组织学
Histology of Tissues Involved in Surgical Endodontics

Kenneth R. Wright

在根管外科手术的过程中，了解手术过程中不同阶段所涉及的组织解剖结构非常重要（参见第1章），了解这些组织的组织学结构同样重要。掌握这些组织的特性及其愈合修复的能力，有助于口腔医生手术时获得创伤最小且愈合最佳的效果。大量的研究认为，组织学结构和根管外科手术的预后相关联[11-12]。根管外科手术需要了解牙周及根尖周组织。本章并非对牙周和根尖周组织进行彻底探讨，仅提供根管外科手术过程中所涉及组织的必要信息。

口腔黏膜

口腔黏膜是覆盖于口腔表面的组织。黏膜是一种包含腺体的湿润组织，这些腺体可以分泌一些称为"黏液（mucus）"的黏性液体，也可以分泌稀薄的浆液性液体。有人将口腔黏膜误认为是皮肤，这是不

正确的。皮肤有一系列属于它自己明显不同于黏膜的性质。"黏膜"已用来指代任何衬覆于体腔内表面的湿润组织，例如消化道、呼吸道以及泌尿道。尽管口腔黏膜与皮肤在唇部相延续，但其本质完全不同。黏膜不仅是抵御感染的屏障，还具有分泌、感觉、温度调节[13]以及免疫保护的作用[14]。黏膜中的小唾液腺还可以分泌唾液，唾液与食物混合有助于食物消化吸收，还有助于发音。

黏膜由两层不同的组织构成：上皮层及其下方被称为"固有层（lamina propria）"的由结缔组织组成的支撑层。大部分黏膜位于名为"黏膜下层"的结缔组织结构之上，而当黏膜组织位于骨组织表面时，黏膜下层会减少甚至缺失[13]。

与皮肤的表皮层相似，整个口腔表面衬覆的上皮组织也为复层鳞状上皮（stratified squamous epithelium）。在皮肤中，表皮是由形态及功能上

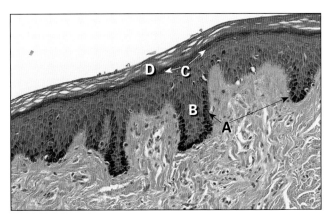

图2-1 色素上皮（薄皮）。A. 基底层（注意黑色素细胞产生的大量黑色素）；B. 棘层；C. 颗粒层（箭头所指为含有深紫色透明角质颗粒的细胞）；D. 角质层。

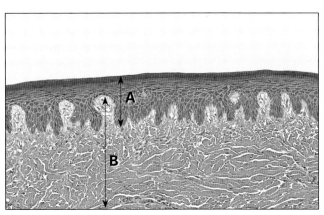

图2-2 口腔上皮细胞。A. 非角化复层鳞状上皮（stratified squamous epithelium）；B. 固有层（lamina propria）。

完全不同的细胞层构成。基底层，通常是单细胞层，位于上皮的最深层，由一群有着干细胞功能的细胞组成，通过快速有丝分裂形成上层的细胞。基底层里，存在一些黑色素细胞，这些黑色素细胞能产生保护上皮细胞DNA免受紫外线辐射损伤的黑色素。黑色素细胞约占整个上皮细胞总数的5%[14]。棘层（stratum spinosum）或"棘细胞"层，由一群表面有棘突的细胞组成，它们通过桥粒与邻近细胞相连。棘层细胞向上皮表面移行，形态由圆形变为略扁，胞质内充满透明角质颗粒，这些细胞组成颗粒层（stratum granulosum）。上皮最表层是角质层（stratum corneum），由充满丝状角蛋白的死细胞组成，它们最终从上皮表面脱落（图2-1）。

口腔中，衬覆于口腔表面大多数为非角化复层鳞状上皮（图2-2），这意味着这些细胞层与形成表皮的细胞层存在不同。基底层和棘层与表皮类似，但是当棘层中的细胞向表面迁移时，不会像角化进程那样变成充满透明角质颗粒的细胞，因此棘层以上的是"中间层（stratum intermedium）"。黏膜表层则由非角质化、含有活细胞器的细胞组成，称为"表皮层（stratum superficiale）"。

口腔黏膜不同的区域由不同的黏膜类型覆盖。被

覆黏膜（lining mucosa）是分布最广的类型，覆盖在唇、颊、软腭、舌（tongue）下、牙槽骨及口底的表面。上皮为非角化上皮，通常比口腔的其他区域上皮更厚。固有层（lamina propria）也比口腔其他部位稍厚，由松散、不规则分布的胶原纤维与弹性纤维混合组成，纤维分布赋予组织一定的延展性（图2-3）。

咀嚼黏膜（masticatory mucosa）通常覆盖于如硬腭及附着龈（attached gingiva）区域的骨表面，这些区域的黏膜会受到诸如咀嚼食物等活动时的剪切力。这种黏膜的上皮多为正角化或至少为不全角化。正角化时，存在类似我们在皮肤中看到的颗粒层和角质层（stratum corneum）。不全角化时，表层细胞虽然含有一些角蛋白，但仍有固缩细胞核，且颗粒层不明显[33]。咀嚼黏膜能够承受研磨力，其弹性比被覆黏膜低。固有层（lamina propria）中的胶原纤维束排列紧密，较被覆黏膜固有层中的胶原纤维提供更少的支持。通常在咀嚼黏膜中，几乎没有黏膜下层，咀嚼黏膜固有层中的胶原蛋白纤维附着于骨性结构表面的骨膜上，从而锚定黏膜并降低其活动性（图2-4）。

覆盖舌背部的黏膜被称为"特殊黏膜（specialized-mucosa）"[13]，原因在于尽管大部分黏膜上皮是角化

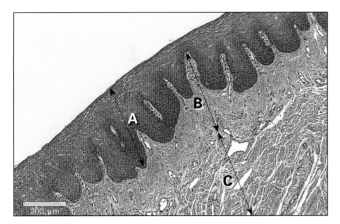

图2-3　被覆黏膜（唇）。A. 非角化复层鳞状上皮；B. 固有层（lamina propria）的乳头层；C. 固有层的网状层。

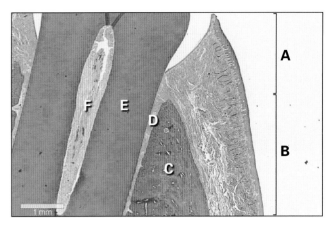

图2-4　咀嚼黏膜（牙龈）。A. 游离龈/边缘龈（非角化）；B. 附着龈（角化）；C. 牙槽骨（牙槽嵴）；D. 牙周膜；E. 牙根牙本质；F. 髓室。

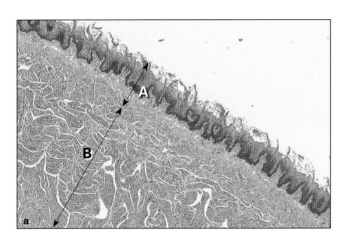

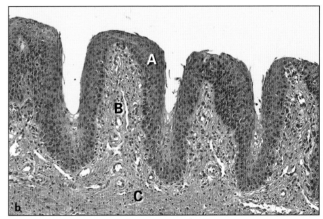

图2-5　舌乳头。（a）丝状乳头（filiform papillae）。A. 黏膜；B. 黏膜下层（主要由骨骼肌组成）。（b）叶状乳头（foliate papillae）。A. 非角化复层鳞状上皮；B. 每个乳头均含固有层核；C. 含乳头的固有层。（c）轮廓乳头（circumvallate papillae）。箭头所指为味蕾。

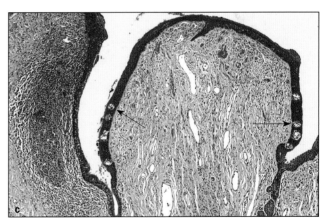

的，但仍有弹性，它们不仅与机械功能有关，还与感觉功能有关，并可以通过各种乳头中的大量味蕾参与味觉功能。数量最多的乳头是角化的丝状乳头（filiform papillae），呈锥形，具有机械功能，可以容纳食物颗粒并在硬腭之间挤压（图2-5a），丝状乳头不含味蕾。菌状乳头（fungiform papillae）呈圆形，没有角化，含有味蕾。叶状乳头（foliate papillae），在其他哺乳动物中比在人类中更丰富，它们沿着舌头的侧缘成排排列，呈叶状，侧面具有味蕾（图

2-5b）。轮廓乳头（circumvallate papillae）位于舌后部，被一个深沟包围，其上表面上皮角化，侧面含有味蕾（图2-5c）。特殊的小唾液腺［冯埃伯纳腺（von Ebner）］开口于乳头周围的沟槽中。

黏膜连接

皮肤黏膜连接（mucocutaneous junction）处是皮肤和黏膜之间的过渡区域。在口腔中，唇（lips）部有这种过渡，大多数人认为的"唇"部为红色或朱红色的黏膜区域，其外侧则过渡为皮肤。唇部这个红色区域为角化区，且不含唇外侧皮肤中存在的毛囊和汗腺，但通常保留有少量皮脂腺，特别是口角处。唇红（vermilion zone）之所以是红色的是因为真皮乳头几乎延伸到表面并且富含毛细血管网。随着皮肤和唇红转为口腔黏膜，角化上皮也逐渐变为不全角化再变为非角化上皮[13]。腺体也从皮肤中的汗腺和皮脂腺逐渐变为唇红中的皮脂腺，再变为口腔黏膜中的黏液性和浆液性腺体。

膜龈联合（mucogingival junction）是一个从牙槽黏膜（alveolar mucosa）到附着龈的突然转变。这一转变以颜色上由牙槽黏膜的深粉红色过渡为附着龈的带有点彩的粉红色为依据，在转变发生的地方隐隐约约有一条膜龈沟。在膜龈联合中，上皮从牙龈的角化或不全角化上皮变为黏膜的非角化上皮。牙龈的固有层（lamina propria）中有大量的胶原纤维束，使其附着于其下的骨膜上，从而形成附着龈上的点彩。与之相反，牙槽黏膜的固有层中含有松散排列的胶原纤维及大量的弹性纤维，有利于黏膜在受拉伸后恢复原来的形状。游离龈沟则是冠部的游离龈和附着龈的分界，并提示了游离龈的附着点。

"牙槽黏膜（alveolar mucosa）"特指覆盖于上颌骨和下颌骨的牙槽突表面的软组织。属于被覆黏膜，是唇黏膜、颊黏膜及口底黏膜的延续。其在膜龈联合处移行为附着龈。

龈牙结合，即牙冠与牙龈的交界，将随后讨论。

附着龈

附着于牙槽骨的附着龈，转变成位于牙槽嵴顶的游离龈（边缘龈）。游离龈的唇侧及颊侧上皮均为角化上皮，但其牙冠侧的龈沟（游离龈和牙冠之间）内的上皮为非角化上皮。健康的龈沟深0.5~3mm。龈沟加深见于牙龈退缩，称为"牙周袋（periodontal pocket）"。龈沟底部为"龈沟上皮（sulcular epithelium）"，该上皮从衬于龈沟表面移行为附着于牙齿冠方的"结合上皮（junctional epithelium）"，这种附着被称之为"龈牙结合（dentogingival junction）"。结合上皮和那些通过插入基板（basal lamina）而附着于其下胶原结缔组织的上皮不同，结合上皮通过半桥粒（hemidesmosomes）附着于钙化组织——牙釉质上。上皮细胞表面和牙釉质（或牙龈退缩情况下的牙骨质）之间的部分称为"内侧"基板（"外侧"基板位于上皮深层与其下固有层之间）。结合上皮是非角化复层鳞状上皮的一种独特改型。

结合上皮倾向于处在一种低水平的慢性炎症状态，持续向龈沟中释放含有炎症细胞及细胞因子的龈沟液。

腭黏膜

咀嚼黏膜在咀嚼及其他活动中需要承受摩擦力及剪切力，因此必须有一个将上皮紧紧附着在固有层上，进而固有层紧密连接在骨膜上的机制。在皮肤的真皮层中，固有层的乳头向上伸入上皮，提供了上皮和结缔组织间巨大的接触面积。同时，上皮钉突（rete pegs）向下伸入固有层的乳头中。乳头与钉突的结合增加了上皮和固有层的接触面积，从而锚定上皮使其在受力时不会与固有层分离。固有层则通过胶原束绑定在下方的骨膜上，使整个黏膜可以承受剪切力。硬腭的侧方区域黏膜与骨膜之间有包含脂肪和腺体的黏膜下层，可以缓冲咀嚼及舌运动产生的机械力。

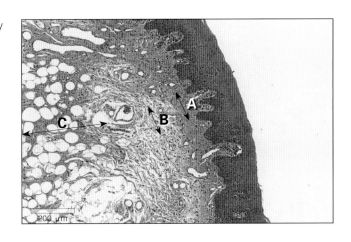

图2-6 固有层（lamina propria） A. 乳头层（papillary layer）；B. 网状层（reticular layer）；C. 黏膜下层。

固有层（lamina propria）

固有层是一层位于黏膜上皮下方对上皮层起支持作用的结缔组织。黏膜的"固有的层"说明固有层与其上的上皮不可分割。固有层通过基底层与其上的上皮分隔开来，并紧紧附着于其上的上皮。固有层可以分为难以完全区分的两层：①表面的"乳头层（papillary layer）"，因其呈乳头状向上伸入上皮区域而得名；②厚且致密的"网状层（reticular layer）"，因粗大而致密的胶原纤维束交织成网状而得名（图2-6）。乳头层以薄和松散排列的胶原纤维和深入乳头的毛细血管袢为特点，而网状层位于乳头层的深面。和上皮不同的，固有层富含血管和神经。细胞、纤维和神经血管之间充满了大量的基质。

固有层中典型的细胞包括：①成纤维细胞，是数量最多的细胞，负责分泌和更新基质及纤维；②巨噬细胞，是一种单核吞噬细胞，负责吞噬细胞残片和外来细胞，还可以作为抗原提呈细胞；③肥大细胞（mast cell），是一种包含组胺、肝素和其他一些炎症相关物质的嗜碱性细胞；④淋巴细胞（lymphocytes）；⑤浆细胞（plasma cells）；⑥中性粒细胞（neutrophils）；⑦其他与炎症中免疫反应相关的细胞。

血管分布

供应口腔黏膜的大血管位于黏膜下层，走行方向与表面上皮平行。供应黏骨膜的大血管走行于固有层中的网状层。这些血管来源于上颌动脉或面动脉，这些黏膜动脉的分支向上穿过固有层，在乳头层形成毛细血管网。

神经支配

口腔黏膜的神经支配主要来源于三叉神经的上颌支和下颌支，同时还受面神经、舌咽神经、迷走神经的支配。大多数的神经支配为感觉功能，包括一般感觉和特殊感觉（味觉）。传出纤维提供血管和腺体的交感支配。

牙间乳头

相邻牙齿间的牙龈呈山谷（col）状，由牙龈乳头的颊舌侧峰凹陷而成。本质上该处属于结合上皮。因为细胞碎片及细菌难以清除，此处易发生慢性炎症。

牙周韧带

牙周韧带（PDL）是一种坚韧的结缔组织，它可以将牙齿固定在牙槽窝或"牙槽骨（alveolus）"上。PDL来源于外胚层间充质细胞，与牙根一起发育。随着牙根的生长和牙齿的萌出，通过PDL内的胶原纤维重塑来补偿牙齿受力的变化。一旦牙齿完全达

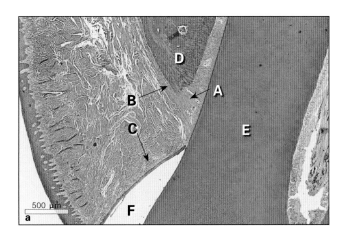

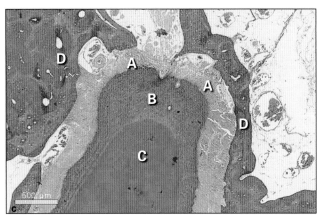

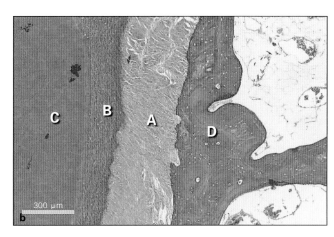

图2-7 PDL纤维组。（a）A. 牙槽嵴纤维；B. 牙骨膜纤维（dentoperiosteal fibers）；C. 龈牙纤维；D. 牙槽嵴；E. 牙本质；F. 龈沟。（b）A. 斜行纤维组；B. 细胞牙骨质；C. 牙本质；D. 牙槽骨。（c）A. 根尖纤维；B. 根尖细胞牙骨质；C. 牙根牙本质；D. 牙槽骨。

到咬合位，牙周纤维的形式便保持稳定，除非其他力导致纤维方向的改变（例如牙齿移动，咬合磨损等）。除了锚定和稳定牙齿，PDL中胶原纤维的作用是最大限度地对抗牙齿所受的咬合力和侧方力。因此，这些纤维呈现特定的走向并附着于周围组织。从PDL的组织切片中可以分辨出特定的牙周纤维组。它们主要可分为两大类：①"牙槽窝组"，由将牙齿连接至牙槽窝的纤维组成；②"牙龈纤维组"，由将牙齿连接至牙龈的纤维组成[13]。每一组又都可以细分为5个亚组。在牙槽窝组中，牙槽嵴纤维连接牙槽嵴到牙根的上部区域；水平纤维从牙根部水平走行到牙槽窝侧壁；斜行纤维，像水平纤维一样，将牙根连接到牙槽窝上，但以倾斜方向走行；根尖纤维将根尖附着于邻近的牙槽骨；而根间纤维仅见于多根牙，将牙齿的根分叉区域附着到牙槽骨上。在牙龈纤维组中，龈牙纤维将游离龈锚定在牙根的上部；牙槽龈纤维将游离龈固定到牙槽嵴区域而不是直接附着在牙齿上；牙骨膜纤维（dentoperiosteal fibers）起源于牙根上部的牙骨质，在牙槽嵴上方走行，插入附着龈的黏骨膜内；越隔纤维起源于牙根，越过牙槽嵴顶，止于邻牙牙根，而未附着牙槽骨；环形纤维完全位于游离牙龈中，环绕牙齿而不附着在牙齿上（图2-7）。

PDL中的主要细胞类型是成纤维细胞。该细胞保留了分泌和吸收胶原纤维及基质的功能，使得PDL可以不断改建。在PDL中还有外胚间充质细胞可以生成新的成纤维细胞，因此PDL具有很高的修复/再生能力。

牙槽骨（alveolar bone）

上颌骨和下颌骨都有牙槽突——牙槽骨上的嵴，其中容纳牙根的窝被称为"牙槽窝"。牙槽突的颊舌向或唇舌向的剖面显示：牙槽突外部为片状的密质骨

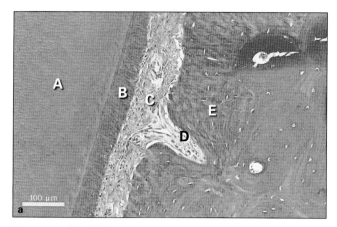
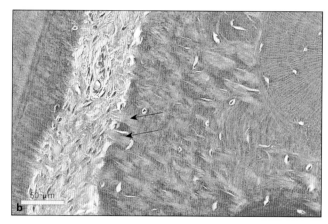

图2-8 固有牙槽骨。（a）筛状板。A. 牙本质；B. 牙骨质；C. PDL；D. 在骨与PDL之间传递小血管的小管（这些开口是该层骨命名的原因）；E. 牙槽骨（注意未成熟的"编织"外观）。（b）束状骨。固有牙槽骨常被称为束骨，是因为从PDL插入骨基质中的胶原束（Sharpey纤维）的存在（箭头）。

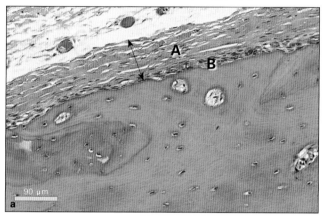
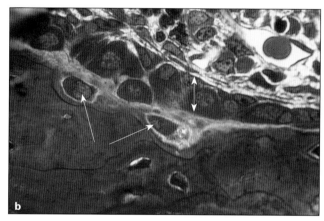

图2-9 （a）骨膜。双头箭头表示完整骨膜的厚度。A. 外层（纤维层）；B. 内层（成骨层）。（b）骨内膜（大鼠）。成骨细胞（双头箭头）形成长骨骨内膜的这一部分；单头箭头所指为两个成骨细胞，它们将会包埋在骨基质中从而变成骨细胞。

组成的骨皮质，内部为骨小梁（trabeculae）组成的骨松质，类似于密质骨，也有片层状结构。骨小梁之间充满着骨髓和血管。牙槽突的牙槽嵴顶向内延伸形成牙槽窝。牙槽窝的壁由一层被称为"固有牙槽骨（alveolar bone proper）"的致密的骨组成。从影像学上看，这层骨比周围的骨具有更高的阻射能力，因此又称为"硬骨板（lamina dura或hard plate）"。这层骨对PDL的附着至关重要，PDL的附着通过Sharpey纤维（Sharpey fibers）——来自PDL的胶原蛋白纤维，随着骨矿化而部分嵌入骨基质中。牙根外表面的牙骨质也含有Sharpey纤维，从而使牙齿固定于固有牙槽骨上。由于胶原纤维束可见于覆盖牙槽窝表面的牙槽骨，因此，这种骨有时被称为"束状骨"。该骨中穿

有小管或孔，允许骨与PDL之间的血管和神经通过。这种多孔结构使这层骨得名为"筛状板"，筛状即像筛子一样或多孔。咀嚼或咬牙过程中施加在骨组织上的应力变化，导致固有牙槽骨处于一种不断改建的动态平衡状态。因此，与其他区域的骨组织相比，固有牙槽骨具有某些未成熟的表现，经常出现的反转线说明了这种改建的存在（图2-8）。

牙槽突皮质骨的表面覆盖着一层名为"骨膜"的致密结缔组织。骨膜由两层组织组成：①外层（纤维层），由胶原纤维及成纤维细胞分泌的基质组成；②内层（成骨层），紧邻由骨祖细胞形成的骨表面，骨祖细胞在合适的条件下可以分化为成骨细胞（osteoblasts）。因此，我们说骨膜由一层纤维层

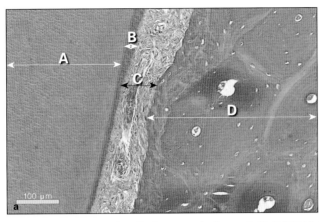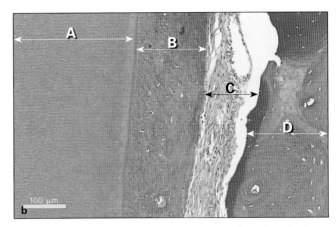

图2-10 （a）无细胞牙骨质。A. 牙本质；B. 覆盖根部牙本质的无细胞牙骨质；C. PDL；D. 牙槽骨。（b）有细胞牙骨质。A. 牙本质；B. 覆盖根部牙本质的细胞牙骨质；C. PDL；D. 牙槽骨。

和一层成骨层组成。骨的内表面，紧挨着骨髓的地方，衬有一层"骨内膜"。它主要由成骨细胞及扁平的被认为属于成骨细胞系骨衬里的细胞组成[15]（图2-9）。成骨细胞是主要的骨基质形成细胞，衬里细胞则是扁平的、静止态的细胞。同时，作为骨吸收细胞，破骨细胞偶尔也可见于骨改建区域的骨内膜中。

牙骨质

牙骨质的矿化程度在4种钙化组织（牙釉质，牙本质，骨，牙骨质）中是最低的，无机盐含量为45%～50%。牙本质对引起疼痛的刺激很敏感，保持牙本质的覆盖尤为重要，冠方靠牙釉质覆盖，根方则靠牙骨质覆盖。随着牙根形成，成牙骨质细胞（cementoblasts）开始分化，并分泌基质到牙根外表面。在牙颈部，牙骨质薄并且缺乏细胞。往根尖方向，牙骨质逐渐增厚，且在根尖部分变为有细胞层。牙骨质可以分为两类。第一类被称为"无细胞外源性纤维牙骨质（acellular extrinsic fiber cementum）"（原发性牙骨质）。这种牙骨质形成得最早，形成于牙根刚开始发育时，厚度为0～50μm，与根尖测量方法、牙的种类、牙的年龄有关。在牙根一半附近，牙骨质转变为"有细胞固有纤维牙骨质（cellular intrinsic fiber cementum）"（继发性牙骨

质）。牙骨质基质内陷窝中的细胞是牙骨质细胞（cementocytes），它们通过小管中的突起相互连接。PDL中的胶原蛋白纤维就像它们在骨中一样嵌入牙骨质中，从而将牙根锚定在牙槽骨上（图2-10）。

根尖孔

在牙齿发育过程中，随着牙根形成，在根尖处形成一个孔，允许牙髓和PDL之间的神经血管结构通过（图2-11）。这些神经和血管是上牙槽神经和上颌动脉（上颌骨）或下牙槽神经和下颌动脉（下颌骨）的分支。根尖孔径大小在0.3～0.6mm，上颌磨牙的腭根和下颌磨牙的远中根的根尖孔直径最大[13]。然而，根尖孔的位置、大小和形态存在较大的变异（图2-12）。

根尖部分通常会有一个根尖狭区（apical constriction），被定义为"位于根管的根尖份直径最狭窄的部分"[16]。重要的是，根管狭区的形态和位置的变异很大[16]。根尖孔（apical foramen）也通常并不在牙根的顶点。Martos等[17]发现，主根尖孔与根尖之间的平均距离为0.69mm，后牙距离较前牙更远。他们还发现，这些孔经常偏向颊侧或远中。根尖孔的形状和大小也有变化[18]。除了主根尖孔外，许多牙还有小的副根管和副根尖孔（图2-13）。结果显示这些根尖

图2-11　根尖孔是牙根管和PDL间的通路（由加利福尼亚州Loma Linda大学Mahmoud Torabinejad博士提供）。

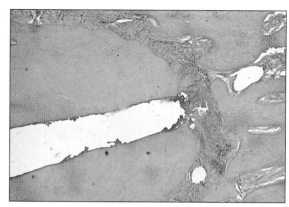

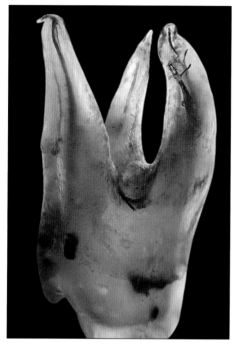

图2-12　上颌第一磨牙，近中颊根和腭根可见复杂的根管解剖结构（由得克萨斯州Waxahachie的Craig Barrington博士提供）。

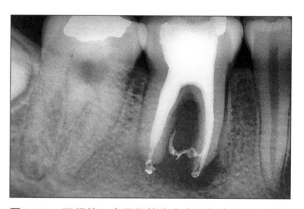

图2-13　下颌第一磨牙根管治疗术后根尖片显示大量的副根管及副孔（由加利福尼亚州Loma Linda大学Mahmoud Torabinjad博士提供）。

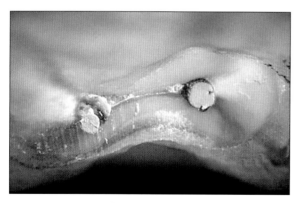

图2-14　下颌第一磨牙近中根截根后显示，近颊及近舌根管间存在一个巨大的狭窄（由得克萨斯州Steve E. Senia博士和San Antonio博士提供）。

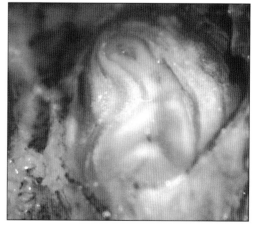

图2-15　上颌第一磨牙根尖手术中截根后观察到近颊根多个根尖孔间的狭窄（由密歇根州法明顿山的Richard Rubinstein博士提供）。

孔在数量，位置和大小方面都有很大的不同[19]。在有多根管的牙根中，根管通常通过一根（图2-14）或多根峡叶相互连通，这会使根管治疗过程复杂化（图2-15）[20]。

致谢

感谢John Hough提供图片，感谢Resa Chase医生审阅。

参考文献

[1] Andreasen JO, Rud J. A histobacteriologic study of dental and periapical structures after endodontic surgery. Int J Oral Surg 1972;1:272–281.

[2] Block RM, Bushell A, Rodrigues H, Langeland K. A histopathologic, histobacteriologic, and radiographic study of periapical endodontic surgical specimens. Oral Surg Oral Med Oral Pathol 1976;42:656–678.

[3] Çalışkan MK, Kaval ME, Tekin U, Ünal T. Radiographic and histological evaluation of persistent periapical lesions associated with endodontic failures after apical microsurgery. Int Endod J 2016;49:1011–1019.

[4] Chueh LH, Chiang CP. Histology of irreversible pulpitis premolars treated with mineral trioxide aggregate pulpotomy. Oper Dent 2010;35:370–374.

[5] Enriquez FJJ, Vieyra JP, Ocampo FP. Relationship between clinical and histopathologic findings of 40 periapical lesions. Endod Pract US 2015;8(4):36–40.

[6] Khayat A. Histological observations of periradicular healing following root canal treatment. Aust Endod J 2005;31:101–105.

[7] Lia RC, Garcia JM, Sousa-Neto MD, Saquy PC, Marins RH, Zucollotto WG. Clinical, radiographic and histological evaluation of chronic periapical inflammatory lesions. J Appl Oral Sci 2004;12:117–120.

[8] Nosrat A, Ryul Kim J, Verma P, S Chand P. Tissue engineering considerations in dental pulp regeneration. Iran Endod J 2014;9:30–39.

[9] Parvathy V, Kumar R, James EP, George S. Ultrasound imaging versus conventional histopathology in diagnosis of periapical lesions of endodontic origin: A comparative evaluation. Indian J Dent Res 2014;25:54–57.

[10] Ramachandran Nair PN, Pajarola G, Schroeder HE. Types and incidence of human periapical lesions obtained with extracted teeth. Oral Surg Oral Med Oral Pathol Oral Radiol Endod 1996;81:93–102.

[11] Torabinejad M, Faras H. A clinical and histological report of a tooth with an open apex treated with regenerative endodontics using platelet-rich plasma. J Endod 2012;38:864–868.

[12] Wais FT. Significance of findings following biopsy and histologic study of 100-periapical lesions. Oral Surg Oral Med Oral Pathol 1958;11:650–653.

[13] Nanci A. Ten Cate's Oral Histology, ed 8. St. Louis: Mosby, 2013.

[14] Pawlina W. Histology: A Text and Atlas with Correlated Cell and Molecular Biology, ed 7. Philadelphia: Wolters Kluwer, 2016.

[15] Matic I, Matthews BG, Wang X, et al. Quiescent bone lining cells are a major source of osteoblasts during adulthood. Stem Cells 2016;34:2930–2942.

[16] Alothmani OS, Chandler NP, Friedlander LT. The anatomy of the root apex: A review and clinical considerations in endodontics. Saudi Endod J 2013;3:1–9.

[17] Martos J, Ferrer-Luque CM, González-Rodríguez MP, Castro LA. Topographical evaluation of the major apical foramen in permanent human teeth. Int Endod J 2009;42:329–334.

[18] Abarca J, Zaror C, Monardes H, Hermosilla V, Muñoz C, Cantin M. Morphology of the physiological apical foramen in maxillary and mandibular first molars. Int J Morphol 2014;32:671–677.

[19] Arora S, Tewari S. The morphology of the apical foramen in posterior teeth in a North Indian population. Int Endod J 2009;42:930–939.

[20] Weller RN, Niemczyk SP, Kim S. Incidence and position of the canal isthmus. Part 1: Mesiobuccal root of the maxillary first molar. J Endod 1995;21:380–383.

第3章

骨的生理特征及代谢特点在根尖手术中的应用

Bone Physiology and Metabolism in Endodontic Surgery

Sarandeep S. Huja, W. Eugene Roberts

人类自诞生以来，就深深沉迷于对骨骼的探究。通过对从土壤中陆续挖掘出的骨骼和牙齿进行研究，人们获取了大量的关于脊椎动物进化方面的知识。在过去的1000年里，这些结构往往保存得很好。与活性骨相比，牙齿是相对惰性的结构。牙髓–牙本质界面（继发性牙本质）的修复能力有限，牙骨质的更新则是由于牙根吸收和牙骨质修复。牙釉质是惰性的硬结构，但骨骼是一个不断适应环境的动态结构。作为钙的储库，骨重建（生理更替）在矿物质代谢中起到关键的生命支持作用（图3–1）。另外，骨架是身体的支架结构。骨骼是参与运动、反重力支持以及诸如咀嚼等维持生命功能的重要因素。骨骼的适应性是临床实践的生理基础。熟知骨生理学动态性的详细知识对于现代临床实践至关重要。

骨学

上颌骨与下颌骨的差异

虽然传递到上下颌骨的功能负荷是等量相反的，但上颌骨会将应力传递给整个颅骨，而下颌骨必须吸收全部负荷。因此，下颌骨比上颌骨更坚固坚硬。通过切牙的正中矢状面（图3-2）以及磨牙的冠状面（图3-3），可观察到上下颌骨骨形态学的明显差异。上颌骨的骨皮质相对较薄，骨小梁呈网状相互连接。由于主要承受压缩应力，上颌骨在结构上类似于椎骨体。而下颌骨具有厚的皮质和更多呈放射状的骨小梁，在结构上类似于长骨的骨干，这也表明下颌骨主要承受弯曲和扭转应力。这些关于骨骼生物力学的

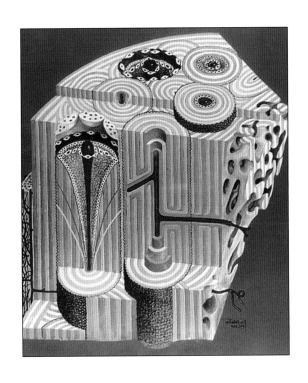

图3-1 由知名牙科插画师Rolando De Castro创作的皮质骨重建动态原理图。重建是由血管介导的骨更替过程，维持支持骨结构的完整性并且是钙代谢的来源。成骨细胞来源于血液循环中的前成骨细胞，并且血管周间充质细胞可促进成骨细胞的生成。注意3个颜色的V形条纹（黄色，绿色和橙色）标志着左侧继发性骨单位内正在向上方移动的不断发展的矿化前沿（经Roberts等[1]许可转载）。

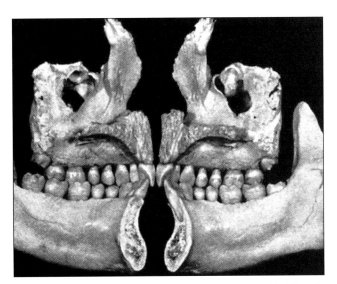

图3-2 人类颅骨的正中矢状面显示上颌骨主要由松质骨（海绵状）组成。相对的下颌骨主要由相对粗糙的骨小梁连接密质骨而成（经Atkinson[2]许可转载）。

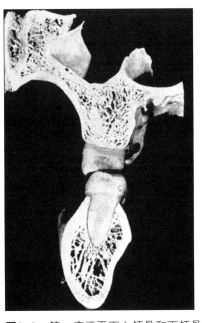

图3-3 第一磨牙平面上颌骨和下颌骨的冠状面。由于咀嚼负荷传播到整个头盖骨，上颌骨皮质薄并由相对精细的骨小梁连接。而下颌骨受到弯曲和扭转力的影响，因此它的皮质较厚并由粗糙放射状的骨小梁连接（经Atkinson[2]许可转载）。

结论通过猴子体内的应变仪研究得到了进一步证实。Hylander[3-4]证实，在正常咀嚼功能条件下，下颌骨存在大量的弯曲和扭转（图3-4）。与这种表面应变特征相一致的临床相关性发现是一些人在骨骼最大弯曲和扭转的区域中有形成圆环的倾向（图3-5）。最大的圆环通常出现在个人习惯咀嚼侧（优先工作侧）。

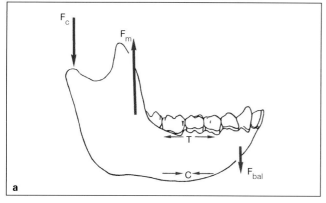 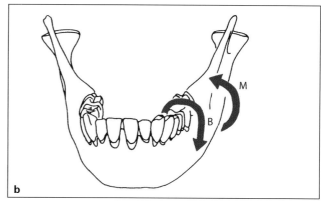

图3-4 灵长类动物单侧咀嚼时下颌骨的应力分布。F_c和F_m分别是平衡侧的髁突反应和合成肌力。F_{bal}是通过正中联合从平衡侧传导到工作侧的力。T和C分别表示受到拉应力和压应力的位置。（a）在下颌骨运动中，平衡侧的下颌体主要在矢状面弯曲，沿牙槽突产生拉应力，沿下颌骨下缘产生压应力。（b）在工作侧，下颌骨体主要是围绕它的长轴扭转的（也承受直接剪切力并稍微弯曲），这一侧的肌肉力量倾向于外翻下颌骨的下缘并内翻牙槽突（曲线M）。与这一扭转运动对应的是与之相反的咬合力（曲线B）。这两个扭转运动承受了下颌骨最大的扭曲应力（经Hytander[4]许可转载）。

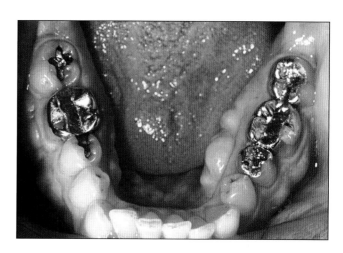

图3-5 伴有大面积颊舌侧隆突的男性患者下颌牙列殆面观。注意到第二前磨牙和第一磨牙区，即下颌后段最大扭转处，外生骨疣最为丰富。

骨生理学

骨组织的分类

在骨骼适应和生长的过程中，组织学上可观察到不同的骨骼类型，作为医生应当了解有关骨骼类型的知识。

编织骨

编织骨结构差异非常大，相对薄弱，排列紊乱且矿化程度较低。编织骨在损伤修复过程中起关键作用：①快速填充骨缺损；②为骨折和截骨段提供初期的连续性；③增强手术或创伤减弱的骨质。正常稳定状态下，成年人的骨骼中通常没有编织骨。而骨愈合过程中首先形成的通常是编织骨（图3-6），然后压缩成复合骨，最终改建成层状骨。但当过早加载负荷，编织骨会发生快速再吸收[6-7]。

板层骨

与编织骨相反，板层骨是一种坚固、排列有序、高度矿化的组织，占成年人骨骼的99%以上（图3-7a~c）。新的板层骨形成时，一部分矿物成分（羟基磷灰石）在初级矿化过程中（图3-7d）由成骨细胞沉积。继发性矿化过程则为矿化完成过程，需

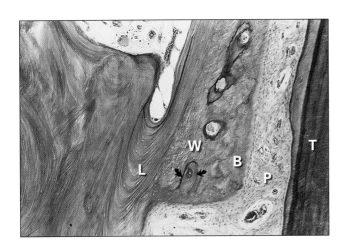

图3-6 正畸力作用于下颌第一磨牙区牙周膜典型组织学反应。左侧为成熟的层状骨（L），牙齿（T）向右移动。与牙周韧带（P）毗邻的是首先形成的编织骨（W）。随后的层状压缩形成复合骨的初级骨单位（箭头）。在韧带如牙周膜韧带附着处形成束状骨（B）（经Roberts等[5]许可转载）。

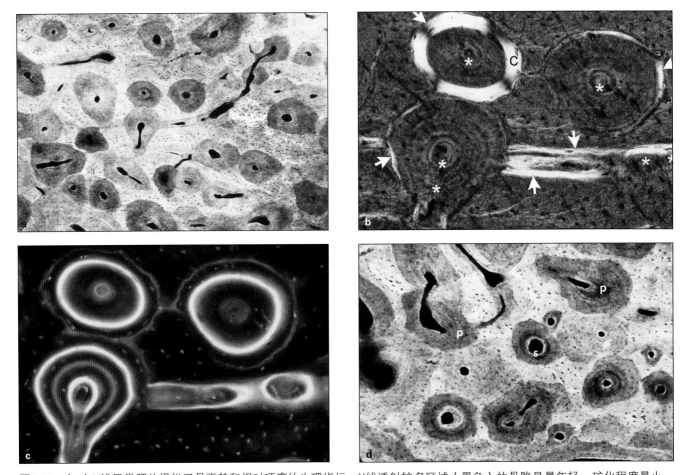

图3-7 （a）X线显微照片提供了骨更替和相对硬度的生理指标。X线透射较多区域（黑色）的骨骼是最年轻，矿化程度最小，最具顺应性的。X线阻射区域（白色）是骨骼中最老，矿化程度最高，刚性最大的部分。（b）偏光显微镜显示骨基质中的胶原纤维方向。具有纵向基质（C）的骨板具有特别强的张力，而水平向的基质（黑色）具有较好的压缩强度，箭头表示吸收阻滞线，星号标记血管通道。（c）应用2周后，多种荧光素标记骨形成的发生率和速率。（d）该X线显微照片显示快速重建皮质骨的同心继发性骨单位（哈弗斯系统）的排列特征。初级矿化（p）和继发性矿化（s）开始时分别是射线透射性的和阻射性的（经Roberts等[8]许可转载）。

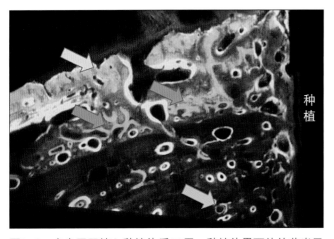

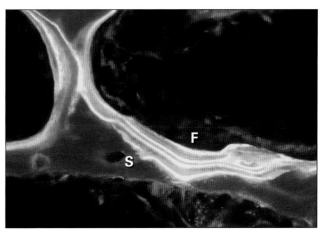

图3-8　在尖牙区植入种植体后12周，种植体界面处的荧光显微照片。初级皮质在进行继发性骨重建（绿色箭头）而形成继发性骨单位。可观察到明显代表编织骨（黄色箭头）的骨痂。在较旧骨痂组织的编织骨（蓝色箭头）下方，可清楚地看到压实的板层骨，其中标记出的离散和扩散混合物可被编织骨替换为更多的板状骨。

图3-9　大鼠椎骨中骨小梁的重建：多种荧光标记显示在扇形吸收线（S）上发生的骨形成（F）（经Roberts等[17]许可转载）。

要数月的物理过程（晶体生长）。在生理范围内，骨的强度与其矿物质含量直接相关[9-10]。组织学类型不同的骨组织其相对强度表述如下：编织骨比新形成的板层骨弱，而新形成的板层骨又比成熟的板层骨弱[11]。成年人骨几乎完全由继发性骨和松质骨等改建骨组成[5,10,12]。

复合骨

复合骨是在编织骨内沉积的板层骨形成的骨组织（图3-8），这一过程称为松质堆积[13-14]。这个过程是产生相对坚固的骨骼的最快方法[15]。复合骨是机械负荷生理反应中重要的中介骨，通常在术后早期愈合过程中起主要的稳定作用。当形成良好的压缩构型时，此时产生的编织骨和板层骨的复合物被称为初级骨单位。尽管复合骨承受负荷的能力很强，但它最终仍会被改建为继发性骨单位[5,11]。

束状骨

束状骨是层状骨的功能适应性结构，主要用于肌腱和韧带的附着。Sharpey纤维表现出的垂直条纹是束状骨的主要特征。沿着生理性骨形成面，毗邻牙周膜（图3-6）处通常可观察到明显的束状骨[16]。束骨是全身韧带和肌腱附着的机制。

骨骼的适应性：骨重建和骨塑建

骨重建

骨重建是包括骨再吸收及骨形成的两个连续过程（图3-7）。骨骼系统中骨重建既发生在皮质骨（图3-7），也发生在松质骨（图3-9），然而组织学切片在组织水平上显示了皮质骨与松质骨骨重建的重要差异。组织学上，当从长骨的横切面观察时，皮质骨骨重建的最终结果是产生直径通常为200～300μm的新的圆形骨（图3-7c）。这种类型的皮质骨重建也可以称为皮质骨内的继发性骨重建。因此，重建发生在皮质骨的实质内（在皮层内的隔间）而远离骨膜和骨内膜表面。此外，由骨重建过程所产生的骨单位为继发性骨单位[18]。这些继发性骨单位具有反转线，而不同于初级骨单位[19]，初级骨单位在发育过程中不发生骨

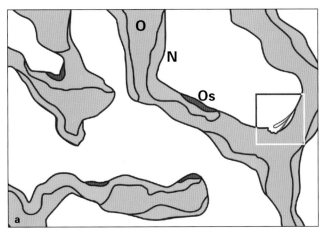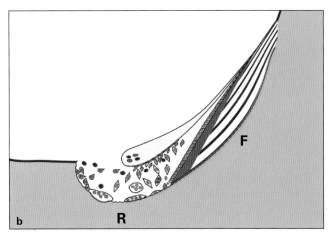

图3-10 （a）骨小梁重建的示意图显示相对于旧骨（O）和类骨质缝（Os）的新骨（N）形成的特征（1年后）。方框处表示骨小梁吸收的活跃区域，b图为该区域的放大图示。（b）骨重建部位的详细动态图示，皮质骨重建过程中，半切割/充填锥体周围有类似血管周围吸收性（R）和形成性（F）的细胞。破骨细胞和成骨细胞分别为红色和蓝色。一个未矿化的类骨质缝（实心红线）表示骨形成表面（经Roberts等[17]许可转载）。

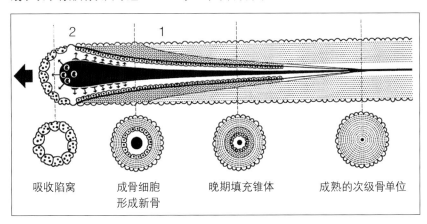

图3-11 切割/充填锥体拥有一个破骨细胞的头端用于切割骨骼，以及一个成骨细胞的尾端用于形成继发性骨单位。通过测量相隔1周的2个四环素标志物（1和2）的距离来测定通过骨骼的速度（经Roberts等[14]许可转载）。

吸收因而不存在反转线。实质上，初级骨单位的形成过程只包含骨形成，而不是由骨吸收和骨形成的两个过程产生。在松质骨中，骨组织结构通常不足以容纳直径为200~300μm的骨。因此，在松质骨中仅发生"半骨单位"表面骨重建（图3-10），但骨重建的过程仍包含骨吸收和骨形成，在这一点上与皮质骨相同[20]。成人松质骨的示意图（图3-10a）说明了与连续骨重建过程相关的更新模式，该模式可支持钙平衡。如图3-10b显示了一个独立的骨重建位点。R→F过程类似于密质骨重建过程中切割/充填锥体的过程（图3-11），而松质骨重建机制从本质上可以认为是半切割/充填锥体的过程[18]。在细胞水平上，尽管存在非常复杂的相互作用，一般认为骨吸收主要由破骨细胞进行，而骨形成主要受到成骨细胞的影响[21]。再

次声明，皮质骨与松质骨的骨重建涉及破骨细胞和成骨细胞的协调耦联作用。

骨重建是一个平衡过程，在这个过程中旧骨得以更新和替代，这也是骨重建的目的所在。骨重建是骨的特性，只发生在骨中，而不会发生在其他矿化组织，如牙釉质、牙本质和牙骨质中，因而使骨成为具有再生能力的组织。一般来说，矿化硬组织的适应能力是非常有限的，但是骨重建使骨拥有适应的潜力[22]。从功能角度来看，骨重建提供了钙，这有助于精确调节体内的钙含量[18]。从进化的角度来看，骨骼就像一个钙质储库，让生命形态远离海水也能继续形成；如果没有这样贮存器用于钙储存，则直接生存环境中的钙（例如海水）对于维持各种细胞功能是必不可少的。

图3-12　与青春期男性生长相关的骨形态发生涉及几个特定部位的骨形成和再吸收。尽管广泛的骨重建（即内部重建）也在进行中，但通过叠加稳定结构所获得的头影测量片上并不明显。

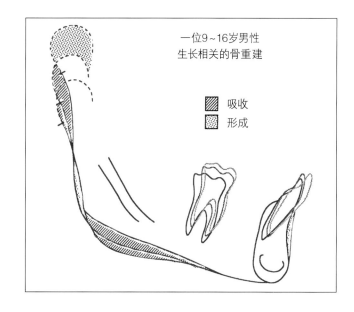

骨重建有两种：非目的性重建和目的性重建[23]。非目的性重建在整个身体中均可发生（即连续修复和再生过程）。据估计，在松质骨和皮质骨中，任何时间点均有大约100万个位点在发生非目的性骨重建。这些骨重建的位点也提供钙的代谢。在钙不足时[24]，骨重建增强，骨重建率也随着更多的"切割/填充锥体"或正在生成的骨骼而增加（图3-11）。目的性骨重建发生在特定的损伤部位，而不是整个身体。一个相关且易于理解的例子是骨-种植体界面。放置种植体时，由于螺钉的插入，在骨内形成微损伤（小的线性裂缝）[25]。微损伤是矿化组织中组织损伤的表现，通过骨重建来修复[26]。因此，微损伤的产生刺激损伤部位（即接近界面）的骨重建并修复受损的骨。另一种形式的骨损伤是弥漫性损伤[27]，这种损伤在组织学切片中不如线性微损伤那样清晰可见。硬组织和软组织的损伤都会造成局部损伤，而修复也是针对该特定区域。

骨塑建

骨塑建是一个与骨重建截然不同的过程，尽管在组织学水平上很容易区分这两个过程，但它们还是经常被混淆。组织学层面上，用活体染料标记的组织学切片可清楚地区分骨重建和骨塑建[28-29]，两者差别很明显，其基本过程和调控机制完全不同。在科学研究中，测量的骨塑建被错误地认为是骨重建，这是很常见的，通常会导致文献的混淆，并进一步造成错误的解释。

骨塑建是发生在骨表面的特定活动，可导致骨骼形状和大小的变化[18]。这不是一个耦合的过程，骨吸收和骨形成不是按顺序连接或耦合的（图3-12）。该过程中，由成骨细胞和破骨细胞介导的骨形成和再吸收彼此独立，分别发生在不同的骨表面上。举例来说，网球运动员在经过经年累月的锻炼后，其惯用手臂与对侧非惯用手臂存在明显骨骼粗细差异[30]，惯用手臂骨的直径比非惯用手臂大1.6倍，这是由于不同手臂的骨膜表面（和骨内膜表面）上的骨塑建的不同造成的，几年内便可造成骨骼粗细差异的变化。虽然骨塑建和骨重建是两个不同的过程且具有不同的调控机制，但这并不意味骨塑建与骨重建不能独立或同时发生在皮质骨内（皮层间）[31]。还有很多其他骨塑建的例子，如骨折（或骨内植入植体）后形成骨痂的过程，以及在生长过程中在骨骼表面（形状和大小的变化）上看到的变化（图3-12）。骨塑建的过程发生在骨表面，而与此同时，毫无疑问骨重建也在骨骼内发生。事实上，骨塑建主要发生在生长期（在骨膜

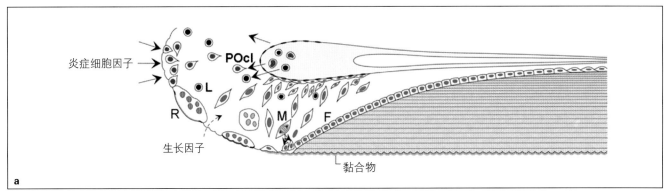

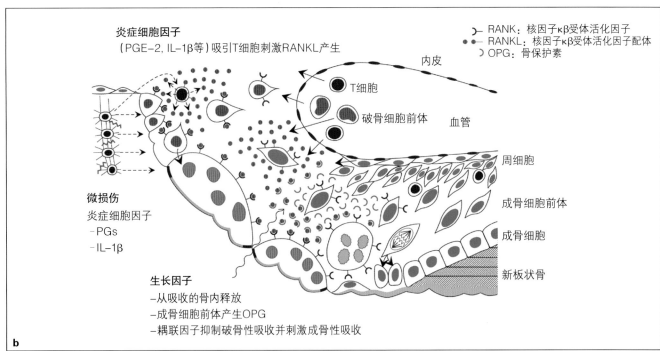

图3-13 （a）向左移动的切割/填充锥体的半切割面显示了重建过程中耦合骨吸收（R）与骨形成（F）的血管内和血管周围机制。炎症细胞因子能诱导循环系统中的淋巴细胞（L）和破骨细胞前体（POcl），具体细节见文中描述。（b）半切割/充填锥体头部的放大图显示了通过RANK / RANKL / OPG遗传机制将骨吸收与骨形成联系耦合的机制。切割头端受到受损骨中骨细胞（左）产生的炎症细胞因子的刺激。破骨细胞前体细胞上有RANK受体，可被邻近吸收前沿的T细胞（淋巴细胞）产生或介导的RANKL结合并激活。来自被吸收骨（底部）的生长因子刺激成骨细胞前体的产生，然后产生OPG以阻断破骨细胞上的RANK受体；然后后者离开扇形表面并退化。相对扁平的单核细胞（底部中心）形成胶结物质以形成吸收停止线。成骨细胞（右下）产生新板状骨以填充再吸收腔。PG，前列腺素；IL，白细胞介素（经Roberts等[17]许可转载）。

和骨内膜表面），然后在成熟期后减少，在发生愈合和其他病理生物学过程时（如骨囊肿生成扩张）被再次激活。

骨塑建的改变可在X线片上看到（例如骨性扩张或骨结隆突），而通常同时发生的骨重建却仅可在组织学水平明显观察到。临床X线片上不能显示真正的骨重建[32]。持续骨重建（内部更新）通过耦合吸收和形成两个过程来动员和再沉积钙：骨吸收和再沉积发生在同一位置。成骨细胞、破骨细胞以及它们的前体细胞通常被认为通过耦联因子传递化学信息。在骨吸收过程中会释放出转化生长因子β；该细胞因子有助于刺激随后的骨形成以填充骨吸收形成的空腔[33]。目前认为，由骨释放的生长因子通过激活和抑制破骨细胞的遗传机制介导耦联过程。因此，核因子κβ受体活化因子（RANK），RANK配体（RANKL）和骨保护素（OPG）等是调控骨再吸收后再骨形成的骨重建过程的基因产物。这一普遍存在的基因调控机制也参与调控炎症对同一部位发生的骨吸收和骨形成的诱导（图3-13）[34-35]。

皮质骨的生长和成熟

切割和充填锥体

皮质骨中的切割和填充锥体的进展速度是重建的重要决定因素。通过测量纵切片中沿再吸收停止线标记的骨形成位点的起始距离，来计算进展速度[14]。有研究在成年犬中间隔2周使用两种荧光标记，发现速度是（27.7±1.9）mm/d［平均值±SEM（平均值的标准误差），n=4，每个样本含10个切割和充填锥体］。以这样的速度，不断变化的继发性骨单位在36天内移动1mm。新重建的继发性骨单位（在研究成年犬的实验期间形成）平均含有4.5个标记（间隔2周）；吸收形成空腔发生率约为标记骨单位发生率的1/3[36]。这些研究犬12周得到的数据[36]与兔子6周以及人17周的数据相一致[12,14]。该一致性有助于从动物实验数据向人试验数据进行延伸。最近的试验研究表明，新的继发性骨单位可能会继续固定骨标记长达6个月，这表明吸收腔的最终填充速度较慢[37]。

外伤或手术创伤通常导致剧烈但局部范围的再生和重建反应。在截骨或放置骨内植入物后，骨痂形成和坏死骨边缘的吸收是塑建过程；而围绕这些部位的受损皮质骨的内部替代属于重建过程。此外，局部重建范围通过对邻近骨的侵入不断扩大。这个过程称为区域加速现象（regional acceleratory phenomenon，RAP），是术后愈合的一个重要方面[12,38]。

塑建和重建受到代谢和机械信号的相互作用调控。骨塑建的过程主要由功能性负荷下的综合生物力学来调控。然而，激素及其他代谢物在增长和老化的过程中具有很强的继发影响。旁分泌和自分泌机制，如局部生长因子和前列腺素，可以在伤口愈合过程中暂时超越机械调控的机制[39]。甲状旁腺素（PTH）和雌激素等代谢介质主要通过改变骨更新率而介导骨重建。以^{130}碘-双膦酸盐作为骨活性标志物的骨扫描显示，牙槽突而非下颌骨基部，具有较高的重建率[40-41]。牙槽骨中标志物的摄取类似于脊柱中松质骨对标志物的摄取，后者已知以每年20%~30%的速度重建，而大多数骨皮质以每年2%~10%的速度重建[29]。代谢介导的持续骨更新使骨骼中的钙流入和流出得以控制。

骨重建率

众所周知，皮质骨的重建率为每年2%~10%，而松质骨的重建率为每年30%~35%[20,23]。松质骨代谢活跃，是血钙的重要来源。同时，在支持牙的牙槽骨中，皮质骨转换的生理学速率每年可高达35%，是体内其他地方皮质骨的3~10倍（例如长骨）[42-43]。在种植体周围的骨中，骨重建率可高达每年100%~500%，表明植入物相邻骨的皮质骨发生强烈重建[44]。这种高重建率对于维持骨的顺应性并缓冲植入物和骨之间的模量不匹配的影响可能是必要的。

区域加速现象

区域加速现象（RAP）首次被Harold Frost博士描述为对各种有害刺激的复杂反应。他表示，这是一种"SOS"机制以及正常活体组织的加速过程。在人体中，RAP在骨中持续4个月，在软组织中持续时间较短。重要的是，RAP是发生在组织器官的过程，而不发生在分离的细胞中。这个观点非常重要，因为这意味着在基于分离细胞的实验系统中出现的有关RAP的结论都是不正确的。最初在皮质组织中发现了RAP，之后在骨小梁中描述了RAP。RAP通常不伴有皮质

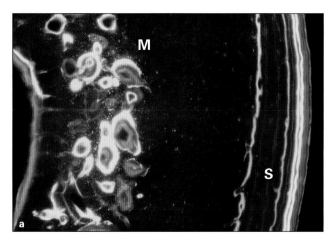 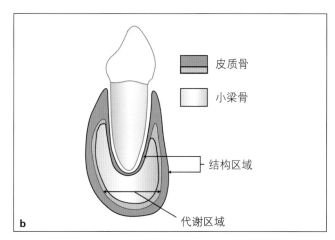

图3-14 （a）多重荧光标记显示兔子的生长期晚期和成年期早期股骨皮质骨的结构（S）和代谢（M）区域。持续的骨膜内骨形成（右侧）有助于结构强度，骨内膜半致密层的高度骨重建持续供应代谢钙。（b）下颌骨的结构和代谢区域（经Roberts等[8]许可转载）。

骨[45]和松质骨[46]的骨质减少。

结构和代谢部分

　　皮质骨的结构部分是皮质相对稳定的外在部分；代谢部分是高反应性的内在部分（图3-14a）。骨小梁和皮质骨的半致密层是身体主要代谢性钙储备处，因此这些区域构成了代谢部分。通过在骨膜表面增加环形层状骨可快速增强骨干硬度。即使在骨膜表面仅有一薄层新的骨组织，也会大大提高骨的硬度，因为它增加了骨的直径。用工程学术语讲，横截面硬度与该区域的二阶矩有关。因此，当相对刚性的材料（骨干）直径加倍时，硬度增加了16倍。

　　在骨内膜（内部）表面添加新的骨组织对整体骨强度影响不大。在结构上，长骨和下颌骨是改良过的管状物——这是一种最佳的设计，以最小的质量获得最大的强度[9]。在一定范围内，骨内膜表面或致密层内1/3处的骨损失对骨强度的影响轻微。内皮层可动员以满足新陈代谢的需要，同时不严重影响骨强度（图3-14b）；这就是为什么骨质疏松症患者的骨骼直径正常但骨皮质较薄的原因。即使在严重的新陈代谢压力下，身体也遵循骨生理的基本原理：以最小质量获得最大强度[47]。

骨适应和骨愈合的量化方法

　　骨形态已经被详细地描述，但是由于研究矿物组织技术的内在限制，其生理学依然难以捉摸。准确地评估骨负荷后的机械反应需要骨细胞功能的时间标记（骨标记）和生理指标（DNA标记，组织化学和原位杂交）。用这些先进的方法进行的系统研究给出了临床相关骨生理学的新概念。具体的评估方法包括以下内容：

- 偏振光双折射检测胶原纤维在骨基质中的优先走行方向[5]。
- 荧光标记（例如四环素）在特定的时间点（合成代谢标记）永久标记骨矿化的所有部位[5,43]。
- X线显微照相术评估同一截面的矿物质密度特征[6]。
- 放射自显影检测用于标记生理活性的放射性标记前体（如核苷酸和氨基酸）[48-50]。
- 核体积形态计量学评估各种成骨组织中的成骨细胞前体细胞的差异性[51]。
- 细胞动力学是基于细胞周期中形态学上可区分的事件［即DNA合成（S）阶段，有丝分裂和核体积的分化特异性变化］的细胞生理学定量

图3-15 钙代谢是一个复杂的生理过程。保持零钙平衡需要肠道、甲状旁腺、骨骼、肝脏和肾脏的功能处于最佳状态。PTH和维生素D的活性代谢物1,25-二羟基胆钙化醇是参与钙代谢的主要激素。ECF，细胞外液（经Roberts等[8]许可转载）。

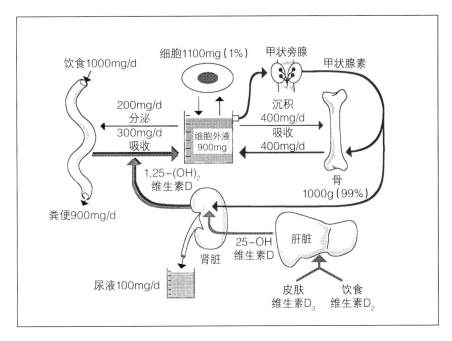

分析[51-52]。

- 有限元建模是一种计算所有材料（包括活体组织）的应力和应变的工程方法[8,53-55]。
- 后向散射扫描仪是电子显微镜的一种变形，它可以评估块状样本微观水平的相对矿物质密度[56]。
- 微型计算机体层摄影术是一种体外成像方法，用于确定骨组织的相对矿物质密度，分辨率为5μm（约为成骨细胞核的尺寸）[57]。
- 显微硬度仪是一种在微观水平上测定骨骼力学性能的方法[58-61]。

骨代谢

骨代谢是临床口腔医学的重要方面，本节讨论与临床实践相关的骨代谢理论基础。

骨骼系统由具有结构和代谢功能的高度特异性矿化组织组成。在结构上，板状骨、编织骨、复合骨和束状骨是适应特定功能的独特骨骼组织类型。骨塑建和骨重建是整合机械和代谢需求而产生的不同生理应答。鉴于结构与代谢的相互作用，深入了解骨骼的结构和功能是病例的选择、风险评估及治疗计划的基础[47,62]。

骨是人体内主要的钙库（图3-14）。体内大约99%的钙都储存在骨骼里。内分泌、生物机械和细胞水平控制因素之间的复杂相互作用引起骨矿物质的持续分泌，以维持血清钙水平在10mg/dL左右。

钙动态平衡是维持矿物质平衡的过程。维持血清钙浓度在10mg/dL左右对生命支持是必不可少的。一般认为，生命产生于海洋之中，细胞诞生于这种原始矿物环境，而钙稳态机制保证了机体可以维持这种环境[63]。钙代谢是生命支持的基本生理过程之一。当需要大量的钙来维持重要的血钙水平时，骨结构就会被破坏（图3-15）。牙槽突和牙槽骨也会发生代谢性骨丢失[64]。即使在严重骨骼萎缩的情况下，牙槽突的皮质层和牙齿周围的硬骨板仍会保留下来。这种保存下来的骨类似于骨质疏松症特征性的薄皮质层。

钙动态平衡由3个时间相关的机制支撑：①骨液的快速（瞬时）钙流动（数秒内）；②破骨细胞和成骨细胞的短期反应（从几分钟到几天）；③骨转换的长期控制（数周至数月）。精确调节血清钙水平为10mg/dL左右对于维持神经传导和肌肉功能是必不可少的。低血清钙水平可能导致手足抽搐和死亡。持续高血清钙水平往往是甲状腺功能减退症和一些恶性肿瘤的表现。高钙血症可能导致肾结石和软组织营养不良性钙化。正常的生理需要精确控制血清钙水平[62-64]。

钙储存

钙储存是骨代谢中骨量保存的重要方面。由单一因素或涉及代谢和生物力学复合因素导致的储存钙流失可能使患者的骨量不足以用于牙的重建。肾是体内主要的钙储存器官。正向钙平衡通常发生在生长期间及其后约10年间，在25～30岁骨量达到峰值。零钙平衡（图3-15）是保持骨量的理想代谢状态。保护骨骼需要合理饮食、内分泌平衡以及适当运动[47,62]。

内分泌

肽类激素（例如PTH，生长激素，胰岛素和降钙素）与细胞表面的受体结合并可与受体复合物内化。类固醇激素（例如维生素D，雄激素和雌激素）是脂溶性的，可穿过细胞膜与细胞核受体结合[47,62]。PTH通过直接和间接的维生素D介导的作用来增加血清钙。临床上，1,25-二羟基胆钙化醇的主要作用是诱导肠道钙的主动吸收。性激素对骨骼有很大影响，雄激素（睾丸激素和其他合成类固醇）建立并且维持肌肉骨骼量。雄激素的主要肥大效应是肌肉质量的增加。对骨骼的合成代谢作用是肌肉质量增加引起的负重增加所产生的继发性生物力学反应。然而，雌激素对骨骼有直接作用，它通过抑制骨重建的频率来保存骨骼钙[65]。更年期骨重建活化的加强会增加骨转换[66]。由于每次骨重建事件都伴有轻微的负钙平衡，转换频率大幅度增加可导致骨质迅速流失，引发骨质疏松症即使是年轻女性，如果月经周期（月经）停止，也容易出现严重的骨质流失[15]。骨量减少是低体脂、运动强度大（如跑步或体操）及患有厌食症女性的常见问题[67]。

雌激素替代疗法（ERT）曾被广泛推荐用于绝经后妇女的钙储存和骨质疏松症的预防[68-69]。然而，乳腺癌发病率的增加，使ERT的使用大大减少[70]。抗雌激素雷莫昔芬被用于治疗某些乳腺癌类型。幸运的是，他莫昔芬对绝经后妇女骨的益处类似于雌激素[71]。雷洛昔芬（Evista，Eli Lilly）已被证明可降低骨质疏松症和心脏病的风险，而不增加患乳腺癌的风险，一些研究甚至表现出了显著的抗癌保护作用。

代谢性骨病

骨质疏松症是骨量极低（骨质缺乏）的通称。发生骨质疏松症最重要的风险因素是年龄，30岁后，骨质缺乏直接与寿命有关。其他高风险因素是：①长期糖皮质激素治疗史；②身体瘦弱；③吸烟；④更年期或痛经；⑤缺乏或很少有体育运动；⑥低钙饮食；⑦过度饮酒；⑧维生素D缺乏症；⑨肾衰竭；⑩肝病（肝硬化）；⑪骨折病史。这些风险因素可以有效识别78%的潜在骨质缺乏患者[72-73]。这对于筛查有骨骼缺陷的牙科患者来说是个好方法。但必须注意的是，最终发生骨质疏松症的个体中有超过20%的人并无已知的风险因素史。低骨量的任何临床征兆或症状（例如颌骨的低放射密度，薄皮质或过度骨吸收）是转诊的依据。确诊骨质缺乏通常需要进行包括骨矿物质密度检测在内的彻底医学检查。术语骨质疏松症通常指有骨折或其他骨质疏松症症状的患者。代谢性骨病如骨质疏松症的治疗取决于其致病因素。通常这些非常复杂的疾病的医疗管理最好由经过专门骨代谢培训的医生来处理[47,62]。

越来越多的成年人正寻求牙科治疗。所有保健医生都可以在筛选高风险生活方式的患者方面发挥重要作用。阻止代谢性骨疾病的进程比出现症状后治疗疾病更可取。仔细收集病史是确定哪些患者应进行彻底代谢检查的最佳筛选方法。临床医生必须仔细评估代谢性骨病的可能性[47,62]。

除骨质疏松症之外，临床医生应特别注意骨软化症，一种与维生素D缺乏有关的骨矿化不良疾病[29]，以及肾性骨营养不良，一种与肾功能受损相关的疾病[74]。

代谢性骨疾病患者由于过度骨吸收和骨形成率较低，通常不适于进行牙科治疗。然而，如果代谢问题（特别是负钙平衡）可以通过治疗得到解决，足够的骨骼结构仍然存在，这些患者仍可以得到牙科治疗。事实上，一些骨质疏松症患者的颌骨和牙槽骨几乎保持正常，可能是因为他们有负荷正常的健康口腔结构。显然，在这些情况下，疾病优先攻击骨骼和身体的其他机械环境较差的部位[47,62,75]。印第安纳大学牙学院的一项对所有成年女性牙科患者的研究表明，她们当中65%的人属于骨质疏松症的高风险人群（这些女性雌激素缺乏或至少有其他两个风险因素）[76]。

骨质疏松症是最常见的代谢性骨疾病，但患者可能会受到许多其他骨疾病的影响，如肾性骨营养不良、甲状旁腺功能亢进、甲状旁腺功能减退、甲状腺功能亢进症和软骨成骨不全。另外，骨骼可能会受到一些其他系统性疾病影响。

更有效的双膦酸盐如唑来膦酸（Reclast, Novartis公司）用于骨质疏松症治疗已经出现许多问题，如牙齿移动是否被阻滞，更重要的是，拔牙是否会引发下颌骨坏死（ONJ）[77]。动物研究表明，虽然有效的双膦酸盐如唑来膦酸能够大大抑制骨重建[78-79]，但是它们并不会阻断损伤部位形成新的骨单位。换句话说，在接受强效和高剂量双膦酸盐的动物模型的损伤部位确实发生了组织水平的骨重建。然而，静脉注射双膦酸盐的患者接受任何牙科治疗之前，应当考虑药物诱发ONJ的风险。

机械负荷

机械负荷对骨骼健康至关重要。骨生物力学的一个重要组成部分是骨发育的炎症控制、对施加负荷的适应和对病理变化的反应。控制骨形态学的生理机制涉及内在（基因）和环境（表观遗传）因素。有三级遗传机制：①生长因子和缺血因子；②血管诱导和侵袭；③机械诱发的炎症。后两者受到两个主要物理因素的影响：①维持活性骨细胞的扩散限制；②机械负荷史[80]（图3-16）。

大多数骨塑建和一些重建过程的控制与应变史有关，应变史通常用微应变（$\mu\varepsilon$）（每单位长度的变形 $\times 10^{-6}$）定义[81]。反复施加负荷会产生特定反应，这由应变峰值决定[82-86]。为了简化经常出现矛盾的数据，Frost[87]提出了机械负荷理论。回顾这一理论基础，Martin和Burr[10]提出：①<200$\mu\varepsilon$的次阈负荷导致失用性萎缩，表现为塑建减少和重建增加；②200~2500$\mu\varepsilon$的生理负荷会产生正常稳定的骨生理活动；③超过最小有效应变的负荷（约2500$\mu\varepsilon$）会造成塑建的增生性增加并伴随重建的减少；④应变峰值超过4000$\mu\varepsilon$后，骨结构的完整性受到威胁，导致病理超负荷。图3-17是机械负荷理论的表述。许多概念和微应变水平是基于实验的数据[10,88]。造成不同骨生理反应的应变范围可能在不同物种间有所不同，并且在同一个体中有部位特异性[8,10,83-86]。不过，机械负荷理论可为不同程度负荷下的骨生物力学反应提供有效的临床参考。

正常功能有助于建立和维持骨量。重建频率的增加及成骨细胞形成的抑制会导致未受到良好负荷的骨骼萎缩[89]。在这种情况下，骨小梁连接丧失，骨内膜表面的皮质骨变薄。最终骨骼变弱直至不能维持正常的功能。随着人口老龄化，越来越多的患有由代谢性骨病引起的骨质缺乏的成年人正寻求牙科治疗。

当弯曲（应变）超过正常的生理范围时，骨通过在骨膜表面添加新的矿化组织来进行代偿。由于负荷（应变幅度）与骨疲劳抗性之间的负相关性，添加骨是一种必需的补偿机制[90]。当负荷<2000$\mu\varepsilon$时，板状骨可承受数百万次负荷加载循环，远多于正常骨寿命内所承受的负荷次数。然而，将循环负荷增加到5000$\mu\varepsilon$时，当皮质骨承受强度约为极限强度的20%时可以在1000次循环中产生疲劳损伤，而这在短短几周的正常活动中很容易出现。小于板状骨极限强度

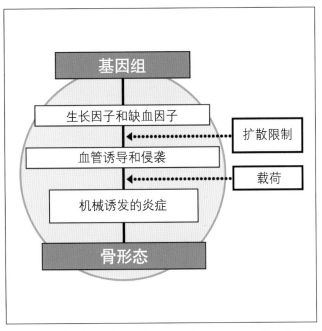

图3-16 基因组通过三级遗传机制来指导骨形态学：①生长因子和缺血因子；②血管诱导和侵袭；③机械诱发的炎症。后两者受到两个主要物理因素的影响：①维持活性骨细胞的扩散限制；②机械负荷史（经Roberts和Hartsfield[80]许可再版）。

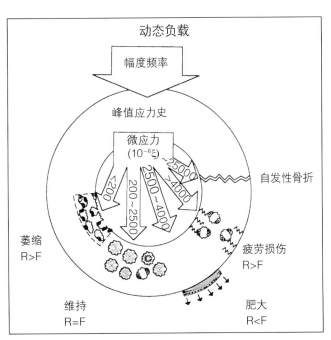

图3-17 Martin和Burr定义的Frost机械负荷概念。骨形成（F）和吸收（R）是改变骨形状和/或形式的塑建现象。峰值应力史决定是否发生萎缩、维持、肥大或疲劳损伤。注意负荷（维持R = F）的正常生理范围只有不到最大骨强度（自发性骨折）的10%。疲劳损伤可以在大于4000με的范围内快速累积。

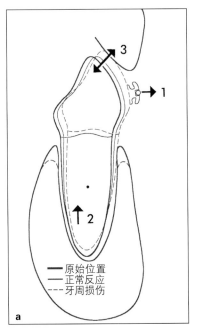
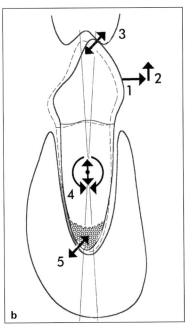

图3-18 （a）颊侧方向的中等负荷导致牙冠的倾斜位移（1）。在没有垂直约束的情况下，正常健康的牙齿会由于锥形牙槽根部的斜面效应而被轻微挤出（2）。由于骨骼支持减少和牙槽嵴顶抑制胶原纤维的破坏，牙周受损的牙齿可能会相当多地倾倒并被挤出。根据咬合情况，这种移位可能会导致咬合早接触（3）。（b）带有挤压效果（2）的正畸移动（1）可能会导致早接触（3）和移位（4）。慢性咬合创伤个体的牙齿可能会产生持续性根尖疲劳。这种伴有物理损伤的分解代谢环境可能导致进行性的牙根吸收（5）。

1/5（25000με或2.5%变形）的循环性超负荷会导致骨衰竭、应力性骨折和胫纤维发炎。

从牙科的角度来看，咬合早接触或功能障碍可能导致牙周支持骨的代偿。局部疲劳损伤可能是导致牙周骨开裂、牙槽退缩、牙磨耗（牙颈部缺损）或颞下颌关节病的因素。防止早接触和牙齿过度移动，同时实现殆负荷的最佳分布是牙科治疗的重要目标。人的咀嚼器官可以产生超过2200N或超过500lbs的咬合力[91-92]。由于口腔负荷的高强度和高频率，在牙科或正畸治疗过程中使用的功能性早接触可能导致个别牙槽骨开裂（图3-18a）和牙根吸收（图3-18b）。在牙科治疗过程中，应该仔细监测牙齿过度移动。在治疗牙周受损的牙齿时，特别要注意预防早接触。

牙根的重建/修复

重建是指矿化组织内部发生转化而整体形式没有变化的生理学术语。Kaare Reitan博士首次进行的组织学研究表明，牙根吸收腔通常与继发性牙骨质同时修复（填充）。实际上，这是对牙齿根部的"修复"。这种牙骨质修复与骨小梁重建很相似，但不完全相同。骨重建与牙根吸收的相似程度是惊人的：Kimura及其同事[93]认为牙根吸收的"破牙细胞"与骨重建的破骨细胞具有相似的血管内起源。考虑到现有证据，牙根吸收似乎是替代受损牙根结构转换过程的一部分。如果在各自的牙骨质修复阶段开始之前，牙根的多处吸收部位彼此相通，持续力（尤其是与创伤殆相关的力）可能导致牙根结构永久丧失。

成骨细胞组织发生和骨形成

成骨细胞来源于血管周围结缔组织细胞（图3-19）。低分化的前体细胞和定向骨原细胞与血管紧密相关。它们的后代（前成骨细胞）离开血管。在组织发生过程中，主要的限速步骤发生在当细胞通过离新生血管约30mm的低细胞密度区域时[95]。通过原位形态学评估，成骨细胞组织发生序列（图3-20）包含3个不同的细胞生理学事件：①DNA S阶段；②有丝分裂；③核体积增加（A′→C变化），从而完成前成

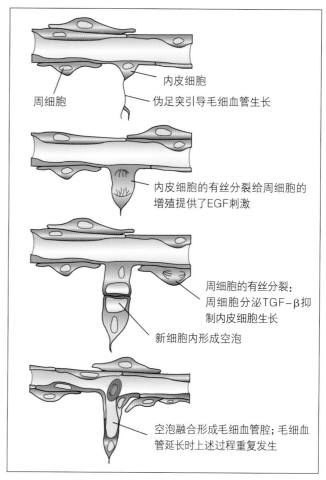

内皮细胞

周细胞

伪足突引导毛细血管生长

内皮细胞的有丝分裂给周细胞的增殖提供了EGF刺激

周细胞的有丝分裂：周细胞分泌TGF-β抑制内皮细胞生长

新细胞内形成空泡

空泡融合形成毛细血管腔；毛细血管延长时上述过程重复发生

图3-19 血管生成是一个已知的有序过程，包括毛细血管生成之后血管周围周细胞网扩大，而周细胞是骨祖细胞的来源。EGF，表皮生长因子；TGF-β，转化生长因子β（经Chang等[94]许可后重新绘制）。

骨细胞分化[97]。

机械诱导成骨发生的细胞动力学分析[51]表明，成骨细胞组织发生过程中，最初的机械介导步骤是从较低分化的前体细胞分化成前成骨细胞（图3-21）。随后的研究进一步将低分化的前体细胞归类为定向的成骨前体细胞（A′）和自我维持的前体细胞（A）[96]。成骨细胞分化关键步骤的形态学标志（基因组表达的改变）是核体积的增加——前成骨细胞比其前体细胞具有更大的细胞核。

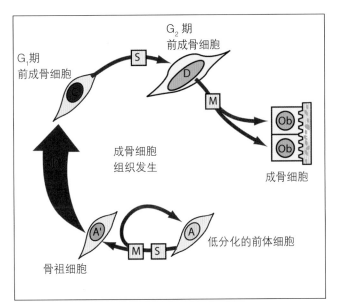

图3-20 未接受刺激的大鼠牙周膜中成纤维细胞样细胞核体积的频率分布。A，A'，C和D细胞是根据分布曲线峰值进行的形态学分类。成骨细胞组织发生是5种形态学和动力学不同细胞的进程。该过程涉及2个DNA S阶段和2个有丝分裂（M）事件（经Roberts和Morey[96]许可后重新绘制）。

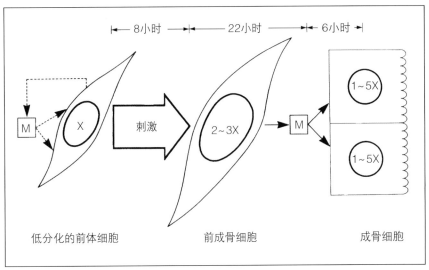

图3-21 低分化的前体细胞向前成骨细胞的分化包括由压力、拉力或两者介导的核体积增大。核体积的增大是基因组表达（分化）改变的形态学表现（经Roberts等[51]许可再版）。

破骨细胞募集和骨吸收

破骨细胞吸收率在很大程度上受代谢因素的控制，尤其是甲状旁腺素（PTH）[98-99]。没有直接的证据表明破骨细胞是牙周韧带（PDL）或任何其他骨表面产生的。骨髓来源的前破骨细胞通过血液循环进入PDL和相邻的骨骼[52,100-101]。

Roberts和Ferguson[52]比较了PDL吸收的代谢和机械诱导的细胞动力学。如图3-22所示，单次注射甲状旁腺提取物后约9小时，每平方毫米骨表面上的破骨细胞数量达到最大。机械刺激产生缓慢但更持续的反应，需要近50小时才能达到相同的破骨细胞密度。

由于破骨细胞来源于骨髓，破骨细胞前体细胞的产生处于系统（代谢的）和局部（造血的）控制之下。循环破骨细胞前体的储存受系统控制，而PDL中吸收位点的位置是受机械控制的。代谢刺激如PTH会沿着先前吸收的表面产生相对非特异性的吸收反应[102]。机械诱导是一种只发生在牙齿移动方向的特异性反应。当前的挑战是理解机械因素和生物学因素在吸收机制中的作用。

因为成骨细胞及其前体具有更完整的骨相关受体（例如PTH，生长激素和雌激素）的补充，它们可能在控制破骨细胞中发挥作用[52,103-104]。复杂的骨塑建和骨重建反应需要成骨细胞和破骨细胞功能上的密切配合[105]。

图3-22　代谢性［甲状旁腺提取物（PTE）］与机械性刺激PDL的破骨活性（经Roberts和Ferguson[52]许可再版）。

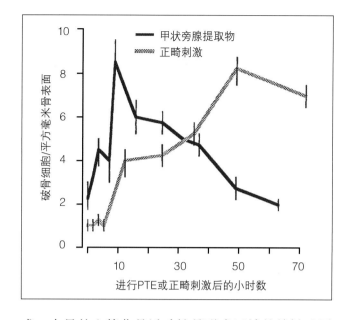

牙体牙髓学中骨及创伤愈合——骨生理学原理的应用

本章前面介绍的骨生物学原理可以直接应用于了解根尖周手术后的骨愈合。由于骨愈合的基本过程非常相似，牙髓手术后的愈合与正颌手术、种植体植入或牵引成骨中其他皮质切开术和截骨术的愈合之间存在很大的相似之处。此外，根尖周区域的愈合也与临界性骨缺损产生的愈合相似[106]，这是研究促进大面积骨缺损愈合的增强材料、药物和策略的常用模型。

根尖周手术后的伤口愈合主要使用犬或猴子模型进行研究，这是因为这些动物的骨生理学和愈合与人类非常相似。两种模型均具有继发性骨重建，这在本章前面已有描述。另外，这些动物模型在修复过程中可以很好地表现修复过程中的骨塑建反应。每种动物模型都有其优点和局限性；然而，伦理3个R原则［replacement（替代），redcution（减少），refinement（完善）］对任何动物研究都是至关重要的[107]。

图3-23a在灵长类动物和犬类模型中描述了进行[108]或未进行[109]根尖切除术的骨切除伤口的愈合反应。这些缺陷最初是由组织散乱的纤维蛋白组成，然后被肉芽组织代替。肉芽组织由成纤维细胞生成的细胞外基质、嗜中性粒细胞等免疫细胞和巨噬细胞组

成。大量的血管化是活动性骨形成区域的关键（图3-23b）。在剩余的骨皮质和骨小梁边缘，骨细胞形成没有细胞核的薄层，表明表面下的骨已被损坏；这通常被看作是一个"嗜碱性"深着色区域。这个深染的区域可能是暴露的矿化基质正在吸收组织学染色，并在超微结构水平累积了一些弥漫性损伤[27,110]。

在组织水平上，皮质骨和骨小梁骨中的微损伤（最好被认为是骨内的线性裂缝）是已知的通过本章前面描述的过程中发生的对骨重建的一种刺激。在骨膜表面的骨前部，骨小梁自周围向切除伤口的中心生长。在这里来自血管内皮细胞、未分化的间充质细胞和成纤维细胞样细胞的周细胞分化为成骨细胞并形成骨小岛。这些骨小岛随后扩大，并在新的编织骨骨小岛中囊括代谢活跃的骨细胞（图3-23b）。这些编织骨的表面有产生类骨质的活化成骨细胞排列——由成骨细胞沉积的矿化基质随后被矿化。最终，编织骨将经历层状压实并被重建为层状骨小梁。

皮质骨前端的骨形成是通过本章前面所述的表面附着和骨内物质的继发性骨重建过程来实现的。外科手术部位的编织骨将向着黏骨膜下的结缔组织生长。在组织水平上，整个骨愈合过程经过3～4个月。除此之外，骨小梁每年以20%～30%的速度重建。因此可以估计，新生骨每2～3年就会经历一次重建和新生。

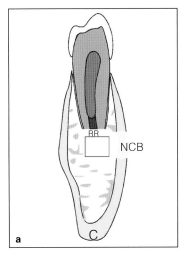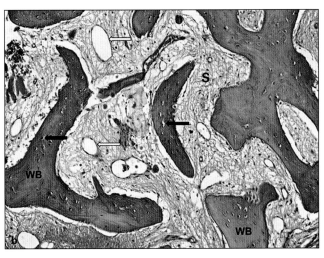

图3-23 （a）下颌前磨牙根尖周手术后愈合的示意图。RR，切除的根；C，骨皮质；NCB，颊侧骨板部位新形成的骨皮质。（b）插入的部分（红色框）。下颌骨髓腔内骨愈合的组织学事件。该腔高度血管化（白色箭头），并含有由成纤维细胞、间充质细胞和血管组成的致密结缔组织间质（S），其引起周围细胞分化为成骨细胞。新的编织骨（WB）岛被深染并含有大的骨细胞（黑色箭头）。

在切除伤口中，由于疾患及其他原因会去除颊侧骨骼。大量整形外科的文献报道了单皮质颊板的骨愈合过程[45-46]。骨皮质切开术和截骨术手术部位的修复类似于骨折愈合过程。然而，由于不存在显著的微移动，不能形成典型愈合组织以稳定不连续段，也不能形成像长骨那样的软骨介导模式。在损伤部位重新发生骨形成。皮质骨板两端之间的骨发生骨膜下充填，面部/颊侧表面得以恢复，最终也将由皮质内骨骼重建来重塑。在牙根的切除末端，牙骨质发生骨沉积，牙周膜将在牙根顶端重建。

在手术过程中，通过涡轮器械去除患病组织。可以通过选择仪器的使用类型、锋利度以及冷却剂的使用，将骨损伤降到最低。限制骨骼及其骨细胞的坏死和损伤的数量是可行的。如果存在大面积的坏死，破骨细胞必须在形成新骨之前吸收骨。在修复过程中，直接骨沉积可以发生在薄层变异的"嗜碱性"骨上，这一点已经得到证实。

总而言之，通过了解骨重建、骨塑建以及骨愈合和适应过程，根尖周骨质愈合可以被认为是局部组织的特殊再生。

总结

骨生理、代谢和细胞动力学概念具有重要的临床应用。基本概念的应用仅受限于临床医生的知识和想象力。现代临床实践应基于基础和应用研究将不断演变出新的方法。

致谢

WER包括由美国国立卫生研究院（NIH）授予的DE09237和DE09822，NASA-Ames授予的NCC 2-594和NAG 2-756，以及通过印第安纳大学基金会捐赠的私人捐赠者所支持。作者非常感谢太平洋大学牙学院和印第安纳大学牙学院的教职员工的帮助。SSH由美国正畸医师协会基金，NIH R03，Delta Dental，及俄亥俄州立大学和肯塔基大学（University of Kentucky）资助。

参考文献

[1] Roberts WE, Arbuckle GR, Simmons KE. What are the risk factors of osteoporosis? Assessing bone health. J Am Dent Assoc 1991;122:59–61.

[2] Atkinson SR. Balance: The magic word. Am J Orthod 1964;50:189.

[3] Hylander WL. Mandibular function in Galago crassicaudatus and Macaca fascicularis: An in vivo approach to stress analysis of the mandible. J Morphol 1979; 159:253–296.

[4] Hylander WL. Patterns of stress and strain in the macaque mandible. In: Carlson DS (ed). Craniofacial Biology. Ann Arbor, MI: University of Michigan, 1981:1–37.

[5] Roberts WE, Turley PK, Brezniak N, Fielder PJ. Implants: Bone physiology and metabolism. J Calif Dent Assoc 1987;15:54–61.

[6] Roberts WE, Chase DC. Kinetics of cell proliferation and migration associated with orthodontically-induced osteogenesis. J Dent Res 1981;60:174–181.

[7] Keeting PE, Scott RE, Colvard DS, Han IK, Spelsberg TC, Riggs BL. Lack of a direct effect of estrogen on proliferation and differentiation of normal human osteoblast-like cells. J Bone Miner Res 1991;6:297–304.

[8] Roberts WE, Garetto LP, Katona TR. Principles of orthodontic biomechanics: Metabolic and mechanical control mechanisms. In: Carlson DS, Goldstein SA (eds). Bone Biodynamics in Orthodontic and Orthopaedic Treatment. Ann Arbor: University of Michigan, 1992:189–256.

[9] Currey J. The Mechanical Adaptations of Bone. Princeton, NJ: Princeton University, 1984:80–87.

[10] Martin RB, Burr DB. Structure, Function and Adaptation of Compact Bone. New York: Raven, 1989.

[11] Roberts WE, Garetto LP, Simmons KE. Endosseous implants for rigid orthodontic anchorage. In: Bell WH (ed). Surgical Correction of Dentofacial Deformaties. Philadelphia: Saunders, 1992.

[12] Roberts WE. Bone tissue interface. J Dent Educ 1988;52:804–809.

[13] Enlow DH. Facial Growth. Philadelphia: Saunders, 1990.

[14] Roberts WE, Smith RK, Zilberman Y, Mozsary PG, Smith RS. Osseous adaptation to continuous loading of rigid endosseous implants. Am J Orthod 1984;86:95–111.

[15] Drinkwater BL, Nilson K, Chesnut CH 3rd, Bremner WJ, Shainholtz S, Southworth MB. Bone mineral content of amenorrheic and eumenorrheic athletes. N Engl J Med 1984;311:277–281.

[16] Colditz GA, Stampfer MJ, Willett WC, Hennekens CH, Rosner B, Speizer FE. Prospective study of estrogen replacement therapy and risk of breast cancer in postmenopausal women. JAMA 1990;264:2648–2653.

[17] Roberts WE, Roberts JA, Epker BN, Burr DB, Harsfield JK. Remodeling of mineralized tissues, part I: The Frost legacy. Semin Orthod 2006;12:216–237.

[18] Roberts WE. Bone physiology, metabolism, and biomechanics in orthodontic practice. In: Graber TM, Vanarsdall RL Jr, Vig KWL (eds). Orthodontics: Current Principles and Techniques, ed 5. St Louis: Mosby, 2012:287–343.

[19] Martin RB, Burr DB, Sharkey NA. Skeletal Tissue Mechanics. New York: Springer, 1998.

[20] Parfitt AM. Osteonal and hemi-osteonal remodeling: the spatial and temporal framework for signal traffic in adult human bone. J Cell Biochem 1994;55:273–286.

[21] Robling AG, Castillo AB, Turner CH. Biomechanical and molecular regulation of bone remodeling. Annu Rev Biomed Eng 2006;8:455–498.

[22] Huja SS. Are we any closer to understanding the mechanisms of expedited tooth movement? In: Kapila SD, Nervina J, Hatch N (eds). Expedited Orthodontics: Improving the Efficiency of Orthodontic Treatment Through Novel Technologies, vol 51, Craniofacial Growth Series. Ann Arbor: University of Michigan, 2015:47–64.

[23] Parfitt AM. Targeted and nontargeted bone remodeling: Relationship to basic multicellular unit origination and progression. Bone 2002;30:5–7.

[24] Midgett RJ, Shaye R, Fruge JF Jr. The effect of altered bone metabolism on orthodontic tooth movement. Am J Orthod 1981;80:256–262.

[25] Shank SB, Beck FM, D'Atri AM, Huja SS. Bone damage associated with orthodontic placement of miniscrew implants in an animal model. Am J Orthod Dentofacial Orthop 2012;141:412–418.

[26] Burr DB, Martin RB, Schaffler MB, Radin EL. Bone remodeling in response to in vivo fatigue microdamage. J Biomech 1985;18:189–200.

[27] Huja SS, Hasan MS, Pidaparti R, Turner CH, Garetto LP, Burr DB. Development of a fluorescent light technique for evaluating microdamage in bone subjected to fatigue loading. J Biomech 1999;32:1243–1249.

[28] Parfitt AM, Drezner MK, Glorieux FH, et al. Bone histomoprhometry: Standardization of nomenclature, symbols, and units. Report of the ASBMR Histomorphometry Nomenclature Committee. J Bone Min Res 1987;2:595–610.

[29] Parfitt AM. The physiologic and clinical significance of bone histomorphometric data. In: Recker RR (ed). Bone Histomorphometry: Techniques and Interpretation. Boca Raton, FL: CRC, 1983:143–223.

[30] Jones HH, Priest JD, Hayes WC, Tichenor CC, Nagel DA. Humeral hypertrophy in response to exercise. J Bone Joint Surg Am 1977;59:204–208.

[31] Frost HM. Wolff's law and bone's structural adapatation to mechanical usage: An overview for clinicians. Angle Orthod 1994;64:175–188.

[32] Roberts WE, Marshall KJ, Mozsary PG. Rigid endosseous implant utilized as anchorage to protract molars and close an atrophic extraction site. Angle Orthod 1990;60:135–152.

[33] Mundy GR, Bonewald LF. Transforming grwoth factor beta. In: Gowen M (ed). Cytokines and Bone Metabolism. Boca Raton, FL: CRC, 1992:93–107.

[34] Boyle WJ, Simonet WS, Lacey DL. Osteoclast differentiation and activation. Nature 2003;423:337–342.

[35] Amizuka N, Shimomura J, Li M, et al. Defective bone remodelling in osteoprotegerin-deficient mice. J Electron Microsc (Tokyo) 2003;52:503–513.

[36] Roberts WE, Helm FR, Marshall KJ, Gongloff RK. Rigid endosseous implants for orthodontic and orthopedic anchorage. Angle Orthod 1989;59:247–256.

[37] Brockstedt H, Bollerslev J, Melsen F, Mosekilde L. Cortical bone remodeling in autosomal dominant osteopetrosis: A study of two different phenotypes. Bone 1996;18:67–72.

[38] Frost HM. The regional acceleratory phenomenon: A review. Henry Ford Hosp Med J 1983;31:3–9.

[39] Roberts WE, Garetto LP. Physiology of osseous and fibrous integration. Alpha Omegan 1992;85(4):57–60.

[40] Jeffcoat MK, Williams RC, Kaplan ML, Goldhaber P. Nuclear medicine techniques for the detection of active alveolar bone loss. Adv Dent Res 1987;1:80–84.

[41] Reddy MS, English R, Jeffcoat MK, Tumeh SS, Williams RC. Detection of periodontal disease activity with a scintillation camera. J Dent Res 1991;70:50–54.

[42] Tricker ND, Dixon RB, Garetto LP. Cortical bone turnover and mineral apposition in dentate bone mandible. In: Garetto LP, Turner CH, Duncan RL, Burr DB (eds). Bridging the Gap Between Dental and Orthopaedic Implants. Indianapolis: Indiana University School of Dentistry, 2002:226–227.

[43] Huja SS, Fernandez SA, Hill KJ, Li Y. Remodeling dynamics in the alveolar process in skeletally mature dogs. Anat Rec A Discov Mol Cell Evol Biol 2006;288:1243–1249.

[44] Garetto LP, Tricker ND. Remodeling of bone surrounding at the implant interface. In: Garetto LP, Turner CH, Duncan RL, Burr DB (eds). Bridging the Gap Between Dental and Orthopaedic Implants. Indianapolis, IN: School of Dentistry, Indiana University, 2002:89–100.

[45] Mueller M, Schilling T, Minne HW, Ziegler R. A systemic acceleratory phenomenon (SAP) accompanies the regional acceleratory phenomenon (RAP) during healing of a bone defect in the rat. J Bone Miner Res 1991;6:401–410.

[46] Bogoch E, Gschwend N, Rahn B, Moran E, Perren S. Healing of cancellous bone osteotomy in rabbits—Part I: Regulation of bone volume and the regional acceleratory phenomenon in normal bone. J Orthop Res 1993;11:285–291.

[47] Roberts WE, Garetto LP, Arbuckle GR, Simmons KE, DeCastro RA. What are the risk factors of osteoporosis? Assessing bone health. J Am Dent Assoc 1991; 122:59–61.

[48] Roberts WE. Advanced techniques for quantitative bone cell kinetics and cell population dynamics. In: Jaworski ZFG (ed). Proceedings of the First Workshop on Bone Morphometry [28–31 March 1973, Ottawa, ON, Canada]. Ottawa: University of Ottawa, 1976:310–314.

[49] Roberts WE, Chase DC, Jee SS. Counts of labelled mitoses in the orthodontically-stimulated periodontal ligament in the rat. Arch Oral Biol 1974;19:665–670.

[50] Roberts WE, Jee WS. Cell kinetics of orthodontically-stimulated and non-stimulated periodontal ligament in the rat. Arch Oral Biol 1974;19:17–21.

[51] Roberts WE, Mozsary PG, Klingler E. Nuclear size as a cell-kinetic marker for osteoblast differentiation. Am J Anat 1982;165:373–384.

[52] Roberts WE, Ferguson DJ. Cell kinetics of the periodontal ligament. In: Norton LA, Burstone CJ (eds). The Biology of Tooth Movement. Boca Raton, FL: CRC, 1989: 56–67.

[53] Katona TR, Paydar NH, Akay HU, Roberts WE. Stress analysis of bone modeling response to rat molar orthodontics. J Biomech 1995;28:27–38.

[54] Rapperport DJ, Carter DR, Schurman DJ. Contact finite element stress analysis of porous ingrowth acetabular cup implantation, ingrowth, and loosening. J Orthop Res 1987;5:548–561.

[55] Siegele D, Soltesz U. Numerical investigations of the influence of implant shape on stress distribution in the jaw bone. Int J Oral Maxillofac Implants 1989;4:333–340.

[56] Huja SS, Roberts WE. Mechanism of osseointegration: Characterization of supporting bone with indentation testing and backscattered imaging. Semin Orthod 2004;10:162–173.

[57] Yip G, Schneider P, Roberts WE. Micro-computed tomography: High resolution imaging of bone and implants in three dimensions. Semin Orthod 2004;10:174–187.

[58] Huja SS, Katona TR, Moore BK, Roberts WE. Microhardness and anisotropy of the vital osseous interface and endosseous implant supporting bone. J Orthop Res 1998;16:54–60.

[59] Huja SS, Hay JL, Rummel AM, Beck FM. Quasi-static and harmonic indentation of osteonal bone. J Dent Biomech 2010:736830.

[60] Huja SS, Katona TR, Roberts WE. Microhardness testing of bone. In: An YH, Draughn RA (eds). Mechanical Testing of Bone and the Bone-Implant Interface. Boca Raton, FL: CRC, 2000:247–256.

[61] Huja SS, Phillips CA, Fernandez SA, Li Y. Tissue level mechanical properties of cortical bone in skeletally immature and mature dogs. Vet Comp Orthop Traumatol 2009;22:210–215.

[62] Roberts WE, Simmons KE, Garetto LP, DeCastro RA. Bone physiology and metabolism in dental implantology: Risk factors for osteoporosis and other metabolic bone diseases. Implant Dent 1992;1:11–21.

[63] Midgett RJ, Shaye R, Fruge JF Jr. The effect of altered bone metabolism on orthodontic tooth movement. Am J Orthod 1981;80:256–262.

[64] Rhodes WE, Pflanzer R. Human Physiology. Philadelphia: WB Saunders, 1989.

[65] Frost HM. Bone Remodeling and Its Relationship to Metabolic Bone Diseases. Springfield, IL: Charles C Thomas, 1973.

[66] Heaney RP. Estrogen-calcium interactions in the postmenopause: A quantitative description. Bone Miner 1990;11:67–84.

[67] Rigotti NA, Neer RM, Skates SJ, Herzog DB, Nussbaum SR. The clinical course of osteoporosis in anorexia nervosa. A longitudinal study of cortical bone mass. JAMA 1991;265:1133–1138.

[68] Consensus conference report on osteoporosis. J Am Dent Assoc 1984:254–799.

[69] Eriksen EF, Mosekilde L. Estrogens and bone. In: Heersche JNM, Kanis JA (eds). Bone and Mineral Research, ed 7. New York: Elsevier, 1990:273–311.

[70] Henrich JB. The postmenopausal estrogen/breast cancer controversy. JAMA 1992;268:1900–1902.

[71] Love RR, Mazess RB, Barden HS, et al. Effects of tamoxifen on bone mineral density in postmenopausal women with breast cancer. N Engl J Med 1992;326:852–856.

[72] Heaney RP. Calcium, dairy products and osteoporosis. J Am Coll Nutr 2000;19(2 suppl):83S–99S.

[73] Johnston CC Jr. Osteoporosis—Extent and cause of the disease. Proc Soc Exp Biol Med 1989;191:258–260.

[74] Malluche H, Faugere MC. Renal bone disease 1990: An unmet challenge for the nephrologist. Kidney Int 1990;38:193–211.

[75] Calciolari E, Donos N, Park JC, Petrie A, Mardas N. A systematic review on the correlation between skeletal and jawbone mineral density in osteoporotic subjects. Clin Oral Implants Res 2016;27:433–442.

[76] Becker AR, Handick KE, Roberts WE, Garetto LP. Osteoporosis risk factors in female dental patients. A preliminary report. Ind Dent Assoc J 1997;76:15–19.

[77] Khan AA, Morrison A, Hanley DA, et al; International Task Force on Osteonecrosis of the Jaw. Diagnosis and management of osteonecrosis of the jaw: A systematic review and international consensus. J Bone Miner Res 2015;30:3–23.

[78] Helm NB, Padala S, Beck FM, D'Atri AM, Huja SS. Short-term zoledronic acid reduces trabecular bone remodeling in dogs. Eur J Oral Sci 2010;118:460–465.

[79] Huja SS, Kaya B, Mo X, D'Atri AM, Fernandez SA. Effect of zoledronic acid on bone healing subsequent to mini-implant insertion. Angle Orthod 2011;81:363–369.

[80] Roberts WE, Hartsfield JK Jr. Bone development and function: Genetic and environmental mechanisms. Semin Orthod 2004;10:100–122.

[81] Cowin SC. Bone Mechanics. Boca Raton, Florida: CRC Press, 1989.

[82] Riggs BL. Overview of osteoporosis. West J Med 1991;154:63–77.

[83] Lanyon LE. Control of bone architecture by functional load bearing. J Bone Miner Res 1992;7(2, suppl):S369–S375.

[84] Rubin CT, Lanyon LE. Regulation of bone mass by mechanical strain magnitude. Calcif Tissue Int 1985;37:411–417.

[85] Rubin CT, Lanyon LE. Osteoregulatory nature of mechanical stimuli: Function as a determinant for adaptive remodeling in bone. J Orthop Res 1987;5:300–310.

[86] Rubin CT, McLeod KJ, Bain SD. Functional strains and cortical bone adaptation: Epigenetic assurance of skeletal integrity. J Biomech 1990;23(suppl 1):43–54.

[87] Frost HM. Skeletal structural adaptations to mechanical usage (SATMU): 2. Redefining Wolff's law: The remodeling problem. Anat Rec 1990;226:414–422.

[88] Robling AG, Burr DB, Turner CH. Skeletal loading in animals. J Musculoskelet Neuronal Interact 2001;1:249–262.

[89] Carter DR. Mechanical loading history and skeletal biology. J Biomech 1987;20:1095–1109.

[90] Frost HM. Intermediary Organization of the Skeleton. Boca Raton, FL: CRC, 1986.

[91] Brunski JB. Forces on dental implants and interfacial stress transfer. In: Laney WR, Tolman DE (eds). Tissue Integration in Oral, Orthopedic, and Maxillofacial Reconstruction [Proceedings of the Second International Congress on Tissue Integration in Oral, Orthopedic, and Maxillofacial Reconstruction, 23–27 September 1990, Rochester, MN]. Chicago: Quintessence, 1992:108–124.

[92] Brunski JB, Skalak R. Biomechanical considerations. In: Worthington P, Brånemark PI (eds). Advanced Osseointegration Surgery. Chicago: Quintessence, 1992.

[93] Kimura R, Anan H, Matsumoto A, Noda D, Maeda K. Dental root resorption and repair: Histology and histometry during physiological drift of rat molars. J Periodontal Res 2003;38:525–532.

[94] Chang HN, Garetto LP, Katona TR, Potter RH, Roberts WE. Angiogenic induction and cell migration in an orthopaedically expanded maxillary suture in the rat. Arch Oral Biol 1996;41:985–994.

[95] Roberts WE, Wood HB, Chambers DW, Burk DT. Vascularly oriented differentiation gradient of osteoblast precursor cells in rat periodontal ligament: Implications for osteoblast histogenesis and periodontal bone loss. J Periodontal Res 1987;22:461–467.

[96] Roberts WE, Morey ER. Proliferation and differentiation sequence of osteoblast histogenesis under physiological conditions in rat periodontal ligament. Am J Anat 1985;174:105–118.

[97] Deguchi T, Takano-Yamamoto T, Yabuuchi T, Ando R, Roberts WE, Garetto LP. Histomorphometric evaluation of alveolar bone turnover between the maxilla and the mandible during experimental tooth movement in dogs. Am J Orthod Dentofacial Orthop 2008;133:889–897.

[98] Chambers TJ, McSheehy PM, Thomson BM, Fuller K. The effect of calcium-regulating hormones and prostaglandins on bone resorption by osteoclasts disaggregated from neonatal rabbit bones. Endocrinology 1985;116:234–239.

[99] Holtrop ME, Raisz LG, Simmons HA. The effects of parathyroid hormone, colchicine, and calcitonin on the ultrastructure and the activity of osteoclasts in organ culture. J Cell Biol 1974;60:346–355.

[100] Roberts WE. Cell population dynamics of periodontal ligament stimulated with parathyroid extract. Am J Anat 1975;143:363–370.

[101] Roberts WE, Goodwin WC Jr, Heiner SR. Cellular response to orthodontic force. Dent Clin North Am 1981;25:3–17.

[102] Roberts WE. Cell kinetic nature and diurnal periodicity of the rat periodontal ligament. Arch Oral Biol 1975;20:465–471.

[103] Rodan GA, Martin TJ. Role of osteoblasts in hormonal control of bone resorption—A hypothesis. Calcif Tissue Int 1981;33:349–351.

[104] Sims NA, Walsh NC. Intercellular cross-talk among bone cells: New factors and pathways. Curr Osteoporos Rep 2012;10:109–117.

[105] Zhao N, Lin J, Kanzaki H, et al. Local osteoprotegerin gene transfer inhibits relapse of orthodontic tooth movement. Am J Orthod Dentofacial Orthop 2012;141:30–40.

[106] Cooper GM, Mooney MP, Gosain AK, Campbell PG, Losee JE, Huard J. Testing the critical size in calvarial bone defects: Revisiting the concept of a critical-size defect. Plast Reconstr Surg 2010;125:1685–1692.

[107] Russell WMS, Burch RL. The Principles of Humane Experimental Technique. London: Methuen, 1959.

[108] Corcoran JF, Sieraski SM, Ellison RL. Osseous healing kinetics after apicoectomy in monkeys: II. A quantitative histological appraisal. J Endod 1985;11:269–274.

[109] Harrison JW, Jurosky KA. Wound healing in the tissues of the periodontium following periradicular surgery. III. The osseous excisional wound. J Endod 1992;18:76–81.

[110] Huja SS, Katona TR, Burr DB, Garetto LP, Roberts WE. Microdamage adjacent to endosseous implants subjected to bending fatigue loads. Bone 1999;25:217–222.

第4章

伴透射影像的根尖周病变
Radiolucent Periapical Pathosis

Nasser Said-Al-Naief

口腔中有300多种细菌，但只有特异性细菌会导致牙齿龋坏（龋齿）和牙周病，这些细菌包括变异链球菌、阿托波菌属、短棒菌苗、乳酸杆菌和放线菌等[1-2]。如果龋坏被忽视或处理不当，细菌就会侵入牙齿的牙本质小管，产生的代谢副产物和细菌细胞壁可引发牙髓炎症，最终导致牙髓坏死[3-4]。牙髓炎症的结果主要取决于入侵的微生物和宿主的免疫应答[5-8]。细胞免疫功能受损，以及免疫应答产生的副产物和免疫复合物，会进一步加剧牙髓炎症。变异链球菌，远缘链球菌和乳酸杆菌等在龋病的发生和发展中起着重要的作用[9]。它们产酸且耐酸，能够产生酸性环境使牙釉质和牙本质脱矿，同时维持自身生存优势[10-14]。此外，这些微生物能够侵入牙本质小管，与其中的Ⅰ型胶原蛋白结合[9,15-17]。磨损、慢龋或浅表充填引起的轻度牙髓创伤时，牙髓细胞仍保持健康状态、活力

和产生修复性牙本质的能力，与此不同的是，进行性龋、细菌毒素、刺激性修复材料、坏死细胞或细胞外基质降解产生的酶，会破坏成牙本质细胞层[17-19]。牙本质脱矿后产生的基质金属蛋白酶，对于龋齿的进展也具有重要意义[17]。

疼痛是牙髓发炎的初期症状，最终可能导致牙髓损伤和根尖周病的发展[11,20-25]。牙髓疼痛是细菌通过浸润龋坏牙本质产生，厌氧菌在此的优势及其在炎症级联启动中的意义已得到充分的证实[26-27]。研究细菌生态学、细菌的相互作用、细菌与根尖病的严重程度呈正向或负向相关具有重要意义[26]。根据其解剖位置，牙髓感染可分为根外或根内；根管内感染可进一步分为原发感染、继发感染或持续感染，这取决于微生物在根管内定植的时间[26]。

对于不同类型的感染和根尖周病，其微生物群

的组成有所不同。此外，非培养的分子生物学技术有利于识别新的病原体及验证培养法证实的病原体，例如其中几个候选的牙髓病的病原体已被鉴定[28]。培养技术、分子生物学技术都强调牙髓感染的微生物多样性，其被分为9类，即厚壁菌门、拟杆菌、螺旋体、福赛斯坦纳菌、放线菌、变形菌、互养菌门、TM7和SR1，以及其他几种未分类的细菌类型[29]。革兰阴性菌毋庸置疑是牙髓感染的主要参与种类，包括杆菌属（如隐蔽小杆菌和害肺小杆菌）、梭杆菌（如具核梭杆菌）、卟啉菌（如牙髓卟啉单胞菌和牙龈卟啉单胞菌）、普雷沃菌（如中间普雷沃菌、变黑普雷沃菌、保氏普雷沃菌、坦纳普雷沃菌）、坦纳菌（如福赛斯坦纳菌）和密螺旋体（如齿垢密螺旋体和栖牙密螺旋体）。革兰阳性菌也有参与牙髓感染的细菌种类，如放线菌（如以色列放线菌）、产线菌（如龈沟产线菌）、欧氏菌（如齿龈欧氏菌）、微单胞菌（如微小微单胞菌）、消化链球菌属（如厌氧消化链球菌和口炎消化链球菌）、假支杆菌属（如非乳解假支杆菌）、链球菌属（如咽峡炎链球菌组）和短棒菌苗（如痤疮丙酸杆菌和丙酸丙酸杆菌），以及一些未被培养的菌种[26,28-30]。

根尖区是牙齿和人体的防御系统相互作用的地方，这些作用包括微生物入侵，宿主免疫和与此同时发生的生物事件[31-34]，从而导致牙髓炎症蔓延到根尖周[19,27,35-38]。细菌，常见是厌氧菌[27,38]，较常见的螺旋体、真菌和病毒，后者主要发现于免疫功能低下患者，促进了牙髓坏死、根管病变及根尖周病的发展[39-42]。酸和细菌副产物是牙髓炎症起始、发展及产生症状的主要因素。碳水化合物发酵的产物和游离的有机酸，包括乳酸和丙酸，不能兴奋α神经，相反还能抑制由其他刺激引起的重要神经冲动，因此可以部分解释深龋和高乳酸杆菌含量的牙齿对热刺激不敏感[43-45]。氨是重要的产痛分子之一，其次是尿素和吲哚，在氨基酸发酵后游离出来[44]。磷壁酸（LTA）由革兰阳性的致龋菌在蔗糖存在时大量释放，并加剧牙髓炎症反应[46-47]。深龋发生时，革兰阴性厌氧菌能释放异源代谢产物，该理论能部分解释为什么龋坏中拟杆菌、中间普氏菌以及脂多糖（LPS）的含量与热刺激敏感或疼痛呈正相关[48-49]。LPS激活哈格曼（Hageman）因子，导致一种高效的疼痛诱导因子——缓激肽的产生[49-51]。LPS和LTA以类似的方式通过结合CD14激活免疫系统，激活Toll样受体信号通路[52-53]，诱导促炎细胞因子的产生，如肿瘤坏死因子-α（TNF-α）、白介素-1（LL-1）、白介素-8（IL-8）、白介素-12（IL-12）和抗炎细胞因子白介素-10（IL-10）[9,54-55]。

根尖周病变的分类

根尖周病变的分类较多，其中一些根据临床特征进行分类，而其他则根据临床病理和组织形态学特征分类。然而，没有证据表明临床和组织形态学特征之间的相关性[35-36,56]。理想的根尖周病变分类应综合考虑其临床和组织病理学特征，如Nair[56]将病变分为急性根尖周炎（原发或继发）、慢性根尖周炎、根尖脓肿（急性和慢性亚型）和根尖囊肿，后者基于病灶内的炎症细胞的分布和类型，是否缺乏上皮细胞衬里以及是否转化为囊性，分为真性囊肿或囊袋。他还考虑了囊腔与根尖孔的关系。根据原世界卫生组织[57]将根尖周病变分为急性或慢性根尖周炎，根尖周脓肿有窦道型，根尖周脓肿无窦道型，以及根尖囊肿。

由于临床体征和症状、组织病理学特征和病程持续时间之间缺乏相关性，Torabinejad和Shabahang[58]在2014年将根尖病变的分类简化为六大组：正常根尖周组织，有症状（急性）根尖周炎，无症状（慢性）根尖周炎，急性根尖脓肿，慢性根尖脓肿和致密性骨炎。急性（症状性）病变与疼痛和肿胀相关，而慢性（无症状）病变与少量或轻度症状相关。在有症状的根尖周炎患者中，患者有自发性疼痛和对压力或叩诊不适的症状。牙齿可对冷、热和电测试有反应。当牙

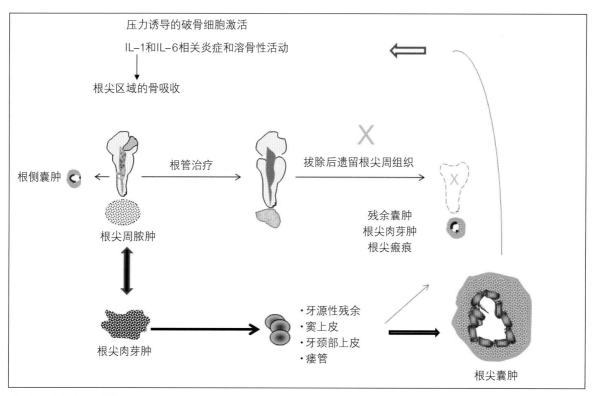

图4-1　根尖周病的病因总结。深及牙髓的龋坏导致根尖脓肿的形成，最终将被肉芽组织（根尖肉芽肿）替代。根尖肉芽肿可能转变为脓肿。根尖肉芽肿中存在的炎症会刺激不同来源的上皮细胞的生长和增殖，形成根尖囊肿。侧支根管的存在促进细菌进入牙周膜，并刺激牙周膜中的上皮剩余增殖，形成侧向牙根囊肿。囊肿尺寸增大，压力诱导破骨细胞活化以及炎症介质相关的溶骨活性，将共同导致根尖骨的吸收。根管治疗后持续存在的根尖区透射影像多为根尖周的瘢痕组织。此外，拔除牙齿后留下的组织可能会出现残留囊肿、根尖肉芽肿和/或瘢痕。

髓坏死时，叩痛阳性，但对活力测试无反应。组织学检查显示为嗜中性粒细胞和巨噬细胞大量存在的液化坏死区域（脓肿）。在这个阶段，放射透射的影像证据不明显[35,58-59]。

在无症状的根尖周炎中，牙髓完全坏死，对电或热刺激无反应。此外，牙齿对于叩痛呈弱阳性或阴性。组织学上，根尖周病变的检查显示为根尖周肉芽肿或囊肿[35,58-59]。

各类牙髓相关病变的发生率存在较大差异[60]，可能是由于采样方法和/或确诊时采用的组织学标准不同。大多数研究表明，接近60%的病理表现为肉芽肿，22%为囊肿，较少的病理（12%）表现为根尖瘢痕[58]。

本章所采用的分类简化为以下几类：急慢性根尖周脓肿（伴有潜在的瘘管形成），根尖肉芽肿，根尖囊肿和根尖瘢痕（图4-1）。该分类方法描述了牙髓起源的病变的发病机制与被归类为根尖病相似的病变的本质区别，它们与牙髓病因学和来源没有任何关系。在最近的一篇综述中，Sullivan等[61]回顾了一系列根尖周病灶，发现根尖周病总发生率为97.2%，其中以根尖肉芽肿占多数（60%），其次为根尖囊肿（36.7%），根尖瘢痕（0.27%）和根尖周脓肿（0.23%）。另一篇综述中[62]，根尖肉芽肿和囊肿的发病率约为73%。

牙髓来源的根尖周病

根尖周脓肿

根尖周脓肿继发于晚期的牙髓炎，为炎症和细菌在根尖区的聚集。患者常出现牙痛，脓性分泌物，伴有发热和颈部淋巴结肿大。在早期脓肿中，影像学检查在前10天内可能没有诊断价值[63-64]。临床上，患有急性和慢性脓肿的患者出现压痛，叩诊不适，牙齿伸长感不伴有周围组织肿胀。患者可能出现寒战，不适和咀嚼困难。影像学上，在疾病中期可以看到根尖周牙周膜间隙增宽，伴有不确定根尖周透射影像，这与根尖周骨的吸收有关。

急性根尖周脓肿

急性根尖周脓肿是一种局部的液化病灶，是炎症从牙髓向根尖周组织延伸，破坏了根尖区。根尖脓肿的发病机制是多方面的[65]。根管感染后，细菌可能通过根管和/或侧支根管或继发于根管穿孔进入根尖周组织，进一步发展为急性或慢性根尖炎症[65-66]。细菌扩散到其他解剖部位也可能会引起蜂窝织炎[67]。临床特征为自发的、快速发作的牙齿疼痛，并伴随不同程度的不适、疼痛、头痛、牙关紧闭、淋巴结肿大和恶心[65]。患者可能发展为路德维希咽峡炎和形成海绵窦血栓。前者可能会导致危及生命的呼吸道阻塞[68-70]，后者情况更加危险，感染扩散到面中部以及水肿产生的压力使得血液积聚在海绵窦[71-72]。在极端情况下，根尖周炎可能导致更严重的并发症，包括脑脓肿、败血症、眼眶脓肿、坏死性筋膜炎等[65,73-81]。脓肿早期，肿胀可能不明显，特别是当感染限制在骨内时。患者可能发生体温升高和白细胞增多。牙齿通常对电和热测试都是阴性的，但叩诊和触诊时疼痛明显。早期的放射性检查可能不具有诊断价值，仅可见根尖周膜间隙的扩大，但是偶尔也会检测到明确的放射透

射区域[58]。

嗜中性粒细胞的渗出是由于微生物从病变牙髓渗入根尖周区域，组织损伤、细菌产物（脂多糖）以及补体因子C触发了趋化作用[31]。嗜中性粒细胞具有双重功能：中和微生物，同时释放白三烯和前列腺素，作为防御机制的一部分。当白三烯吸引更多的中性粒细胞和巨噬细胞进入该区域时，前列腺素激活破骨细胞，导致骨吸收[82]。骨吸收过程最初可以通过应用吲哚美辛[83-84]和抑制环氧酶而停止。嗜中性粒细胞死亡后会释放出酶类并导致细胞外基质的破坏，不仅限制了对局部组织的损伤，且吸引了其他的炎症细胞以对抗这种炎症级联。激活的巨噬细胞也会产生多种白介素，包括IL-1、IL-6、TNF-α和IL-8。以上细胞因子促进局部血管和破骨细胞的产生，因此促进骨吸收和细胞外基质的降解[58,84-85]，从而抑制前列腺素的合成。

急性根尖周脓肿的发生和发展是多因素的。常规培养、聚合酶链式反应（PCR）和基因测序研究[86-90]已经以不同的灵敏度和特异性共同证明了几种细菌种类，包括厚壁菌门（如链球菌属、杆菌属、产线菌属和假支杆菌属）、拟杆菌属（如卟啉单胞菌、普雷沃氏菌和坦纳菌）、梭杆菌（如梭杆菌和纤毛菌）、放线菌（如放线菌和丙酸菌属）、螺旋体（如密螺旋体）、互养菌门（如锥形杆菌属以及一些未被培养的菌属）和变形细菌（弯曲菌和艾肯菌）。不管研究和鉴定方法如何，厚壁菌和拟杆菌占根尖周脓肿中发现的细菌的70%以上。螺旋体和互养菌门的代表菌种只通过一些非培养的分子技术被鉴定。不同种类的革兰阴性菌和革兰阳性菌也在根尖病变区被鉴定[26-30,65]。

有学者研究了宿主相关因素对根尖病严重程度的意义和相关性。全身状况如糖尿病、疱疹、压力和自身免疫状态，以及遗传背景（例如遗传多态性）可能与疾病的严重程度相关[65,75,77,91]。Ferreira等[91]检测了IL-17在根尖脓肿和肉芽肿中的表达情况，结果

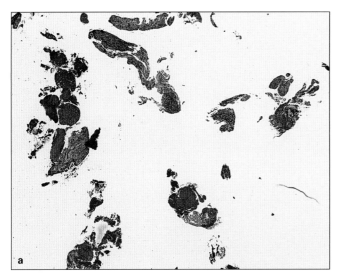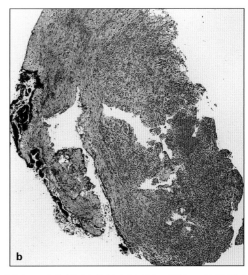

图4-2　（a）15岁男孩下颌第一磨牙，急性根尖周脓肿，叩痛明显，热测试和牙髓电活力测试显示牙髓无活力，挖匙刮出的根尖组织形态学检查结果。（b）高倍镜显示，致密炎症细胞浸润伴出血［苏木精-伊红（H&E）染色；原始放大率×20］。

表明富含中性粒细胞成分的脓肿比肉芽肿表达更强的IL-17。该研究强调了细胞因子在根尖周病发病中的作用，尤其是在急性根尖周病。IL-17a是IL-17细胞因子家族中的一员，与包括类风湿关节炎、牛皮癣和多发性硬化症等疾病中的炎症起始与加剧相关[91-92]。脓肿和肉芽肿中的IL-17a是由CD4+细胞产生。然而，根尖肉芽肿中IL-17a的表达水平低于脓肿，可能是由于脓肿中的CD8+细胞、T淋巴细胞和嗜中性粒细胞的含量比肉芽肿更高[91,93-95]。

　　组织学上，急性根尖周脓肿的特征是在松散和水肿的纤维结缔组织中存在致密的中性粒细胞浸润。常有血管扩张，也可能存在不同程度的淋巴浆细胞和嗜酸性粒细胞组成（图4-2）。

　　治疗：为了消除根尖周病变，急性根尖脓肿的处理包括切开引流、根管治疗或拔除牙齿，以除去感染源[96-97]。一般可通过根管或切口进行引流和排脓。如果有软组织肿胀存在时，切开引流是首选，因为它会使肿胀迅速缓解[97]。抗生素的使用与否需要根据患者的状况和是否存在全身反应进行评估，包括发烧、淋巴结肿大、张口障碍和/或蜂窝织炎[65]。青霉素是治疗牙髓感染的首选，因为大多数与牙髓感染（包括脓肿）有关的细菌种类对其敏感[98-101]。阿莫西林为临床上常使用的药物之一，它提供了更广泛的抗菌谱，可以快速缓解疼痛或肿胀，并且其用药间隔比青霉素更长[102]。克林霉素也可达到与青霉素类似的效果，其对口腔厌氧菌具有很强的抗菌活性[101,103-105]。早期诊断和经验性抗生素治疗与及时手术干预的结合是确保急性根尖脓肿并发症成功处理的先决条件[74]。

慢性根尖周脓肿和瘘管（龈脓肿）

　　这是急性根尖周脓肿在愈合过程中发生的，也是由于发炎的坏死牙髓扩散到根尖区域。微生物从牙髓延伸到根尖区的过程中所释放的代谢产物、微生物和酶一起诱导细胞与体液免疫反应，导致非特异性反应并促进根尖周炎的发生。在慢性根尖病灶中，溶菌酶可刺激免疫球蛋白的作用，并起到特定的保护作用，影响根尖周的局部免疫反应[106-107]。降解的蛋白和胆固醇可作为抗原引起宿主反应，损伤组织。在根尖组织中鉴定的免疫活性炎症细胞与宿主的相互作用也可诱导骨吸收。多形核白细胞（PMNs）和巨噬细胞一起迁移到根尖周组织，巨噬细胞迅速吞噬死亡的嗜中性粒细胞，促进病变的慢性化。最近，随着分子生物学的技术进步，发现包括抗体、细胞因子、基质金属蛋白酶、生长因子和花生四烯酸代谢产物在内的炎症介质参与了该过程。T淋巴细胞和B淋巴细胞在根尖周病的发生和发展中起着重要的作用，辅助性T细胞产生IL-2和干扰素-γ（IFN-γ），而T抑制细胞分泌IL-5、IL-6和IL-10，通过浆细胞调节抗体的产生。B淋巴细胞负责抗体产生，并在B细胞向浆细胞转化的过程中与T细胞相互作用。巨噬细胞具有至关重要的作用，并产生IL-1、TNF-α、干扰素和生长因子，从而进一步影响根尖周炎的变化[31,106,108]。另外，抗原呈递细胞在T辅助细胞的极化中起关键作用，在针对Th1、Th2、Th17或T调节细胞的免疫应答中也十分重要[109-110]。

由IFN-γ和包括IL-1，IL-6和TNF-α在内的炎症细胞因子引发的Th1免疫应答参与了病变进展和骨破坏。相比之下，转化生长因子β（TGF-β）和TH2细胞因子（IL-4，IL-5，IL-10）介导的免疫抑制机制参与了限制炎症/免疫反应，促进病变愈合[111-112]。此外，IL-17刺激IL-8的产生，对促进根尖炎病变起重要作用[94]。Th17免疫应答在加重炎症和促进破骨细胞性骨吸收方面起主导作用[113]。破骨细胞来自前破骨细胞，它通过血液以单核细胞的形式迁移到根周组织，并附着在骨表面，保持静止。当其收到成骨细胞发出的信号时，开始增殖且引起骨吸收。炎症因子（包括IL-1、IL-6和IL-8）、TNF-α、IFN-γ、集落刺激因子、生长因子、白三烯在根尖周炎发病机制和发展中的作用已被大量报道[114-119]。Čolić等[120]描述了中性粒细胞的存在与IL-17的表达呈正相关性，且与IFN-γ的阳性表达相关。与无症状根尖周炎相比，症状性根尖周病中IL-23的产生与中性粒细胞没有相关性，而与T细胞和B细胞、浆细胞、高水平IFN-γ、高表达的IL-12以及巨噬细胞的显著存在有关。在1978年，Torabinejad和Bakland[108]强调了根尖周病理学中骨吸收的多因素病因学，并且报道抗原-抗体复合物和免疫球蛋白E（IgE）介导的反应可以引发在根尖周病中观察到的初步改变。此外，迟发性超敏反应（即细胞介导的免疫）可能参与该过程，促进病变的进展[108]。

组织学。在慢性根尖周脓肿中可见不同程度的炎症改变，包括嗜中性粒细胞的存在，淋巴浆液炎细胞浸润和不同的组织细胞。脓肿大部分由急性泛发性和慢性炎症的肉芽组织组成，包括淋巴浆细胞性炎症细胞浸润、反应性组织细胞增多症、嗜中性粒细胞为主，以及具有独特的拉塞尔小体（Russell bodies）的浆细胞（图4-3）。

黏膜下和/或慢性根尖脓肿可能产生有症状性的或症状的牙龈肿胀，通过牙龈向外周引流，产生龈脓肿（瘘道）。通过X线片检查显示根尖病变，以及明确牙髓活力丧失，可以提示牙源性的龈脓肿与坏死牙髓相关。在瘘道口插入牙胶尖和X线片有助于指示感染源。这种引流的瘘道实际上代表良好的预后指征，表明免疫系统正试图消除坏死牙髓中的病变状态[121-122]。

当脓性渗出物扩散穿过皮质骨并排入黏膜下层或皮下软组织时，局部肿胀仅在口内发生。在其他情况下，急性根尖脓肿不仅可以通过颊侧或腭侧骨板引流，还可通过上颌窦或鼻腔排脓。下颌牙齿的根尖脓肿可通过颊侧或舌侧骨板排入口腔；然而，感染也可能延伸到头颈部的筋膜空间，导致蜂窝织炎和全身症状、体征及其他一系列的并发症[123]。

根尖肉芽肿

根尖肉芽肿由肉芽组织组成，可继发于根尖周脓肿，也可以独立作为原发病变。虽然术语"肉芽肿"

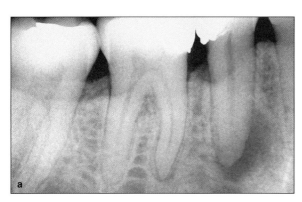
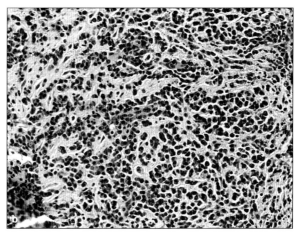

图4-3 （a）根尖X线片显示，右下颌第二前磨牙根尖区界限清楚的放射性透射影像，叩痛明显，冠方有较深的银汞合金充填物（由Loma Linda大学的Lane Thompson博士提供）。（b）组织形态学检查显示致密的单核细胞，以浆细胞性炎症细胞浸润为主（H&E染色；原始放大率×60）。

在这里可能被认为是错误的，因为它通常描述肉芽肿类型的炎症（如结节病），在根尖周炎的情况下使用它是为了描述其特征性的肉芽组织。临床上，根尖周炎症初始阶段的特征是迟钝、持续地跳痛，牙髓无活力或反应迟钝。咬合或叩诊时疼痛加重。在这个阶段X线片几乎不能检测到异常。但当慢性炎症进展变慢时，放射学影像的结果变得更加明显且容易检测到。此外，在没有任何急性期症状的情况下，有时可以检测到慢性炎症病变。放射学检查提示大小不同、界限清楚或不清楚的透射区，该透射区有或没有被不透射的边缘包围。放射学检查鉴别根尖周肉芽肿和根尖囊肿的可靠性受到了质疑，但锥形束计算机断层扫描可以提供更加准确和可靠的信息来区分两者之间的差异[58,121-122]。

根尖周肉芽肿的组织形态学检查显示具有急性和慢性炎症成分的肉芽组织，其由密集的淋巴浆细胞性炎症细胞浸润组成，具有不同密度的组织细胞成分。反应性淋巴浆细胞炎症浸润通常可见拉塞尔小体，以及嗜中性粒细胞聚集。根尖周肉芽肿中尚可见来源

于马拉塞（Malassez）上皮剩余的牙源性上皮剩余囊肿，以及伴有多核异物型巨细胞反应的胆固醇裂隙，还常见出血和含铁血黄素（图4-4）。

根尖肉芽肿由富含血管的纤维组织和肉芽组织组成，病变过程为以嗜中性粒细胞为主的炎症细胞浸润转变为以巨噬细胞和淋巴浆细胞为主的慢性炎症细胞浸润。源自巨噬细胞的IL-1，IL-6和TNF-α是强大的淋巴细胞刺激因子。活化的T细胞产生多种细胞因子，从而下调上述促炎细胞因子的产生，抑制破骨细胞活性并限制骨吸收。同时，T细胞产生的细胞因子可促进结缔组织过度生长（TGF-β），促进成纤维细胞和微脉管系统的增殖活性[31,82,106,108,124]，在疾病的慢性期阻止骨破坏和骨重塑。如果微生物从感染牙髓进入到根尖周，该病变过程可以反复发生[31]。大约45%的根尖周肉芽肿含有来源于马拉塞上皮剩余的上皮细胞，处于持续的抗原刺激和炎症免疫反应的环境下，这些残留物增殖，形成根尖囊肿，也称为根端囊肿[125-126]。

Neto等[127]评估了根尖周肉芽肿和囊肿中类胰蛋白

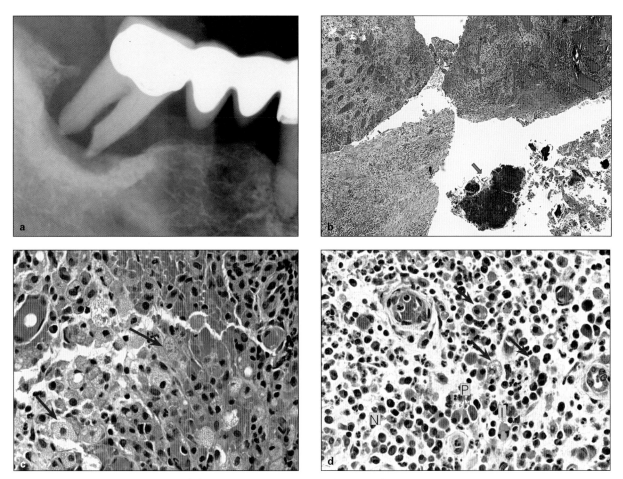

图4-4　（a）根尖X线片显示根尖肉芽肿伴随根尖骨质显著吸收和局灶牙根吸收（由俄勒冈卫生与科学大学Shawneen Gonzalez博士提供）。（b）根尖肉芽肿的低倍显微照片，显示高度血管化的肉芽组织，伴有致密的炎症细胞浸润。可见放线菌集落（箭头）。（c）显示具有反应性组织细胞增多症的肉芽组织的高倍视图（箭头），散在分布嗜酸性粒细胞和浆细胞（H&E染色；原始放大率×100）。（d）高倍镜显示，沉积含铁血黄素（箭头）的反应性组织细胞、淋巴细胞、嗜中性粒细胞聚集（N）和表面免疫球蛋白产生（I）（Russell小体）的浆细胞（P）存在（H&E染色；原始放大率×100）。

酶阳性的肥大细胞的表达差异，发现慢性根尖周肉芽肿中的该细胞数量多于根尖周（根端）囊肿，反映了两种病变中病理和发病机制的差异[128]。研究表明，类胰蛋白酶除了具有溶解纤维蛋白的性能之外，还参与成纤维细胞的活化和胶原的诱导或产生，有助于伤口愈合和纤维化[129-131]。有研究表明，病损的中心部分具有最高的代谢活性，而在根尖囊肿的周边部分和病灶周围骨组织中常发现肥大细胞，提示该细胞参与病损扩大和骨吸收[132-133]。

根尖囊肿

根尖囊肿发生在根尖区的牙源性上皮剩余增殖，特别是Serres或马拉塞上皮剩余，也可来自沟内上皮、窦上皮或窦道上皮[134]。

临床上，根尖囊肿通常伴有无症状肿胀和轻度不适，特别是当囊肿较大时症状明显。可以伴随牙齿松动、电测试、热测试和叩诊阴性[58,122]。影像学上，根尖周肉芽肿和根尖囊肿可能具有相同的特征，即不同大小的放射性透射影像，伴有或不伴有硬骨板和根尖

图4-5 （a）根尖X线片显示根管治疗后的上颌左侧切牙表现为界限清楚的根尖透射影像（由俄勒冈卫生与科学大学Shawneen Gonzalez博士提供）。（b）离体的根尖组织的低倍显微照片，显示复层鳞状上皮（箭头）覆盖着密胶原纤维壁支持的片状炎症细胞浸润（H&E染色；原始放大率×10）。

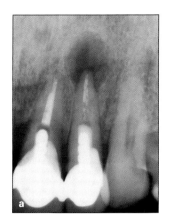
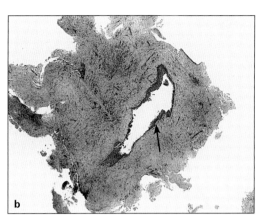

吸收，偶尔会有较大的囊肿。细菌可伴随炎性浸润进入侧支根管，一定情况下，在牙根间部位导致所谓的"根侧囊肿"，类似于牙周侧方的囊肿。牙齿活力与组织形态学检查可以区分根侧囊肿和牙周侧囊肿。此外，大多数所谓的"球状上颌囊肿"的病变已被证明是根尖囊肿[134]。此外，如果将根尖囊肿的患牙拔除后囊肿复发，该病变即为"残余根尖囊肿"。以上所有亚型的组织学特征是相同的，包括根侧、根尖和残余囊肿。

组织学

根尖囊肿的组织学检查表现为，致密的纤维胶原壁覆盖着非角化的、增生性的和水肿性的复层鳞状上皮衬里构成的囊腔。有时，在上皮细胞衬里内可能会鉴别出异常分化的黏液细胞、纤毛和/或类顶泌细胞样改变，囊腔内有时可发现细胞碎片的存在。有时也能观察到透明小体，多表现为没有钙化的角化[134-136]。在囊壁内出血也可能伴随多核异物型巨细胞反应的胆固醇裂隙。急性和慢性炎症肉芽组织由伴随透明小体存在的反应性淋巴浆细胞和组织细胞炎性浸润组成，在囊性衬里中常检测到化脓肉芽肿（巨细胞玻璃样血管病）[58,122,134,137-143]。所有根尖周炎的病例中，囊肿的发病率从20%至65%不等[137-146]。

大部分囊肿发生于上颌骨，特别是前牙区[134]（图4-5~图4-7）。

研究提出了根尖囊肿的发病机制[147-156]。Shear等[150-152]提出了根尖囊肿发展的3个阶段：①静止的马拉塞[157]上皮剩余受到生长因子的刺激而增殖[31,158]。局部脓肿的存在和营养不良导致的退行性变或牙髓坏死，进一步促进囊肿发展[31]。②囊性上皮变得很清晰[159-160]。③囊肿受到渗透压和/或未知的分子事件作用而进一步增长[31,161-168]。Bernardi等[169]对囊性上皮衬里的病理生物学进行了广泛的研究，进一步阐明了其发展的复杂性。他们强调了分子事件的意义，包括细胞增殖标志物、细胞凋亡、细胞与细胞外基质的相互作用，以及炎症成分和骨代谢因子在这些囊肿发展中的意义。细胞增殖标志物Ki-67，AgNOR和p53的分析结果表明基底层细胞增殖活性受限[170-173]。凋亡调控因子的分析结果表明在上皮细胞和基质中均存在促凋亡的微环境，即低表达的抗凋亡标志物和高表达的BAX（促凋亡）标志物[173]。间充质上皮相互作用也在这些囊肿的发展中发挥重要作用[174-176]。骨代谢相关因子的分泌可能有利于增加溶骨活性，促进囊腔扩大到邻近的骨组织[177-180]。此外，研究也强调了炎症细胞因子，包括IL-1α、IL-1β和IL-6在根尖囊肿发展中的作用[181-183]。

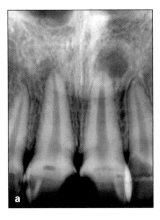
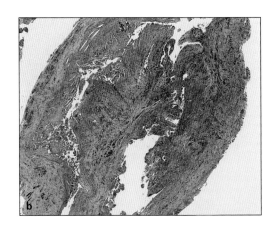
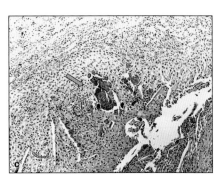
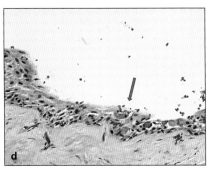
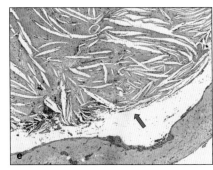
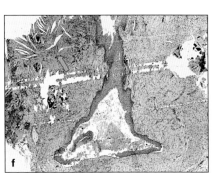

图4-6　（a）根尖片显示上颌前牙龋坏。上颌左侧中切牙伴有明确的根尖放射透射影像（由俄勒冈卫生与科学大学牙髓科提供）。（b）根尖组织切片的低倍显微照片显示囊腔含炎症增生的复层鳞状上皮衬里（H＆E染色；原始放大率为×10）。（c~f）根尖囊肿的组织形态学变化包括Rushton小体（c中箭头），黏液细胞异常分化（d中箭头），伴有多核异物型巨细胞反应的胆固醇裂隙（e和f中箭头）和根管内异物（f中星形）。

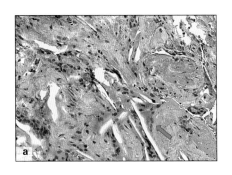
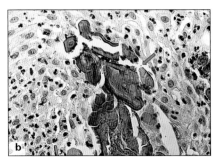

图4-7　高倍镜显示，胆固醇裂隙伴随多核异物型巨细胞反应（a中箭头）和囊性上皮内的Rushton小体（b中箭头）（H＆E染色；原始放大率×100）。

治疗

治疗根尖囊肿最好的方法是根管治疗和/或拔除牙齿，保守切除囊肿，消除根尖病变。若根管治疗后根尖病变未得到控制，则需进行牙髓外科手术治疗。根尖肉芽肿在一定情况下可发展成根尖囊肿。

根管治疗后根尖放射透射影像的持续存在5个主要的原因[31]：①根管内感染；②根管外感染，主要与病变中存在的放线菌有关；③囊性病变；④与牙髓源性和/或出血有关的异物反应，和/或材料（造成病变内胆固醇裂隙的沉积）；⑤瘢痕组织。

根尖瘢痕

根尖炎症有时被致密，相对无细胞的胶原纤维结缔组织取代。

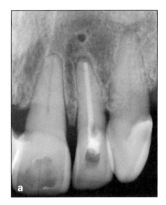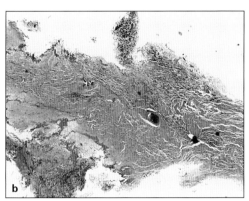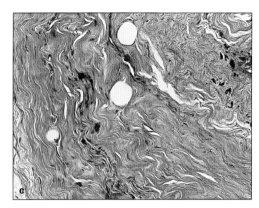

图4-8 （a）上颌左侧切牙根管治疗后伴随较小的根尖透射影像（由俄勒冈卫生与科学大学Shawneen Gonzalez教授提供）。（b）根尖周组织的低倍显微照片显示，致密的、相对无细胞的纤维胶原性结缔组织瘢痕，支持斑片状单核炎症细胞浸润（H&E染色；原始放大率×10）。（c）根尖周瘢痕的高倍显微照片显示，致密的、相对无细胞的纤维胶原结缔组织（H&E染色；原始放大率×100）。

这种情况常见于免疫功能正常的患者根管治疗术后。根尖瘢痕的出现代表了组织的愈合，病变将被密集的、纤维化的胶原结缔组织替代[184-187]。根尖瘢痕的发生率从6.6%至12%不等[188-190]（图4-8）。

非牙髓起源的放射透射根尖病变

临床医生必须经常通过组织检查来确认疑似的根尖周病变，不仅为了确定合适的治疗方案，还为了排除与牙髓疾病无关的根尖炎症类似病变[191-193]。根尖放射透射疾病的鉴别诊断应包括非牙源性的病变[194]。包括正常的解剖结构，如营养管、骨小梁的不寻常的树枝状结构以及Stafne囊肿[195]。鼻窦管，是一种极少见的解剖特征，为上牙槽前支神经和血管走行的神经管，可能与根尖周病理相混淆[196]。关于与根尖周病变类似的情况，已有较多报道，在本节将有选择地进行描述。根尖周病理的类似疾病发生的概率在0.7%～5%[193,197]。

一般来说，误诊可能是多因素导致的，包括错误

的感觉、错误的理解、不完整的诊断检查[195]或不完善的组织标本。因此，在没有组织形态学解释资料的情况下，具有根尖放射透射的牙齿很少在一开始就采用手术方法进行治疗[198]。除极少数例外，所有的根尖周病都应进行组织学检查[199]。一定情况下，临床医生应用根尖手术获取病变组织并对其进行组织形态学分析[198]，尤其是在没有较深或较大的修复体的无龋活髓牙的根尖检测到放射透射影像。发现相关神经麻木、根吸收、不规则的放射性透射区以及牙髓治疗失败的情况，都提示了检测病损性质的必要性。据报道约25%类似根尖病的恶性病变和10.8%的类似根尖病的良性病变表现为无症状性肿胀，而46.6%类似根尖病的恶性病变和10.8%的良性病变表现为疼痛性肿胀[200]。另外，值得一提的是，尽管牙髓坏死的牙齿的根尖病理应当是牙髓来源的[201-203]，但非牙髓起源的病变也可能使牙齿失活，特别是当病变位于根尖附近时。因此，理论上应当结合临床病史和影像学表现对牙髓活力进行检测和解释[200,204-205]。

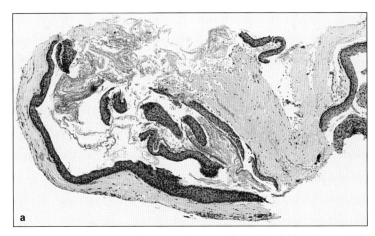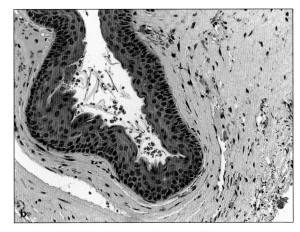

图4-9 （a）OKC的低倍显微照片显示，囊腔边界清楚，衬里为均匀厚度、表面角化的上皮（H&E染色；原始放大率×10）。（b）OKC的高倍显微照片显示，栅栏状排列的基底层，厚度为6～7层细胞，明显的表面角化（H&E染色；原始放大倍数×100）。

牙源性角化囊肿和其他牙源性囊肿及肿瘤

牙源性角化囊肿（OKC）也称为牙源性角化囊性瘤，是最常见的类似根尖周病理的病变[193,197,206-210]。Kontogiannis[197]等报道了OKC在全部非根尖和牙髓相关根尖疾病中占到接近35%。疾病的鉴别十分重要，因为OKC表现出强烈的生物学行为，并以其复发和大面积骨质破坏为主要特征[211]。在影像学方面，OKC可表现为下颌体或下颌支的单囊或大得多的囊透射影像。皮质膨胀和/或穿孔较常见，但肿瘤初期可在骨髓腔内前后扩散，可能导致延迟发现和诊断[212-213]。影像学检查结合特征性组织形态学特征，可以区分OKC与根尖周病，但是如前所述，病损可能在根尖发生。OKC在组织学上有特征性表现，即厚度均匀的囊腔；具有波浪状角化表面的复层鳞状上皮；栅栏状的基底层；缺乏表皮突；与下方结缔组织明显分离（图4-9）。正角化牙源性囊肿不同于传统的OKC，因为它具有经典的正角化表面，并且缺乏基底细胞栅栏结构。有报道位于根尖部位的非角化OKC与根尖病变类似，这种囊肿的复发率比传统的OKC低，整体生物学行为也较低[212-213]。

牙源性钙化囊肿（calcified odontogenic cyst，COC）或牙源性钙化囊性瘤是另一种牙源性肿瘤，可能会出现在根尖部位，因此被误认为是根尖周病[208,214-215]。COC是罕见的良性骨内（或较少见的周边骨外）牙源性肿瘤，上颌骨和下颌骨发病率相似，最常见于前磨牙区和尖牙区[211,213,215-219]。COC的组织学特征为成釉细胞型上皮细胞、鬼影细胞和钙化[216]，其中钙化的存在有助于病变的影像学早期识别。Buchner等[217]（2006）报道，COC约占所有牙源性肿瘤的1.6%。

成釉细胞瘤是第二常见的牙源性肿瘤，起源于牙源性上皮细胞，通常发生于40岁以上的患者中，最常见于下颌后牙区域[122]。它可能表现为单囊或多囊放射性透射影像，多见于下颌骨后牙区域，可能表现出显著的骨膨胀和骨质破坏。通常，成釉细胞瘤以单囊或更常见的蜂窝或肥皂泡状多房室透射影像，通常与骨吸收、破坏和/或皮质穿孔有关[122,213]。病变是良性的，但术后复发常见。根尖成釉细胞瘤少见，Chapelle等[220]报道约占所研究的根尖周病的0.7%，其他许多研究者也报道了这种现象[192-193,221-230]。组织学特征是，岛状和巢状的牙源性上皮，极性倒置的外周

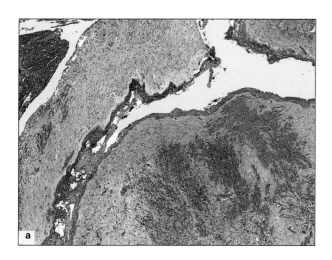

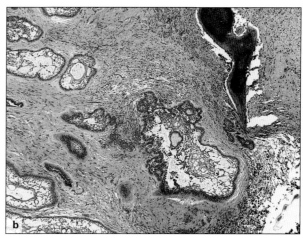

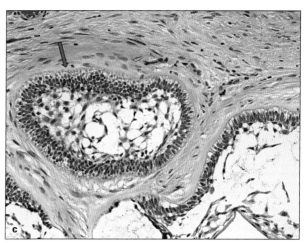

图4-10 （a）单囊成釉细胞瘤的低倍图显示，囊肿衬里可见周围特征性的栅栏状排列的柱状细胞和星网状结构（H&E染色；原始放大率×10）。（b）同一肿瘤的低倍镜观察显示，单囊肿瘤的壁内存在实体浸润性成釉细胞瘤（H&E染色；原始放大率×10）。（c）实体成釉细胞瘤的高倍显微图片显示，特征性的极性反转（箭头）的外周柱状上皮细胞，包围星网状上皮组织构成的巢状、岛状和滤泡状结构（H&E染色；原始放大率×60）。

柱状细胞，包裹着星网状组织[213]（图4-10），少数病变中有组织学变异，包括颗粒细胞、棘状细胞和促结缔组织增生。Gondak等[224]也报道单囊型成釉细胞瘤类似根尖病变。单囊型成釉细胞瘤的治疗方法是保守的囊肿区全切除，与实体瘤切除相比术后复发倾向较低。单囊型肿瘤与实体瘤的组织学形态相同，前者有明确的囊腔，且与阻生牙有关。

牙源性腺样瘤（AOT）常与阻生牙（上下颌尖牙）相关，多见于20岁以下，X线片的表现可与牙囊肿或单囊型成釉细胞瘤类似，但其表现为放射透射区内有钙化影像。有少数病例报道其在根尖位置发生，因此可能被误认为根尖周病[227,230]。组织学上，AOT也

显示出诊断特征，包括排列成导管状、巢状和球状的嗜碱性牙源性上皮，以及钙化和类淀粉样物质。

需与根尖病变病理鉴别诊断的其他囊肿包括创伤性（出血性）骨囊肿和鼻腭管囊肿（图4-11）。彻底的放射学检查、临床检查和牙髓活力测试并结合组织形态学分析，易于将其与根尖周病鉴别诊断。出血性骨囊肿（HBC）通常表现为均匀的单囊透射影像，其在有活力的下颌牙齿的牙根之间呈扇贝样分布。临床医生通常会诊断为HBC，但活检发现该囊腔内没有实性成分。探查性活检还可导致术后数周出现预期的骨填充和愈合。鼻腭管囊肿通常表现为与活髓牙相关的鼻中线的心形透射影像（图4-11a）。除了确认牙齿

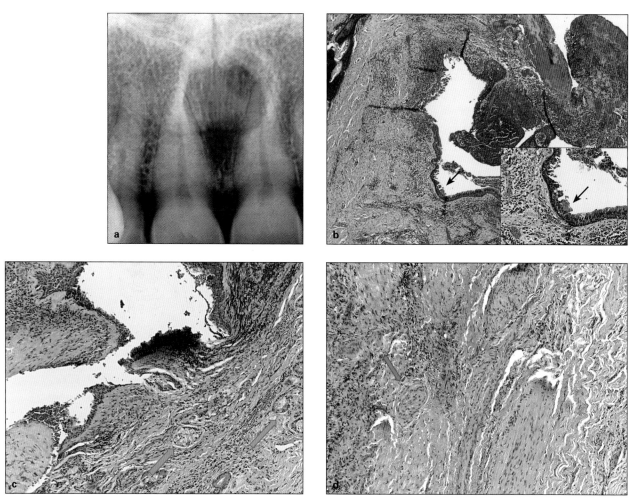

图4-11 （a）根尖片显示一名20岁男性活髓牙的根尖区，上颌前牙区的心形透射影像，为鼻腭管囊肿的特征（由加利福尼亚州Loma Linda大学的Mahmoud Torabinejad博士提供）。（b）无核囊肿的组织学检查显示呼吸型纤毛上皮细胞衬里的囊腔（箭头）（原始放大率×60；插图×100）。（c和d）囊壁含小唾液腺（c中箭头）和周围神经束（d中箭头）（H&E染色；原始放大率×10）。

活力外，影像学表现对于区分鼻腭管囊肿和根尖囊肿至关重要。进一步的组织形态学检查证实是否存在呼吸道系统上皮，有或没有复层鳞状上皮唾液组织和周围神经组织，可进一步区分鼻腭管囊肿与根尖囊肿，后者常表现为增生的炎性水肿的复层鳞状上皮衬里。

中央巨细胞肉芽肿

中央巨细胞肉芽肿（CGCG）是一种反应性、非肿瘤性的，也可是扩张性、侵袭性的。

病损位于腭区前部，具有越过中线的趋势。CGCG可能会出现肿胀和局部膨隆，但没有可靠的临床和/或特异性的特征可以预测该病损的行为。在影像学上，它可能表现为单囊或多囊的放射透射影像，少数情况下可能类似根尖周病的表现[122,231-232]。CGCG可表现出一系列从非侵袭性到侵袭性、局部破坏性的表现，并表现出术后高复发率、生长迅速、皮质骨穿孔、牙根吸收和牙齿移位[231]。组织病理学检查显示血管化良好的成纤维细胞血管内皮细胞、成纤维细胞和肌成纤维细胞增生，出现多核破骨细胞型巨细胞。此外，外渗红细胞和含铁血黄素的沉积也较常

图4-12 （a）CGCG发生在根尖区的根尖X线片。（b）组织形态学检查显示，在良好血管化的胶原纤维结缔组织背景中含丰富的破骨细胞型巨细胞（H&E染色；原始放大倍数×60）（由太平洋大学Phillip Merrell博士和Roy Eversole博士提供）。

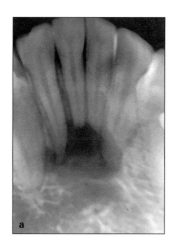
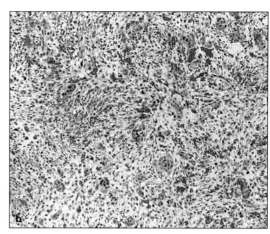

见[122,231]（图4-12）。Dahlkemper等[231]（2009）报道约20%的CGCG可与根尖周病灶相似，可能被误诊为牙髓炎性病变，根管治疗将无效[232-233]。他们还报道CGCG较少见于女性，30岁以前较少发生，没有发现如前所述的穿越颌骨中线的病例。CGCG所涉及的牙齿，可能会对牙髓活力测试有反应。刮除术是较好的治疗方法，但根治手术可能是侵袭性病变的必要手段[122]。

骨内恶性肿瘤包括转移癌

转移癌是这一类别中的一个重要考虑因素，具有显著的诊断、治疗和预后意义[193,234-236]。确诊转移癌的根尖周病的发病率是0.21%～2.1%[236-237]。转移癌最常见于后下颌骨，以肺癌和乳腺癌为主[197,238-240]。转移癌中影像学不透射的证据能有利于鉴别，特别是肺癌、前列腺癌和甲状腺癌转移更易发生这种不透射影像[122]。骨内恶性涎腺肿瘤如腺样囊性癌[241,242]、中央型骨内癌（包括中央型牙源性癌）[238,243-244]和罕见的恶性间叶软组织肿瘤[245]，神经外胚层肿瘤[246]极少和根尖周病相似。除极少数情况下，根尖位置可能存在病变，转移癌和骨内恶性实体瘤最常见的是虫蚀状破坏，放射透射影、放射不透射影，或两种结合病损，有或没有皮质穿孔和/或下颌骨裂伤[122,193,234-236]。

朗格汉斯细胞病，淋巴瘤和相关病症

朗格汉斯细胞组织细胞增多症（LCH）包括一组以异常朗格汉斯细胞增殖为特征的网状内皮系统的相关疾病[122-211]。包括3种亚型：勒-雪病（Litterer-Siwe病，简称L-S病），韩-薛-柯病和嗜酸性肉芽肿，后者是最常见的亚型，可能被误诊为根尖周病[122,247]，表现为颌骨内或颌骨外，界限清晰，凸出的放射透射影像；牙齿松动；X线片上显示牙齿似悬空状。可能与局灶的牙槽嵴软组织坏死有关[122]。3种亚型的组织形态学特征相似，即血管丰富的背景下大量的带纹道的组织细胞和嗜酸性粒细胞。CD1a和S-100蛋白的免疫组织化染色可证实该诊断（图4-13）。电子显微镜下显示朗格汉斯细胞富含网球拍形颗粒，通常被称为伯贝克颗粒[248-249]。

在两种公认的淋巴瘤类型——霍奇金和非霍奇金淋巴瘤中，后者可能出现在结外部位的比例高达40%[250]。一般来说，非霍奇金淋巴瘤主要影响头颈部Waldeyer环的淋巴组织，包括扁桃体、舌根和颊黏膜，极少情况下也可能影响颌骨[250-252]，因此与其他囊性颌骨病变相同，可能与牙髓或牙周病相似[253]，（图4-14和图4-15）。下颌骨淋巴瘤通常表现为不规则的放射性影像，边界清晰或不清晰。当淋巴瘤波及骨时，活检标本往往表现为坏死组织，增加了准确诊断的难度[254]。对可疑病变的组织形态学解释，可以

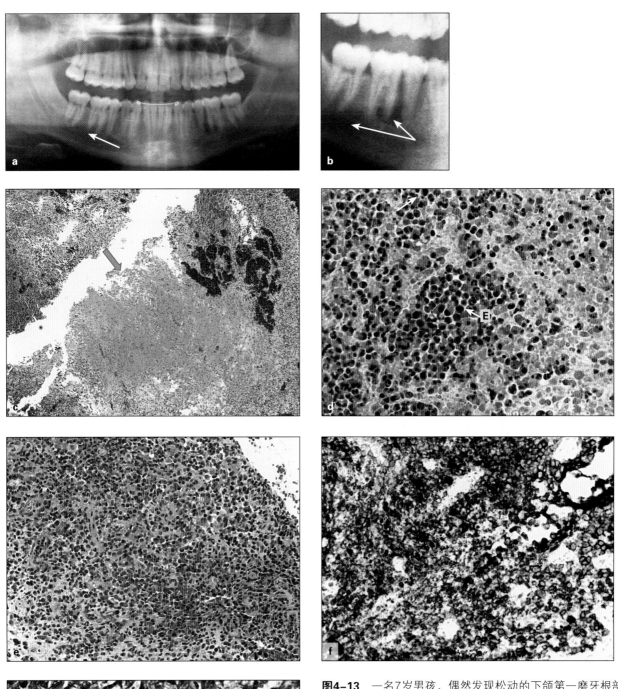

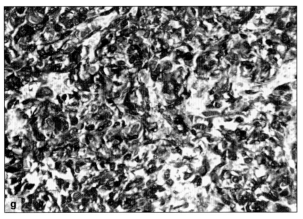

图4-13 一名7岁男孩，偶然发现松动的下颌第一磨牙根部周围的放射性透射病变。（a）全景X线片显示右下颌体存在放射性透射病灶（箭头）。（b）根尖X线片更好地显示了分别为第一和第二磨牙的根尖周及根尖的界限清楚的放射透射影像（箭头）。（c）低倍视图显示部分坏死组织（箭头）和致密细胞浸润（H&E染色；原始放大率×10）。（d）高倍显微照片显示，组织细胞聚集，其中大部分细胞表现松散的坏死背景支持的沟槽核（箭头）和嗜酸性颗粒（E），为LCH的特征（H&E染色；原始放大率×60）。（e）细胞浸润部分表现为嗜酸性粒细胞和组织细胞的密集混合物（H&E染色；原始放大率×40）。（f和g）LCH的免疫组织化学，分别用CD1a与抗S-100蛋白抗体进行强阳性和一般阳性标记，证实了LCH的诊断。

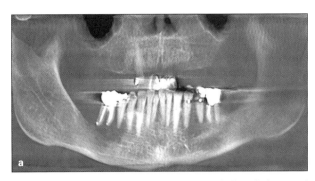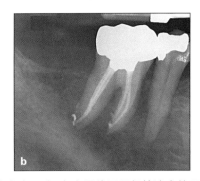

图4-14　80岁男性，在右下第一磨牙出现持续1个月的感觉异常史和牙髓治疗史。（a）全景片显示根管治疗的下颌第一磨牙根尖3cm的透射影像。（b）根尖X线片显示根尖区有透射影像。根尖病灶组织形态学检查表现为大B细胞淋巴瘤，通过免疫组织化学染色和流式细胞术进一步证实。

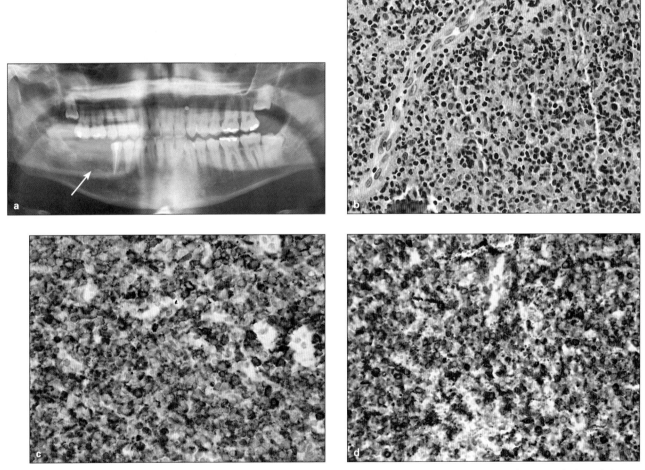

图4-15　（a）全景片显示，一名43岁男性的右侧下颌骨出现较大的放射透射区（箭头），患者表现为疼痛和肿胀，对抗生素有间歇反应。患者在5年内连续接受了3次根管治疗和数次拔牙。活组织检查该持续性、顽固性、疼痛肿胀的病变为大B细胞淋巴瘤。（b）病变的组织形态学检查显示密集的淋巴细胞浸润，其中有较多大的多形细胞（H&E染色；原始放大率×60）。免疫组化染色显示，肿瘤细胞特异性地与抗CD20（c）和抗CD79a（d）反应阳性，证实肿瘤的B细胞来源。

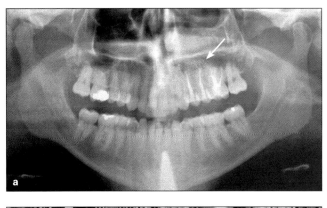

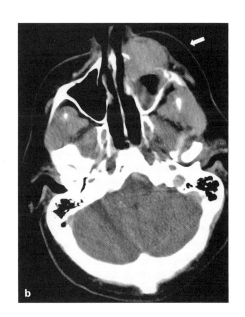

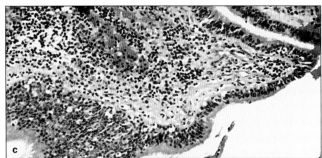

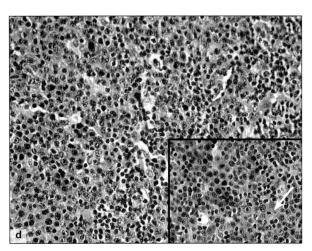

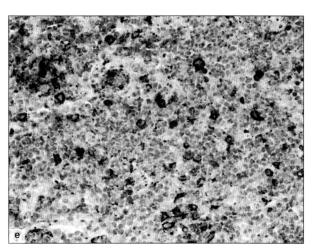

图4-16 （a）上颌左前庭、眶下区的数周疼痛和中度肿胀史的45岁男性的全景片。患者曾被诊断为根尖周脓肿（箭头）和蜂窝织炎，经过反复切开引流、抗生素治疗和左上颌数个测试为无活力的牙齿的根管治疗。（b）CT扫描显示左上颌的膨胀以及上颌窦内的软组织密度（箭头）。（c）第一次就诊后近6个月的持续肿胀，对病变进行活检，显示为炎症性的鼻窦黏膜支持的密集聚集的圆形的蓝色小细胞（H&E染色；原始放大率×20）。（d）圆形蓝色细胞群的组织形态学检查揭示存在非典型多形性浆细胞群，显示有丝分裂活性（箭头）（H&E染色；原始放大率×40；插图×60）。（e）CD138的免疫组织化学染色显示弥漫性阳性染色，流式细胞术分析揭示单克隆浆细胞群体（约占总细胞的41%），表达中等强度的CD38、CD56和细胞质κ轻链。组织形态学特征证实了孤立性鼻窦浆细胞瘤的诊断（在伯明翰阿拉巴马大学Vishnu Reddy博士的帮助下完成病例收集）。

通过提供保存良好的完整摘除的牙髓组织来克服此潜在的缺陷[255]。

浆细胞瘤是浆细胞罕见的肿瘤性增生，发生形式可为髓外和骨孤立病变[256]。病变常表现为髓腔内边

界清楚的放射透射影[256-259]。头颈的浆细胞瘤可能发生于骨，但通常是髓外发生，有头颈部好发倾向[256-258]。浆细胞瘤在极少情况下可与牙髓来源的根尖周病灶相混淆，在对根管治疗无效的病变进行活检时显示为单

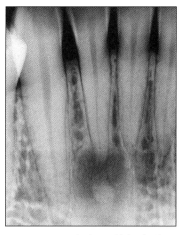

图4-17 下颌切牙的根尖片显示在混合性溶骨性疾病阶段根尖牙骨质发育异常（由加利福尼亚州Loma Linda大学Mahmoud Torabinejad博士提供）。

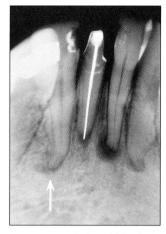

图4-18 下颌切牙的根尖片显示右侧下颌中切牙根管治疗，是由于将根尖放射透射影像误读为牙髓来源的根尖病变。除左下颌中切牙根尖区域（箭头）表现为成骨阶段的牙骨质发育不良外，其余的下颌前牙均可见溶骨阶段的牙骨质发育不良。（由加利福尼亚州Loma Linda大学Lane Thompson博士提供）。

图4-19 （a）根尖片显示根尖牙骨质发育不良的左下颌切牙，由于将根尖放射透射影像误解为牙髓来源的根尖病变进行了根管治疗。其余下颌切牙表现为成骨阶段的牙骨质发育不良较明显。（b）下颌中切牙的根尖病变组织形态学检查发现，类骨质碎片/织状骨，其中一些表现出静止线，而其中大部分表现为良好的成骨边缘。骨组织由致密胶原纤维结缔组织支持（H&E染色；原始放大率×20）。

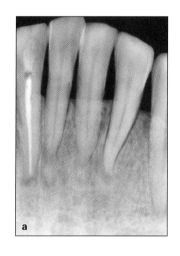

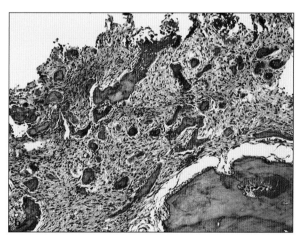

克隆浆细胞浸润[259]（图4-16）。对这些患者的长期随访非常重要，因为浆细胞瘤常常演变为多发性骨髓瘤。

骨病理学

此类别中的一些病变可表现为根尖周病。良性纤维骨性病变为一组肿瘤性、反应性、代谢性的病变。其中中央型骨化性纤维瘤（COF）和骨发育异常（OD）易与根尖周病理混淆。COF是一种真正的良性骨肿瘤，可由于发现和检查的时间不同，表现为有明确界限的，不透射或/和透射影像。OD包括一类反应性的非肿瘤性病变；在此类病变中，根尖牙骨质发育不良，下颌切牙根尖病变最初表现为溶骨性，随后表现为不透射的影像。未确认牙齿的活力状态可能导致错误和不合理的根管治疗[260-266]（图4-17~图4-19）。繁茂性牙骨质-骨结构不良的特征是在放射透射区的边缘出现不透射的影像，在上颌、下颌均有发生。在骨溶解阶段，该病变可与根尖周病变混淆。少量病例报道了良性骨肿瘤-成骨细胞瘤被误诊为根尖周病[267-268]。根尖感染常伴病灶的牙周膜间隙增宽和疼痛，在少数情况下可能导致颌骨成骨肉瘤的诊断延迟。该疾病是一种严重的颌骨恶性肿瘤，患者通常十分痛苦，与根尖周病损在放射影像学特征方面呈现出一些相似之处[269]。

其他罕见的相关疾病

其他类似根尖周病的罕见病包括非特异性肉芽肿性疾病，异物诱导性[193,270-272]以及感染性肉芽肿病，如结核分枝杆菌、曲霉菌病和组织胞浆菌病[193,273]。放线菌，通常通过牙科治疗进入骨内，可能引起类似的肉芽肿性反应[274-276]。炎症性鼻窦炎极少见的呼吸道上皮性腺瘤样错构瘤和上颌窦的罗道病也可能被误认为是牙髓起源的病变[277-279]。

致谢

笔者真诚地感谢Carmelita Meta夫人（Oregon Health & Science大学，牙学院，病理科的管理人）的帮助和支持。

参考文献

[1] Aas JA, Griffen AL, Dardis SR, et al. Bacteria of dental caries in primary and permanent teeth in children and young adults. J Clin Microbiol 2008;46:1407–1417.

[2] Loesche WJ. Microbiology of dental decay and periodontal disease. In: Baron S (ed). Medical Microbiology, ed 4. Galveston, TX: University of Texas Medical Branch, Department of Microbiology, 1997:1–45.

[3] Matsuguchi T, Musikacharoen T, Ogawa T, Yoshikai Y. Gene expressions of Toll-like receptor 2, but not Toll-like receptor 4, is induced by LPS and inflammatory cytokines in mouse macrophages. J Immunol 2000;165:5767–5772.

[4] Almansa Ruiz JC, Bosman AM, Steenkamp G. Bacterial profile of necrotic pulps in cheetah (acinonyx jubatus) canine teeth. J Zoo Wldl Med 2016;47:98–105.

[5] Bergenholtz G. Evidence for bacterial causation of adverse pulpal responses in resin-based dental restorations. Crit Rev Oral Biol Med 2000;11:467–480.

[6] Bergenholtz G, Lindhe J. Effect of soluble plaque factors on inflammatory reactions in the dental pulp. Scand J Dent Res 1975;83:153–158.

[7] Bergenholtz G, Warfvinge J. Migration of leukocytes in dental pulp in response to plaque bacteria. Scand J Dent Res 1982;90:354–362.

[8] Warfvinge J. Dental pulp inflammation: Experimental studies in human and monkey teeth. Swed Dent J Suppl 1986;39:1–36.

[9] Hahn CL, Liewehr FR. Update on the adaptive immune responses of the dental pulp. J Endod 2007;33:773–781.

[10] Hahn CL, Liewehr FR. Innate immune responses of the dental pulp to caries. J Endod 2007;3:643–651.

[11] Hahn CL, Liewehr FR. Relationships between caries bacteria, host responses, and clinical signs and symptoms of pulpitis. J Endod 2007;33:213–219.

[12] van Houte J, Lopman J, Kent R. The final pH of bacteria comprising the predominant flora on sound and carious human root and enamel surfaces. J Dent Res 1996;75:1008–1014.

[13] Loesche WJ, Syed SA. The predominant cultivable flora of carious plaque and carious dentine. Caries Res 1973;3:201–216.

[14] Bowden GH, Ekstrand J, McNaughton B, Challacombe SJ. Association of selected bacteria with the lesions of root surface caries. Oral Microbiol Immunol 1990;5:346–351.

[15] Love RM, McMillan MD, Jenkinson HF. Invasion of dentinal tubules by oral streptococci is associated with collagen recognition mediated by the antigen I/II family of polypeptides. Infect Immun 1997;65:5157–5164.

[16] McGrady JA, Butcher WG, Beighton D, Switalski LM. Specific and charge interactions mediate collagen recognition by oral lactobacilli. J Dent Res 1995;74:649–657.

[17] Tjäderhane L, Larjava H, Sorsa T, Uitto VJ, Larmas M, Salo T. The activation and function of host matrix metalloproteinases in dentin matrix breakdown in caries lesions. J Dent Res 1998;77:1622–1629.

[18] Goldberg M, Lacerda-Pinheiro S, Six N, et al. Inflammatory and immunological aspects of dental pulp repair. Pharmacol Res 2008;58:137–147.

[19] Lesot H, Bègue-Kirn C, Kübler MD, Meyer JM, Smith AJ, Cassidy N. Experimental induction of odontoblast differentiation and stimulation during reparative processes. Cell Mater 1993;3:201–217.

[20] Adamkiewicz VW, Pekovic DD. Experimental pulpal Arthus allergy. Oral Surg Oral Med Oral Pathol 1980;50:450–456.

[21] Bergenholtz G, Ahlstedt S, Lindhe J. Experimental pulpitis in immunized monkeys. Scand J Dent Res 1977;85:396–406.

[22] Trowbridge H, Daniels T. Abnormal immune response to infection of the dental pulp. Report of a case. Oral Surg Oral Med Oral Pathol 1977;43:902–909.

[23] Van Hassel HJ. Physiology of the human dental pulp. Oral Surg Oral Med Oral Pathol Oral Radiol 1971;32:126–134.

[24] Tønder KJ. Vascular reactions in the dental pulp during inflammation. Acta Odontol Scand 1983;41:247–256.

[25] Kakehashi S, Stanley HR, Fitzgerald RJ. The effects of surgical exposures of dental pulps in germfree and conventional laboratory rats. J South Calif State Dent Assoc 1966;34:449–451.

[26] Siqueira JF Jr, Fouad AF. Endodontic microbiology. In: Torabinejad M, Fouad AF, Walton RE (eds). Endodontics: Principles and Practice, ed 5. Philadelphia: Saunders, 2014:37–48.

[27] Byström A, Sundqvist G. Bacteriologic evaluation of the efficacy of mechanical root canal instrumentation in endodontic therapy. Scand J Dent Res 1981;89:321–328.

[28] Siqueira JF Jr, Rôças IN. Exploiting molecular methods to explore endodontic infections: Part 2—Redefining the endodontic microbiota. J Endod 2005;31:488–498.

[29] Siqueira JF Jr, Rôças IN. Diversity of endodontic microbiota revisited. J Dent Res 2009;88:969–981.

[30] Ribeiro AC, Matarazzo F, Faveri M, Zezell DM, Mayer MP. Exploring bacterial diversity of endodontic microbiota by cloning and sequencing 16S rRNA. J Endod 2011;37:922–926.

[31] Nair PN. Pathogenesis of apical periodontitis and the causes of endodontic failures. Crit Rev Oral Biol Med 2004;15:348–381.

[32] Kettering JD, Torabinejad M. Presence of natural killer cells in human chronic periapical lesions. Int Endod J 1993;26:344–347.

[33] Wallstrom JB, Torabinejad M, Kettering J, McMillan P. Role of T cells in the pathogenesis of periapical lesions. A preliminary report. Oral Surg Oral Med Oral Pathol 1993;76:213–218.

[34] Torabinejad M, Kettering JD. Identification and relative concentration of B and T lymphocytes in human chronic periapical lesions. J Endod 1985;11:122–125.

[35] Abbott PV. The periapical space—A dynamic interface. Aust Endod J 2002;28:96–107.

[36] Kakeshi S, Stanley HR, Fitzgerald RJ. The effects of surgical exposures of dental pulps in germ-free and conventional laboratory rats. Oral Surg Oral Med Oral Pathol 1965;20:340–349.

[37] Moller AJR, Fabricius L, Dahlen G, Ohman AE, Heyden G. Influence on periapical tissues of indigenous oral bacteria and necrotic pulp tissue in monkeys. Scand J Dent Res 1981;89:475–484.

[38] Sundqvist G, Johansson E, Sjögren U. Prevalence of black-pigmented Bacteroides species in root canal infections. J Endod 1989;15:13–19.

[39] Waltimo T, Kuusinen M, Järvensivu A, et al. Examination on Candida spp. in refractory periapical granulomas. Int Endod J 2003;36:643–647.

[40] Sen BH, Piskin B, Demirci T. Observation of bacteria and fungi in infected root canals and dentinal tubules by SEM. Endod Dent Traumatol 1995;11:6–9.

[41] Glick M, Cleveland DB, Slaking LM, Alfaro-Miranda M, Fielding AF. Intraoral cytomegalovirus lesion and HIV-associated periodontitis in a patient with acquired immunodeficiency syndrome. Oral Surg Oral Med Oral Pathol 1991;72:716–720.

[42] Kabak SL, Kabak YS, Anischenko SL. Light microscopic study of periapical lesions associated with asymptomatic apical periodontitis. Ann Anat 2005;187:185–194.

[43] Hojo S, Komatsu M, Okuda R, Takahashi N, Yamada T. Acid profiles and pH of carious dentin in active and arrested lesions. J Dent Res 1994;73:1853–1857.

[44] Panopoulos P, Mejare B, Edwall L. Effects of ammonia and organic acids on the intradental sensory nerve activity. Acta Odontol Scand 1983;41:209–215.

[45] Hahn CL, Falkler WA Jr. Correlation between thermal sensitivity and microorganisms isolated from deep caries. J Endod 1993;19:26–30.

[46] Hogg SD, Whiley RA, De Soet JJ. Occurrence of lipoteichoic acid in oral streptococci. Int J Syst Bacteriol 1997;47:62–66.

[47] Jacques NA, Hardy L, Knox KW, Wicken AJ. Effect of growth conditions on the formation of extracellular lipoteichoic acid by streptococcus mutans BHT. Infect Immun 1979;25:75–84.

[48] Hahn CL, Falkler WA Jr. Correlation between thermal sensitivity and microorganisms isolated from deep caries. J Endod 1993;19:26–30.

[49] Khabbaz MG, Anastasiadis PL, Sykaras SN. Determination of endotoxins in caries: Association with pulpal pain. Int Endod J 2000;33:132–137.

[50] Bjornson HS. Activation of Hageman factor by lipopolysaccharides of *Bacteroides fragilis, Bacteroides vulgatus* and *Fusobacterium mortiferum*. Rev Infect Dis 1984;6:30–33.

[51] Miller RL, Webster ME, Melmon KL. Interaction of leukocytes and endotoxin with the plasmin and kinin systems. Eur J Pharmacol 1975;33:53–60.

[52] Yoshimura A, Lien E, Ingalls RR, Tuomanen E, Dziarski R, Golenbock D. Cutting edge: Recognition of gram-positive bacterial cell wall components by the innate immune system occurs via Toll-like receptor 2. J Immunol 1999;163:1–5.

[53] Dziarski R, Tapping RI, Tobias PS. Binding of bacterial peptidoglycan to CD14. J Biol Chem 1998;273:8680–8690.

[54] Henderson B, Wilson M. Cytokine induction by bacteria: Beyond lipopolysaccharide. Cytokine 1996;8:269–282.

[55] Ginsburg I. Role of lipoteichoic acid in infection and inflammation. Lancet Infect Dis 2002;2:171–179.

[56] Nair PNR. Apical periodontitis: A dynamic encounter between root canal infection and host response. Periodontol 2000 1997;13:121–148.

[57] World Health Organization. Application of the International Classification of Diseases to Dentistry and Stomatology, ed 3. Geneva: World Health Organization, 1995;66–67.

[58] Torabinejad M, Shabahang S. Pulp and periapical pathosis. In: Torabinejad M, Fouad A, Walton RE (eds). Endodontics: Principles and Practice, ed 5. Philadelphia: Saunders, 2014.

[59] Morse DR, Seltzer S, Sinai I, Biron G. Classification. J Am Dent Assoc 1977; 94:685–689.

[60] Eriksen HM. Endodontology—Epidemiologic considerations. Endod Dent Traumatol 1991;7:189–195.

[61] Sullivan M, Gallagher G, Noonan V. The root of the problem: Occurrence of typical and atypical periapical pathoses. J Am Dent Assoc 2016;147:646–649.

[62] Koivisto T, Bowles WR, Rohrer M. Frequency and distribution of radiolucent jaw lesions: A retrospective analysis of 9,723 cases. J Endod 2012;38:729–732.

[63] Scheinfeld MH, Shifteh K, Avery LL, Dym H, Dym RJ. Teeth: What radiologists should know. Radiographics 2012;32:1927–1944.

[64] Trowbridge HO. Pathogenesis of pulpitis resulting from dental caries. J Endod 1981;7:52–60.

[65] Siqueira JF Jr, Rôças IN. Microbiology and treatment of acute apical abscesses. Clin Microbiol Rev 2013;26:255–273.

[66] Sasaki H, Stashenko P. Interrelationship of the pulp and apical periodontitis. In: Hargreaves KM, Goodis HE, Tay FR (eds). Seltzer and Bender's Dental Pulp, ed 2. Chicago, IL: Quintessence, 2012:277–299.

[67] Baumgartner JC, Siqueira JF Jr, Sedgley CM, Kishen A. Microbiology of endodontic disease. In: Ingle JI, Bakland LK, Baumgartner JC (eds). Ingle's Endodontics, ed 6. Hamilton, ON: BC Decker, 2008:221–308.

[68] Marcus BJ, Kaplan J, Collins KA. A case of Ludwig angina: A case report and review of the literature. Am J Forensic Med Pathol 2008;29:255–259.

[69] Boscolo-Rizzo P, Da Mosto MC. Submandibular space infection: A potentially lethal infection. Int J Infect Dis 2009;13:327–333.

[70] Larawin V, Naipao J, Dubey SP. Head and neck space infections. Otolaryngol Head Neck Surg 2006;135:889–893.

[71] Ogundiya DA, Keith DA, Mirowski J. Cavernous sinus thrombosis and blindness as complications of an odontogenic infection: Report of a case and review of literature. J Oral Maxillofac Surg 1989;47:1317–1321.

[72] Corson MA, Postlethwaite KP, Seymour RA. Are dental infections a cause of brain abscess? Case report and review of the literature. Oral Dis 2001;7:61–65.

[73] Marques DA, Silva R, Caugant DA, Josefsen R, Tronstad L, Olsen I. Characterization of streptococcus constellatus strains recovered from a brain abscess and periodontal pockets in an immunocompromised patient. J Periodontol 2004; 75:1720–1723.

[74] Daramola OO, Flanagan CE, Maisel RH, Odland RM. Diagnosis and treatment of deep neck space abscesses. Otolaryngol Head Neck Surg 2009;141:123–130.

[75] Huang TT, Tseng FY, Liu TC, Hsu CJ, Chen YS. Deep neck infection in diabetic patients: Comparison of clinical picture and outcomes with nondiabetic patients. Otolaryngol Head Neck Surg 2005;132:943–947.

[76] Stoykewych AA, Beecroft WA, Cogan AG. Fatal necrotizing fasciitis of dental origin. J Can Dent Assoc 1992;58:59–62.

[77] Tung-Yiu W, Jehn-Shyun H, Ching-Hung C, Hung-An C. Cervical necrotizing fasciitis of odontogenic origin: A report of 11 cases. J Oral Maxillofac Surg 2000; 58:1347–1352.

[78] Umeda M, Minamikawa T, Komatsubara H, Shibuya Y, Yokoo S, Komori T. Necrotizing fasciitis caused by dental infection: A retrospective analysis of 9 cases and a review of the literature. Oral Surg Oral Med Oral Pathol Oral Radiol Endod 2003; 95:283–290.

[79] Udaondo P, Garcia-Delpech S, Diaz-Llopis M, Salom D, Garcia-Pous M, Strottmann JM. Bilateral intraorbital abscesses and cavernous sinus thromboses secondary to streptococcus milleri with a favorable outcome. Ophthal Plast Reconstr Surg 2008;24:408–410.

[80] Kim IK, Kim JR, Jang KS, Moon YS, Park SW. Orbital abscess from an odontogenic infection. Oral Surg Oral Med Oral Pathol Oral Radiol Endod 2007;103:e1–e6.

[81] Koch F, Breil P, Marroquin BB, Gawehn J, Kunkel M. Abscess of the orbit arising 48 h after root canal treatment of a maxillary first molar. Int Endod J 2006;39: 657–664.

[82] Stashenko P, Teles R, D'Souza R. Periapical inflammatory responses and their modulation. Crit Rev Oral Biol Med 1998;9:498–521.

[83] Torabinejad M, Clagget J, Engel D. A cat model for evaluation of mechanism of bone resorption: Induction of bone loss by stimulated immune complexes and inhibition by indomethacin. Calcif Tissue Int 1979;29:207–214.

[84] Torabinejad M, Kriger RD. Experimentally induced alterations in periapical tissues of the cat. J Dent Res 1980;59:87–96.

[85] Torabinejad M, Eby WC, Naidorf IJ. Inflammatory and immunological aspects of the pathogenesis of human periapical lesions. J Endod 1985;11:479–488.

[86] McFarland LV, Clarridge JE, Beneda HW, Raugi GJ. Fluoroquinolone use and risk factors for clostridium difficile-associated disease within a veterans administration health care system. Clin Infect Dis 2007;45:1141–1151.

[87] Williams BL, McCann GF, Schoenknecht FD. Bacteriology of dental abscesses of endodontic origin. J Clin Microbiol 1983;18:770–774.

[88] Brook I, Frazier EH, Gher ME. Aerobic and anaerobic microbiology of periapical abscess. Oral Microbiol Immunol 1991;6:123–125.

[89] Heimdahl A, Josefsson K, von Konow L, Nord CE. Detection of anaerobic bacteria in blood cultures by lysis filtration. Eur J Clin Microbiol 1985;4:404–407.

[90] Lewis MA, MacFarlane TW, McGowan DA. Quantitative bacteriology of acute dento-alveolar abscesses. J Med Microbiol 1986;21:101–104.

[91] Ferreira LGV, Rosin FCP, Corrêa L. Analysis of Interleukin 17A in periapical abscess and granuloma lesions [published online 28 March 2016]. Braz Oral Res 2016;30:e34.

[92] Jäger A, Kuchroo VK. Effector and regulatory T-cell subsets in autoimmunity and tissue inflammation. Scand J Immunol 2010;72:173–184.

[93] Oseko F, Yamamoto T, Akamatsu Y, Kanamura N, Iwakura Y, Imanishi J, Kita M. IL-17 is involved in bone resorption in mouse periapical lesions. Microbiol Immunol 2009;53:287–294.

[94] Colić M, Vasilijić S, Gazivoda D, Vucević D, Marjanović M, Lukić A. Interleukin-17 plays a role in exacerbation of inflammation within chronic periapical lesions. Eur J Oral Sci 2007;115:315–320.

[95] Marçal JR, Samuel RO, Fernandes D, et al. T-helper cell type 7/regulatory T-cell immunoregulatory balance in human radicular cysts and periapical granulomas. J Endod 2010;36:995–999.

[96] Lewis MA, Carmichael F, MacFarlane TW, Milligan SG. A randomised trial of co-amoxiclav (augmentin) versus penicillin V in the treatment of acute dentoalveolar abscess. Br Dent J 1993;175:169–174.

[97] Kuriyama T, Absi EG, Williams DW, Lewis MA. An outcome audit of the treatment of acute dentoalveolar infection: Impact of penicillin resistance. Br Dent J 2005;25:759–763.

[98] Khemaleelakul S, Baumgartner JC, Pruksakorn S. Identification of bacteria in acute endodontic infections and their antimicrobial susceptibility. Oral Surg Oral Med Oral Pathol Oral Radiol Endod 2002;94:746–755.

[99] Baumgartner JC, Xia T. Antibiotic susceptibility of bacteria associated with endodontic abscesses. J Endod 2003;29:44–47.

[100] Jacinto RC, Gomes BP, Ferraz CC, Zaia AA, Filho FJ. Microbiological analysis of infected root canals from symptomatic and asymptomatic teeth with periapical periodontitis and the antimicrobial susceptibility of some isolated anaerobic

bacteria. Oral Microbiol Immunol 2003;18:285–292.

[101] Kuriyama T, Williams DW, Yanagisawa M, et al. Antimicrobial susceptibility of 800 anaerobic isolates from patients with dentoalveolar infection to 13 oral antibiotics. Oral Microbiol Immunol 2007;22:285–288.

[102] Flynn TR. What are the antibiotics of choice for odontogenic infections, and how long should the treatment course last? Oral Maxillofac Surg Clin North Am 2011;23:519–536.

[103] Lakhssassi N, Elhajoui N, Lodter JP, Pineill JL, Sixou M. Antimicrobial susceptibility variation of 50 anaerobic periopathogens in aggressive periodontitis: An interindividual variability study. Oral Microbiol Immunol 2005;20:244–252.

[104] Gilmore WC, Jacobus NV, Gorbach SL, Doku HC, Tally FP. A prospective double-blind evaluation of penicillin versus clindamycin in the treatment of odontogenic infections. J Oral Maxillofac Surg 1988;46:1065–1070.

[105] von Konow L, Kondell PA, Nord CE, Heimdahl A. Clindamycin versus phenoxymethyl-penicillin in the treatment of acute orofacial infections. Eur J Clin Microbiol Infect Dis 1992;11:1129–1135.

[106] Takahashi K. Microbiological, pathological, inflammatory, immunological and molecular biological aspects of periradicular disease. Int Endod J 1998;31:311–325.

[107] Škaljac-Staudt G, Galić N, Katunarić M, Ciglar I, Katanec D. Immunonopathogenesis of chronic periapical lesions. Acta Stomat Croat 2001;35:127–131.

[108] Torabinejad M, Bakland LK. Immunopathogenesis of chronic periapical lesions. A review. Oral Surg Oral Med Oral Pathol 1978;46:685–699.

[109] de Jong EC, Smits HH, Kapsenberg ML. Dendritic cell-mediated T cell polarization. Springer Semin Immunopathol 2005;26:289–307.

[110] McGeachy MJ, Cua DJ. Th17 cell differentiation: The long and winding road. Immunity 2008;28:445–453.

[111] Akamine A, Anan H, Hamachi T, Maeda K. A histochemical study of the behavior of macrophages during experimental apical periodontitis in rats. J Endod 1994; 20:474–478.

[112] Kawashima N, Stashenko P. Expression of bone-resorptive and regulatory cytokines in murine periapical inflammation. Arch Oral Biol 1999;44:55–66.

[113] Nijweide PJ, De Grooth R. Ontogeny of the osteoclast. In: Rifkin BR, Gay CV (eds). Biology and Physiology of the Osteoclast. Boca Raton, FL: CRC, 1992;81–104.

[114] Artese L, Piattelli A, Quaranta M, Colasante A, Musiani P. Immunoreactivity for interleukin 1-beta and tumor necrosis factor-alpha and ultrastructural features of monocytes/macrophages in periapical granulomas. J Endod 1991;17:483–487.

[115] Safavi KE, Rossomando ER. Tumor necrosis factor identified in periapical tissue exudates of teeth with apical periodontitis. J Endod 1991;17:12–14.

[116] Ataoğlu T, Ungör M, Serpek B, Haliloğlu S, Ataoğlu H, Ari H. Interleukin-1beta and tumour necrosis factor-alpha levels in periapical exudates. Int Endod J 2002; 35:181–185.

[117] Barkhordar RA, Hussain MZ, Hayashi C. Detection of interleukin-1 beta in human periapical lesions. Oral Surg Oral Med Oral Pathol 1992;73:334–336.

[118] Lim CG, Torabinejad M, Kettering J, Linkhardt TA, Finkelman RD. Interleukin 1-beta in symptomatic and asymptomatic human periradicular lesions. J Endod 1994;20:225–227.

[119] Matsuo T, Ebisu S, Nakanishi T, Yonemura K, Harada Y, Okada H. Interleukin-1 alpha and interleukin-1 beta periapical exudates of infected root canals: Correlations with the clinical findings of the involved teeth. J Endod 1994;20:432–435.

[120] Čolić M, Gazivoda D, Vučević D, Vasilijić S, Rudolf R, Lukić A. Proinflammatory and immunoregulatory mechanisms in periapical lesions. Mol Immunol 2009;47: 101–113.

[121] Eversole LR. Clinical Outline of Oral Pathology: Diagnosis and Treatment, ed 4. Shelton, CT: People's Medical, 2011:173.

[122] Neville BW, Damm DD, Allen CM, Chi AC. Pulpal and Periapical Disease. In: Neville BW, Damm DD, Allen CM, Chi AC. Oral and Maxillofacial Pathology, ed 4. Philadelphia: Saunders, 2015:111–136.

[123] Gill Y, Scully C. Orofacial odontogenic infections: Review of microbiology and current treatment. Oral Surg Oral Med Oral Pathol 1990;70:155–158.

[124] Gemmell E, Carter CL, Hart DN, Drysdale KE, Seymour GJ. Antigen-presenting cells in human periodontal disease tissues. Oral Microbiol Immunol 2002;17:388–393.

[125] Muglali M, Komerik N, Bulut E, Yarim GF, Celebi N, Sumer M. Cytokine and chemokine levels in radicular and residual cyst fluids. J Oral Pathol Med 2008; 37:185–189.

[126] Nonaka CF, Maia AP, Nascimento GJ, de Almeida Freitas R, Batista de Souza L, Galvão HC. Immunoexpression of vascular endothelial growth factor in periapical granulomas, radicular cysts, and residual radicular cysts. Oral Surg Oral Med Oral Pathol Oral Radiol Endod 2008;106;896–902.

[127] Costa Neto H, de Andrade ALDL, Gordon-Nunez MA, de Freitas RA, Galvao HC. Immunoexpression of tryptasepositive mast cells in periapical granulomas and radicular cysts. Int Endod J 2015;48:729–735.

[128] Andrade AL, Nonaka CF, Gordón-Núñez MA, Freitas Rde A, Galvão HC. Immunoexpression of interleukin 17, transforming growth factor β1, and forkhead box P3 in periapical granulomas, radicular cysts, and residual radicular cysts. J Endod 2013;39:990–994.

[129] Gruber BL, Kew RR, Jelaska A, et al. Human mast cells activate fibroblasts: Tryptase is a fibrogenic factor stimulating collagen messenger ribonucleic acid synthesis and fibroblast chemotaxis. J Immunol 1997;158:2310–2317.

[130] Thomas VA, Wheeless CJ, Stack MS, Johnson DA. Human mast cell tryptase fibrinogenolysis: Kinetics, anticoagulation.mechanism, and cell adhesion disruption. Biochemistry 1998;37:2291–2298.

[131] Santos PP, Nonaka CF, Pinto LP, de Souza LB. Immunohistochemical expression of mast cell tryptase in giant cell fibroma and inflammatory fibrous hyperplasia of the oral mucosa. Arch Oral Biol 2011;56:231–237.

[132] Rodini CO, Batista AC, Lara VS. Comparative immunohistochemical study of the presence of mast cells in apical granulomas and periapical cysts: Possible role of mast cells in the course of human periapical lesions. Oral Surg Oral Med Oral Pathol Oral Radiol Endod 2004;97:59–63.

[133] Teronen O, Hietanen J, Lindqvist C, et al. Mast cell-derived tryptase in odontogenic cysts. J Oral Pathol Med 1996;25:376–381.

[134] Sciuba J, Fantasia J, Kahn L, Armed Forces Institute of Pathology (US), Universities Associated for Research and Education in Pathology. Tumors and Cysts of the Jaws, series 3, Atlas of Tumors Pathology. Washington, DC: Armed Forces Institute of Pathology, 2001:15–47.

[135] Matthews JB, Browne RM. An immunocytochemical study of the inflammatory cell infiltrate and epithelial expression of HLA-DR in odontogenic cysts. J Oral Pathol 1987;16:112–117.

[136] Rushton MA. Hyaline bodies in the epithelium of dental cysts. Proc R Soc Med 1955;48:407–409.

[137] Nair PN. On the causes of persistent apical periodontitis: A review. Int Endod J 2006;39:249–281.

[138] Nair PNR, Pajarola G, Luder HU. Ciliated epithelium-lined radicular cysts. Oral Surg Oral Med Oral Pathol Oral Radiol Endod 2002;94:485–493.

[139] Nair PNR, Sjögren U, Figdor D, Sundqvist G. Persistent periapical radiolucencies of root-filled human teeth, failed endodontic treatments, and periapical scars. Oral Surg Oral Med Oral Pathol Oral Radiol Endod 1999;87:617–627.

[140] Nair PNR. New perspectives on radicular cysts: Do they heal? Int Endod J 1998; 31:155–160.

[141] Nair PNR. Pathology of apical periodontitis. In: Ørstavik D, Pitt FTR (eds). Essential Endodontology: Prevention and Treatment of Apical Periodontitis. Oxford: Blackwell, 1998:68–105.

[142] Simon JHS. Incidence of periapical cysts in relation to the root canal. J Endod 1990;6:845–848.

[143] Simon JHS, Chimenti Z, Mintz G. Clinical significance of the pulse granuloma. J Endod 1982;8:116–119.

[144] Sonnabend E, Oh CS. Zur frage des epithels im apikalen. Granulationsgewebe (granulom) menschlicher zähne. Dtsch Zahnärztl Z 1996;21:627–643.

[145] Shear M, Seward GR. Cysts of the Oral Regions, ed 3. London: Butterworth-Heinemann, 1992.

[146] Daley TD, Wysocki GP, Pringle GA. Relative incidence of odontogenic tumors and oral and jaw cysts in a Canadian population. Oral Surg Oral Med Oral Pathol 1994;77:276–280.

[147] Thoma KH (ed). Oral Roentgenology: A Roentgen Study of the Anatomy and Pathology of the Oral Cavity. Boston: Ritter, 1917:136–137.

[148] Gardner DG. Residual cysts. Oral Surg Oral Med Oral Pathol Oral Radiol Endod 1997;84:114–115.

[149] Gardner DG, Sapp JP, Wysocki GP. Odontogenic and "fissural" cysts of the jaws. Pathol Annu 1978;13:177–200.

[150] Shear M. Cholesterol in dental cysts. Oral Surg Oral Med Oral Pathol 1963; 16:1465–1473.

[151] Shear M. Cysts of the jaws: Recent advances. J Oral Pathol 1985;14:43–59.

[152] Shear M, Altini M. Odontogenic and non-odontogenic cysts of the jaws. J Dent Assoc S Afr 1983;38:555–564.

[153] Main DM. Epithelial jaw cysts: A clinicopathological reappraisal. Br J Oral Surg 1970;8:114–125.

[154] Ten Cate AR. The epithelial cell rests of Malassez and the genesis of the dental cyst. Oral Surg Oral Med Oral Pathol 1972;34:956–964.

[155] Torabinejad M, Theofilopoulos AN, Ketering JD, Bakland LK. Quantitation of circulating immune complexes, immunoglobulins G and M, and C3 complement component in patients with large periapical lesions. Oral Surg Oral Med Oral Pathol 1983;55:186–190.

[156] Torabinejad M. The role of immunological reactions in apical cyst formation and the fate of epithelial cells after root canal therapy: A theory. Int J Oral Surg 1983;12:14–22.

[157] Malassez I. Noe sur la pathologie des kystes dentaires dites periostiques. J Conn Med Prat (Paris) 1884;7:98–116.

[158] Thesleff I. Epithelial cell rests of Malassez bind epidermal growth factor intensely. J Periodontal Res 1987;22:419–421.

[159] Gao Z, Flaitz CM, Mackenzie IC. Expression of keratinocyte growth factor in periapical lesions. J Dent Res 1996;75:1658–1663.

[160] Lin LM, Wang SL, Wu-Wang C, Chang KM, Leung C. Detection of epidermal growth factor in inflammatory periapical lesions. Int Endod J 1996;29:179–184.

[161] James WW. Do epithelial odontomes increase in size by their own tension? Proc R Soc Med 1926;19:73–77.

[162] Toller PA. Experimental investigations into factors concerning the growth of cysts of the jaw. Proc R Soc Med 1948;41:681–688.

[163] Toller PA. The osmolarity of fluids from cysts of the jaws. Br Dent J 1970;29:275–278.

[164] Harris M, Goldhaber P. The production of a bone resorbing factor by dental cysts in vitro. Br J Oral Surg 1973;10:334–338.

[165] Harris M, Jenkins MV, Bennett A, Wills MR. Prostaglandin production and bone resorption by dental cysts. Nature 1973;145:213–215.

[166] Brunette DM, Heersche JN, Purdon AD, Sodek J, Moe HK, Assuras JN. In vitro cultural parameters and protein and prostaglandin secretion of epithelial cells derived from porcine rests of Malassez. Arch Oral Biol 1979;24:199–203.

[167] Birek C, Heersche D, Jez D, Brunette DM. Secretion of bone resorbing factor by epithelial cells cultured from porcine rests of Malassez. J Periodontal Res 1983;18:75–81.

[168] Teronen O, Salo T, Laitinen J, et al. Characterization of interstitial collagenases in jaw cyst wall. Eur J Oral Sci 1995;103:141–147.

[169] Bernardi L, Visioli F, Nör C, Rados PV. Radicular cyst: An update of the biological factors related to lining epithelium. J Endod 2015;41:1951–1961.

[170] Güler N, Comunoğlu N, Cabbar F. Ki-67 and MCM-2 in dental follicle and odontogenic cysts: The effects of inflammation on proliferative markers. ScientificWorldJournal 2012;2012:946060.

[171] Gadbail AR, Chaudhary M, Patil S, Gawande M. Actual proliferating index and p53 protein expression as prognostic marker in odontogenic cysts. Oral Dis 2009;15:490–498.

[172] Shahela T, Aesha S, Ranganathan K, et al. Immunohistochemical expression of PCNA in epithelial linings of selected odontogenic lesions. J Clin Diagn Res 2013;7:2615–2618.

[173] Tekkesin MS, Mutlu S, Olgac V. Expressions of bax, bcl-2 and Ki-67 in odontogenic keratocysts (keratocystic odontogenic tumor) in comparison with ameloblastomas and radicular cysts. Turk Patoloji Derg 2012;28:49–55.

[174] Singh HP, Shetty DC, Wadhwan V, Aggarwal P. A quantitative and qualitative comparative analysis of collagen fibers to determine the role of connective tissue stroma on biological behavior of odontogenic cysts: A histochemical study. Natl J Maxillofac Surg 2012;3:15–20.

[175] Vij R, Vij H, Rao NN. Evaluation of collagen in connective tissue walls of odontogenic cysts—A histochemical study. J Oral Pathol Med 2011;40:257–262.

[176] Tsuneki M, Cheng J, Maruyama S, Ida-Yonemochi H, Nakajima M, Saku T. Perlecan-rich epithelial linings as a background of proliferative potentials of keratocystic odontogenic tumor. J Oral Pathol Med 2008;37:287–293.

[177] Lima AC, Fregnani ER, Silva-Sousa YT, da Cruz Perez DE. Parathyroid hormone/parathyroid hormone-related peptide receptor 1 expression in odontogenic cystic lesions. Int Endod J 2012;45:209–214.

[178] de Moraes M, de Lucena HF, de Azevedo PR, Queiroz LM, Costa Ade L. Comparative immunohistochemical expression of RANK, RANKL and OPG in radicular and dentigenous cysts. Arch Oral Biol 2011;56:1256–1263.

[179] Tekkesin MS, Mutlu S, Olgac V. The role of RANK/RANKL/OPG signalling pathways in osteoclastogenesis in odontogenic keratocysts, radicular cysts, and ameloblastomas. Head Neck Pathol 2011;5:248–253.

[180] Kusafuka K, Sasaguri K, Sato S, Takemura T, Kameya T. Runx2 expression is associated with pathologic new bone formation around radicular cysts: An immunohistochemical demonstration. J Oral Pathol Med 2006;35:492–499.

[181] Bando Y, Henderson B, Meghji S, Poole S, Harris M. Immunocytochemical localization of inflammatory cytokines and vascular adhesion receptors in radicular cysts. J Oral Pathol Med 1993;22:221–227.

[182] Kubota Y, Ninomiya T, Oka S, Takenoshita Y, Shirasuna K. Interleukin-1alpha-dependent regulation of matrix metalloproteinase-9 (MMP-9) secretion and activation in the epithelial cells of odontogenic jaw cysts. J Dent Res 2000;79:1423–1330.

[183] Honma M, Hayakawa Y, Kosugi H, Koizumi F. Localization of mRNA for inflammatory cytokines in radicular cyst tissue by in situ hybridization, and induction of inflammatory cytokines by human gingival fibroblasts in response to radicular cyst contents. J Oral Pathol Med 1998;27:399–404.

[184] Bhaskar SN. Oral surgery–oral pathology conference No. 17, Walter Reed Army Medical Center. Periapical lesions—Types, incidence, and clinical features. Oral Surg Oral Med Oral Pathol 1966;21:657–671.

[185] Seltzer S, Bender IB, Smith J, Freedman I, Nazimov H. Endodontic failures—An analysis based on clinical, roentgenographic, and histologic findings. Oral Surg Oral Med Oral Pathol 1967;23:517–530.

[186] Nair PN. Cholesterol as an aetiological agent in endodontic failures—A review. Aust Endod J 1999;25:19–26.

[187] Nair PN, Sjögren U, Figdor D, Sundqvist G. Persistent periapical radiolucencies of root-filled human teeth, failed endodontic treatments, and periapical scars. Oral Surg Oral Med Oral Pathol Oral Radiol Endod 1999;87:617–627.

[188] García CC, Sempere FV, Diago MP, Bowen EM. The post-endodontic periapical lesion: Histologic and etiopathogenic aspects. Med Oral Patol Oral Cir Bucal 2007;1:585–590.

[189] Nobuhara WK, del Rio CE. Incidence of periradicular pathoses in endodontic treatment failures. J Endod 1993;19:315–318.

[190] Liapatas S, Nakou M, Rontogianni D. Inflammatory infiltrate of chronic periradicular lesions: An immunohistochemical study. Int Endod J 2003;36:464–471.

[191] Dahl EC. Diagnosing inflammatory and non-inflammatory periapical disease. J Indiana Dent Assoc 1991:22–26.

[192] Abbot PV. The periapical space—A dynamic interface. Aust Endod J 2002;28:96–107.

[193] Peters E, Lau M. Histopathologic examination to confirm diagnosis of periapical lesions: A review. J Can Dent Assoc 2003;69:598–600.

[194] Faitaroni LA, Bueno MR, De Carvalhosa AA, Bruehmueller Ale KA, Estrela C. Ameloblastoma suggesting large apical periodontitis. J Endod 2008;34:216–219.

[195] Schwartz S, Cohen S. The difficult differential diagnosis. Dent Clin North Am 1992;36:279–292.

[196] Shelley AM, Rushton VE, Horner K. Canalis sinuosus mimicking a periapical inflammatory lesion. Br Dent J 1999;24:186:378–379.

[197] Kontogiannis TG, Tosios KI, Kerezoudis NP, Krithinakis S, Christopoulos P, Sklavounou A. Periapical lesions are not always a sequelae of pulpal necrosis: A retrospective study of 1521 biopsies. Int Endod J 2015;48:68–73.

[198] Hutchison IL, Hopper C, Coonar HS. Neoplasia masquerading as periapical infection. Br Dent J 1990;168:288–294.

[199] Schlagel E, Seltzer RJ, Newman JI. Apicoectomy as an adjunct to diagnosis. N Y State Dent J 1973;29:156–158.

[200] Sirotheau Corrêa Pontes F, Paiva Fonseca F, Souza de Jesus A, et al. Nonendodontic lesions misdiagnosed as apical periodontitis lesions: Series of case reports and review of literature. J Endod 2014;40:16–27.

[201] de Moraes Ramos-Perez FM, Soares UN, Silva-Sousa YT, da Cruz Perez DE. Ossifying fibroma misdiagnosed as chronic apical periodontitis. J Endod 2010;36:546–548.

[202] Weisleder R, Yamauchi S, Caplan DJ, Trope M, Teixeira FB. The validity of pulp testing: A clinical study. J Am Dent Assoc 2009;140:1013–1017.

[203] Oginni AO, Adekoya-Sofowora CA, Kolawole KA. Evaluation of radiographs, clinical signs and symptoms associated with pulp canal obliteration: An aid to treatment decision. Dent Traumatol 2009;25:620–625.

[204] Faitaroni LA, Bueno MR, Carvalhosa AA, Mendonça EF, Estrela C. Differential diagnosis of apical periodontitis and nasopalatine duct cyst. J Endod 2011;37:403–410.

[205] Gutmann JL, Baumgartner JC, Gluskin AH, Hartwell GR, Walton RE. Identify and define all diagnostic terms for periapical/periradicular health and disease states. J Endod 2009;35:1658–1674.

[206] Garlock JA, Pringle GA, Hicks ML. The odontogenic keratocyst: A potential endodontic misdiagnosis. Oral Surg Oral Med Oral Pathol Oral Radiol Endod 1998;85:452–456.

[207] Cunha JF, Gomes CC, de Mesquita RA, Andrade Goulart EM, de Castro WH, Gomez RS. Clinicopathologic features associated with recurrence of the odontogenic keratocyst: A cohort retrospective analysis. Oral Surg Oral Med Oral Pathol Oral Radiol 2016;121:629–635.

[208] Ortega A, Fariña V, Gallardo A, Espinoza I, Acosta S. Nonendodontic periapical lesions: A retrospective study in Chile. Int Endod J 2007;40:386–390.

[209] Omoregie OF, Saheeb BD, Odukoya O, Ojo MA. A clinicopathologic correlation in the diagnosis of periradicular lesions of extracted teeth. J Oral Maxillofac Surg 2009;67:1387–1391.

[210] Becconsall-Ryan K, Tong D, Love RM. Radiolucent inflammatory jaw lesions: A twenty-year analysis. Int Endod J 2010;43:859–865.

[211] Neville BW, Damm DD, Allen CM, Bouquot JE. Oral Maxillofacial Pathology, ed 3. Philadelphia: Saunders, 2009.

[212] Rajalakshmi R, Sreeja C, Vijayalakshmi D, Leelarani V. Orthokeratinised

odontogenic cyst mimicking periapical cyst [published online 7 October 2013]. BMJ Case Rep doi:10.1136/bcr-2013-200883.

[213] Said-Al-Naief N. Odontogenic tumors for general pathologists. Adv Exp Med Biol 2005;563:148–164.

[214] de Carvalhosa AA, de Araújo Estrela CR, Borges AH, Guedes OA, Estrela C. 10-year follow-up of calcifying odontogenic cyst in the periapical region of vital maxillary central incisor. J Endod 2014;40:1695–1697.

[215] Estrela C, Decurcio DA, Silva JA, Mendonça EF, Estrela CR. Persistent apical periodontitis associated with a calcifying odontogenic cyst. Int Endod J 2009; 42:539–545.

[216] Gorlin RJ, Pinborg JJ, Clausen FP, Vickers RA. The calcifying odontogenic cyst—A possible analogue of the cutaneous calcifying epithelioma of Malherbe. Oral Surg Oral Med Oral Pathol 1962;15:1235–1243.

[217] Buchner A, Merrell PW, Carpenter WM. Relative frequency of central odontogenic tumors: A study of 1,088 cases from northern California and comparison to studies from other parts of the world. J Oral Maxillofac Surg 2006;64:1343–1352.

[218] Carvalhosa AA, Nunes FD, Pinto DDS Jr, Jorge WA, Cavalcanti MGP. Calcifying epithelial odontogenic cyst (Gorlin cyst): Report of a case. Histopathological and radiological correlation [in Portuguese]. RPG J Postgrad Dent Sch University São Paulo 2004;11:257–263.

[219] Praetorius F, Ledesma-Montes C. Calcifying cystic odontogenic tumor. In: Barnes L, Evenson JW, Reichart P, Sidransky D (eds). World Health Organization Classification of Tumours: Pathology and Genetics—Head and Neck Tumours. Lyon, France: International Agency for Research on Cancer (IARC), 2005:313.

[220] Chapelle KA, Stoelinga PJ, de Wilde PC, Brouns JJ, Voorsmit RA. Rational approach to diagnosis and treatment of ameloblastomas and odontogenic keratocysts. Br J Oral Maxillofac Surg 2004;42:381–390.

[221] Faitaroni LA, Bueno MR, De Carvalhosa AA, Bruehmueller Ale KA, Estrela C. Ameloblastoma suggesting large apical periodontitis. J Endod 2008;34:216–219.

[222] Kashyap B, Reddy PS, Desai RS. Plexiform ameloblastoma mimicking a periapical lesion: A diagnostic dilemma. J Conserv Dent 2012;15:84–86.

[223] Sullivan M, Gallagher G, Noonan V. The root of the problem: Occurrence of typical and atypical periapical pathoses. J Am Dent Assoc 2016;147:646–649.

[224] Gondak RO, Rocha AC, Neves Campos JG, et al. Unicystic ameloblastoma mimicking apical periodontitis: A case series. J Endod 2013;39:145–148.

[225] Motamedi MH. Periapical ameloblastoma—A case report. Br Dent J 2002; 193:443–445.

[226] Philipsen HP, Srisuwan T, Reichart PA, Philipsen HP, Srisuwan T, Reichart PA. Adenomatoid odontogenic tumor mimicking a periapical (radicular) cyst: A case report. Oral Surg Oral Med Oral Pathol Oral Radiol Endod 2002;94:246–248.

[227] Batista AC, Filho HN, Rippert ET. Periapical radiolucency in the mandibular molar region. J Oral Maxillofac Surg 2002;60:186–189.

[228] Cundiff EJ. Developing cementoblastoma: Case report and update of differential diagnosis. Quintessence Int 2000;31:191–195.

[229] Hollows P, Fasanmade A, Hayter JP. Ameloblastoma—A diagnostic problem. Br Dent J 2000;188:243–244.

[230] Curran AE, Miller EJ, Murrah VA. Adenomatoid odontogenic tumor presenting as periapical disease. Oral Surg Oral Med Oral Pathol Oral Radiol Endod 1997; 84:557–560.

[231] Dahlkemper P, Wolcott JF, Pringle GA, Hicks ML. Periapical central giant cell granuloma: A potential endodontic misdiagnosis. Oral Surg Oral Med Oral Pathol Oral Radiol Endod 2000;90:739–745.

[232] Nary Filho H, Matsumoto MA, Fraga SC, Gonçales ES, Sérvulo F. Periapical radiolucency mimicking an odontogenic cyst. Int Endod J 2004;37:337–344.

[233] Movahedian B, Razavi SM, Hasheminia D, Rezaei M. Simultaneous maxillary and mandibular brown tumors in secondary hyperparathyroidism: A case report. Dent Res J 2008;5:41–45.

[234] Spatafore CM, Griffin JA Jr, Keyes GG, Wearden S, Skidmore AE. Periapical biopsy report: An analysis of over a 10-year period. J Endod 1990;16:239–241.

[235] Lee KJ, Cheng SJ, Lin SK, Chiang CP, Yu CH, Kok SH. Gingival squamous cell carcinoma mimicking a dentoalveolar abscess: Report of a case. J Endod 2007;33:177–180.

[236] McClure SA, Movahed R, Salama A, Ord RA. Maxillofacial metastases: A retrospective review of one institution's 15-year experience. J Oral Maxillofac Surg 2009;71:178–188.

[237] Shen ML, Kang J, Wen YL, et al. Metastatic tumors to the oral and maxillofacial region: A retrospective study of 19 cases in West China and review of the Chinese and English literature. J Oral Maxillofac Surg 2009;67:718–737.

[238] Copeland RR. Carcinoma of the antrum mimicking periapical pathology of pulpal origin: A case report. J Endod 1980;6:655–656.

[239] Block RM, Mark HI, Bushell A. Metastatic carcinoma of the breast mimicking

periapical disease in the mandible. J Endod 1977;3:197–199.

[240] Khalili M, Mahboobi N, Shams J. Metastatic breast carcinoma initially diagnosed as pulpal/periapical disease: A case report. J Endod 2010;36:922–925.

[241] Burkes EJ Jr. Adenoid cystic carcinoma of the mandible masquerading as periapical inflammation. J Endod 1975;1:76–78.

[242] Favia G, Maiorano E, Orsini G, Piattelli A. Central (intraosseous) adenoid cystic carcinoma of the mandible: Report of a case with periapical involvement. J Endod 2000;26:760–763.

[243] Coonar HS. Primary intraosseous carcinoma of maxilla. Br Dent J 1979;17:47–48.

[244] Ruskin JD, Cohen DM, Davis LF. Primary intraosseous carcinoma: Report of two cases. J Oral Maxillofac Surg 1988;46:425–432.

[245] Jee A, Domboski M, Milobsky SA. Malignant fibrohistocytoma of the maxilla presenting with endodotically involved teeth. Oral Surg Oral Med Oral Pathol 1978; 45:464–469.

[246] Davido N, Rigolet A, Kerner S, Gruffaz F, Boucher Y. Case of Ewing's sarcoma misdiagnosed as a periapical lesion of maxillary incisor. J Endod 2011;37:259–264.

[247] Madrigal-Martınez-Pereda C, Guerrero-Rodriguez V, Guisado-Moya B, Meniz-Garcia C. Langerhans cell histiocytosis: Literature review and descriptive analysis of oral manifestations. Medicina Oral Patologia Oral Cirugia Bucal 2009;14: 222–228.

[248] Ghadially FN, Erlandson RA. Case for the panel. Intranuclear Birbeck granules in Langerhans cell histiocytosis. Ultrastruct Pathol 1997;21:597–600.

[249] Mierau GW. Intranuclear Birbeck granules in Langerhans cell histiocytosis. Pediatr Pathol 1994;14:1051–1054.

[250] Pereira MI, Medeiros JA. Role of Helicobacter pylori in gastric mucosa-associated lymphoid tissue lymphomas. World J Gastroenterol 2014;20:684–698.

[251] Djavanmardi L, Oprean N, Alantar A, Bousetta K, Princ G. Malignant non-Hodgkin's lymphoma (NHL) of the jaws: A review of 16 cases. J Craniomaxillofac Surg 2008; 36:410–414.

[252] Epstein JB, Epstein JD, Le ND, Gorsky M. Characteristics of oral and paraoral malignant lymphoma: A population-based review of 361 cases. Oral Surg Oral Med Oral Pathol Oral Radiol Endod 2001;92:519–525.

[253] Fischer DJ, Klasser GD, Kaufmann R. Intraoral swelling and periapical radiolucency. J Am Dent Assoc 2012;143:985–988.

[254] Mopsik ER, Milobsky SA. Malignant lymphoma presenting as periapical pathology: A report of two cases. MSDA J 1995;38:175–199.

[255] Melrose RJ, Cooperman HH, Abrams AM. Clinical Pathologic Conference. Odontogenic cysts. J South Calif Dent Assoc 1969;37:186–190.

[256] Bataille R, Chevalier J, Rossi M, Sany J. Bone scintigraphy in plasma-cell myeloma. A prospective study of 70 patients. Radiology 1982;145:801–804.

[257] Kapadia SB, Desai U, Cheng VS. Extramedullary plasmacytoma of the head and neck. A clinicopathologic study of 20 cases. Medicine (Baltimore) 1982;61:317–329.

[258] Woodruff RK, Malpas JS, White FE. Solitary plasmacytoma II: Solitary plasmacytoma of bone. Cancer 1979;43:2344–2347.

[259] Shah N, Sarkar C. Plasmacytoma of anterior maxilla mimicking periapical cyst. Endod Dent Traumatol 1992;8:39–41.

[260] Islam MN, Cohen DM, Kanter KG, Stewart CM, Katz J, Bhattacharyya I. Florid cemento-osseous dysplasia mimicking multiple periapical pathology—An endodontic dilemma. Gen Dent 2008;56:559–562.

[261] Perez-Garcia S, Berini-Aytes L, Gay-Escoda C. Ossifying fibroma of the upper jaw: Report of a case and review of the literature. Med Oral 2004;9:333–339.

[262] Wilcox LR, Walton RE. Case of mistaken identity: Periapical cemental dysplasia in an endodontically treated tooth. Endod Dent Traumatol 1989;5:298–301.

[263] Childers EL, Johnson JD, Warnock GR, Kratochvil FJ. Asymptomatic periapical radiolucent lesion found in an area of previous trauma. J Am Dent Assoc 1990; 121:759–760.

[264] Knutsen BM, Larheim TA, Johannessen S, Hillestad J, Solheim T, Koppang HS. Recurrent conventional cemento-ossifying fibroma of the mandible. Dentomaxillofac Radiol 2002;1:65–58.

[265] Drazić R, Minić AJ. Focal cemento-osseous dysplasia in the maxilla mimicking periapical granuloma. Oral Surg Oral Med Oral Pathol Oral Radiol Endod 1999; 88:87–89.

[266] Smith S, Patel K, Hoskinson AE. Periapical cemental dysplasia: A case of misdiagnosis. Br Dent J 1998;185:122–123.

[267] Ribera MJ. Osteoblastoma in the anterior maxilla mimicking periapical pathosis of odontogenic origin. J Endod 1996;22:142–146.

[268] Hutchison IL, Hopper C, Coonar HS. Neoplasia masquerading as periapical infection. Br Dent J 1990;168:288–294.

[269] Bhadage CJ, Vaishampayan S, Kolhe S, Umarji H. Osteosarcoma of the mandible mimicking an odontogenic abscess: A case report and review of the literature.

Dent Update 2013;40:216–221.

[270] Koppang HS, Koppang R, Solheim T, Aarnes H, Stolen SO. Cellulose fibers from endodontic paper points as an etiological factor in postendodontic periapical granulomas and cysts. J Endod 1989;15:369–372.

[271] Nair PN, Sjogren U, Krey G, Sundqvist G. Therapy-resistant foreign body giant cell granuloma at the periapex of a root-filled human tooth. J Endod 1990;16:589–595.

[272] Talacko AA, Radden BG. Oral pulse granuloma: Clinical and histopathological features. A review of 62 cases. Int J Oral Maxillofac Surg 1988;17:343–346.

[273] Khongkhunthian P, Reichart PA. Aspergillosis of the maxillary sinuses, a complication of overfilling root canal material into the sinus: Report of two cases. J Endod 2001;27:476–478.

[274] Kalnins V. Actinomycotic granuloma. Oral Surg Oral Med Oral Pathol 1971;32:

276–277.

[275] Hamner JE, Schaefer ME. Anterior maxillary actinomycosis: Report of case. J Oral Surg 1965;23:60–63.

[276] Martinelli C, Rulli MA. Periapical cyst associated with actinomycosis. Oral Surg Oral Med Oral Pathol 1967;24:817–820.

[277] Omnell KA, Rohlin M. Case challenge. Chronic maxillary inflammation. J Contemp Dent Pract 2000;1:100–105.

[278] Kessler HP, Unterman B. Respiratory epithelial adenomatoid hamartoma of the maxillary sinus presenting as a periapical radiolucency: A case report and review of the literature. Oral Surg Oral Med Oral Pathol Oral Radiol Endod 2004;97:607–612.

[279] Ojha J, McIlwain R, Said-Al Naief N. A large radiolucent lesion of the posterior maxilla. Oral Surg Oral Med Oral Pathol Oral Radiol Endod 2010;110:423–429.

第5章

诊断和治疗计划
Diagnosis and Treatment Planning

Mahmoud Torabinejad

牙周病、龋齿和牙外伤是失牙的主要原因。几个世纪以来，牙医都在给人们强调天然牙列的价值，提供牙周病、龋齿和牙外伤的治疗方法和材料，但是仍有很多牙齿由于龋齿或外伤而导致牙周、牙髓相关疾病。治疗这类患牙的传统方式是牙周治疗和根管治疗。当治疗效果不理想时，患牙将被拔除，代之以活动或固定义齿修复缺牙，或不修复。20世纪末，种植体的存活率有了很大的提高，使得种植牙成为因牙周、牙髓原因需要拔除牙齿的患者修复缺牙的另一种选择（图5-1）。本章节主要阐述了牙周、牙髓疾病的可选治疗方案。

患有牙周病牙齿的治疗方案有牙周治疗、拔除患牙不修复缺牙、拔除患牙行固定局部义齿修复或种植牙修复。牙髓及根尖周相关疾病的患牙，根据牙髓活力状态、根尖是否闭合，治疗方案有以下几种：活髓保存术；根尖诱导成形术；再生性牙髓治疗；根管治疗；拔除患牙不修复缺牙；拔除患牙行固定局部义齿修复或种植牙修复（图5-2）。

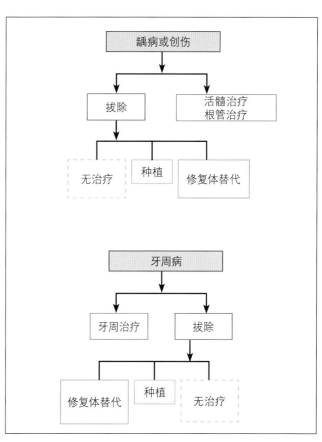

图5-1 失牙的原因和治疗方案的选择。

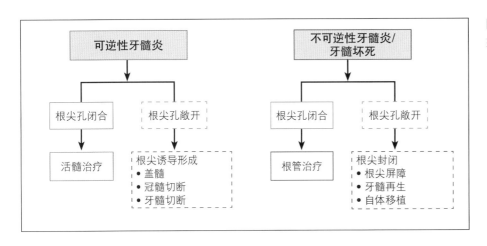

图5-2 根据根尖是否闭合和牙髓状态选择不同的治疗方案。

牙周病患牙的治疗方案

牙周病的治疗方案为牙周治疗以保存天然牙列（图5-3）。成功治疗牙周病患牙能够保持牙冠、牙根的结构，保留牙槽骨、维持龈乳头健康，保持压力感受正常，防止牙齿松动。许多研究表明牙周病患牙在接受治疗后有着非常良好的长期预后，患牙存活率达到90%以上[1-3]。

当患牙牙周病比较严重，不能保留或患者因各种原因不愿意保留自身的天然牙列，则需要拔牙（图5-4）。拔除这些牙齿会导致牙槽骨吸收[4]，邻牙移动[5-7]，影响美观和咀嚼功能[8]。理想状态下，缺牙应该进行固定局部义齿修复或种植修复（图5-5和图5-6）。固定局部义齿修复缺牙能够防止邻牙移动，恢复咀嚼功能和美观需求[9]。研究表明，固定义齿修复体对周围牙槽骨无不良影响[10]，和同名牙相比，附着水平[11]、菌斑指数、牙龈指数、探诊深度上均无差异[12]。口腔卫生维护到位的情况下，任何材料的修复桥体下的黏膜都不会存在炎症[13]。

由于严重的牙周病、龋齿或牙外伤而不能保留的天然牙，我们也可以选择种植义齿修复[14]。单颗牙种植义齿修复的适应证还有：邻牙无修复体和邻牙需要修复的无牙位点（图5-7），髓室宽大的基牙，有全脱出史或脱位史的基牙、隐裂牙、牙根纵折的牙，冠根比不足的牙，预备后没有良好固位形抗力形的牙。单颗种植牙修复的其他影响因素有患者的全身和局部健康状态，患者的舒适度和认知度，生物学因素，牙齿颜色，软硬组织的生物型，并发症和辅助治疗[14]。

目前尚没有研究对比牙周治疗后患牙和种植义齿冠修复的存留率。一篇系统回顾中报道，Torabinejad等[15]对比了拔除患牙后在没有行其他治疗情况下单颗种植牙和固定局部义齿冠修复的预后，结果表明单颗种植牙存活率明显高于固定义齿修复。

牙髓和根尖周疾病患牙的治疗方案

影响龋齿治疗方案的主要因素有牙髓状态和根尖闭合程度（图5-2）。根尖未发育完全的患牙发生可复性牙髓炎时，可以通过盖髓术、部分牙髓切断术或活髓摘除术（图5-8）来保存活髓；根尖完全发育的患牙发生可复性牙髓炎时，可以选择活髓保存（图5-9）。根尖未发育完全的患牙发生不可复性牙髓炎或牙髓坏死时，治疗方案可选择根尖诱导成形术（图5-10）或再生性牙髓治疗（图5-11）；根尖发育完全的患牙发生不可复性牙髓炎或牙髓坏死时，则需要行

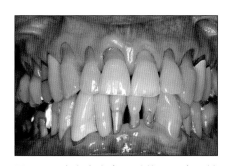

图5-3　该患者患有严重的牙周炎，被转诊建议拔除多颗牙齿，但最终进行了牙周治疗，该患者在47年后仍保留着全部的牙齿（由加利福尼亚州的Hessam Nowzari, Los Angeles博士提供）。

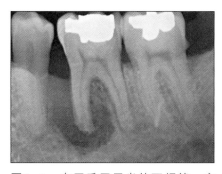

图5-4　有严重牙周炎的下颌第一磨牙，无法牙周治疗只能拔除。

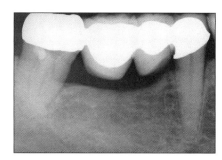

图5-5　患牙拔除后固定局部义齿修复。

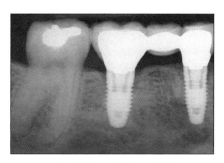

图5-6　患牙拔除后种植义齿修复。

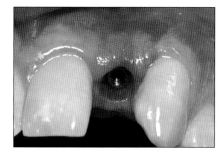

图5-7　在邻牙没有修复体的缺牙位点植入种植体。

图5-8　（a）根尖未发育完全的活髓中切牙治疗前影像。（b）用MTA盖髓的治疗后影像。（c）治疗后9年的影像显示根尖已发育完全。患牙无临床症状，牙髓活力测试反应正常。

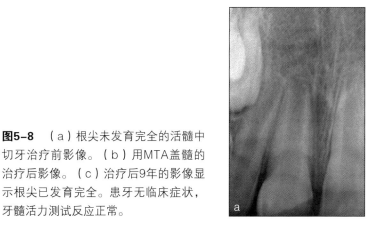
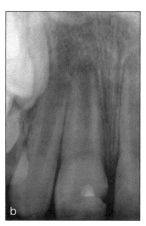
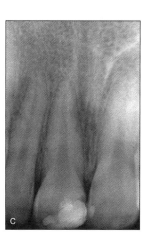

根管治疗（图5-12）。

　　根管治疗的主要目的是为存在因龋齿或牙外伤导致的牙髓根尖周疾病的患者恢复长期的舒适、功能、美观，并且保存天然牙列。只有在完全清洁、预备、充填根管、冠修复患牙并且预防再感染的条件下，才能达到治疗目的[16-18]。

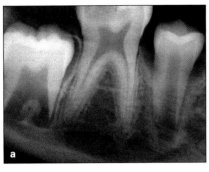 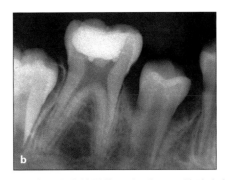 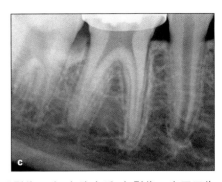

图5-9 （a）8岁男孩根尖发育完全的活髓下颌磨牙治疗前影像。（b）MTA盖髓治疗后影像。（c）治疗后2年影像。患牙无临床症状，牙髓活力测试反应正常。

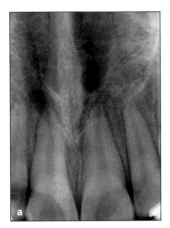 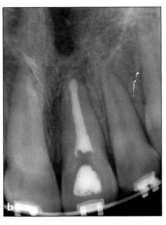 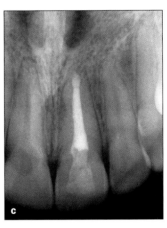

图5-10 （a）根尖未发育完全的牙髓坏死中切牙治疗前影像。（b）MTA行根尖屏障后牙胶充填并封存的治疗后影像。（c）治疗后3年影像显示根尖已封闭，患牙无临床症状。

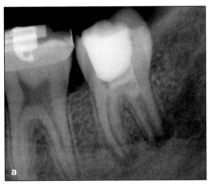 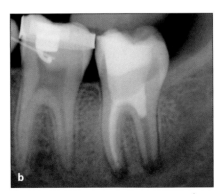 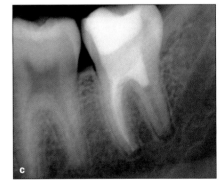

图5-11 （a）12岁男孩下颌磨牙牙髓坏死，近中根牙根发育完全，远中根牙根未发育完全影像。（b）近中根根管治疗，远中根牙髓再生术治疗后影像。（c）治疗后1年影像显示近中根尖暗影减小，远中根管壁变厚，患牙无临床症状。

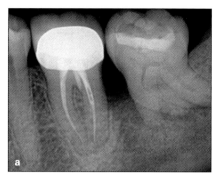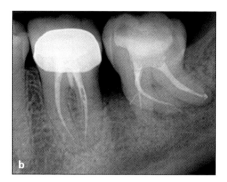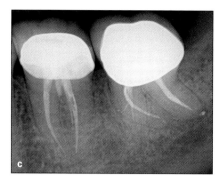

图5-12 （a）根尖周低密度影，牙周大面积缺损的下颌第二磨牙治疗前影像。（b）根管治疗并充填主根管和侧支根管后影像。（c）治疗后3年影像。根尖暗影和牙周低密度影完全消失（Dr Shahrokh Shabahang, Redlands, California提供）。

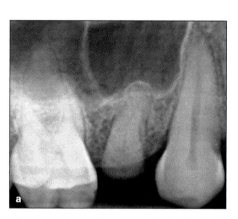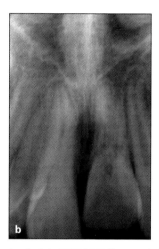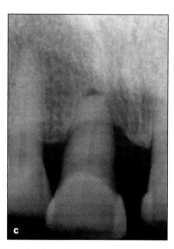

图5-13 （a）牙冠无法修复的上颌前磨牙。（b）中切牙牙根吸收，无法治疗。（c）冠根比不足的中切牙。以上是根管治疗的禁忌证。

首次根管治疗的适应证和禁忌证

根管治疗的适应证有：不可逆性牙髓炎，牙髓坏死，可治疗的牙周条件，治疗后可恢复吸收性病变，合适的冠根比，可行冠修复的伴或不伴根尖周病损的患牙[19]。任何牙冠可修复的有健全牙周结构，冠根比协调、没有明显牙根吸收的牙髓根尖周病变患牙都应行根管治疗保存。

根管治疗的禁忌证有：患牙牙冠无法修复，无法治疗的牙周疾病，无法治疗的牙根吸收，冠根比不协调（图5-13）。恰当的非手术治疗的根管治疗术是一个可靠的治疗手段。

首次根管治疗的结果

诊断正确，技术得当时，首次非手术根管治疗的治疗成功率很高（图5-12）。一些大量样本研究表明合适的非手术根管治疗术（NSRCT）后的患牙存活率超过90%[20-22]。Lazarski 等[20]在美国评估了44613例NSRCT，94%的患牙治疗后在平均3.5年的随访时间里能保存下来并行使正常的功能。美国的Salehrabi和Rotsrein[21]评估了1126288名患者的1462935颗患牙，表明首次根管治疗8年后，97%的患牙在没有干预的情况下存留下来。我国台湾地区的Chen等[22]评估了1557547例接受了NSRCT的患牙，表示93%的患牙在无干预条件下存留。德国的Raedel等[23]评估了556067例接受NSRCT的患者，表示患牙无干预在3年后的存留率达84%。

美国全科医生Bernstein等[24]用基于操作的研究协作网（PBRN）研究了NSRCT的预后，患牙无干预存留率在3～5年间达95%；另一个样本量为174颗患牙的小型PBRN研究表明，在治疗平均8.6年后，患牙的存留率达82%[25]。

有关NSRCT预后的系统回顾也表明了相同的观点。Iqbal和Kim[26]报道患牙的6年存留率达97%[26]，Torabinejad等[25]报道了患牙治疗后6年以上有着类似的存留率。另一篇严格纳入更少文献的系统回顾对治疗后8～10年的患牙进行合并和评估，报道了留存率达87%[27]。这些结果指出经过NSRCT治疗的患牙有着长期良好的预后。但是，与牙科学及医学的学科复杂性一样，根管治疗也有治疗失败的案例。

首次根管治疗不愈的原因

由于根管系统的复杂性、不充分的化学机械预备，细菌并不是总能理想地从根管中消除[28-31]，根管在充填之前存在细菌会对该治疗的预后产生负面影响[32]。用氢氧化钙根管内封药能有效地减少细菌数量，改善预后[33-34]。研究表明错误的充填长度和不恰当的充填会导致预后不良[35-37]。

根管治疗后根管系统由于微渗漏发生再感染是首次根管治疗后不愈的重要原因之一[28-29,32]，其他原因可能是治疗过程中的意外[28,31]，包括侧穿、根管偏移、器械分离、形成台阶等。根管治疗后长时间不安置永久性修复体也会影响预后[46,48-50]，另一个导致患牙不愈的原因可能是根管治疗后出现纵折[51-53]。Nair[54]在一篇综述中描述了导致首次根管治疗后无症状透射影的6种主要的生物学因素。

首次根管治疗后不愈的诊断步骤

首次NSRCT失败时，首先要确定导致治疗失败的原因。正如首次非手术治疗一样，诊断对于制订治疗计划是首要的，诊断是一个"破案"的过程，所以需要细心且系统地进行。一个合格的全科或专科医生一定要能够科学合理地提供多种治疗方案选择，并进行诊断测试，解释测试结果，对患者进行心理管理，最终形成恰当的诊断和治疗方案。治疗计划要结合患者的预期治疗效果，保险公司和医生本身。理想的治疗计划需要结合患者的主诉，并提供一个基于医患双方预期和能力的高性价比方案。治疗计划的制订是一个基于科学依据的，保留或修复美观、舒适和功能要求的，以患者为核心的过程。

和首次NSRCT的诊断、治疗计划类似，再治疗患者的诊断和治疗计划也需要按部就班，步骤如下：
1. 明确患者主诉。
2. 记录患者临床及牙科病史。
3. 进行全面的主客观和影像学检查。
4. 分析得到的信息。
5. 形成恰当的诊断和治疗计划。

任何一个步骤有疏漏都可能导致误诊或治疗计划错误，甚至造成医患纠纷。

主诉

主诉的获取是医患沟通的首个环节。临床医生应当让患者用自己的话来描述他的不适；当患者没有任何不适而是被转诊来寻求诊断和治疗方案时，应记录主诉为"无主诉"以做参考。

健康史

完整收集一个新患者的健康史和回顾更新既往患者的信息都是十分必要的。一个详尽的健康史包括个人背景、临床病史和牙科病史。临床病史的书面记录应该由文字描述的健康状况、药物治疗史汇集而成。患者可能会忘记说明某个病情或由于隐私和对相关病情与牙科治疗的相关性缺乏理解而有所隐瞒[55-56]，患者往往不了解其疾病问题和牙科治疗之间的影响[57]。某研究表明，约2/3的成年牙科患者（平均52岁）在服用处方药和/或非处方药，最常见的是降压药（35%）、抗凝药（12%）、精神类药物（10%）、降血糖药（9%）和胃溃疡药（8%）[58]。

根尖外科手术中一个现实的问题是，一些可能增加术中风险的草药、膳食补充剂和非处方药正越来越多地被患者所使用[59]，例如银杏、姜、大蒜、人参、野甘菊、鱼油、维生素E等都会增加术中大出血的风险[60]。这些信息会改变提供给患者的治疗计划和选择。

临床病史

临床病史应该包括患者现在和过往的身心状况，包括心血管系统、血液系统、代谢状况、呼吸系统、中枢神经系统、内分泌系统、免疫系统和服用药物的状况。随着患有牙髓根尖周疾病患者的年龄逐渐增大，医学的发展迫使提出的治疗方案要不仅仅适用于年轻人和没有药物使用问题的人群[61]。和年轻患者相比，年长患者多数有医疗上的问题，因为老年患者的系统疾病和服用的药物多会影响到患者的治疗选择，一个病史很复杂的患者通常需要修改治疗流程。

完整的药物史能够提供患者全身健康状况、感染易感性和出血倾向的相关信息。分析患者的处方药、药草、膳食补充剂、维生素和其他非处方药使用列表通常可以知晓患者的病情和系统性疾病的严重程度[62]。收集这些信息能够预料基于患者当前精神状况和使用这些药物而可能发生的并发症。如果有任何有关患者身心疾病状态会影响到治疗的医学证据，都需要在任何治疗前和患者的主治医生进行讨论，并将会诊结果记录在案。美国麻醉医师学会（ASA）健康分类系统是当前评估患者身体状况的标准，ASAⅠ和ASAⅡ一般不需要特殊修改治疗计划，而ASAⅢ或以上分类通常需要会诊[62]。ASA分类只包含了部分牙髓显微外科治疗的风险评估，患者治疗过程中的预期压力和自述的牙科焦虑也应该考虑其中。据报道，和NSRCT相比，根尖外科手术治疗包含更多生理变化，包括心率和收缩压增加。有较重牙科焦虑症的患者更有可能会有显著的生理变化[63]。

会影响到治疗计划的状况，包括心血管疾病、高血压、局部麻醉使用血管收缩剂、缺血性心脏病、心脏杂音、瓣膜病和抗凝治疗，如使用阿司匹林和其他非甾体抗炎药、出血性疾病、心律失常、安有心脏起搏器、心力衰竭等。比起NSRCT，这些条件对牙髓外科治疗的治疗计划的影响要大得多，比如一定要考虑到患者对肾上腺素的耐受力，尤其还要注意如出血性疾病、抗凝治疗和免疫抑制状态等会导致延迟愈合甚至导致治疗失败的情况发生。

有心脏瓣膜疾病的患者牙科治疗的两个主要注意事项：①有感染性心内膜炎的潜在风险；②接受抗凝治疗的患者有失血过多的风险。接受抗凝治疗患者的管理在第8章有详细阐述。目前预防感染性心内膜炎的指南是2007年修订的，与之前美国心脏协会的指南有显著不同。如预防性使用抗生素不再向有二尖瓣脱垂（存在或不存在回流）、风湿性心脏病、二尖瓣疾病、主动脉瓣狭窄、某些先天性心脏病病史的患者推荐。预防性使用抗生素现在只适用于因感染性心内膜炎而有极高预后不良风险的瓣膜病。这些高危因素包括安有人工心瓣、有感染性心内膜炎病史、某些先天性心脏病（需要与患者主治医生讨论）、患有心瓣膜病并进行心脏移植患者。这些高危人群在牙科治疗过程中涉及牙龈组织、根尖周组织或口腔黏膜穿透性相关操作时，需要预防性使用抗生素。对于其他有瓣膜病的患者，常规预防性使用抗生素的风险要大于潜在收益[64]。

□■■ **表5-1** 预防性抗生素使用方案的选择

对青霉素不过敏的患者（操作前1小时口服）	不能口服药物的患者（肌内或静脉注射）
阿莫西林	成人：2.0g氨苄西林或1.0g头孢唑林或头孢曲松
成人：2.0g	儿童：50mg/kg氨苄西林，头孢唑林或头孢曲松
儿童：50mg/kg	**对青霉素过敏且不能口服药物的患者（肌内或静脉注射）**
对青霉素过敏的患者（操作前1小时口服）	成人：1.0g头孢唑林或头孢曲松或600mg克林霉素
克林霉素	儿童：50mg/kg头孢唑林或头孢曲松或20mg/kg克林霉素治疗前30分
成人：600mg	钟给药
儿童：20mg/kg	
或	
头孢菌素	
成人：2.0g	
儿童：50mg/kg	
或	
阿奇霉素或克拉霉素	
成人：500mg	
儿童：15mg/kg	

这份指南应该作为当前最可行的证据去指导临床决策，但是，近期英国的文献指出新指南在2008年被广泛采用后感染性心内膜炎病例有所增加[65]，并且在高风险人群和低风险人群中都有增加，虽然差异有统计学意义，但是由于绝对数量很低，作者也提到二者间的因果关系可能还无法确立。预防性抗生素使用方法如表5-1中所示。

其他影响治疗方案的因素有：糖尿病、肺病、中枢神经功能障碍、肾病、透析、有双膦酸盐使用史、骨髓和实体器官移植、人工关节、其他假体、妊娠、HIV、镰状细胞性贫血、肝病、肾上腺抑制、长时间使用甾体类激素、对抗生素和牙科材料过敏等（第16章）。

牙科治疗史

详细的牙科治疗史能为医生提供患者对口腔卫生和保留天然牙列的态度的宝贵信息，对诊断十分重要，并且能为指导医生做出个性化测试或制订个性化的治疗方案提供线索。仔细倾听之后，临床医生应该询问患者的牙科经历，如疼痛或不适的类型、严重程度、有无自发痛、疼痛的持续时间（如果存在）和/或刺激和缓解因素。通过询问这些信息有利于获得相关线索，如提示症状是否来自已行根管治疗患牙或是来自另一颗与既往治疗无关的牙等。是否服用药物来缓解疼痛和不适也提示患者担忧的来源。根管治疗后的牙通常对冷热刺激不敏感，不会有严重自发痛；而疼痛和不适通常来自施加的压力则提示存在根尖周疾病。

初步诊断

在仔细了解患者的药物史和牙科治疗史，识别患者目前疾病的主要主观迹象和症状后，临床医生通常可以得到初步诊断。通过口内、外各项检查，加之临

图5-14 （a）下颌中切牙根管治疗失败，根尖大面积病损的术前影像。（b）患者下巴上存在一个很大的因不充分治疗导致的口外瘘管。

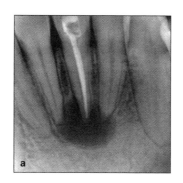
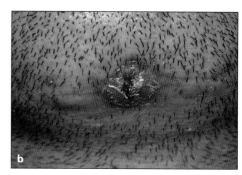

床检查，初步诊断将得到修改或确认。

口外检查

口外检查包括整体面型的评估、对称性，有无肿胀、变色，有无皮肤潮红。另外，还应该检查有无口外瘢痕、窦道、有无淋巴结肿大/变软。细心彻底的口外检查可以发现患者不适的原因和疾病进展程度（图5-14）。

口内检查

口内检查包括口腔软、硬组织的检查。

软组织

软组织检查包括嘴唇、口腔黏膜、颊部、舌、腭和咀嚼肌的视诊和触诊。口内检查也应明确患者的张口度、张口型和张口过程，还要仔细检查游离龈的颜色、质地和健康状况，这些因素会影响治疗计划。附着龈也需要同样检查：颜色、质地、垂直距离。牙槽黏膜需要检查是否存在炎症、溃疡、变色、窦道口，窦道口的存在通常提示存在牙髓坏死、慢性根尖脓肿或牙周脓肿。在窦道中放置牙胶尖能帮助定位感染来源（图5-15）。软组织检查还要分辨牙龈的生物型（图5-16），它（薄与厚）会影响治疗计划，也会影响根尖手术中的翻瓣类型（见第9章）。还要检查肌肉附着和系带的部位、大小与质地，这些因素也会影响外科的治疗类型和皮瓣设计。

硬组织

硬组织检查包括牙列和颌骨的评估。牙齿的数量和状态通常可以表明患者对口腔健康的关注度，口腔卫生差、缺牙多的患者不适合手术或非手术再治疗（图5-17）。需要用口镜和探针确认是否存在龋齿或边缘继发龋、冠折、不良修复体、根管治疗后的冠方渗漏。牙齿周围的牙槽骨厚度也需要仔细检查，还要触诊鼻棘确认其轮廓和形状。如果需要手术，为避免撕裂软组织，需要施行精确的提升术，还要注意外斜嵴位置和范围。口腔前庭的深度在检查中也需要明确。如果需行手术治疗，和牙龈的分型类似，口腔前庭的深度也会影响治疗计划和皮瓣的设计（图5-18）。检查上颌时，腭部的深度和高度也需要检查。这些因素会影响颊侧和腭侧的手术通路（见第12章）。

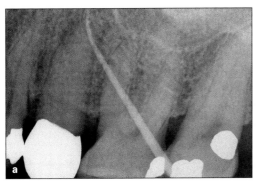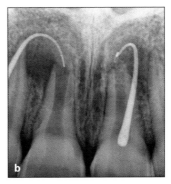

图5-15 （a）在窦道口插入牙胶尖示踪显示病灶牙和窦道口相距甚远。（b）两个牙胶尖插入窦道口示踪显示中切牙牙髓坏死、根尖口开放。

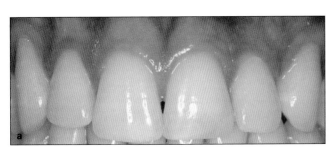

图5-16 （a）薄型。（b）厚型。

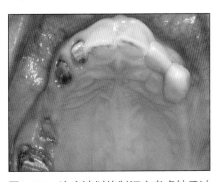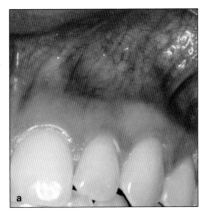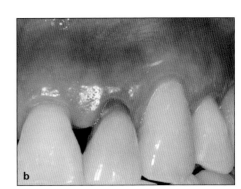

图5-17 治疗计划的制订应考虑缺牙过多的口内情况。

图5-18 （a）上颌口腔前庭较深。（b）上颌口腔前庭较浅。

临床检查

叩诊

叩诊能够确定因牙髓牙周疾病引起的牙周韧带炎症的存在。牙周炎症引起的叩诊疼痛比因牙髓来源的根尖炎症引起的叩诊疼痛轻微。叩诊的操作为用握持口镜柄平行或垂直于牙冠轻打切牙切端或后牙殆面（图5-19）。患牙对叩诊严重敏感时，应该用手指轻微朝根尖加力。另一种评估叩诊敏感度的方式是让患者用力咬棉签或口镜柄等物体。

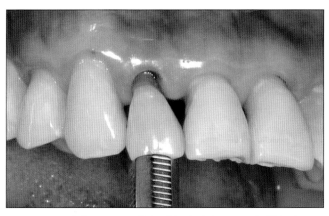

图5-19 叩诊患牙,用口镜柄平行或垂直于牙冠轻敲切端。

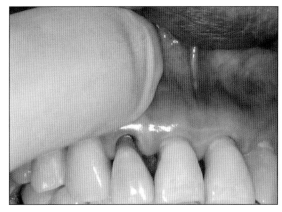

图5-20 扪诊患牙,用手指按压患牙硬组织上覆盖的黏膜。

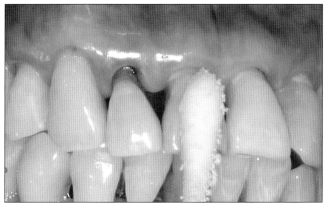

图5-21 在确定诊断和治疗方案时,进行患牙和对照牙牙髓活力的冷诊和电活力测试。

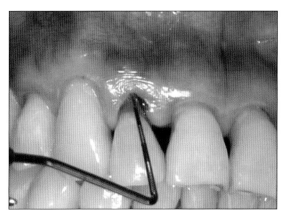

图5-22 在确定诊断和治疗方案时,对患牙和对照牙进行牙周探诊。牙周探诊不仅能确定牙周炎症的来源,还会影响手术翻瓣的设计。

扪诊

和叩诊类似,扪诊也能确定口腔软、硬组织炎症的进展程度,扪诊是用一定的力量按压硬组织表面的黏膜(图5-20)。附着龈周围按压敏感提示有牙周疾病,而根尖区的按压敏感提示有根尖周疾病。

牙髓活力测试

和初次根管治疗测试活力类似,当患者需要非手术或手术治疗前需要行冷诊、热诊、电活力测试(图5-21)。这些测试的结果能够排除其他牙齿的影响因素,确定患者的主诉。在这些测试进行后,一般可以

排除其他牙齿或其他原因,从而确定患牙。实行这些检查后发现主诉是由其他患牙或其他原因造成的情况并不罕见。

牙周探诊

评估患牙的牙周健康是确定诊断和治疗计划的重要步骤。牙周探诊是经常被忽视却十分重要的临床检查。根尖周和牙周的病损在临床上容易混淆,因此需要鉴别诊断[66],牙周探诊不仅能确定牙周病变的来源,还会影响到手术的翻瓣设计和预后(图5-22)。和不可修复的牙齿类似,有严重牙周病的患者严禁接受任何外科和非手术牙髓治疗。

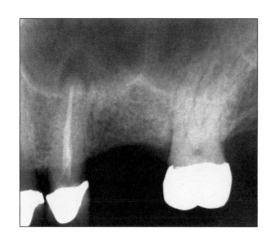

图5-23 影像学检查可以表明有无龋齿、缺损和修复体微渗漏、根尖病损和牙周病；解剖标志如上颌窦；解剖标志和根尖的关系和根管治疗的质量。仔细检查这些特征，可能会影响到治疗方案。

松动度

松动度检查能够明确牙根的支持情况，极度松动的牙齿支持少，不适合手术或非手术治疗；在成功的手术或非手术治疗之后，根周组织的病变能够消除，牙齿的松动度有时会逐渐降低。

影像学检查

影像学检查可以评估如牙和骨等矿化组织，能显示牙、牙根、牙冠、冠根比和周围牙槽骨水平的大体信息，并且可以显示龋病和不良修复体、冠渗漏、根尖病变、牙周病，定位解剖学标志的位置，如上颌窦、切牙神经孔、下颌管，它们与牙根尖的位置关系，以及根管治疗的质量等（图5-23）。另外还能显示透射影和非透射影结构，如颊斜嵴和外生骨疣。影像学检查得到的信息十分重要，会影响到治疗计划的制订。

然而，临床医生有过度依赖影像检查的趋势，单单从影像上就得到最终的诊断决定，影像是很好的辅助工具，有着诊断价值，但是也有很多局限性。牙髓组织的炎症变化是不可见的，根尖周病变在早期也无法在影像上显示，根尖周病变只有在炎症侵犯到硬骨板时才能被影像学检查发现[67-68]。影像学检查只是一个二维投影，不能完全重现口腔内的三维结构。近年来影像学的发展迅速，可以用锥形束CT（CBCT）来形象化口腔内的三维结构，这项技术对外科和/或非手术治疗确定诊断和制订治疗计划十分有帮助（见第6章）。

在上述检查后，临床医生应该可以确定最终诊断并制订出合适的治疗计划。收集到的信息应该用简洁、明确、易懂的方式和患者描述，描述时应该涵盖治疗选择的原因、特点和好处。美国牙髓病学家学会发布了一种帮助患者理解不同治疗选择的资料，这些资料（打印或电子版）回答了患者最频繁问到的问题，如治疗过程、问题和预后等（www.aae.org）。

患者知情同意

知情同意是欲制订的任何治疗计划中的一个重要部分。应该用简单易懂的语言阐述治疗计划和其他选择，并且要包含对益处、风险和费用等的坦率评估。患者或其监护人应在第三方见证下签署治疗同意书以证明患者知情理解并同意或拒绝治疗选择，同意书是患者和临床医生之间的互信文件，并予以永久保存。如果要改变治疗计划，必须要和患者商讨并在同意书上增加或更改治疗内容，患者和医生都要在其上签字。

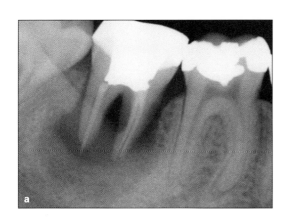
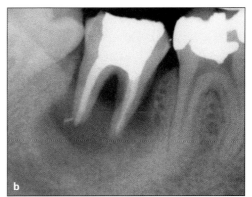
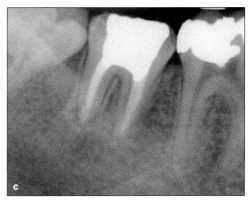

图5-24 （a）下颌第二磨牙术前片，根管治疗不恰当，根尖周大面积低密度影。（b）根管再治疗术后，用MTA充填后的影像。（c）治疗后9个月影像显示根尖病灶完全消失（由加利福尼亚州Westlake的H.J.Kang博士提供）。

需要注意的是，绝大多数初次根管治疗的牙能自行恢复，但是与其他临床和牙科治疗一样，有些患者不会自愈，需要进一步治疗。

初次根管治疗后未愈的治疗选择

临床检查初次根管治疗后未愈的牙齿多半会有扪诊和叩诊不适、局部的肿胀、冠渗漏、冠修复体丢失和继发龋。影像学检查多显示这些牙齿有遗漏根管、充填不佳、器械分离和继发龋，未愈的主要原因是根管系统内存在细菌[54]。当首次根管治疗愈合失败时，再治疗的目标是局限感染、改善充填质量和保存牙列。这种状况下治疗选择有非手术再治疗、根尖手术、牙再植、移植和拔除。

非手术再治疗

适应证

如果之前的根管治疗质量不佳并可以改善，通常首选非手术再治疗（图5-24）。非手术再治疗适用于能够修复、有良好牙周条件、拥有良好冠根比的患牙，并且要征得患者同意。非手术再治疗选择能够让临床医生和首次根管治疗相比改善消毒和充填质量，并且能够用更好的冠修复体减少可能的冠部渗漏。在手术治疗前行非手术再治疗能够改善手术治疗的预后[30,69]。再治疗操作通常需要特殊的技巧、器械和进阶培训[31,70]。

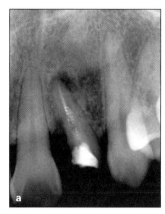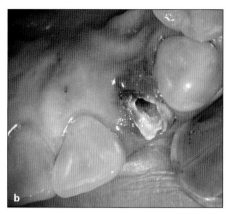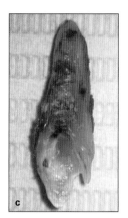

图5-25 （a）上颌侧切牙术前影像，根管治疗不充分，并有根尖周病变。（b）临床照片显示牙齿结构不良区域，不足以行冠修复，两颗邻牙未行冠修复。（c）该牙被拔出后行种植义齿修复。

禁忌证

未愈牙齿的非手术再治疗禁忌证主要有：不合作的患者、不能修复、牙周支持差、冠根比不协调和无法建立非手术通路的牙齿（图5-25）。另外，垂直根折的单根牙也不适合非手术再治疗。

收益和风险

非手术再治疗的好处主要是能保存患者的天然牙列，避免拔牙；主要风险包括在通路建立过程中可能损伤存留的牙冠，牙胶去除过程中造成根折，还有一些操作失误，如形成台阶、牙根侧穿、器械分离等。另外，非手术再治疗可能会导致牙齿结构大范围缺失，牙齿抗力减小，可能会影响治疗预后并导致拔牙[70]。

预后

研究显示非手术再治疗病例治疗成功率很高[71-74]，据文献报道，接受传统非手术治疗的未愈病例行非手术再治疗的成功率很高，尤其是没有根尖病损的患牙和治疗失败的原因被找到并纠正的患牙[75]。

根尖外科手术

当非手术治疗不能治疗患牙或不成功时，保留患牙就需要根尖外科手术（牙髓外科治疗），否则患牙将被拔除（图5-26）。根尖外科手术不仅仅是简单的切除根尖、预备根尖洞形、放置倒充填材料，其目的是封闭根管系统和根尖组织间的联系，消除根尖组织内的感染，为根尖组织的完全再生提供环境，保留天然牙列。过去20年里，根尖外科手术各方面都有很大进步，手术显微镜、显微器械、新型根充材料的使用，使根尖外科手术保留了许多可能要被拔除的患牙[76]。

根尖外科手术的历史

根尖外科手术并不是一个新兴治疗方式，他有很长的历史（表5-2）。第一本根尖外科手术近代教材由Arens、Adam和DeCastro[77]主编，1998年其他教材陆续出版[76]。20世纪下半叶，科学研究、临床技术和观念的提升造就了我们在21世纪所了解的和所实施的这种技术。此外，根尖外科手术不断地被评估修改以改善远期预后[76]。

根尖外科手术流程包括切开引流，根尖手术和辅助性手术操作，如穿孔修补、截根术、半切术、分牙

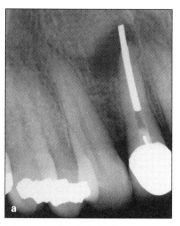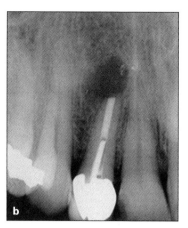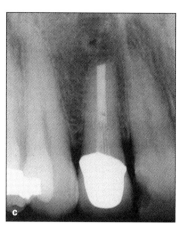

图5-26　（a）根尖片显示右侧上颌切牙根尖有大范围透射影，银尖超出根尖孔，冠方封闭不佳。（b）该牙非手术再治疗后行根尖外科手术用MTA充填根管。（c）术后3年示根尖病变消失（由加利福尼亚州Redlands的Christopher Sechrist博士提供）。

表5-2　根尖外科手术历史报表（1884—1998）

作者	年份	相关技术
Farrar	1884	截根术
Black	1886	根尖切除术
Rhein	1890	截根术
Schamberg	1906	翻瓣设计
Koch	1909	造瘘术
Buckley	1914	翻瓣设计
Lucas	1916	汞合金作为根尖充填材料
Fawn	1927	根尖外科手术失败原因
Coolidge	1930	截根后牙骨质形成
Hill	1931	截根后牙骨质形成
Maxmen	1959	根尖外科手术适应证
Luebke等	1964	根尖外科手术适应证
Arens等	1981	根尖外科手术
Gutmann和Harrison	1991	根尖外科手术
Bellizzi和Loushine	1991	根尖外科手术
Arens等	1998	根尖外科手术

术、牙再植和牙移植。

切开引流

切开引流的目的是从软组织肿胀引出渗出液和脓

液，该过程不仅能让患者感到舒适，还可以加速愈合和恢复[76]。

适应证

当软组织有波动感时，需要最高效地从软组织中

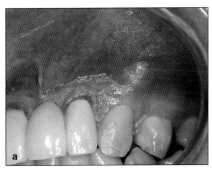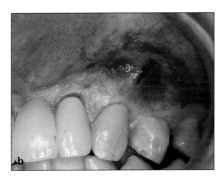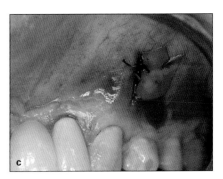

图5-27 （a）和左侧上颌尖牙牙髓坏死相关的波动性肿胀，存在急性脓肿。（b）脓肿表面垂直切口。（c）在切口处放置橡胶引流条数日以引流。

将脓液引流[76]（图5-27）。如果软组织不存在波动感或为韧质，切开引流常常只会引流出血和浆液。切开引流有时会在根尖外科手术前施行，手术则应在切开引流完全愈合后施行。

禁忌证

切开引流的禁忌证非常少，有出血性疾病的患者要小心对待，这些患者需要血液检查，术区存在如颏孔、上颌窦、切牙孔、在根尖病变附近存在下牙槽神经管等解剖学标志的患者在切开引流时需要格外当心[77]。

步骤

麻醉

切开引流时良好的麻醉是必要的，但是因为存在严重的炎症，常规浸润麻醉很难达到麻醉效果，有些病例中，区域阻滞麻醉技术能达到满意的效果，如下颌后部麻醉，包括Gow-Gates法（视频5-1）和Vazirani-Akinosi法（视频5-2），双侧下颌前份的颏神经阻滞麻醉，上后牙区的上牙槽后神经阻滞麻醉，三叉神经第二支阻滞麻醉（视频5-3）或上颌前牙区眶下神经阻滞麻醉（视频5-4）。另外，对于严重的叩诊敏感，骨内和韧带内注射可以提供有效的麻醉（视频5-5和视频5-6）。如果这些麻醉都不起效，氧化亚

氮/氧镇静或静脉镇静也可以用来在切开引流过程中降低疼痛感，提高舒适度（见第8章和第16章）。

脓肿切开

麻醉后，用11号手术刀垂直切开脓肿，垂直切口的好处在于切口与主要血管和神经平行，留下瘢痕很少，切口应该从软组织直达骨膜和骨表面。

引流

在初次切开后，可以用小止血钳置于切口内增加引流量，为维持引流通道，可以从橡皮障上剪下一小条置于切口中并缝合在黏膜上，引流条2～3天内取出（视频5-7）。

根尖手术

根尖外科手术的目的是阻止根管系统内的感染物溢出至根尖组织，这需要找到根尖或根端任何部位，用生物材料封闭根尖孔，使根尖组织能够完全再生。

适应证

根尖手术的适应证在过去20年里经历了戏剧性的变化[76]，这些变化在对待非手术牙髓治疗失败时尤其明显。牙髓诊断和治疗计划最重要的原则是，在尽可能的情况下，牙髓治疗失败的首选都应该是非手术

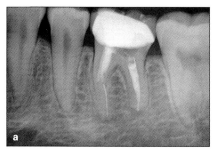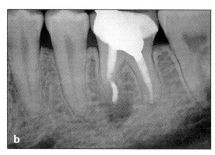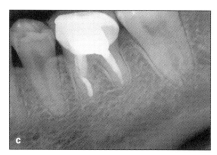

图5-28 （a）下颌第一磨牙近颊根管内镍钛锉器械分离。（b）患者不适，行手术取出分离的器械，MTA倒充填。（c）32个月后根尖影像显示根尖完全愈合。

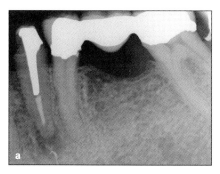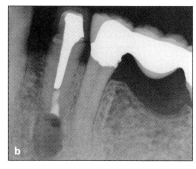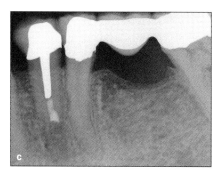

图5-29 （a）下颌第一前磨牙根管治疗不彻底，牙胶被挤出到根尖组织，患者不适，需要手术。（b）根尖外科手术治疗后影像，MTA倒充填。（c）术后4.5年根尖影像显示完全愈合，功能正常。

牙髓再治疗。全面细致的手术前计划是十分重要的，不能忽视。执业医生不仅要经过彻底的训练，必要的器械、设备和物资也要准备充分。这个过程需要每个步骤都精心设计和分析，术前计划还要预测潜在可能的并发症。好的医患沟通对医患双方都是必要的，也是完善手术治疗的一部分。患者应理解需要手术的原因，并了解其他可行方案。患者也需要知悉手术成功的预后和手术过程中的风险与益处。告知患者手术后可能的短期影响也很重要，如疼痛、肿胀、变色和感染[76]。

根尖手术的主要适应证如下：根管治疗失败，治疗过程意外，根管或根尖组织中材料不能取出，根管系统过于复杂不能从根管系统冠方彻底清洁、预备、充填，需要行辅助性手术和探查术的有症状患牙。

根管治疗失败。当之前的NSRCT探查根管或移除

牙胶时有侧穿或根折的风险，而导致修复问题不能获得改善或实施时，需要根尖外科手术治疗。

治疗过程中意外与牙科其他分支一样，根管治疗也有很多不确定因素和意外事件，包括台阶形成、牙根侧穿、器械分离、欠填和超充。这些意外大多可以通过非手术治疗修正，但是当非手术治疗不能改善或缺乏可操作性时，则需要根尖手术保存患牙（图5-28）。

充填材料不能取出。根管内的根管充填材料通常可以通过根管直线通路取出，但是当非手术治疗不能取出充填材料（视频5-8）或超出根管时，为保存患牙需要行根尖外科手术（图5-29）。见视频5-9和视频5-10。

根管系统过于复杂。非手术治疗不能解决的复杂的解剖、过度弯曲、根管钙化者根管需要行根尖外科

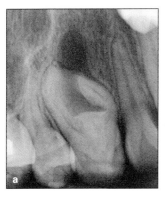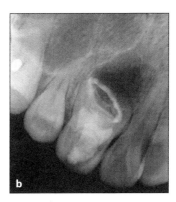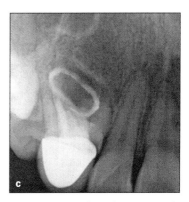

图5-30 （a）右侧上前牙治疗前影像，显示存在尖牙内陷。（b）因为存在牙齿发育异常、大面积病变，不能行NSRCT，故需根尖外科手术。（c）治疗后20个月影像显示尖牙的病变完全消失。

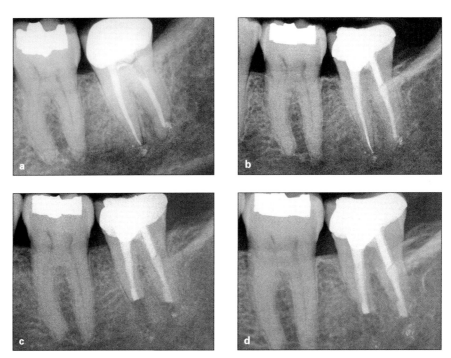

图5-31 （a）下颌第二磨牙治疗前影像，完善的根管治疗后仍有持续症状。（b）非手术再治疗后影像，患者治疗后仍有不适症状，故拟行牙再植。（c）牙再植后即刻影像。（d）治疗后2年影像显示完全愈合。

手术（图5-30）。

有症状病例。非手术再治疗通常会为大多数患者缓解疼痛和不适，但是当不能够采取非手术再治疗缓解症状时，在首次治疗或再治疗时（视频5-11）

及之后（视频5-12）有持续症状者，需要根尖外科手术释放根尖区压力来缓解患者的痛苦和不适[76]（图5-31）。

辅助性手术。修复由操作意外或病理过程导致的

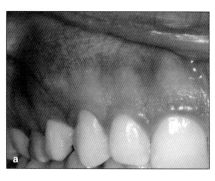
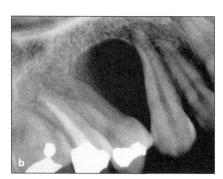
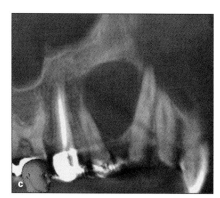
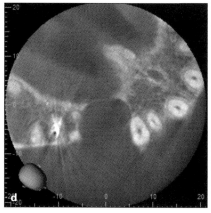
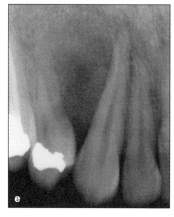
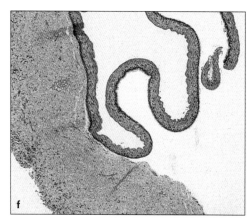
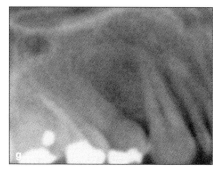
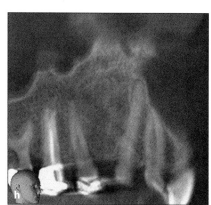

图5-32　（a）一位25岁女性，临床照片示右侧上颌尖牙和第一前磨牙间区域存在肿胀。（b）根尖片示在尖牙和第一前磨牙间存在大范围病损。（c）CBCT矢状位影像示病损范围。（d）CBCT轴位影像示该病损几乎穿通上颌窦。（e）该区域牙齿反应正常，行活检，去除该部位病损，用骨粉充填空腔，可吸收生物膜覆盖。（f）探查术取出的样本组织学检查示尖牙和第一前磨牙间病变为牙源性角化囊肿。（g）治疗后1年影像示该病损完全愈合。（h）CBCT矢状位影像示1年后该病损完全愈合。

病变的手术就是辅助性手术，包括修复穿孔、牙根吸收、切除术、半切术、冠延长术、牙再植和牙移植等（见第15章）。

　　探查术。根尖病变主要是由于根管系统的感染，但是一些透射影并不是由于根管感染引起的，可能被误认为是牙髓来源的根尖周病损（见第4章）。疑似的未愈病变需要探查术加活检来进行组织学检查（图5-32和视频5-13）。

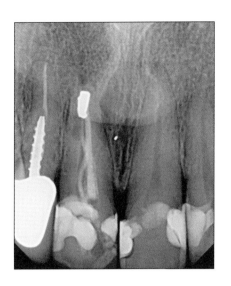

图5-33 患牙根管治疗不恰当，能采取非手术再治疗手段但却施行根尖外科手术，这是不合适的选择，并非手术的适应证。

禁忌证

根尖外科手术的禁忌证很少，如医疗或系统性并发症、根尖手术滥用、解剖学因素，治疗失败却病因不明的患牙等[76]。

医疗或系统性并发症。严重的系统性疾病如血液病、终末期疾病、未控制的糖尿病、严重的心脏病、免疫系统缺乏抵抗力是根尖手术的禁忌证，需要和患者的内科医生协商。

根尖手术滥用。对能够非手术治疗的患牙用根尖外科手术治疗是不道德的，应加以制止（图5-33）。能够非手术治疗并且有良好预后的患牙对根尖手术来说是一种禁忌证。Torabinejad等进行了系统回顾对比了非手术治疗和根尖手术的临床和影像预后，发现虽然根尖手术的初期治疗成功率更高，但是非手术治疗的长期预后更好。这个发现支持了非手术治疗应该是根尖手术前的首要选择的观点。

根尖外科手术的收益和风险

根尖外科手术的主要好处在于能够保留患者的天然牙列，避免拔牙。手术的风险主要有会伤及牙龈组织和留下手术瘢痕，可能会发生的并发症，如淤青和感觉异常。

根尖外科手术的预后

传统根尖外科手术的预后很好，有着很高的成功率[72]。近年根尖外科手术的各个方面发展迅速，显微镜、成角度的超声手术器械和新型的根充材料使得根尖外科手术的成功率进一步提高[78]（见第17章）。

辅助性手术

辅助性手术包括穿孔修复、半切术、分牙术、牙再植和牙移植。其适应证、禁忌证、技术操作见第15章。

参考文献

[1] Hirschfeld L, Wasserman B. A long-term survey of tooth loss in 600 treated periodontal patients. J Periodontol 1978;49:225–237.

[2] McFall WT Jr. Tooth loss in 100 treated patients with periodontal disease. A long-term study. J Periodontol 1982;53:539–549.

[3] Becker W, Berg L, Becker BE. The long term evaluation of periodontal treatment and maintenance in 95 patients. Int J Periodontics Restorative Dent 1984;4(2):54–71.

[4] Johnson K. A study of the dimensional changes occurring in the maxilla following tooth extraction. Aust Dent J 1969;14:241–244.

[5] Love WD, Adams RL. Tooth movement into edentulous areas. J Prosthet Dent 1971;25:271–278.

[6] Shugars DA, Bader JD, White BA, Scurria MS, Hayden WJ Jr, Garcia RI. Survival rates of teeth adjacent to treated and untreated posterior bounded edentulous spaces. J Am Dent Assoc 1998;129:1089–1095.

[7] Aquilino SA, Shugars DA, Bader JD, White BA. Ten-year survival rates of teeth adjacent to treated and untreated posterior bounded edentulous spaces. J Prosthet Dent 2001;85:455–460.

[8] Oosterhaven SP, Westert GP, Schaub RM, van der Bilt A. Social and psychologic implications of missing teeth for chewing ability. Community Dent Oral Epidemiol 1988;16:79–82.

[9] Torabinejad M. Effects of dental implants on treatment planning for prosthodontics, periodontics and endodontics. In: Ingle JI, Bakland LK, Baumgartner JC (eds). Endodontics, ed 6. Hamilton, Ontario: BC Decker, 2008:105–117.

[10] Wyatt CC. The effect of prosthodontic treatment on alveolar bone loss: A review of the literature. J Prosthet Dent 1998;80:362–366.

[11] Ericsson SG, Marken KE. Effect of fixed partial dentures on surrounding tissues. J Prosthet Dent 1968;20:517–525.

[12] Silness J, Gustavsen F. Alveolar bone loss in bridge recipients after six and twelve years. Int Dent J 1985;35:297–300.

[13] Tolboe H, Isidor F, Budtz-Jorgensen E, Kaaber S. Influence of pontic material on alveolar mucosal conditions. Scand J Dent Res 1988;96:442–447.

[14] Torabinejad M, Goodacre CJ. Endodontic or dental implant therapy: The factors affecting treatment planning. J Am Dent Assoc 2006;137:973–977.

[15] Torabinejad M, Anderson P, Bader J, et al. The outcomes of endodontic treatment, single implant, fixed partial denture and no tooth replacement: A systematic review. J Prosthet Dent 2007;98:285–311.

[16] Sundqvist G. Bacteriological studies of necrotic dental pulps [thesis]. Umeå, Sweden: University of Umeå, 1976.

[17] Bergenholtz G. Micro-organisms from necrotic pulp of traumatized teeth. Odontol Revy 1974;25:347–358.

[18] Kantz WE, Henry CA. Isolation and classification of anaerobic bacteria from intact pulp chambers of non-vital teeth in man. Arch Oral Biol 1974;19:91–96.

[19] Walton RE, Torabinejad M. Diagnosis and treatment planning. In: Walton RE, Torabinejad M (eds). Principles and Practice of Endodontics, ed 3. Philadelphia: Saunders, 2002:49–70.

[20] Lazarski MP, Walker WA 3rd, Flores CM, Schindler WG, Hargreaves KM. Epidemiological evaluation of the outcomes of nonsurgical root canal treatment in a large cohort of insured dental patients. J Endod 2001;27:791–796.

[21] Salehrabi R, Rotstein I. Endodontic treatment outcomes in a large patient population in the USA: An epidemiological study. J Endod 2004;30:846–850.

[22] Chen S, Chueh L, Hsiao CK, Tsai MY, Ho SC, Chiang CP. An epidemiologic study of tooth retention after nonsurgical endodontic treatment in a large population in Taiwan. J Endod 2007;33:226–229.

[23] Raedel M, Hartmann A, Bohm S, Walter MH. Three-year outcomes of root canal treatment: Mining an insurance database. J Dent 2015;43:412–417.

[24] Bernstein SD, Horowitz AJ, Man M, et al; Practitioners Engaged in Applied Research and Learning (PEARL) Network Group. Outcomes of endodontic therapy in general practice: A study by the Practitioners Engaged in Applied Research and Learning Network. J Am Dent Assoc 2012;143:478–487.

[25] Gilbert GH, Tilashalski KR, Litaker MS, McNeal SF, Boykin MJ, Kessler AW; DPBRN Collaborative Group. Outcomes of root canal treatment in Dental Practice-Based Research Network practices. Gen Dent 2010;58:28–36.

[26] Iqbal MK, Kim S. For teeth requiring endodontic therapy, what are the differences in the outcomes of restored endodontically treated teeth compared to implant-supported restorations? Int J Oral Maxillofac Implants 2007;22(suppl 1):96–116 [erratum 2008;23:56].

[27] Ng YL, Mann V, Gulabivala K. Tooth survival following non-surgical root canal treatment: A systematic review of the literature. Int Endod J 2010;43:171–189.

[28] Allen RK, Newton CW, Brown CE Jr. A statistical analysis of surgical and nonsurgical endodontic retreatment cases. J Endod 1989;15:261–266.

[29] Hoen MM, Pink FE. Contemporary endodontic retreatments: An analysis based on clinical treatment findings. J Endod 2002;28:834–836.

[30] Friedman S, Stabholz A. Endodontic retreatment—Case selection and technique. Part 1: Criteria for case selection. J Endod 1986;12:28–33.

[31] Ruddle CJ. Nonsurgical retreatment. J Endod 2004;30:827–845.

[32] Sjögren U, Figdor D, Persson S, Sundqvist G. Influence of infection at the time of root filling on the outcome of endodontic treatment of teeth with apical periodontitis. Int Endod J 1997;30:297–306.

[33] Weiger R, Rosendahl R, Lost C. Influence of calcium hydroxide intracanal dressings on the prognosis of teeth with endodontically induced periapical lesion. Int Endod J 2000;33:219–226.

[34] Kim D, Kim E. Antimicrobial effect of calcium hydroxide as an intracanal medicament in root canal treatment: A literature review—Part II. In vivo studies. Restor Dent Endod 2015;40:97–103.

[35] Pirani C, Chersoni S, Montebugnoli L, Prati C. Long-term outcome of non-surgical root canal treatment: A retrospective analysis. Odontology 2015;103:185–193.

[36] Ng YL, Mann V, Gulabivala K. A prospective study of the factors affecting outcomes of non-surgical root canal treatment: Part 2: Tooth survival. Int Endod J 2011;44:610–625.

[37] Kojima K, Inamoto K, Nagamatsu K, et al. Success rate of endodontic treatment of teeth with vital and nonvital pulps. A meta-analysis. Oral Surg Oral Med Oral Pathol Oral Radiol Endod 2004;97:95–99.

[38] Hamedy R, Shakiba B, Pak JG, Barbizam JV, Ogawa RS, White SN. Prevalence of root canal treatment and periapical radiolucency in elders: A systematic review. Gerodontology 2016;33:116–127.

[39] Stoll R, Betke K, Stachniss V. The influence of different factors on the survival of root canal fillings: A 10-year retrospective study. J Endod 2005;31:783–790.

[40] Kirkevang LL, Orstavik D, Horsted-Bindslev P, Wenzel A. Periapical status and quality of root canal fillings and coronal restorations in a Danish population. Int Endod J 2000;33:509–515.

[41] De Moor RJ, Hommez GM, De Boever JG, Delme KI, Martens GE. Periapical health related to the quality of root canal treatment in a Belgian population. Int Endod J 2000; 33:113–120.

[42] Segura-Egea JJ, Jiménez-Pinzón A, Poyato-Ferrera M, Velasco-Ortega E, Ríos-Santos JV. Periapical status and quality of root fillings and coronal restorations in an adult Spanish population. Int Endod J 2004;37:525–530.

[43] Siqueira JF Jr. Aetiology of root canal treatment failure: Why well-treated teeth can fail. Int Endod J 2001;34:1–10.

[44] Frisk F. Epidemiological aspects on apical periodontitis. Studies based on the Prospective Population Study of Women in Göteborg and the Population Study on Oral Health in Jönköping, Sweden. Swed Dent J Suppl 2007;189:11–78.

[45] Gillen BM, Looney SW, Gu LS, Loushine BA, et al. Impact of the quality of coronal restoration versus the quality of root canal fillings on success of root canal treatment: A systematic review and meta-analysis. J Endod 2011;37:895–902.

[46] Liang Y, Li G, Shemesh H, Wesselink PR, Wu M. The association between complete absence of post-treatment periapical lesion and quality of root canal filling. Clin Oral Investig 2012;16:1619–1626.

[47] Bergenholtz G, Lekholm U, Milthon R, Engstrom B. Influence of apical overinstrumentation and overfilling on re-treated root canals. J Endod 1979;5:310–314.

[48] Chong BS. Coronal leakage and treatment failure. J Endod 1995;21:159–160.

[49] Begotka BA, Hartwell GR. The importance of the coronal seal following root canal treatment. Va Dent J 1996;73(4):8–10.

[50] Hartwell GR, Loucks CA, Reavley BA. Bacterial leakage of provisional restorative materials used in endodontics. Quintessence Int 2010;41:335–339.

[51] Tamse A. Iatrogenic vertical root fractures in endodontically treated teeth. Endod Dent Traumatol 1988;4:190–196.

[52] Sedgley CM, Messer HH. Are endodontically treated teeth more brittle? J Endod 1992;18:332–335.

[53] Fuss Z, Lustig J, Katz A, Tamse A. An evaluation of endodontically treated vertically fractured roots: Impact of operative procedures. J Endod 2001;27:46–48.

[54] Nair PN. On the causes of persistent apical periodontitis: A review. Int Endod J 2006;39:249–281.

[55] Fenlon MR, McCartan BE. Validity of a patient self-completed health questionnaire in a primary care dental practice. Community Dent Oral Epidemiol 1992;20:130-132.

[56] McDaniel TF, Miller D, Jones R, Davis M. Assessing patient willingness to reveal health history information. J Am Dent Assoc 1995;126:375–379.

[57] Smeets EC, de Jong KJ, Abraham-Inpijn L. Detecting the medically compromised patient in dentistry by means of the medical risk-related history. A survey of 29,424 dental patients in The Netherlands. Prev Med

1998;27:530–535.

[58] Fitzgerald J, Epstein JB, Donaldson M, Schwartz O, Jones C, Fung K. Outpatient medication use and implications for dental care: Guidance for contemporary dental practice. J Can Dent Assoc 2015;81:f10.

[59] Norred CL, Brinker F. Potential coagulation effects of preoperative complementary and alternative medicines. Altern Ther Health Med 2001;7:58–67.

[60] Chang LK, Whitaker DC. The impact of herbal medicines on dermatologic surgery. Dermatol Surg 2001;27:759–763.

[61] Eriksen H. Endodontology—Epidemiologic considerations. Endod Dent Traumatol 1991;7:189–195.

[62] Johnson BR, Epstein JB. Management considerations for the medically complex endodontic patient. In: Rotstein I, Ingle JI (eds). Ingle's Endodontics, ed 7. Shelton, CT: People's Medical, 2017 [in press].

[63] Georgelin-Gurgel M, Diemer F, Nicolas E, Hennequin M. Surgical and nonsurgical endodontic treatment-induced stress. J Endod 2009;35:19–22.

[64] Wilson W, Taubert KA, Gewitz M, et al; American Heart Association Rheumatic Fever, Endocarditis and Kawasaki Disease Committee, Council on Cardiovascular Disease in the Young; Council on Clinical Cardiology; Council on Cardiovascular Surgery and Anesthesia; Quality of Care and Outcomes Research Interdisciplinary Working Group; American Dental Association. Prevention of infective endocarditis: Guidelines from the American Heart Association: a guideline from the American Heart Association Rheumatic Fever, Endocarditis and Kawasaki Disease Committee, Council on Cardiovascular Disease in the Young, and the Council on Clinical Cardiology, Council on Cardiovascular Surgery and Anesthesia, and the Quality of Care and Outcomes Research Interdisciplinary Working Group. J Am Dent Assoc 2007;138:739–760.

[65] Dayer MJ, Jones S, Prendergast B, Baddour LM, Lockhardt PB, Thornhill MH. Incidence of infective endocarditis in England, 2000–13: A secular trend, interrupted time-series analysis. Lancet 2015;385(9974):1219–1228.

[66] Torabinejad M, Rotstein I. Endodontic-periodontic interrelationship. In: Torabinejad M, Fouad A, Walton RE (eds). Endodontic Principles and Practice, ed 5. Philadelphia: Saunders, 2015:106–120.

[67] Bender IB. Factors influencing the radiographic appearance of bony lesions. J Endod 1982;8:161–170.

[68] Lee SJ, Messer HH. Radiographic appearance of artificially prepared periapical lesions confined to cancellous bone. Int Endod J 1986;19:64–72.

[69] Taschieri S, Machtou P, Rosano G, Weinstein T, Del Fabbro M. The influence of previous non-surgical re-treatment on the outcome of endodontic surgery. Minerva Stomatol 2010;59:625–632.

[70] Bogen G, Handysides R. Retreatment. In: Torabinejad M, Fouad A, Walton RE (eds). Endodontic Principles and Practice, ed 5. Philadelphia: Saunders, 2015:355–375.

[71] Farzaneh M, Abitbol S, Friedman S. Treatment outcome in endodontics: The Toronto study. Phases I and II: Orthograde retreatment. J Endod 2004;30:627–633.

[72] Torabinejad M, Corr R, Handysides R, Shabahang S. Outcomes of nonsurgical retreatment and endodontic surgery: A systematic review. J Endod 2009;35:930–937.

[73] Ng YL, Mann V, Gulabivala K. Outcome of secondary root canal treatment: A systematic review of the literature. Int Endod J 2008;41:1026–1046.

[74] Salehrabi R, Rotstein I. Epidemiological evaluation of the outcomes of orthograde endodontic retreatment. J Endod 2010;36:790–792.

[75] Bergenholtz G, Lekholm U, Milthon R, Heden G, Odesjö B, Engström B. Retreatment of endodontic fillings. Scand J Dent Res 1979;87:217–224.

[76] Torabinejad M, Sabeti M, Glickman G. Surgical endodontics. In: Rotstein I, Ingle JI (eds). Ingle's Endodontics, ed 7. Shelton, CT: People's Medical, 2017 [in press].

[77] Arens DE, Adams WR, DeCastro RA. Endodontic Surgery. Philadelphia: Harper & Row, 1981.

[78] Torabinejad M, White S. Endodontic treatment options following unsuccessful initial root canal treatment: Alternatives to single implants. J Am Dent Assoc 2016;147:214–220.

第6章

锥形束计算机断层扫描（CBCT）在根尖手术治疗计划中的应用

Cone Beam Computed Tomography in Treatment Planning of Periapical Surgery

Mohamed I. Fayad, Bruno C. Azevedo, Richard Rubinstein

锥形束计算机断层扫描（CBCT）是一种可以清晰精确地三维显示颌面部骨骼的诊断影像学方法，其很有可能成为现代牙髓显微手术的有力工具。本章主要回顾CBCT在根尖手术的诊断、治疗计划和长期效果评估中的不同应用，并通过典型病例来阐述CBCT在牙髓显微手术的术前评估、病例选择和治疗计划中的优势。同时，本章还将探讨如何使用CBCT来识别和管理涉及重要解剖结构［上颌窦、下牙槽神经（IAN）、颏神经和切牙管］的病例，以及如何评估根尖周显微手术效果。

口内和口外影像学检查是综合评估口腔颌面部的重要工具。根尖片（PA），咬翼片（BW）和全景片可对牙齿及周围区域进行二维影像学检查。其中，根尖片（PA）在牙髓的影像学诊断中起重要作用，

且根据2015年美国牙髓病学会（AAE）和美国口腔颌面放射学会（AAOMR）发表的联合声明，根尖片（PA）"应被视为对牙髓病患者进行影像学评估的首要选择"[1]。

由于口腔的复杂解剖结构和成像投影的限制（如将三维结构扁平化为二维图像），牙科中二维X线片所提供的信息是有限的[2]。长期以来，二维影像都存在诸如延伸、缩短、放大及解剖结构的重叠等垂直或水平投影偏差所致的许多问题。这些问题为牙髓手术病例的精确诊断和手术规划带来巨大挑战，直到最近，像CT这样的三维图片的使用仍然有限[3]。

然而1997年，日本大学的Yoshinori Arai博士宣布开发出第一台用于口腔颌面部的高分辨率、小容积CT扫描仪。另一项技术突破是能够在普通台式计

算机上进行三维图像处理和重建[4-5]。这种新的成像手段最初被称为ortho-CT[5]。Arai博士的工作开创了牙科和牙髓专业的三维革命，使牙医能够在办公室获得上、下颌骨的小容积、高分辨率的三维图像。与医用CT相比，这种小容积扫描仪还降低了辐射剂量和成本。在21世纪初期，ortho-CT演变为立体断层扫描（CBVT），后来发展为锥形束计算机断层扫描（CBCT）[3]。

与传统射线片相比，CBCT能更好地呈现颌面部结构，包括根管解剖结构，并可以准确检测根尖病变和根部骨折[3,6]。CBCT迅速成为牙髓手术病例的重要检测工具。它能够在三维空间观察牙齿和骨骼的解剖结构而不会有影像重叠，而且CBCT还可以切片为亚毫米层，从而在术前、术中和术后提供宝贵信息。

根据AAE/AAOMR 2015声明，小容积、高分辨率CBCT是评估根管治疗患者病变未愈合而是否需要进一步治疗（非手术、手术或拔除），以及制订术前治疗计划以定位根尖/顶点和评估邻近解剖结构时首要选择的影像学检查[1]。

CBCT硬件

CBCT扫描仪可以分为两类：专用型和多功能型。专用型的CBCT扫描仪只能采集三维图像，没有其他的成像功能。这类扫描仪通常气隙距离（气隙距离是面阵和X线发射器之间的距离）更宽，占用空间更大，能够提供从局部扫描到整个头部扫描的多个视野角度[3]。根据制造商的不同，患者拍摄时可能处于站位、坐位或仰卧位。多功能CBCT扫描仪可以采集多种二维/三维影像，包括全景X线片、头颅正侧位片、开口和闭口位的二维颞下颌关节（TMJ）片以及CBCT容积。这些装置占用空间小，其设计最初源于拍摄二维数字全景的设备。

传感器有多种类型，如目前使用的多功能型有图像增强屏（IIS）和平板探测器（FPD）[7-8]。它们之间存在明显的差异。IIS传感器比FPD传感器体积大、质量重、对磁场敏感，但其使用寿命较短，且需要定期校准。在图像采集过程中，光子被输入荧光屏转换成光信号，光信号又通过光电阴极转换成电子。这些电子可以被图像增强器的内部电场加速，并在输出荧光屏上转换回光信号。光信号的强度由光圈调节，并由电荷耦合器件（CCD）进行检测[7-8]。

这种复杂的图像构成将会产生球形的容积并引起容积边缘几何失真。最新的重建软件可以减少这种伪影，但仍会产生部分噪音。这种失真可潜在地降低CBCT单元的测量精度和分辨率，但好的方面是患者受到的辐射剂量有所减少。平板探测器的图像在载有大面积传感器的非晶硅薄膜上产生[8]。光子被闪烁体读取，而闪烁体将X线转换成能在平板上直接读取的电信号。这可以保证无边缘失真，且比IIS有更好的动态范围、最大化的表现，以及更长的使用寿命[7-8]。

两种扫描仪上的成像采集原理是一致的，包括带有面阵（IIS或FPD）的C形臂和围绕患者头部或目标区域旋转的X线源。传感器可捕获多个图像或帧，这些图像也被称为基础图像。获取基础图像的数量取决于旋转角度（180°或360°）、传感器每秒捕捉帧数、解析方法和曝光方法（连续或脉冲）。一般而言，基础图像数量越多，图像质量或分辨率越好，重建成像伪影越少，且辐射剂量也越高[3-4,7-8]。

采集完成后，所有的基础图像或原始数据传输到计算机进行重建。CBCT数据通常是不完整的，因为在图像捕获期间仅获取部分内部结构，因此通常需要使用重建滤波器来改善数据质量。Feldkamp算法是CBCT重建中最常用的滤波器。

CBCT容积

CBCT容积由被称为体素的三维像素组成[9-11]。CBCT体素是距离相等、形状相同的小立方体。在CBCT扫描/扫描仪的空间分辨率确定后，CBCT体素的大小是重要因素。理论上，体素越小，扫描仪显示细节的能力就越好。但由于CBCT成像复杂，最终的分辨率不仅需要考虑体素的大小，还取决于传感器的类型（FPD的分辨率比IIS更高）、获取的基准图像的数量、气隙距离、传感器的质量、采集时间、患者稳定装置的使用以及软件过滤器。

经过采集软件重建之后，可以观察到整个图像。凭借多平面重建（MPR），临床医生可以在3个不同的空间平面上（包括轴面、矢状面和冠状面）观察图像。轴面可从下到上再到下评估图像，可以看到骨皮质的穿孔或扩张。冠状面可从前到后再到前扫描，可以观察到上颌窦和口腔后牙的颊–腭或舌侧骨皮质。矢状面可从侧面到中间再到侧面扫描（在正中矢状面之后），特别适合前牙和颞下颌关节病变的研究。容积再现重建是可视化的；解剖学的三维再现对更好地观察关键解剖结构并改善关键解剖特征的观察效果很重要[10-11]。

用户也可以控制切片的厚度和导航的切片间隔。切片厚度影响三维平面的厚度。一般来说，体素尺寸越小，容积内的噪点就越多。切片间隔影响光标在图像和图像间移动的多少。在MPR视图中，切片间隔和切片厚度相关联，通常为1mm。如果需要更多的细节，可以将其更改为与较小的采集体素相同的亚毫米级值，但这会增加容积的噪点。在手术病例导航中，应平衡各个参数，以便最大限度地提高分辨率并使噪点最小化[9-11]。

CBCT在牙髓病中的应用

作为新兴的牙科影像学方法，CBCT在现代牙科实践中越来越重要。CBCT扫描在牙髓病、手术、正畸、牙周病、植入物和病理学领域的优势在科学文献有很多报道；然而，其仍存在细微差别和局限性。在采用CBCT前，医疗法律、成本、成像伪影以及不断增加的患者辐射剂量都是需要考虑的重要问题。从医疗法律角度来看，医生需要分析全部图像，而不仅是感兴趣的部位。一般而言，小容量CBCT扫描可以覆盖与二维图像相同的解剖结构，需要分析的图像相对较少。此外，口腔颌面部放射学应当作为牙科中一门受认可的独立专业，如果在分析过程中存在疑问，应鼓励将患者图像转诊给口腔放射医生。

世界市场上约有75种不同的牙科CBCT扫描仪，公司之间的竞争大大降低了扫描仪的成本。随着机器成本的降低和使用的普及，它们的价格将继续下降。美国牙科协会（ADA）和AAE正在着手解决CBCT费用问题，预期在不久的将来将纳入保险报销范围。

CBCT扫描，如噪点和软组织，与显示不良的伪影有关。伪影可能会影响最终的成像质量，应尽可能降低。CBCT扫描最常见的伪影有移动和射束硬化。患者移动通常与采集时间长和/或患者稳定性差有关。移动伪影可以在整个解剖结构中产生模糊的图像以及双层的骨皮质。这些伪影降低了成像质量，并可能掩盖关键的解剖和病理表现。在金属修复体、牙种植体、根管治疗的牙齿和正畸托槽的区域X线会产生硬化与散射[3]。金属周围暗带和高密度散射白线与从射线发射管端产生的多色光子有关。由于这些光子的能级不一致，如金属类高密度结构使诊断谱中的光子衰减，从而使辐射束硬化并产生这类伪影。

患者辐射剂量的增加是牙科和医学上颇受争议的话题。一些国家和国际组织旨在提高民众对于影像检查相关辐射剂量增加的认识。讨论这一问题时，强调口腔科使用相当低水平的放射剂量是十分重要的。目前没有任何研究可以确切证实牙科放射线剂量与癌症之间的联系。CBCT扫描应在所提供信息的有利程度超过潜在风险时使用。牙髓病中使用CBCT扫描的辐射剂量在20~100微西弗。美国医学物理学家协会指出，低于50000剂量的风险极低，甚至不存在。此外，接触这种低剂量的患者群体其患癌风险的假想预期较高的则应该予以劝阻使用CBCT检查[12]。

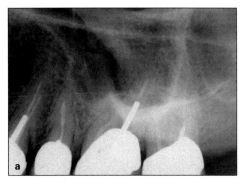
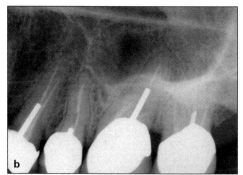
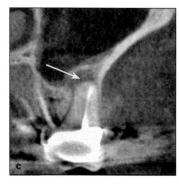
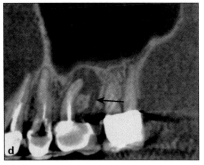
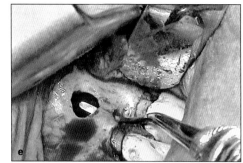
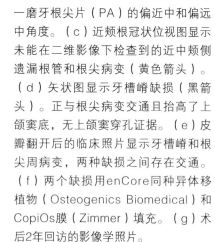
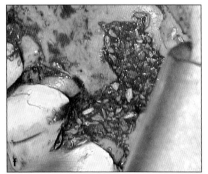
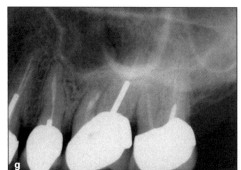

图6-1 （a和b）分别显示左上颌第一磨牙根尖片（PA）的偏近中和偏远中角度。（c）近颊根冠状位视图显示未能在二维影像下检查到的近中颊侧遗漏根管和根尖病变（黄色箭头）。（d）矢状图显示牙槽嵴缺损（黑箭头）。正与根尖病变交通且抬高了上颌窦底，无上颌窦穿孔证据。（e）皮瓣翻开后的临床照片显示牙槽嵴和根尖周病变，两种缺损之间存在交通。（f）两个缺损用enCore同种异体移植物（Osteogenics Biomedical）和CopiOs膜（Zimmer）填充。（g）术后2年回访的影像学照片。

CBCT在牙髓显微手术治疗计划中的潜在应用

CBCT这种放射影像学方法，可以让临床医生观察到与周围结构相关的单颗或多颗牙齿，并创建研究区域的三维图像。传统的放射影像检查通常局限于使用放射影像胶片或数字传感器所拍摄的二维图像。由于二维方法能够将三维解剖结构再现为二维图像，牙齿和相邻结构的三维解剖学的关键信息经常被遮蔽。即便使用平行投照技术，根尖片也不可避免地出现牙齿结构的变形和叠加（图6-1）。

CBCT在显微根尖手术规划中的作用已有详细的报道[13-16]。与常规放射影像相比，CBCT的主要优点是三维几何图形的精确性。与根尖片相比，CBCT是检测骨结构密度和根尖周围骨吸收现象更灵敏的手段。CBCT能够检测根尖的透射性变化，从而早于传统射线照片发现根尖周疾病[11]。与分角线投照的根尖片相比，CBCT扫描能探测到多出62%的上下颌后牙根尖低密度影。对于症状难以定位、临床和根尖片检查不确定的未治疗或做过根管治疗的患者，CBCT

可以发现先前漏诊的根尖周病。已有研究表明，CBCT可以使病变三维可视化，并增加根尖状态诊断的准确性[18-19]。CBCT图像的轴面、冠状面和矢状面也消除了解剖结构的重叠。

上颌和下颌磨牙的根尖手术均存在难度，主要包括根尖或根尖周病变与重要结构非常接近。如在上颌后牙，上颌牙齿的根部与上颌窦和颧骨等解剖结构重叠。上颌后牙牙根及根尖周组织可分别在3个正交平面上观察，而不与颧骨、牙槽骨及邻近根面重叠。在下颌后牙区，下颌骨前磨牙与磨牙的牙根也可能靠近神经孔和下颌管。

医学CT和CBCT已被用于规划根尖周牙髓手术[20-21]。三维图像可以清楚地识别根尖与重要相邻解剖结构的解剖关系。

CBCT在邻近下颌管和下牙槽神经的手术治疗规划中的应用

下颌后牙根尖与下颌管之间的交通并不少见，在进行根尖显微手术时应予以考虑以避免医源性神经损伤[22]。

最近一项研究评估了下颌管与相邻牙齿顶点之间的平均距离[23]。该研究共纳入821颗下颌第二前磨牙、597颗第一磨牙、508颗第二磨牙、48颗第三磨牙。平均距离分别为4.2mm、4.9mm、3.1mm和2.6mm；所研究牙齿中根尖与下颌管之间直接交通出现的频率分别为3.2%、2.9%、15.2%和31.3%。女性发生的频率几乎是男性的2倍。关于牙齿的位置（右侧或左侧）没有显著差异（$P>0.05$）。与年长者相比，年龄小于35岁的患者下颌管至根尖的距离显著缩短。

Velvart等[20]发现，医用CT可以确定每例患者的下颌管与根尖的关系，而传统放射影像可以确定的病例不到40%。使用相对少的辐射剂量，CBCT很可能达到类似的效果。

图6-2～图6-4展示了一系列手术病例，表明CBCT是准确治疗牙根靠近下颌管和下牙槽神经的牙根尖周手术的重要辅助手段。

CBCT在牙根靠近上颌窦的手术治疗规划中的应用

在规划上颌骨后部的手术治疗时，应评估受累根部附近的上颌窦是否存在黏膜增厚以及根端、病变与上颌窦和窦膜的距离。术前三维评估有利于术前治疗的规划，并可以提前预测潜在的并发症，如上颌窦穿孔。Rigolone等[21]认为CBCT可能在上颌第一磨牙腭根根尖显微手术中起重要作用，通过CBCT可以测量皮层骨板与腭根尖之间的距离，并可以评估牙根间是否存在上颌窦。此外，在开始治疗之前辅助确定根尖手术的治疗计划，CBCT能够明确皮层骨板厚度、骨松质类型、开窗、上颌骨形状以及牙根的倾斜度，可以三维观察牙根形态，以及根管数量和相互之间是否聚合及分离。未探查（和未治疗的）根管治疗牙齿的根管可以使用轴截面来识别，而这些根管采用根尖片即使使用不同角度拍摄也可能不容易识别。近期有两项研究在制订上颌磨牙区根尖显微手术患者的治疗计划时，评估了上颌窦黏膜、骨皮质的厚度和解剖特征[24-25]。与没有根尖病变的牙齿相比，存在根尖病变时上颌窦黏膜往往明显更厚[21]。

上颌后牙的根部也可以频繁伸入上颌窦。Pagin等[26]在随机的CBCT扫描样本上发现，35.9%的上颌后牙牙根接近上颌窦窦壁，14.3%的牙根伸入上颌窦。

是否采用引导性组织再生（GTR）可以根据病变和上颌窦穿孔大小来判断（关于GTR的进一步讨论，见第15章）。如果需要实施GTR，CBCT成像可以提供上颌窦内壁分隔的三维信息。尽管Underwood在1910年发表了关于上颌窦解剖学的详细描述，几十年来这些分隔被认为是临床上重要的解剖变异[27]。但因为上颌窦提升是一个复杂的手术，且在存在分隔

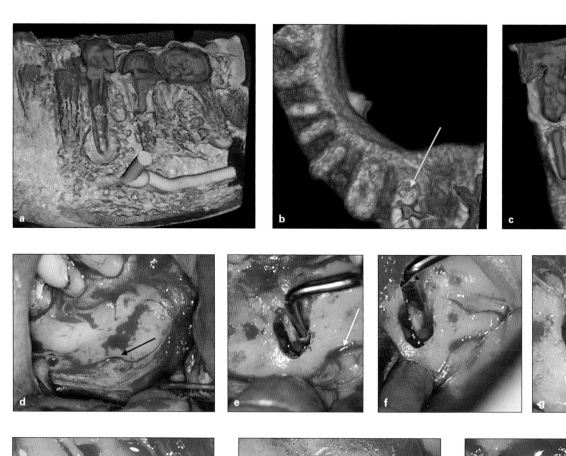

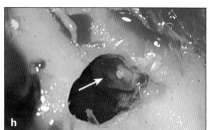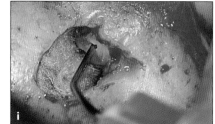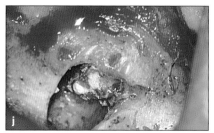

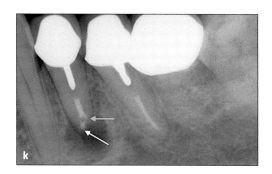

图6-2 （a）下颌第一前磨牙的根尖周病变及其与下颌神经关系的三维渲染图。（b和c）轴向和冠状三维渲染图显示未经治疗的舌侧根管（蓝色和白色箭头）。与患者讨论了治疗方案，由于存在分体式铸造桩核，患者选择了外科手术。自颊向舌的病变程度以及牙根与颊舌皮质骨板的关系可以从冠状面观察（c）。（d）皮瓣翻开后的临床照片和神经束识别（黑色箭头）。（e）由于牙根与神经束较近（白色箭头）超声器械插入OT5（Mectron）用于截骨术。（f）使用OT7S-3（Mectron）实施牙根切除。（g）使用OT7S-3切除根尖。（h）临床照片展示未经治疗的舌侧根管（白色箭头）和峡部。（i）在安置根修复材料（RRM）（Brasseler USA）之前，预备好的根管中应用牙髓序列BC封闭器（Brasseler USA）。（j）RRM材料填充在颊侧和舌侧根管。（k）术后X线片显示RRM填充在舌侧根管（白色箭头）和颊侧根管（蓝色箭头）。

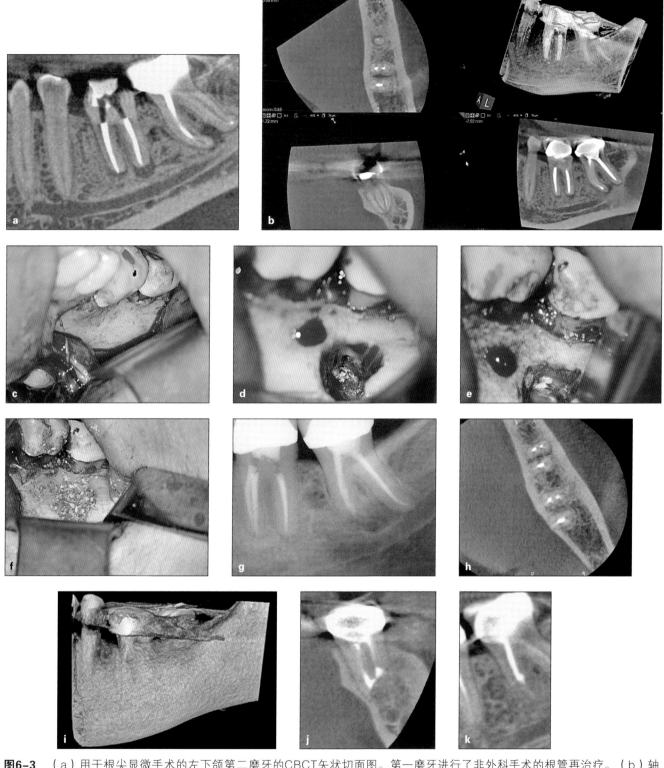

图6-3　（a）用于根尖显微手术的左下颌第二磨牙的CBCT矢状切面图。第一磨牙进行了非外科手术的根管再治疗。（b）轴向、冠状面、矢状面的CBCT和三维渲染图显示下颌神经管与第二磨牙近中根邻近。（c）外科皮瓣翻开后的临床照片显示颊侧皮质骨板。（d）截骨术和近中根切除术。（e）MTA行根尖充填的临床照片。（f）放置CopiOs膜前用Puros同种异体移植材料（Zimmer）移植到根尖周缺损区域。（g）即时手术后影像学照片。（h~k）术后18个月的CBCT图像显示缺损和颊侧皮质骨板完全重塑。

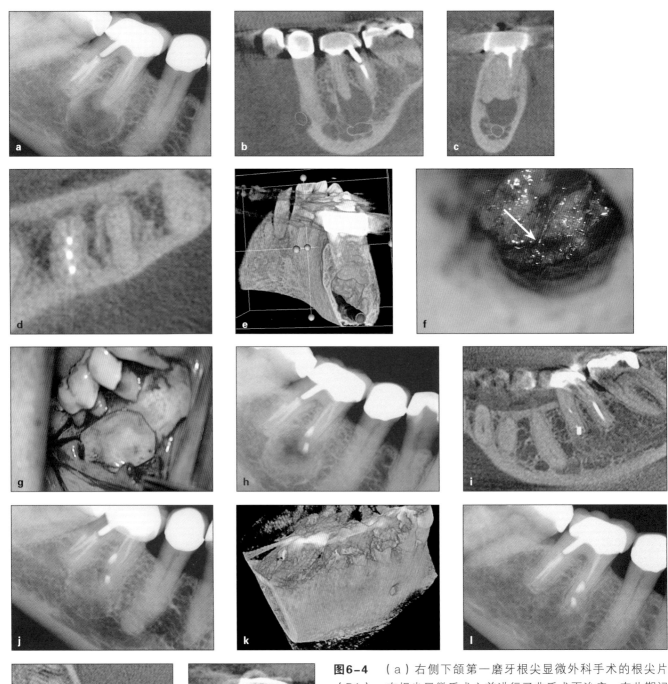

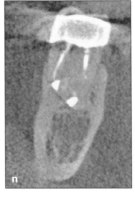

图6-4 （a）右侧下颌第一磨牙根尖显微外科手术的根尖片（PA）。在根尖显微手术之前进行了非手术再治疗，在此期间探查并治疗了未经治疗的第三个远中根管。近中根管被遮蔽。（b~e）CBCT的矢状位、冠状位、轴位视图以及三维渲染显示第一磨牙近中根与缺损区及下颌神经管（IAN）的靠近和交通。（f）手术皮瓣翻开后临床照片，近中根切除，缺损区刮除肉芽，在缺损底部探查到下颌神经管（白色箭头）。（g）未加移植材料的情况下，CopiOs膜覆盖后的临床照片。（h）3个月回访时的根尖片（PA）。（i~k）6个月回访时的CBCT矢状面视图、根尖片（PA）和三维渲染。（l~n）下颌第一磨牙在12个月随访时根尖片的轴向和冠状视图显示骨质缺损包括颊侧皮质骨板的完全重塑。

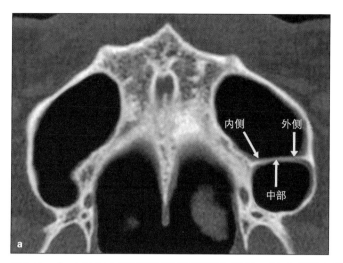

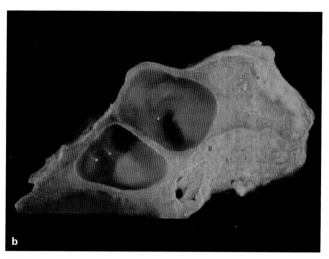

图6-5　（a）显示上颌窦间隔的CBCT轴向视图。（b）显示上颌窦隔膜的3D CBCT渲染图。

的根尖手术期间膜容易穿孔，因此必须了解上颌窦的正常解剖结构和任何解剖变异[28]。只有了解上颌窦分隔的发生率、位置和形态后才可以做出精确的手术计划，防止上颌窦手术的并发症。

上颌窦内壁分隔的发生率从16%至58%不等。内壁分隔可以为可吸收膜提供支撑，因此它们的位置和形状很重要（图6-5）。内壁分隔可以分为原发性分隔和继发性分隔。原发性分隔由上颌骨的发育而成，而继发性分隔有理论称是由于牙齿脱落后窦底的不规则气化引起的。换言之，原发性分隔是先天性的，继发性分隔是获得性的。在缺乏失牙前的放射影像记录时，无牙的牙槽嵴根尖区域以上的分隔并不能区分为原发性分隔还是继发性分隔。因此可以认为，牙齿上方的分隔是原发性分隔，而无牙的牙槽嵴上方的隔膜可能是原发性的或继发性的。据报道中间区域的分隔（从第二前磨牙的远中面到第二磨牙的远中面；50%）发生率最高。其次是前部区域（从第二前磨牙的近中到远中部分，24%）和后部区域（第二磨牙区域的远中部分，22.7%）[29]。目前可以认为，由于磨牙比前磨牙拔除得早，继发性分隔更频繁地发生在缺失磨牙的上方区域。

图6-6和图6-7展示了两个手术病例，表明CBCT是对牙根邻近上颌窦的牙齿根尖手术进行准确治疗规划的重要辅助手段。

CBCT用于较大根尖周病变手术治疗的规划

最后，应了解根尖周病的真正大小、位置和范围，并应准确判断患牙根部。准确分析骨缺损体积是牙髓手术前临床评估以及治疗结果监测（治疗后增加/减少的体积）的重要步骤。

根尖手术的结果可能受到多种因素的影响，其中根尖骨损失的大小和位置以及细菌的存在是最重要的。决定采用GTR技术时（GTR技术的进一步讨论，见第15章），了解病变大小十分重要。在较大的根尖周缺损中，病变区常常充满被称为瘢痕组织的纤维结缔组织。非成骨组织向内生长以及上皮组织沿根面向下生长均会导致愈合不彻底。

许多软件包已成为帮助临床医生评估立方毫米大小目标区域体积的专门工具。然而为了获得准确的体积计算，计算包围目标区域所有切面的线性测量数据

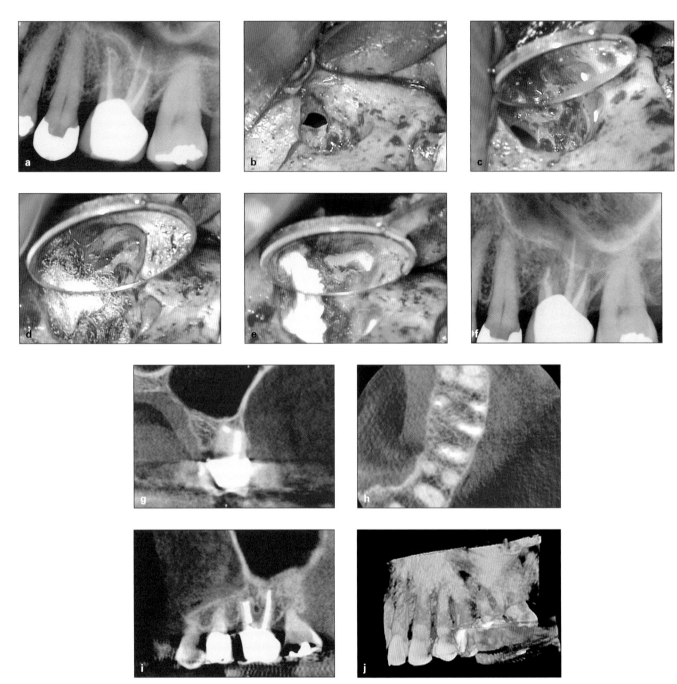

图6-6 （a）左侧上颌第一磨牙拟行外科手术前的根尖片（PA）。（b和c）临床照片显示缺损区去除肉芽后与上颌窦穿通。（d）临床照片展示用CollaCote（Zimmer）保护穿通的上颌窦腔和近中颊根的亚甲基蓝染色为确认在超声根端制备之前未经处理的近中舌侧根管的完全切除与定位。（e）用MTA进行根尖充填。（f）术后X线片。（g～j）8年随访的CBCT图像的冠状面（g）、轴向（h）、矢状面（i）视图和三维渲染展示（j），可以观察到颊侧皮质骨板完全骨再生以及上颌窦底部的修复。

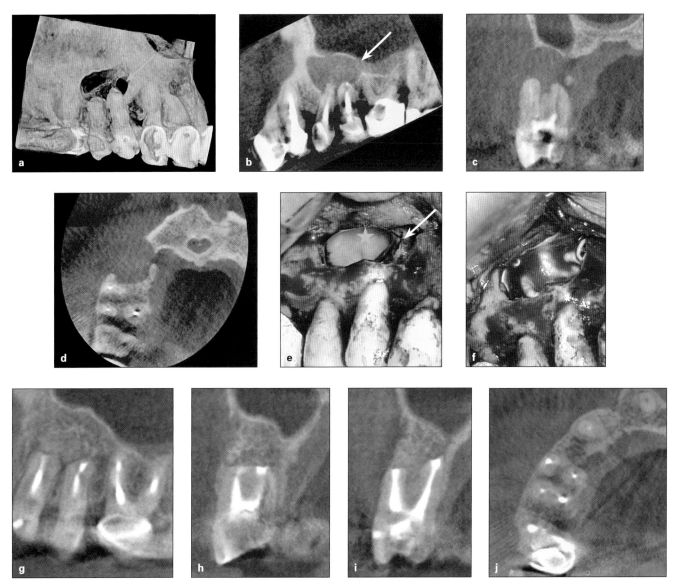

图6-7　（a）右侧上颌前磨牙CBCT的三维渲染图可见根尖显微手术后的上颌窦穿孔（蓝色箭头）。（b）前磨牙的矢状面视图，可见上颌窦穿孔（白色箭头）。（c）第一前磨牙的冠状面视图，可见根尖周缺损已穿通。（d）轴向视图显示远中根尖周缺损的程度。（e）临床图片显示上颌窦严重穿通，脉管系统（蓝色星形）和上颌窦隔膜（白色箭头）可用于支撑可吸收膜。（f）首先放置CopiOs膜，再利用enCore将骨形成蛋白（Medtronic）和移植骨组合后放置。（g～j）术后2年前磨牙的CBCT图像显示在矢状面上观察到的骨重建（g）、第一前磨牙冠状面视图（h）、第二前磨牙冠状面视图（i）和轴向视图（j）。可见颊侧和腭侧皮质骨板的重建。

是十分必要的，这使得体积测定非常耗时。专业的软件包可以在几个分开的切面之间进行插补技术以提高计算速度。此外，可以使用XoranCAT（版本3.1.62，Xoran Technologies）等软件包对轴向、矢状面或冠状面进行体积分析，该软件包经常用于处理i-CAT图像。OnDemand3D（1.0版，Cyber-Med）和KDIS 3D（版本2.1.11，Kodak牙科系统）也都能够分析DICOM（医学数字成像和通信）图像。

使用来自CBCT数据集的高分辨率图像能够在3个空间平面上线性测量上下颌骨的病变。在不同平面上的测量可以获得真实的体积测定。Esposito等[30]评估了CBCT图像测量体积与物理测量相比的准确性和可靠性。在单个年轻牛的下颌骨8颗牙齿根尖部周围创建27个骨缺损，以模拟不同大小和形状的根尖周病灶。每个缺损的体积通过使用硅酮材料对缺损取印模来确定。使用Accuitomo 170 CBCT单元（J. Morita）对样品进行扫描，并将数据上传到新开发的专用软件工具。两名牙髓病专家作为独立和标准的观察者。他们分析了每个骨缺损的体积大小，将直接体积测量结果与CBCT图像测量结果之间的差异使用失拟检验进行统计学评估。并使用Pearson积矩相关系数进行相关性研究，对观察者自身和观察者间的一致性分析也进行了评估。

统计分析显示参考值和基于软件的体积测量之间没有显著差异，说明该软件的准确性。观察者自身和观察者间的一致性非常好，表明两个变量之间有很强的相关性。作者的结论是，CBCT是一种可靠的体外评估牛牙髓根尖周病变量的方法。因此，这可能成为一种新的用以准确评估和随访根尖周病的有效方法。图6-8说明了使用CBCT确定根尖损伤的大小以及手术前的治疗计划。

CBCT进行手术结果评估

或许CBCT应用于牙髓病学最有意思的领域也许是明确治疗结果[31-32]。详细的CBCT扫描可以更客观，从而更准确地判断牙髓病治疗的结果。CBCT图像在几何上是精确的，并且不存在如传统的胶片和数字化获取的根尖片所看到的受检牙齿的扭曲或叠层解剖结构的叠加。最近的临床研究比较了二维和三维放射影像在根尖显微外科术后根尖周愈合的术后评估中的诊断价值[33-35]。与二维方法相比，三维评估愈合情况的一致性更高。这些研究结果表明两种方法计算得到的修复百分比是不同的。CBCT图像可以比根尖放射片检测到更多的根尖周显微手术后残留病变。三维影像上观察到的愈合率较低可归因于骨缺损的类型，这可能需要再生性操作或更长的观察期来进行愈合评估。

传统上的根尖手术的愈合评估标准是基于Rud等[36]和Molven等[37]的研究。然而，最近的一项研究表明，这些二维标准可能不适用于三维影像评估。

Simon等[38]比较了CBCT和活组织检查的能力，以区分具有较大根尖周病灶的牙齿中的根尖囊肿和肉芽肿。他们的研究表示，CBCT图像上根尖病变的灰度值测量能够将实体型（肉芽肿）从囊肿性和腔型（囊肿）病变中区分出来。他们进一步总结认为CBCT在临床上比活检更准确、更有效。如果得到证实，这些发现可能会影响进行根管再治疗时考虑非手术或手术方法的决策过程。

最近一项研究评估了二维和三维放射影像学和组织病理学在评估根尖周病灶的一致性[39]。根尖病变的最终组织学诊断包括55个肉芽肿（94.8%）和3个囊肿（5.2%）。放射诊断对囊肿的诊断率过高分别为28.4%（CBCT成像）和20.7%（根尖放射片）。作者的结论是，为了确定根尖放射透性的最终诊断，应进行组织样本的组织学评估，确定为肉芽肿（无上皮）

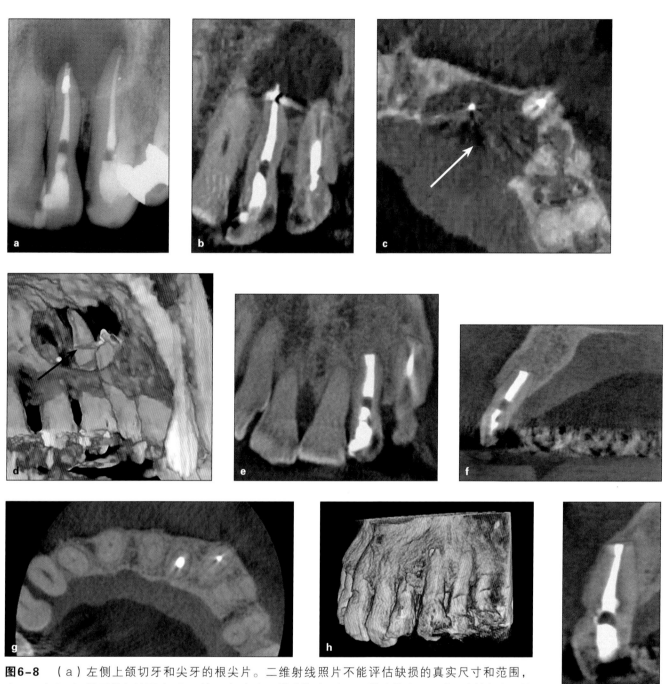

图6-8　（a）左侧上颌切牙和尖牙的根尖片。二维射线照片不能评估缺损的真实尺寸和范围，（b~d）CBCT视图的矢状面（b）、轴面（c）和三维渲染（d）显示缺陷的实际尺寸。在轴向和三维渲染视图中可以清晰地观察到穿孔和腭骨缺失（白色和黑色箭头），（e~i）术后2年侧切牙和尖牙的CBCT图像，显示颊侧和腭侧骨皮质板缺损已完整重建。

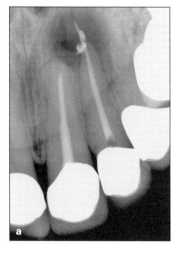
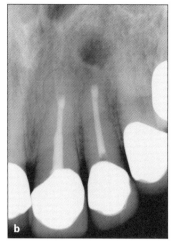
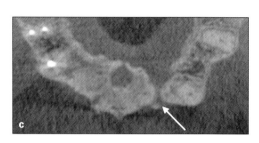
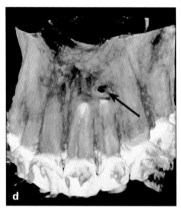
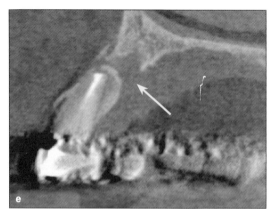

图6-9 （a）左侧上颌中切牙和侧切牙根尖片显示需要进行根尖显微外科手术。（b）2年回访的根尖片显示手术牙根尖周不完全愈合（根尖周围暗影）。引导性骨再生不能用来解决穿孔缺损。（c）轴向CBCT视图中可见颊侧骨和腭侧骨的不完全愈合（白色箭头）。（d）显示缺损（黑色箭头）的三维渲染视图。（e）矢状CBCT图显示穿孔（黄色箭头）的不完全愈合。

或囊肿（带上皮）。仅对二维或三维放射图像进行分析只能得到初步诊断，最终应当通过活检确认。

两项最近的研究评估了利用CBCT技术进行牙髓显微外科手术的结果[35,40]。Von Arx等[34]在一项有关根尖术后1年影像学结果评估的前瞻性临床研究中，应用4种指标评估了一项新的基于CBCT的标准。分析对象为沿被治疗牙根纵轴格式化后的CBCT颊舌向部分。分别从切面的平面（R指数）、根尖区域（A指数）、皮层板（C指数）以及合并的根尖-骨皮质区域（B指数）评估放射图像展示的愈合。所有的观察都进行了两次以计算观察者间的一致性（重复性）。第二次读数用于分析观察者自身的一致性（重现性）。所有的研究参数显示良好的观察者间一致性（重复性）。关于观察者的自身一致性（重现性），B指数（结合根尖和皮质缺损愈合）和R指数（切面

平面上的愈合）显示出基本一致性，因此在将来的研究中推荐使用颊舌向CBCT切面进行根尖手术的影像学评估。

Kim等[40]评估了CBCT图像测量得到的术前根尖周病变大小、体积和其他参数作为牙髓病显微手术预后的潜在因素。在实验中，两个观察者独立评估近远中（Ix）、根冠向（Ly）和颊舌侧（Lz）直径；根尖病变体积（V）；骨皮质破坏、颊侧骨板高度（Lb）。根据术后1年的临床和影像学评估将结果分为成功或失败。本研究的主要结论是牙髓显微外科手术的预后受术前根尖周病变体积的影响。根尖病变体积小于50mm³与预后良好呈显著性相关。病变的术前线性直径、皮质骨的破坏以及颊侧骨板的高度均未见与预后的显著相关性。之前研究的结果可能影响GTR技术在根尖显微手术中的应用决策。

未来的研究可能表明，在使用CBCT成像时，常规放射图片上似乎已经"愈合"的根管充填牙可能仍然具有根尖周病的迹象（例如，扩大的牙周膜间隙、根尖放射透射性）。反之，这可能会反过来影响在放射影像中似乎已成功愈合的进行过根管治疗的牙齿上放置或替换冠状修复体时的决策和选择标准。因此，制订根尖周显微外科手术后CBCT的影像学治愈标准是十分必要的。

图6-9显示了一个手术病例，其中CBCT是根尖手术准确结果评估的重要辅助手段。

临床医生必须记住，CBCT仍然具有电离辐射，并非没有风险。因此必须尽可能将对患者的辐射量保持在合理可行尽可能低的水平，并且必须遵守CBCT循证医学的选择标准。牙髓病病例应当单独进行判断，直到有进一步的证据为止，只有在确定传统的影像检查产生的信息有限并且需要更多的细节进行诊断和治疗计划时才考虑CBCT。AAE/AAOMR关于在牙髓治疗中使用CBCT的立场声明中列出了一些建议，以帮助临床医生决定何时在诊断、治疗计划和非手术和手术过程中使用CBCT成像[1]。

参考文献

[1] Special Committee to Revise the Joint AAE/AAOMR Position Statement on use of CBCT in Endodontics. AAE and AAOMR joint position statement: Use of cone beam computed tomography in endodontics 2015 update. Oral Surg Oral Med Oral Pathol Oral Radiol 2015;120:508–512.

[2] Lofthag-Hansen S, Huumonen S, Gröndahl K, Gröndahl HG. Limited cone-beam CT and intraoral radiography for the diagnosis of periapical pathology. Oral Surg Oral Med Oral Pathol Oral Radiol Endod 2007;103:114–119.

[3] Scarfe WC, Farman AG. What is cone-beam CT and how does it work? Dent Clin North Am 2008;52:707–730.

[4] Arai Y, Tammisalo E, Iwai K, Hashimoto K, Shinoda K. Development of a compact computed tomographic apparatus for dental use. Dentomaxillofac Radiol 1999;28:245–248.

[5] Honda K, Larheim TA, Johannessen S, Arai Y, Shinoda K, Westesson PL. Ortho cubic super-high resolution computed tomography: A new radiographic technique with application to the temporomandibular joint. Oral Surg Oral Med Oral Pathol Oral Radiol Endod 2001;91:239–243.

[6] Estrela C, Bueno MR, Azevedo BC, Azevedo JR, Pécora JD. A new periapical index based on cone beam computed tomography. J Endod 2008;34:1325–1331.

[7] Jaffraya DA, Siewerdsen JH. Cone-beam computed tomography with a flat-panel imager: Initial performance characterization. Med Phys 2000;27:1311–1323.

[8] Baba R, Ueda K, Okabe M. Using a flat-panel detector in high resolution cone beam CT for dental imaging. Dentomaxillofac Radiol 2004;33:285–290.

[9] Schulze R, Heil U, Gross D, et al. Artefacts in CBCT: A review. Dentomaxillofac Radiol 2011;40:265–273.

[10] Tanimoto H, Arai Y. The effect of voxel size on image reconstruction in cone-beam computed tomography. Oral Radiol 2009;25:149–153.

[11] Mah P, Reeves TE, McDavid WD. Deriving Hounsfield units using grey levels in cone beam computed tomography. Dentomaxillofac Radiol 2010;39:323–335.

[12] American Association of Physicists in Medicine. AAPM Position Statement on Radiation Risks from Medical Imaging Procedures: Policy no. PP 25-A. www.aapm.org/org/policies/details.asp?id=318&type=PP. Accessed 13 January 2017.

[13] Cheung G, Wei WL, McGrath C. Agreement between periapical radiographs and cone-beam computed tomography for assessment of periapical status of root filled molar teeth. Int Endod J 2013;46:889–895.

[14] Esposito SA, Huybrechts B, Slagmolen P, et al. A novel method to estimate the volume of bone defects using cone-beam computed tomography: An in vitro study. J Endod 2013;39:1111–1115.

[15] Bornstein MM, Lauber R, Sendi P, von Arx T. Comparison of periapical radiography and limited cone-beam computed tomography in mandibular molars for analysis of anatomical landmarks before apical surgery. J Endod 2011;37:151–157.

[16] Low KM, Dula KD, Bürgin W, von Arx T. Comparison of periapical radiography and limited cone-beam tomography in posterior maxillary teeth referred for apical surgery. J Endod 2008;34:557–562.

[17] Tsai P, Torabinejad M, Rice D, Azevedo B. Accuracy of cone-beam computed tomography and periapical radiography in detecting small periapical lesions. J Endod 2012;38:965–970.

[18] Tyndall DA, Rathore S. Cone-beam diagnostic applications: Caries, periodontal bone assessment, and endodontic applications. Dent Clin North Am 2008;52:825–841.

[19] Cotton TP, Geisler TM, Holden DT, Schwartz SA, Schindler WG. Endodontic applications of cone-beam volumetric tomography. J Endod 2007;33:1121–1132.

[20] Velvart P, Hecker H, Tillinger G. Detection of the apical lesion and the mandibular canal in conventional radiography and computed tomography. Oral Surg Oral Med Oral Pathol Oral Radiol Endod 2001;92:682–628.

[21] Rigolone M, Pasqualini D, Bianchi L, Berutti E, Bianchi SD. Vestibular surgical access to the palatine root of the superior first molar: "Low-dose cone-beam" CT analysis of the pathway and its anatomic variations. J Endod 2003;29:773–775.

[22] Kovisto T, Mansur Ahmad M, Bowles W. Proximity of the mandibular canal to the tooth apex. J Endod 2011;37:311–315.

[23] Bürklein S, Grund C, Schäfer E. Relationship between root apices and the mandibular canal: A cone-beam computed tomographic analysis in a German population. J Endod 2015;41:1696–1700.

[24] Maillet M, Bowles WR, McClanahan SL, John MT, Ahmad M. Cone-beam computed tomography evaluation of maxillary sinusitis. J Endod 2011;37:753–757.

[25] Bornstein MM, Wasmer J, Sendi P, Janner SF, Buser D, von Arx T. Characteristics and dimensions of the Schneiderian membrane and apical bone in maxillary molars referred for apical surgery: A comparative radiographic analysis using limited cone beam computed tomography. J Endod 2012;38:51–57.

[26] Pagin O, Centurion BS, Rubira-Bullen IR, Alvares Capelozza AL. Maxillary sinus and posterior teeth: Accessing close relationship by cone-beam computed tomographic scanning in a brazilian population. J Endod 2013;39:748–751.

[27] Underwood AS. An inquiry into the anatomy and pathology of the maxillary sinus. J Anat Physiol 1910;44:354–369.

[28] Boyne PJ, James RA. Grafting of the maxillary sinus floor with autogenous marrow and bone. J Oral Surg 1980;38:613–616.

[29] Lee WJ, Lee SJ, Kim HS. Analysis of the location and prevalence of maxillary sinus septa. J Periodontal Implant Sci 2010;40:56–60.

[30] Esposito SA, Huybrechts B, Slagmolen P, et al. A novel method to estimate the volume of bone defects using cone-beam computed tomography: An in vitro study. J Endod 2013;39:1111–1115.

[31] De Paula-Silva FW, Junior MS, Leonardo MR, Consolaro A, da Silva LA. Cone-beam computerized tomographic, radiographic, and histologic evaluation of periapical repair in dogs' post-endodontic treatment. Oral Surg Oral Med Oral Pathol Oral Radiol Endod 2009;108:796–805.

[32] Kourkouta S, Bailey G. Periradicular regenerative surgery in a maxillary central incisor: 7-year results including cone-beam computed tomography. J Endod 2014;40:1013–1019.

[33] Christiansen R, Kirkevang LL, Gotfredsen E, Wenzel A. Periapical radiography and cone beam computed tomography for assessment of the periapical bone defect 1 week and 12 months after root-end resection. Dentomaxillofac Radiol 2009;38:531–536.

[34] Von Arx T, Janner SF, Hänni S, Bornstein MM. Agreement between 2D and 3D radiographic outcome assessment one year after periapical surgery. Int Endod J 2016;49:915–925.

[35] Tanomaru-Filho M, Jorge ÉG, Guerreiro-Tanomaru JM, Reis JM, Spin-Neto R, Gonçalves M. Two- and tridimensional analysis of periapical repair after endodontic surgery. Clin Oral Investig 2015;19:17–25.

[36] Rud J, Andreasen JO, Jensen JE. Radiographic criteria for the assessment of healing after endodontic surgery. Int J Oral Surg 1972;1:195–214.

[37] Molven O, Halse A, Grung B. Observer strategy and the radiographic classification of healing after endodontic surgery. Int J Oral Maxillofac Surg 1987;16:432–439.

[38] Simon JH, Enciso R, Malfaz JM, Roges R, Bailey-Perry M, Patel A. Differential diagnosis of large periapical lesions using cone-beam computed tomography measurements and biopsy. J Endod 2006;32:833–837.

[39] Bornstein MM, Bingisser AC, Reichart PA, Sendi P, Bosshardt DD, von Arx T. Comparison between radiographic (2-dimensional and 3-dimensional) and histologic findings of periapical lesions treated with apical surgery. J Endod 2015;41:804–811.

[40] Kim D, Ku H, Nam T, Yoon TC, Lee CY, Kim E. Influence of size and volume of periapical lesions on the outcome of endodontic microsurgery: 3-dimensional analysis using cone-beam computed tomography. J Endod 2016;42:1196–1201.

第7章

放大和照明在根尖外科手术中的应用
Magnification and Illumination in Apical Surgery

Richard Rubinstein

近年来根尖手术治疗最重要的发展之一是外科手术显微镜的引进。在20世纪80年代末和90年代初期，世界各地的一些牙髓病学家开始用手术显微镜进行实验以确定其是否适用于根尖手术。他们认为，如果能够进一步放大和照明手术视野，超越传统的放大镜和手术灯，那么他们可以提供更好的治疗。结果十分可喜，曾经看起来不可能的病例操作变得容易和令人期待，原本可能不得不拔除的牙齿具有了可预见性的保留机会。

多方合力

意愿、知识和技术的单独追求偶尔重叠并且随着时间的推移将产生有利于患者的临床解决方案。显微根尖手术的发展就是这样一个例子。消除根尖周疾病的愿望，更清楚了解牙髓解剖复杂性的需要，以及放大和照明使用的提升，成就了当代根尖外科手术，更准确地描述应该为显微根尖外科手术。

消除根尖周疾病

根尖手术的起源可以追溯到前哥伦比亚时期[1-2]，而随着1964年美国牙髓病学专业的确立，20世纪60年代初当代根尖手术开启了旅程。重点是根尖充填材料及其封闭性能。根尖外科手术的发展过程中，存在很多争议，个性化选择因为生物学基础薄弱而进展缓慢。直到最近，这个时期的手术往往是在照明不足、没有放大设备和有限的医疗设备的情况下进行的。Frank等[3]报道，过去被认为是成功的银汞合金封闭的根尖手术，成功率在10年后下降到57.7%。Guttmann

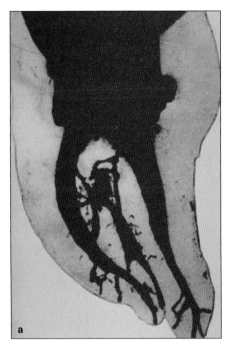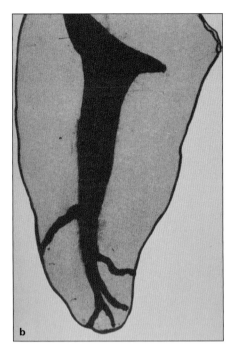

图7-1 （a）下颌磨牙Hess模型，显示根管系统的解剖复杂性。（b）下颌前磨牙Hess模型，显示根尖段解剖复杂性。

和Harrison指出，现代牙髓病学的任务是努力"去除根尖手术其他固有的艺术和工艺，启发并鼓励对根尖手术当代挑战的坚持不懈、可靠的追求"[4]。Shabahang最近把根尖手术描述为通过手术瓣的根管治疗。根尖手术的主要目的是去除部分具有组织碎片和微生物的解剖复杂的根部或者封闭非手术治疗方式无法达到完全封闭的根管[5]。根管系统的复杂性仅在最近才被认识。

解剖复杂性

瑞士牙医Walter Hess在20世纪20年代初首次发表了具有里程碑意义的解剖学研究成果[6]。当他的成果首次发表时，许多临床医生认为所报道的解剖复杂性是在过高压力下注射硫化橡胶而人为创造的（图7-1）。然而，当时更为进步的学者认为这个结果是有价值的，并且寻求更有效的方法来清洁、预备和充

填根管系统。最近，Takahashi和Kishi用染料注入法研究了解剖复杂性[7]。这些模型清楚地显示了人牙髓的壮观和优美（图7-2）。Weller等[8]研究了上颌第一磨牙近中颊根根管峡部的发生率和位置，发现切除根尖4mm时可见部分或全部峡部。West研究了根管治疗失败与根管出口（POEs）未充填或未充满之间的关系[9]。通过染料离心，他发现所有失败样本至少有一个未充满或未填充的POE[9]。因为93%根管分歧发生在根尖3mm，理论上临床医生应该尝试彻底治疗根管系统的全部解剖结构[7]。如果不解决这些解剖问题，将使失败的原因不被消除，再次感染，即使在去除根尖周病变后，仍可能复发。显然根管系统比之前想象的更复杂，因此在进行手术和非手术根管治疗时，必须考虑牙髓解剖结构，如副根管和峡部。实际上，理解解剖复杂性的重要性以及消除这些复杂性的需要可能是现代根尖外科的起源，这可以通过引入放大设备来进一步解决。

图7-2 Takahashi模型。（a）下颌磨牙近中根近中面观示管间吻合、颊根根尖分叉以及多个根尖止点。（b）下颌第二前磨牙示单根管如何分开再会合，然后在根尖分为不止一个根管。（c）上颌中切牙示根尖1/3的多个根尖分歧。（d）下颌磨牙示两个根的解剖复杂性。

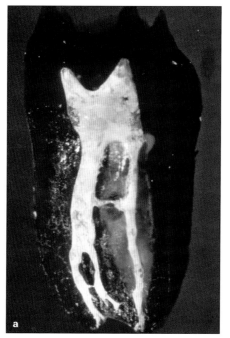
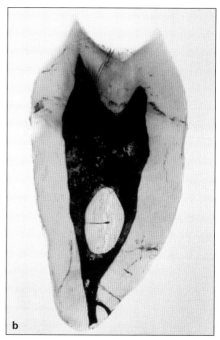
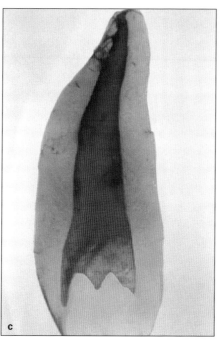
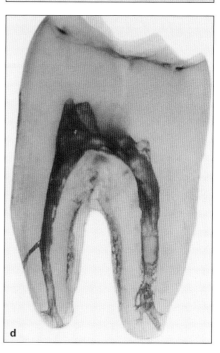

放大系统简史

　　虽然第一个精确的镜头直到大约1300年才被制造出来，第一个显微镜通常归功于1595年左右经营荷兰镜头研磨业务的父子俩Hans和Zacharias Jansen[10]，他们生产了简单的（单镜头）和复合（两个镜头）显微镜。

　　1665年，罗伯特·胡克用复合显微镜描述了植物组织特征时创造了"细胞"一词[10]。另一位显微镜先驱安东尼·范·列文虎克生产的单镜头足以使他在1674年观察直径2~3μm的细菌[10]。

　　之后显微镜几乎没有新进展，直到19世纪中叶，蔡司、恩斯特·阿贝和奥托·肖特花费了大量的时间来开发显微镜。在蔡司集中精力制造显微镜的过程中，阿贝和肖特集中精力进行了光学原理的理论研究，并对玻璃进行了研究[11]。他们的产品是外科手术显微镜（SOM）的起源，最终找到了应用于医学实践的途径。

放大与照明设备在医学领域的发展

1921年，德国的Carl Nylen博士报道了使用单目显微镜矫正慢性中耳炎的手术[12]。该装置有×10和×15两个放大倍率以及直径10mm的视野，该显微镜没有照明装置。

1922年，蔡司公司（德国）与瑞典Gunnar Holmgren博士合作，推出双目显微镜治疗中耳硬化症。该装置具有×8到×25的放大倍率，视野直径为6~12mm。

第二次世界大战前，美国的眼科医生用裂隙灯来检查眼睛的前部结构，但是将SOM引入医学界的是耳科医生。在20世纪40年代后期，纽约的重要乳突外科医生Jules Lempert博士一直使用放大镜进行手术。Lempert意识到放大镜的局限性。他需要更多的放大和照明，并在寻找一个显微镜。在德国参加工业设备展时，他发现了一个合适的显微镜，这是蔡司epi-teknoscope。蔡司出售其中3个设备到密苏里州圣路易斯的Storz仪器公司，其中一个去了Lempert耳科学院。epi-teknoscope的原理基于伽利略光学系统，伽利略光学系统是聚焦在无限远处的光学系统。这与在解剖或实验室显微镜中发现的格里诺光学系统（会聚光学系统）明显不同。格里诺型显微镜需要双眼会聚观察，导致观察者调节和视力疲劳。伽利略光学系统的优点是光线平行到达每只眼睛。用平行光而不是会聚光，操作者的眼睛静止不动，好像他或她正在向远处望去。因此，需要几个小时使用SOM完成的操作不会造成眼睛疲劳（Haper M，personal communication，2005）。

费城的耳科医生Samuel Rosen了解了Lempert博士获得的显微镜，自己购买了一个显微镜并开展了镫骨置换技术的手术，使中耳小骨头僵化的患者有可能恢复永久性听力（Lowrence R，personal communication，1989）。

双目手术显微镜的正式引进是在1953年蔡司引进Opton耳镜时。Opton是OPMI 1（第一台现代显微镜）的先驱。Opton有5步放大倍率变换，可以产生×1.2~×40的放大倍数和4.8~154mm的视野直径。工作距离可达到200~400mm。Opton有内置同轴照明，大大增加了视敏度（Haper M，personal communication，2005）。

SOM在眼科的使用发展得相对较慢。许多眼科手术可以在没有显微镜的情况下进行。最初，似乎放大镜就足够了，因此重点放在开发更好的放大镜。光的放大不是一个特别的问题，因为可以采用侧面照明。在开始进行囊外白内障摘除之前，同轴照明光源（见于SOM中）对于眼科医生而言并不重要。直到为了看到后囊膜，这需要来自视网膜的红色反射，这个反射是由同轴照明产生的。20世纪70年代初期许多眼科医生认为，SOM使简单和非常成功的手术变得复杂、抽象。然而，一些临床医生开始使用所谓的"耳镜"进行白内障摘除术。他们很快就认识到广视野的优势，使用SOM代替放大镜时可以得到更好的焦点深度、更好的照明和可变的放大倍率（Lowrence B，personal communication，1989）。

SOM在神经外科的发展与眼科相似。1966年，神经外科医生Peter Jannetta在加利福尼亚大学洛杉矶分校通过闭路电视为牙科学生示范颅神经切开术时，做解剖发现三叉神经一般被描述为小脑桥脑角发出的两个根：感觉根（主要部分）和运动根（较小部分）。Jannetta提到理论上在切断感觉根时需保存促黑激素部分以保存三叉神经痛术后轻微触觉。他利用SOM进一步开展微血管减压术，找到并松解包裹在三叉神经根周围的小血管，从而解除对神经的压迫，消除三叉神经痛的症状。

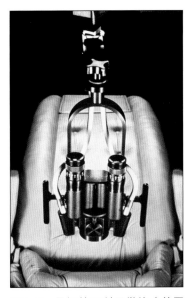

图7-3 最初的牙科显微镜（美国新泽西西奥兰治Noah Chivian博士提供）。

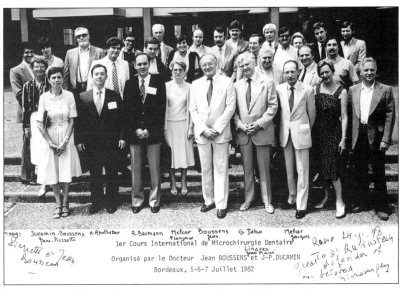

图7-4 第一届显微外科牙科学国际会议与会者（法国波尔多Jean Boussens博士提供）。

在20世纪70年代中期，苏黎世的Contraves AG与瑞士的M Gazi Yasargil博士以及美国的Leonard Malis博士一起，引进了一种神经外科落地架，它将显微镜完美的平衡悬挂与落地架每个主要轴的电磁锁定连接（Haper M, personal communication, 2005）。这种特性的改进使得SOM成为所有医学学科的现代医院手术室的中流砥柱。

放大和照明在牙科学和牙髓病学领域的进展

牙科使用显微镜放大视野可以追溯到1个多世纪以前。1876年，德国眼科医生埃德温·萨米施博士在手术中引进了双目放大镜[14]。不久之后，牙医们开始尝试用显微镜协助精密牙科操作，直到20世纪70年代末，这一直是标准的做法。

1962年，耳鼻喉科医生Geza Jako博士在口腔外科手术中使用了SOM[12]。1977年耳鼻喉科医生兼执业牙医Robert Baumann博士描述了耳科显微镜在牙科的使用[16]。他预测SOM会在现代牙医设备中占有一席之地，就像在耳鼻喉科、神经外科、血管内科和妇科中

一样。

1978年，来自马萨诸塞州的牙医Harvey Apotheker博士和Jako博士开始研制专门为牙科设计的显微镜。1980年，Apotheker博士创造了"显微牙科"这个词[17-18]。牙科显微镜DentiScope（图7-3）由Chayes-Virginia生产，由Johnson & Johnson出售。DentiScope有单个×8放大倍数和双光纤光源朝向手术区域。该装置可以安装在移动式支架上，也可以永久安装在墙上。然而，由于对产品缺乏兴趣，DentiScope被撤下生产线。尽管有这样的挫折，SOM在牙科中的使用仍然令人感兴趣。

1982年7月，第一届显微外科牙科学国际会议在法国波尔多举行（图7-4）。Jean Boussens博士和Ducamin-Boussens博士主持了会议。出席的还有许多早期的先驱，包括Baumann，Jako、Apotheker博士（Boussens J，personal communication，1997）。Apotheker博士继续在手术显微镜上进行研究。1984年，他和Howard Reuben博士一起首次报告了显微镜在根尖手术的应用[19]。2年后，Howard Selden博士报告了他使用SOM的体验[20]。

1989年，Noah Chivian和Sandy Baer博士成立了一

家名为Microdontics的公司出售剩余的牙科显微镜，牙髓病学专家对牙科显微镜的兴趣激增。所有这些显微镜在10年之后都进入了美国的牙科诊所。

1990年，Gabriele Pecora博士在内华达州拉斯维加斯举行的美国牙髓病学会年会上首次介绍了使用SOM进行根尖手术的情况。他使用了蔡司OPMI I SOM。Richard Rubinstein博士和Gary Carr博士于1990年开始使用医疗级显微镜进行根尖外科手术，并报告了他们的经验[2,24]。不久之后，Carr博士创立了太平洋牙髓研究基金会，致力于显微牙髓治疗的教学。

1993年3月，在DentiScope推出11年后，第一次显微根尖手术研讨会在宾夕法尼亚大学牙医学院举行。此后不久，第一个大学培训项目在该大学成立。

到1995年，SOM的使用大大增加。诸如蔡司、全球和JEDMED等显微镜公司提供的显微镜具有各种功能，几乎可以适应任何从业者和办公环境。改进的照明系统，可调节的双目镜和改进的人体工程学为视敏度创造了条件，远远超过10年前的可用性。

1995年夏天，牙髓科主任和项目负责人举办了一个研讨会，讨论提高放大镜及其在高级专业教育项目中的作用。美国牙髓病学会主办了研讨会。Carr、Rubinstein、Ruddle、West、Kim、Arens和Chivian都是牙髓显微学的早期开拓者，他们讲授的课程包括讲座和实操。在为期两天的研讨会结束时，教师们一致决定向美国牙科协会牙科鉴定委员会推荐将在手术和非手术治疗中熟练使用显微镜纳入研究生牙髓治疗教育计划。委员会于1996年1月召开会议，通过了显微镜的强制性教学，并纳入了牙髓病学高级专业教育计划的新认证标准。新标准于1997年1月1日生效。后来，显微镜一词修改为放大镜，包括放大镜、头灯和内窥镜的使用。和在医学领域一样，SOM的融合是缓慢的，但是它最终改变了手术和非手术牙髓治疗领域以及它们的实施方式。

1999年，Mines等[25]报告了完成高级牙髓训练后数年内的显微镜使用频率，如下：<5年，71%；

6~10年，51%；>10年，44%，平均使用率为52%。显微镜在根尖手术中最常用于根尖倒预备和倒充填。2008年，Kersten等[26]重复了该研究，结果如下：<10年，95%；10~14年，90%；16~20年，82%；>20年，78%。平均利用率已经上升到了90%[26]。由于这项研究报道时，更多的执业医生已经完成项目而现在正在实践中，更多的非使用者已经退休，因此可以假设使用率已经提高，并且会不断增加。

作为SOM的替代方案，一些执业医师使用放大镜结合照明灯，以及最近推出的内窥镜进行根尖手术。对各种放大和照明选择的综述将指出它们作为手术辅助的益处和限制。

放大镜

历史上牙科放大镜一直是根尖手术中最常用的放大形式（图7-5）。放大镜基本上是两个单眼显微镜，并排安装透镜并向内倾斜（会聚光学器件）以聚焦在物体上。这种设计的缺点是眼睛必须聚焦才能看到图像。聚焦时间长将会造成眼睛负担和疲劳，因此，放大镜设计从一开始就不能用于长时间的治疗。现在使用的大多数牙科放大镜是复合设计，包含具有中间空隙的多个透镜。与简单放大镜相比，这是一个显著的改进，但却落后于更昂贵的棱镜放大镜设计。

棱镜放大镜是当今最先进的放大镜类型。他们实际上是使用折射棱镜的低倍目镜。棱镜放大镜比其他类型的放大镜具有更好的放大倍率，更大的视野，更宽的景深以及更长的工作距离。只有SOM可以提供比棱镜放大镜更好的放大率和光学特性。

放大镜的缺点是×3.5~×4.5是最大的实际放大倍数限制。也有更高放大倍数的放大镜可以使用，但它们非常沉重，如果长时间佩戴，会产生明显的头部、颈部和背部疲劳。另外，随着放大倍数的增加，视野和景深减小，视觉效果受到了限制。

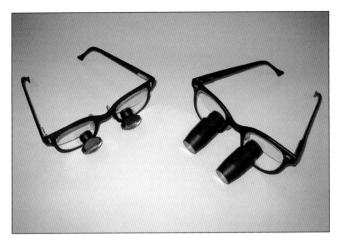

图7-5　具有×2.5和×3.5放大倍率的放大镜。

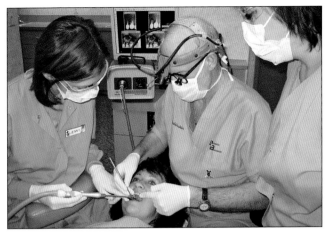

图7-6　戴着手术头灯和×2.5放大镜的外科医生。

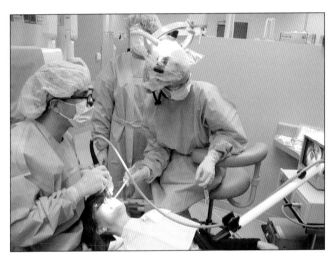

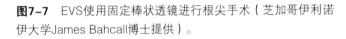

图7-7　EVS使用固定棒状透镜进行根尖手术（芝加哥伊利诺伊大学James Bahcall博士提供）。

视力很大程度上受照明影响。视觉设备添加光纤前照灯系统改进了牙科放大镜的使用（图7-6）。手术头灯可以使光线水平比传统牙科操作灯提高4倍。因为光纤安装在前额的中心，手术头灯的另一个优点是光路总是在视野的中心。

内窥镜

内窥镜是一种通过一个小切口将长管插入体内的手术过程，可用于许多医疗领域的诊断目的、检查和外科手术。Goss和Bosanquet[27]报道Ohnishi于1975年首次在牙科使用内窥镜进行颞下颌关节的关节镜手术。1979年Detsch[28]等首次在牙髓治疗中使用内窥镜诊断了牙折。1966年Held等学者，以及Shulman和Leung[30]

报道了在手术和非手术牙髓治疗中首次使用内窥镜。Bahcall等[31]在1999年提出了一种用于根尖手术的内镜技术。

内窥镜系统包括摄像头，光源和监视器的望远镜。医疗使用的传统内窥镜由刚性玻璃棒组成，可用于根尖手术和非手术牙髓治疗。根尖手术推荐使用直径为2.7mm、角度为70°、长度为3cm的棒状透镜，建立殆面入路的非手术治疗建议使用4mm直径、30°和4cm长的棒状透镜[32]。最近推出的弹性光纤口腔显示镜被推荐用于根管内可视化，具有0.8mm的尖端直径、0°的镜片和15mm长的工作部分。

口腔显示一词描述了在口腔内使用刚性棒状透镜内窥镜或柔性口腔显示镜。EVS（牙髓可视化系统，JEDMED）是最早引进口腔显示的装置之一，它将内

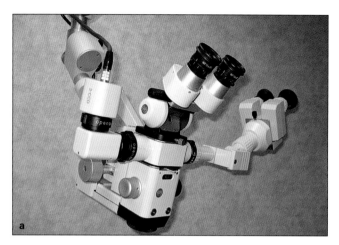

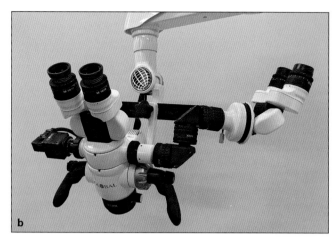

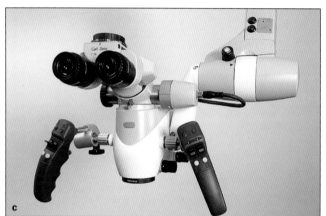

图7-8 （a）JEDMED V系列的SOM拥有辅助双筒显微镜、三芯摄像机和平衡臂。（b）Global的A-6型SOM拥有辅助观测视野、高清数码相机和10万勒克斯（照明单位）。（c）Zeiss（蔡司）的OPMI PROergo型SOM配备磁力离合器、电动变焦和电动手柄。

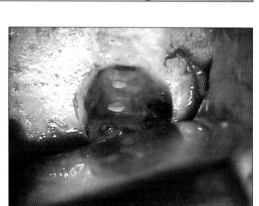

图7-9 显微口镜视图：灰色MTA Plus倒充填（Avalon Biomed）（×16）。

窥镜检查和口腔显示镜检查结合在一起（图7-7）。EVS允许两种文件编制方法。EVS中使用的摄像机头是S-video摄像机，因此，它通常通过将流式视频录制到磁带或数字化格式来实现存档。数码文件可以通过使用JEDMED Medicapture系统获得，该系统可以与任何现有的视频系统兼容。图像以JPEG或BMP格式捕获在USB闪存驱动器上，分辨率高达1024×768像素，并传输到计算机进行编辑和放入病例报告或展示。现如今整合进摄像头中的Medicapture系统已经获得更新。

使用口腔显示技术的临床医生非常欣赏它具有不固定的焦点区域，可以在不同的角度和距离上显示术区，而不会失去焦距和景深[33]。与使用放大镜或显微镜时不同，内窥镜和口腔显示镜更接近术区。将镜

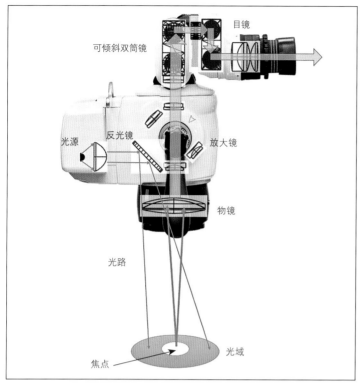

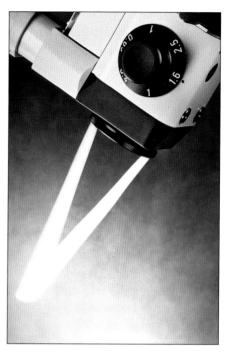

图7-10 经典5步SOM头部的横截面图，显示了显微镜主体中的转换器、放大透镜和光路。

图7-11 转动拨盘旋转SOM体内的转换器，产生5个放大系数。

头移近观察点会产生各种级别的放大。这相当于在×30～×40范围的更高放大倍数的更高清晰度。由于接近观察点，水雾和血液等因素会影响图像的清晰度，因此建议使用防雾产品。此外，内镜和口腔显示镜在血液中不能提供可识别的图像，因此在操作领域需要良好的止血。操作者和助手的术区观察均通过监视器（图7-7）。对这种放大形式持批评态度者指出，与用放大镜或显微镜提供的立体图像相比，所看到的图像是二维的，并且限制性太强。

口腔显示技术从来没有打算取代放大镜或显微镜，而是当需要特定的放大倍数时补充其他放大形式[34]。Bahcall和Barss建议在根尖手术中使用×2～×2.5放大镜配合内窥镜，以反映牙龈组织，去除皮质和髓质骨，分离根尖。他们还建议手术治疗期间牙科医生用舒适握笔式操作内窥镜，同时助手缩龈和吸唾[32]。

手术显微镜

大多数显微镜可以把物体放大到×40倍甚至更大（图7-8），但视野和景深使其使用具有局限。低倍率（×2.5～×8）用于外科领域定位和大视野的使用。中度放大（×10～×16）用于手术操作。高倍放大（×20～×30）是用于手术照片中细节的观察。使用SOM最显著的优点是手术区域的可视化和手术效果的评价（图7-9）。显然，如果手术能够更好地可视化，那么操作也会更加顺利。在显微镜下骨折，POES，根管峡区可以很容易地看到并进行相应处理。

放大原理

显微镜的放大倍数是由目镜的放大倍数（目前已有×10，×12.5，×16和×20）、双筒镜的焦距、放

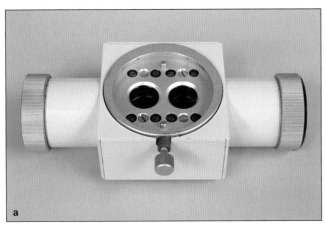
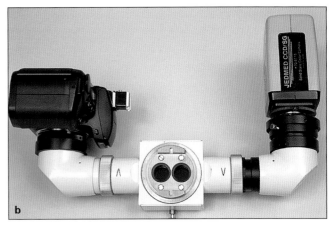

图7-12 （a）50：50分束器。（b）50：50分束器，带35mm数码相机和摄像机。

大转换因子和物镜的焦距来决定的。目镜屈光度设置由调整操作人员的适应和折射误差决定。调整人员的适应是眼睛的聚焦能力，它随着年龄的增长而降低，屈光不正就是我们需要戴矫正眼镜的度数。一个典型的双筒显微镜通过调整双目管之间的距离可以设置瞳孔距离。双筒显微镜倾斜管可以改变角度，可以旋转0°～220°，这几乎可以容纳任何头部位置。

手动变速器有三挡、五挡、六挡，并有手动变焦或功率变焦变换器。手动逐步变速器由安装在转塔上的透镜组成（图7-10）。变换器连接到一个位于显微镜壳体侧的转盘（图7-11），变换器的前面有一个刻度盘，以确定放大的倍数。旋转表盘位于镜头的背面，是第二放大因素。典型的5步变换器由2组镜头和没有镜头的转换器上的空白空间组成。当确定了目镜、双筒镜的焦距、放大镜透镜的物镜，5个放大因素就被决定了，其中2个来自组合的镜头和1个来自空白空间。

手动变焦转换器仅仅是在调焦环上来回移动的一系列的镜头，以获得不同的放大倍数。功率变焦转换器是手动变焦装置的机械化版本。电动和手动变焦变换器避免了手动操作开关在提高或调减放大倍数时的瞬间会造成视觉中断或跳跃。

SOM很像实验室的显微镜。手动调焦控制旋钮位于显微镜外壳的侧面，改变显微镜和术区之间的距离。通过扭动调焦控制旋钮，显微镜就能获得聚焦。

有些显微镜通过转动安装在物镜外壳上的聚焦环来精细聚焦。

有些显微镜具有电控放大和电控聚焦特性。这些功能通常是结合在脚控上，从而不用手控操作。蔡司OPMI PROergo具有电控放大和电控聚焦的特点，控制按钮位于显微镜手柄的两侧（图7-8c）。这种显微镜还装有磁力离合器，使显微镜头处于锁定状态和稳定位置。

物镜的焦距决定了镜头与术区之间的工作距离，物镜移开后，显微镜聚焦在无穷远处，表现为一对双筒目镜。不同的物镜，焦距从100mm到400mm不等。一个175mm的透镜聚焦在7英寸（1英寸=2.54cm）左右，一个200mm的透镜聚焦在8英寸左右，400mm的透镜聚焦在16英寸左右。许多根管外科医生使用一个200mm的镜片，这使得手术有足够的操作空间，并且距离患者的距离也比较合适。

如前所述，随着放大倍数的增加，景深和视野都减小了。虽然这是放大镜的局限性，它不是SOM的限制因素。因为SOM使用的放大倍数变化范围是有限的，如果景深或视野太窄，操作人员只需减小放大倍数来看自己想看的视野。

照明基础

SOM提供的光比手术室的灯光和医生办公室的光强2～3倍，已经取代了标准头罩手术灯。

图**7-13** 医生和助手在使用SOM。

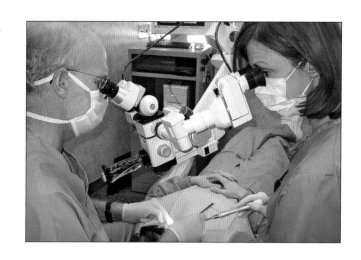

显微镜的照明通路由电源提供能量，然后通过聚光透镜的一系列棱镜和物镜使得光线到达术区（图7-10）。在光线到达术区后通过物镜、放大镜透镜、双筒镜反射，两个不同的光束射到眼睛。光束的分离产生立体效果。

SOM的照明与视线同轴。这意味着光线以这样的方式聚焦在眼睛之间，这样你就可以在没有任何阴影的情况下观察手术部位。消除阴影可能是因为SOM利用了伽利略光学原理。如前所述，伽利略光学系统认为光束对焦在无穷远，使得光的平行光束到达眼睛。使用平行光，操作者的眼睛处于静止状态，因此进行长时间的手术也不会感觉非常疲劳。

配件

分束器（图7-12）插在光返回到操作者的眼睛中的传播途径中，分束器的功能是向诸如摄像机或数码相机之类的附件提供照明。以50∶50分束器，光的一半是提供给操作者，然后剩余的光可以由一个数码相机和摄像机平分，其他配置也可用。此外，辅助关节双目镜（助手镜）也可以添加到显微镜（图7-8a）取代一个相机。增加助手镜的优点很多，助手也是外科手术接受光的一员，通过这样加深对手术中的理解，同时也了解为什么会出现这种情况（图7-13）。助手也能像操作者一样看到立体的手术视野，从而可以把手术中抽吸的位置变得准确，也可以直观地预见外科

医生在手术中的下一个步骤。大多数临床医生发现，使助手看到手术操作会显著地增加工作满意度。

有标线的目镜可以取代传统的目镜。有标线的话可以帮助操作者确定术区的中心位置，协助手术拍照。

显微镜多重聚焦

在显微镜使用之前，必须先调好焦距。这意味着需要聚焦在整个放大范围，此外当显微镜多重聚焦时，配件如摄像机及其辅助显微镜也需要聚焦在这个范围。必要的过程详述如下：

1. 如果你戴眼镜，把目镜上的橡胶杯折叠到向下的位置。
2. 根据你自己的瞳距设置双筒桶目镜。
3. 设置精细调焦装置（根据制造商的不同而定），使视野处于中心位置。
4. 设置两目镜屈光度为零。
5. 当显微镜设置在最高放大倍数时，将显微镜聚焦在一个固定的物体上。
6. 当物体处于焦点时，将显微镜设置为最低放大倍数。
7. 闭上左眼，将右眼目镜的屈光度设定为+或-直到右眼聚焦在焦点上。
8. 闭上右眼，把左眼目镜的屈光度设定为+或-直到

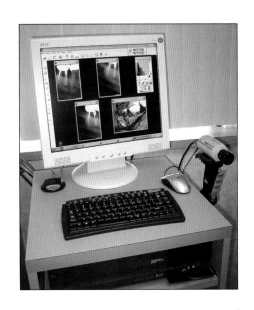

图7-14 19英寸平板液晶显示屏上的数字X线片和临床图像。

左眼聚焦在焦点上。

9. 显微镜处于多重聚焦时不需要再做改变，除非使用者变为对光学需求不一样的人。

确定放大倍数

一个经常被问到的问题是"如何知道我使用的放大率呢？"虽然我们可以从来自各个制造商得到相应的图表，但是有一个简单的公式可以帮助操作员计算工作放大率。

总放大倍数=双筒目镜焦距/物镜焦距×放大系数×目镜放大率

例如，如果放大系数是0.5、0.66、1.0、1.5、2；目镜的焦距为160mm；目镜放大率是×10；物镜的焦距是200mm，那么总放大倍数如下：

160/200 × 0.5 × 10 = × 4

160/200 × 0.66 × 10= × 5.3

160/200 × 1.0 × 10 = × 8

160/200 × 1.5 × 10 = × 12

160/200 × 2.0 × 10 = × 16

文本档案

从资料上看，在使用显微镜的过程中，有许多文档是可以通用的。例如有35mm胶片拍摄，彩色打印，录像。随着数字成像系统的引进，临床图像现在可以通过安装在计算机上的视频采集卡捕获。安装在显微镜分束器上的摄像机发送一个实时视频信号，在此过程中可以捕获或记录无限数量的图像。这些图像可以在影像获取中保存并且可以在患者术后进行回顾（图7-14）。临床和影像学的数码图像资料可以制作成Microsoft Word文档用于病例报告或者制作成PowerPoint演示文稿用于教学。

显微镜和数字射线照相系统的使用大大促进了医患沟通，也促进了牙科医生的交流和教学的发展。

显微镜的维护与保养

SOM非常昂贵，如果妥善维护和照顾可以延长使用寿命。灰尘对显微镜的危害是最大的，因此显微镜应该在不使用的时候覆盖起来。SOM镜片就像眼镜一样，经常用镜头清洗液清洗。在使用透镜清洗液之前，应使用毛刷或压缩空气从镜片表面去除可观察到的灰尘颗粒。在使用透镜清洗液后，使用棉签涂抹器，从镜头中央开始到边缘呈圆形擦拭，然后将涂抹器从透镜表面上提起。物镜应彻底拆卸并两面清洗。

图7-15 操作员演示使用三维成像系统。

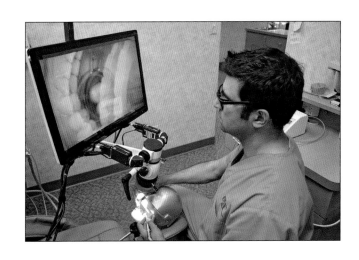

灰尘和污渍也可以用擦镜纸或超细纤维布去除，从而清洁。

油污清除者（V-Vax产品）被许多人认为是最好的和最安全的镜头清洗液配方。使用后灰尘微粒被乳化，光传输增加了1/2个光圈。它最初是为Zeiss制作的，目前用于太空计划。该产品用镜头纸或超细纤维布喷涂并去除。

虽然清洁所有的镜头表面非常重要，但是不要试图清洗任何镜头的内部部件同样重要。如果发现密封组件内有灰尘，它应该返回给制造商进行专业清洗。避免在镜片表面使用任何含磨料消毒溶液，因为长久使用会去除防反射涂层。表面消毒液应限定于消毒显微镜表面而非镜片，如Sani-Cloth（PDI）、双链季铵盐/酒精这类消毒产品，可以用来消毒SOM的表面而不能用于消毒镜片。

SOM使用中同样应注意外科消毒。在操作室中应注意一次性无菌消毒单的使用。黏合剂覆盖物如Allrap和Cover-All可以提供足够的表面屏障，这些产品可以从大多数牙科供应公司获得。这些产品可以切割成不同的大小，放置在显微镜暴露的地方。灭菌橡胶旋钮可以从各种显微镜的公司购买，为放大和聚焦旋钮提供无菌屏障。

三维成像：三维视觉系统

目前已经有基于三维视觉系统建立的三维成像系统用于牙科。第三代原型（图7-15）具有被动三维成像系统，有720P分辨率和50毫秒的延迟。这个系统中显微镜头部放大图像，然后由两个三维摄像机捕捉图像。图像信号处理后被发送到一个22英寸的三维监视器，该图像景深为100mm，有二维记录HDMI出口。它是否能代替根尖外科手术中的SOM尚未可知。然而，它可能最终取代内窥镜和口腔显示镜，把显示器直接放在操作者面前，并允许操作者在椅旁工作。

另一个三维成像系统是MoraVision 3D临床操作相机系统，这个系统是由临床医生Assad Mora博士设计的。这个三维系统（图7-16a）由一英寸的立方体包括高清晰度摄像机、光源、一个麦克风和一个三维视频处理器组成，这些装置都被安装在一个相对较小的关节臂杆。脚控可以对焦和变焦，而不必用手控。当HDMI电缆连接到三维监视器时，放大的三维图像将被实时地用被动三维眼镜观看。眼镜与两个偏振滤光器之间成90°角。放大倍数随显示器的大小而变化。一般，一台42英寸的显示器放大倍数在×10～×13的范围。×8放大时景深是25～75mm。同时可以添加第

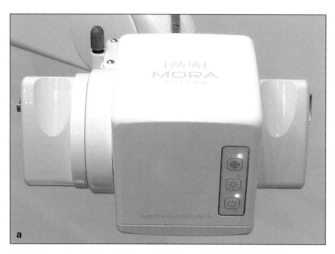

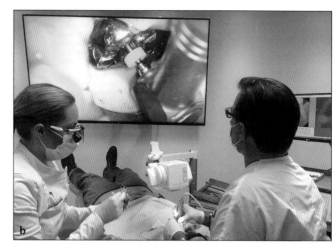

图7-16 （a）MoraVision 3D外壳。（b）操作员使用MoraVision 3D（MoraVision提供）。

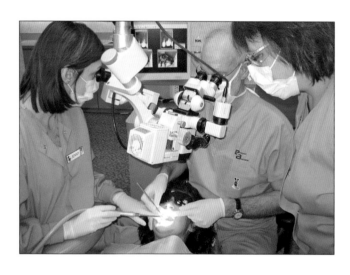

图7-17 显微根尖手术中左手操作的医生和两名助手。

二个显示器，以便助手可以查看与操作员相同的三维视野。影像可选择在二维或三维中录制，同时可以捕捉二维图像。一些医生已经用这个相机系统取代他们的显微镜（图7-16b），这个系统可以在患者的头部做180°半球运动从而不受姿势的限制，这些优点是SOM所没有的。

人体工程学

如前所述，许多系列显微镜的双筒目镜都能改变倾斜角度，这意味着操作者的头部能够保持和维持在舒适的位置。操作中不必弯腰，从而迫使操作者坐直，骨盆向前倾斜，矫正脊柱。当操作者使用带臂支

撑的外科手术凳时，可使其大腿平行于地面，从而进一步巩固正确的姿势。另外，双脚应平放在地板上。这个直立的姿势应该伴有一个双S弯曲的脊柱，在颈部前突，在后背的脊柱后突，腰椎脊柱再次前突。这样的姿态是在医生戴着头灯放大镜或使用内窥镜时无法实现的。使用头灯放大镜或内窥镜这些设备时，操作者可能会出现脊柱弯曲，造成不良的人体工程学，导致头部、颈部和肩部劳损，持续的背部弯曲会使膈肌塌陷，并可能抑制氧交换，导致工作后疲劳。而在使用SOM时，可以实现直立的姿势。

在进行根尖手术，临床医生应充分利用两名助手（图7-17）。初级助理或吸痰的助手，可以通过辅助的助理显微镜观察医生的视角。二级助理站在医生

同侧，负责把器械放在医生手里。如果需要，二级助理可以通过查看显示图像和实时视频的显示器参与手术。这样，医生就不必把眼睛从SOM和手术操作中移开，在整个过程中都能保持适当和舒适的姿势。

医生、助手和患者的操作位置必须是舒适的。正确的手术体位由6个因素决定：患者的头部位置，牙椅的位置，显微镜的位置，医生的位置，助手的位置，以及任何辅助观察设备的位置如助手镜。所有这些因素都能够在三维空间中运动，在整个手术过程中必须有良好的沟通，因为这6个因素中的任何一个细微的调整都能显著提高舒适度，使长时间的手术更加轻松。

对手术显微镜的误解

放大

一个经常被问到的问题是"你的显微镜能放大多少？"这个问题真正问到了可放大倍数的问题。可用放大率是在一个给定的临床情况下，相对于景深和视野使用的最大物体放大率。那么问题就变成了"最大放大倍数是多少？"，虽然超过×30放大是可以实现的，但对于根尖手术而言这么大的放大倍数没有必要。在高倍镜下工作是非常困难的，因为患者的轻微运动会造成视野和焦点不断变化。操作者需要不断调整手术视野和重新聚焦显微镜，这浪费了大量的时间，造成不必要的眼睛疲劳。那些使用内窥镜做根尖手术的医生也认为高放大倍率对根尖手术是没必要的。

照明

SOM可以提供的照明亮度是有限度的。当你增加放大倍数，你减少了显微镜的有效孔径，从而减少了外科医生眼睛接受到的光。这意味着选择更高的放大倍数，手术视野会显得更黑。此外，如果分束器连接

到显微镜，照片适配器和辅助目镜的照明会更少。应用内窥镜并不会有光线减少的问题，因为内窥镜的光源是在内窥镜的尖端并且相机能够补偿损失的光线。此外，在使用内窥镜时，景深的问题不是问题，因为内窥镜的孔径很小，像是在摄影中一样，当你降低光圈时，景深就可以增加。

景深

在使用SOM进行根尖外科手术之前，临床医生从助手那里接收仪器并将其放置在显微镜和手术部位之间，医生必须感到舒适。如前所述，物镜和手术部位之间的操作空间由物镜的焦距决定，物镜的焦距应该足够大，可以容纳临床医生的手和手术器械。对显微镜的景深和定位的学习需要一定的时间与耐心，该学习过程为一个学习曲线，不同的操作者有所不同。按照常规，建议每位临床医生在开始操作之前调整好SOM的位置，并与助手熟练各种手术场景。如果这个医生没有接受过牙髓治疗先进的专业培训计划，在采购显微镜前，强烈建议他或她参加大学的显微外科培训计划或继续教育课程，以免发生错误。

手术入路

在传统的根尖外科手术中遇到的问题之一是有感染的风险。SOM不会改善外科手术的入路。如果传统的外科手术入路条件有限，当显微镜放置在外科医生和手术部位之间时这种情况将更加局限。然而，使用SOM可以更好地观察手术领域。这在根尖手术如外科医生诊断隐裂线和牙根的斜折线，以及超声预备2个根管间细小的根管峡区时非常重要。由于视力有了显著的提高，所以可以用更高自信度和精确度来进行根尖手术。显微镜的重复使用和并行的立体可视化将帮助临床医生制订对根尖手术各阶段的视觉形象化，这在学习复杂的手术技巧是必要的。

皮瓣设计与缝合

切割和软组织瓣缝合不需要放大设备。在许多情况下，可以用肉眼或放大镜进行而不必应用其他设备。简单缝合在有或没有显微镜的时候都可以进行。虽然显微镜可以在低倍放大下使用，但很少有人从它在这些应用中获益。然而，在精细的乳头基底切口皮瓣设计时，需要用7-0缝线且每乳头最低缝2针，此时建议使用×4.3的放大倍数。SOM在为截骨、根尖切除术、根尖制备、倒充填、资料收集中具有优势。

参考文献

[1] Saville MH. Pre-Columbian decoration of teeth in Ecuador with some account of the occurrence of the custom in other parts of North and South America. Am Anthropol 1913;15:377–394.

[2] Andrews RR. Evidence of Prehistoric dentistry in Central America. Trans Pan Am Med Cong 1893;2:1872–1873.

[3] Frank AL, Glick DH, Patterson SS, Weine FS. Long-term evaluation of surgically placed amalgam fillings. J Endod 1992;18:391–398.

[4] Gutmann JL, Harrison JW. Surgical Endodontics. Boston: Blackwell, 1991.

[5] Shabahang S; American Association of Endodontics Research and Scientific Affairs Committee. State of the art and science of endodontics. J Am Dent Assoc 2005;136:41–52.

[6] Hess W, Zürcher E, Dolamore WH. The anatomy of the root-canals of the teeth of the permanent dentition. New York: William Wood, 1925.

[7] Kim S, Pecora G, Rubinstein R. Color Atlas of Microsurgery in Endodontics. Philadelphia: Saunders, 2001.

[8] Weller RN, Niemczyk SP, Kim S. Incidence and position of the canal isthmus. Part 1. Mesiobuccal root of the maxillary first molar. J Endod 1995;21:380–383.

[9] West JD. The relationship between the three-dimensional endodontic seal and endodontic failures [thesis]. Boston: Boston University, 1975.

[10] Stevenson JR. Founding fathers of microscopy. Department of Microbiology, Miami University. https://www.cas.miamioh.edu/mbiws/microscopes/fathers.html. Accessed 8 December 2016.

[11] Vision Engineering. About: Technology. http://www.visioneng.com/about/technology/microscope_history. Accessed 8 December 2016.

[12] Nylen C. The microscope in aural surgery: Its first use and later development. Acta Otolaryngol 1921;116:226–240.

[13] Shelton M. Working in a Very Small Place: The Making of a Neurosurgeon. New York: Vintage, 1990.

[14] Shanelec DA. Optical principles of loupes. J Calif Dent Assoc 1992;20(11):25–32.

[15] Apotheker H. Letter to the editor. Dent Today 1997;16:2.

[16] Baumann R. How may the dentist benefit from the operating microscope? Quintessence Int 1977;5:17–18.

[17] Apotheker H, Jako G. A microscope for use in dentistry. J Microsurg 1981;3:7–10.

[18] Apotheker H, Jako G. The applications of the dental microscope: Preliminary report. J Microsurg 1981;3:103–106.

[19] Reuben HL, Apotheker H. Apical surgery with the dental microscope. Oral Surg Oral Med Oral Pathol 1984;57:433–435.

[20] Selden HS. The role of the dental operating microscope in endodontics. Pa Dent J (Harrisb) 1986;53(3):36–37.

[21] Rubinstein R. New horizons in endodontic surgery. Part I. The operating microscope. Oak County (MI) Dent Rev 1991;30:7.

[22] Rubinstein R. New horizons in endodontic surgery. Part II. Periapical ultrasonics and more. Oak County (MI) Dent Rev 1992;30:9.

[23] Carr G. Microscopes in endodontics. J Calif Dent Assoc 1992;11:55–61.

[24] Pecora G, Andreana S. Use of dental operating microscope in endodontic surgery. Oral Surg Oral Med Oral Pathol 1993;75:751–758.

[25] Mines P, Loushine RJ, West LA, Liewehr FR, Zadinsky JR. Use of the microscope in endodontics: A report based on a questionnaire. J Endod 1999;25:755–758.

[26] Kersten DD, Mines P, Sweet M. Use of the microscope in endodontics: Results of a questionnaire. J Endod 2008;34:804–807.

[27] Goss AN, Bosanquet AG. Temporomandibular joint arthroscopy. J Oral Maxillofac Surg 1986;44:614–617.

[28] Detsch SG, Cunningham WT, Langloss JM. Endoscopy as an aid to endodontic diagnosis. J Endod 1979;5:60–62.

[29] Held SA, Kao YH, Wells DW. Endoscope—An endodontic application. J Endod 1996;22:327–329.

[30] Shulman BB, Leung A. Endoscopic surgery: An alternative technique. Dent Today 1996;15(9):42–45.

[31] Bahcall JK, DiFiore PM, Poulakidas TK. An endoscopic technique for endodontic surgery. J Endod 1999;25:132–135.

[32] Bahcall J, Barss J. Orascopic visualization technique for conventional and surgical endodontics. Int Endod J 2003;36:441–447.

[33] Bahcall JK, Barss JT. Orascopy: A vision for the new millennium, Part 2. Dent Today 1999;18(9):82–85.

[34] Bahcall JK, Barss JT. Orascopic endodontics: Changing the way we "think" about endodontics in the 21st century. Dent Today 2000;19(5):50–55.

[35] Velvart P. Papilla base incision: A new approach to recession-free healing of the interdental papilla after endodontic surgery. Int Endod J 2002;35:453–460.

第8章

局部麻醉与止血
Local Anesthesia and Hemostasis

Bradford R. Johnson, Hamid Abedi

能够预见性地实现深度麻醉是进行牙髓显微手术临床医生的基本技能之一。对疼痛恐惧是患者避免口腔治疗的主要原因[1]，考虑到大多数牙髓病专科没有配备能提供深度镇静或全身麻醉的条件，医生经过相关训练，只能使用局部麻醉来提供无痛治疗，可辅助使用抗焦虑药物和/或氧化亚氮混合氧气镇静。本章不打算重复已有的专业局部麻醉教科书的内容；而是提供了一般原则的概述，并主要集中讲解与牙髓外科手术治疗特别相关的局部麻醉方面的内容。

显微根尖手术中的止血与局部麻醉密切相关，而牙科局部麻醉药中的肾上腺素是成功止血的最重要的成分。因此，本章也将重点放在手术止血中最具临床意义的方面。作者邀请有兴趣的读者从这个主题的许多优秀资源中进一步深入地了解止血的基础科学。

局部麻醉的机制

从根本上讲，局部麻醉药是通过阻止神经冲动的产生和传导行使功能。神经元是神经系统的基本单位，并能够通过感觉传入神经元将外周口腔结构的有害刺激传递到中枢神经系统。局部麻醉药的作用与轴突的结构关系最为密切。轴突被包裹在薄的神经膜（轴膜）中，一些神经纤维被髓磷脂脂质层所覆盖。神经鞘的缩窄部位被称为郎飞节，轴突的这个区域暴露于细胞外环境。静止时，膜的内外存在着电荷差，而内部相对于外部是带负电荷。钠（Na^+）和钾（K^+）泵维持神经的极性。当施加刺激时，Na^+离子的渗透性迅速增加。这减少了内部的负电荷，并且达到了阈电位，动作电位随之产生并传输神经冲动。从基本上来说，局部麻醉药主要通过结合神经元膜上的

Na$^+$离子通道并抑制去极化，从而阻断神经冲动的传导[2]。

麻醉持续时间，效力和起效时间

麻醉持续时间在显微根尖手术中是一个特别重要的因素，原因有几个。首先，与根管治疗不同，如果麻醉在手术完成之前失效，则可能难以在黏骨膜瓣已经翻起的区域再次注射。其次，长效局部麻醉也可以增强术后镇痛。最后，麻醉持续时间与手术区域止血控制的时间密切相关。局部麻醉药的阳离子亲水部分的蛋白质结合能力与作用持续时间有关。例如，丁哌卡因具有非常强的蛋白质结合能力，这使得它作为区域阻滞剂可以有效地持续数小时。

效力与脂溶性有关。较高的脂溶性增强了通过神经鞘以及轴突的神经膜的扩散。丁哌卡因比利多卡因脂溶性更强，因此效力更强，可制成0.5%的浓度而不是2%~4%的浓度[3]。

局部麻醉药是弱碱，为了使它们在溶液中稳定，它们被配制成盐酸盐。因此，分子在注射时以四级水溶性状态存在。这种形式不会穿透神经元。因此局部麻醉的起效时间根据麻醉剂的电离常数（pKa）预计的，pKa是阳离子和以脂溶性基质形式存在的分子比例相等。

局部麻醉药的类型

酯类麻醉剂

酯类局部麻醉药（例如普鲁卡因）从历史角度来看是有益的。在20世纪初首次引入，在20世纪40年代，它们大范围地被酰胺类局部麻醉药取代。普鲁卡因能引起较高的过敏反应发生率，在利多卡因和其他酰胺类局部麻醉药引入后，普鲁卡因已不再是口腔治疗的常用药物[4]。

局部用苯唑卡因是在牙科中唯一广泛使用的酯型麻醉剂，且不可用于注射，5%利多卡因和20%苯唑卡因作为注射前的表面麻醉剂使用在特定部位会有一定的效果。在干燥黏膜上使用至少1分钟是很重要的，并且在一些研究中已经证明，这样能减轻在颊侧前庭黏膜中进行浸润注射时的注射疼痛，但是在腭侧注射时的作用有限，并且在区域阻滞注射时没有益处，如下牙槽神经阻滞[5-7]。

酰胺类麻醉剂

盐酸利多卡因：利多卡因是一种酰胺类麻醉剂，最初由Nils Lofgren于1943年引入，1948年在美国确立使用。与普鲁卡因相比，利多卡因更有效，作用持续时间更长，起效更快。并且它具有良好的安全记录和极少的药物相互作用，这使其成为一种非常有用的麻醉剂[8-10]。最常见的制剂是2%的盐酸利多卡因加1∶100000肾上腺素。在显微根尖手术中，2%利多卡因和1∶50000肾上腺素也有使用，它具有特殊的益处和局限性，本章之后会有讨论。

盐酸甲哌卡因：甲哌卡因是一种重要的药物，因为它只产生轻微的血管舒张，是市场上可买到的局部麻醉药之一，以未添加血管收缩剂的3%的溶液出售，对于肾上腺素或其他血管收缩剂耐受性有限的患者非常有用。然而，无血管收缩药的局部麻醉药一般不推荐用于手术部位的麻醉，因为其作用持续时间较短，且无血管收缩性来辅助手术止血。因此，3%的甲哌卡因被推荐用于骨内麻醉，以避免使用局部麻醉药和血管收缩剂时常规出现的心动过速。

盐酸丁哌卡因：丁哌卡因的pKa为8.1，这意味着与本章讨论的其他局部麻醉药相比，其起效时间更长。丁哌卡因是0.5%溶液，含1∶200000肾上腺素，其主要特点是在区域性阻滞麻醉中药效持续时间长。研究表明，在下牙槽神经阻滞中丁哌卡因的麻醉效果似乎不如含1∶80000肾上腺素的2%利多卡因[11]，但它能有效控制术后疼痛，尤其是预防性联合使用非甾体抗炎药（NSAID）[12]。当使用丁哌卡因进行局部麻醉时，患者可能需要较少的阿片类镇痛药[13]。起效较慢的药物往往需要配合使用快速起效的局部麻醉药，如利多卡因，这样可以达到快速起效并具有长时间的麻醉效果。由于麻醉持续时间长可能会造成术后自身软组织损伤，丁哌卡因通常不推荐用于儿童。

盐酸阿替卡因： 阿替卡因是一种酰胺类麻醉剂，可以以含1∶100000或1∶200000肾上腺素的4%溶液形式使用，有人认为它比其他局部麻醉药更有效[14-15]。阿替卡因不同于其他酰胺麻醉剂，因为它具有噻吩环而不是苯环。该酯基意味着阿替卡因在血浆和肝脏中被代谢。自从推出以来，阿替卡因由于在骨骼中的良好扩散性和更好的麻醉功效而受到了广泛的欢迎。据报道，在许多能够使用阿替卡因的国家它已经占据了大部分牙科市场[16-17]。已报道的阿替卡因的风险包括发生高铁血红蛋白血症的可能性，以及局部神经阻滞注射后可能增加的感觉异常发生率，虽然后一种说法有些争议[18-19]。Gaffen和Haas[20]研究了加拿大执业责任保险提供者在1999—2008年的10年间报告的所有非手术感觉异常。根据他们的计算，感觉异常的发生率是在每609000次注射中发生1次。大约80%涉及舌头的感觉异常，而唇和（颊部）的感觉改变占其他病例的大部分。报告的182例感觉异常中，接近60%与阿替卡因相关，16%与丙胺卡因相关，13%与利多卡因相关。对于通常以4%溶液（如阿替卡因和丙胺卡因）用于牙科用途的两种局部麻醉药物，报告的感觉异常的发生率显著高于预期。文献综述与其他麻醉药相比疗效尚无定论，其中一些研究显示其疗效更佳[21-25]，而其他的研究结果无显著差异[26-34]。

血管收缩剂

所有可注射的局部麻醉药都是血管扩张剂。因为血管扩张使局部麻醉药更快地从手术部位运送到体循环中从而导致较低的麻醉效果。这也可能导致出血增加，影响手术过程。血管收缩剂收缩血管并控制组织

灌注。在局部麻醉药中添加血管收缩剂是重要的，因为它们使局部麻醉药能更长时间地发挥药效[35-36]，使局部麻醉药的血药浓度维持在较低水平，从而降低全身中毒的可能性，并减少术中出血。

肾上腺素是局部麻醉药最常用的一种血管收缩剂，也最适用于根尖手术。肾上腺素作用于α和β肾上腺素能受体[37]。肾上腺素主要作用于小动脉和前毛细血管括约肌。在手术中，用含1∶50000肾上腺素的局部麻醉药进行局部麻醉是获得充分止血的有效辅助手段。值得注意的是，肾上腺素水平会随着时间而降低，其对β受体的作用占优势，这可引起反跳作用，从而导致血管舒张和出血。这在手术后经常可以看到[38]。

针对显微根尖手术的特殊注意点

由于根尖手术需要软组织和硬组织麻醉以及肾上腺素提供的止血作用，所以建议在局部麻醉药注射后至少等待10分钟以使麻醉和止血充分，即使通常的软组织标志点的麻醉可能会起效更迅速。

下颌体区麻醉

标准的下牙槽神经和颊长神经阻滞通常被认为下颌弓手术的开始。标准的下牙槽阻滞有2种：Gow-Gates block（视频5-1）和Vazirani-Akinosi block（视频5-2）。尽管这些注射技术都没有被证实优于标准的下牙槽神经阻滞，但是它们被一些临床医生所偏好。在张口受限或牙关紧闭的患者中，Vazirani-Akinosi阻滞可能是有用的，因为这种注射是在患者口腔闭合的情况下进行的。常用的下颌神经阻滞麻醉的麻醉剂为含1∶100000肾上腺素的2%利多卡因，并辅以口腔前庭注射1支或2支（注意：国外一支是1.8mL）含1∶50000肾上腺素的2%利多卡因，以增强麻醉和止血。长效局部麻醉药如含1∶200000肾上腺素的0.5%丁哌卡因行下颌阻滞注射时对软组织的持续作用时间可长达6~10小时，但相对较低的肾上腺

素浓度可导致术中出血增加[39–40]。提高术后镇痛效果的一个有用的策略是在手术结束时给予长效的局部麻醉，然后再让患者离开[41–42]。

上颌骨区麻醉

在上颌牙弓中进行根尖手术的局部麻醉方法与根管治疗的局部麻酸醉方法类似，只有很少一些区别。首先，使用一个针剂的含1∶50000肾上腺素的2%利多卡因在需要手术的牙齿颊侧前庭沟处浸润。为了使肾上腺素能最大地发挥止血效果，麻药需注入前庭褶皱，而不是根尖部的肌肉附着，因为可导致血管舒张而不是血管收缩。然后用含有1∶100000肾上腺素的利多卡因麻醉相邻的牙齿，至少麻醉到在计划的切口区域之外的一颗牙齿。接下来，在邻近根尖的腭组织中缓慢注入约1mL的局部麻醉药。为了减少腭部注射造成的患者不适，在开始注射之前将局部麻醉药置于稳定的压力下1分钟；先注射少量局部麻醉药，等待2分钟，然后完成注射。区域性神经阻滞如上牙槽后，上牙槽中（视频5–3）和眶下（视频5–4）也可用于更大面积的上颌骨麻醉，但会减少局部血管收缩。

辅助治疗

氧化亚氮/氧气镇痛

氧化亚氮/氧气镇静可作为局部麻醉的安全辅助手段，以帮助减轻焦虑和镇痛。氧化亚氮是一种无色无味的气体，是一种有效的镇痛剂/抗焦虑剂，可导致中枢神经系统抑制和欣快感，而几乎没有呼吸抑制作用[43]。氧化亚氮需要特殊的设备，特别适用于儿童的牙科治疗和牙科手术[44–45]。

氧化亚氮的镇痛特性被认为是通过释放内源性阿片肽来实现的，阿片受体的激活及其抗焦虑作用涉及通过苯二氮䓬类药物结合位点激活 γ-氨基丁酸（GABA）受体[46]。

口服镇静剂

相当数量的患者由于恐惧而推迟或逃避牙科治疗。Dionne等[47]发现，如果有药物可以减少紧张，18%逃避牙科治疗的患者会愿意看牙医。口腔镇静已经在牙科诊所使用了100多年，经过适当的培训和监控，可以成为一种安全可靠的方法来放松患者，改善手术体验。临床医生必须接受适当的镇静培训，并且必须遵守所有当地的监管要求。

苯二氮䓬类药物是镇静的首选药物。它们通过促进大脑中主要的抑制性神经递质GABA的生理抑制作用发挥作用[48]。三唑仑、地西泮和奥拉西泮是最常见的苯二氮䓬类药物。三者中三唑仑的半衰期最短，1.5～5.5小时，非常适合牙科手术。一般健康成人的典型给药时间表是在手术前一晚睡前服用0.25mg三唑仑，然后在手术前1小时再次服用0.25mg。与所有药物一样，剂量应根据年龄、体重和医疗条件进行调整。还应该告知患者，他/她必须由成年人陪伴和代驾。作为口服给药的替代方案，三唑仑在被粉碎和舌下给药时可在约15分钟内起效[49]。

麻醉失败的管理和麻醉不连续

一般而言，用于非手术牙髓治疗的局部阻滞和浸润技术也被用于手术治疗。非手术和手术治疗的局部麻醉方案之间的最显著的区别在于局部麻醉药中添加1∶50000肾上腺素所获得的益处。如前所述，在手术牙龈瓣已经翻开后，处理不连续麻醉或药效持续时间短于手术时间的情况是更大的挑战。

骨内麻醉可以在手术前使用以增强麻醉深度并可能改善止血或在术中处理不连续的麻醉。图8–1和图8–2描述了骨内麻醉系统的例子（视频5–5）。尽管骨内麻醉系统之间存在细微的差异，但总的概念是相同的。首先，将一次性穿孔器置于低速或电动手机，穿孔器尖端通过附着龈（除非软组织瓣已经被翻起和

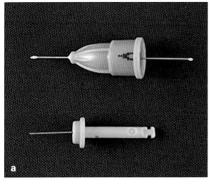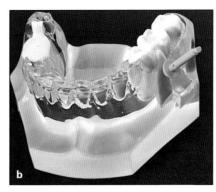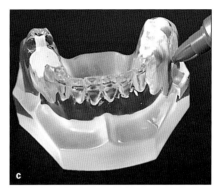

图8-1 稳定系统（费尔法克斯牙科）：（a）27号超短针头（上）和带斜面穿孔器的27号实心线（下）。（b）穿入松质骨后穿孔器的适当角度和邻接位置（为了更好地视野，低速手机已被移除）。置入局部麻醉药针之前将穿孔器尖端去除。（c）将超短针头插入插孔，并缓慢注射局部麻醉药。

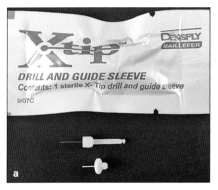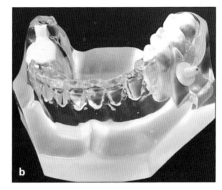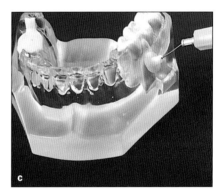

图8-2 X-tip系统（Dentsply）。（a）X-tip包装（上）和拆卸的穿孔器尖端及套筒（下）。（b）X-tip组件由低速手机驱动进入邻间骨，然后将尖端和套筒分开。（c）将一个超短针头完全插入X-tip套筒中，并缓慢注射麻醉药。

颊侧骨皮质形成小开口）进入松质骨腔。应注意使用轻压，以免骨组织温度过高。当穿刺器尖端刺入颊侧骨时，感受到的阻力最大，随着针尖进入较低密度的松质骨中，阻力明显减小。接下来，使用尺寸与穿孔器尖端匹配的超短针将局部麻醉药直接注射到牙周围的松质骨中。肾上腺素的全身效应在骨内注射时更为明显，因此限制含肾上腺素麻醉剂的用量是非常重要的。瞬时心动过速，通常持续时间少于5分钟，几乎明确继发于骨内注射含有1∶100000肾上腺素的局部麻醉药后。然而，收缩压、舒张压或平均动脉压没有显著变化[50]。即使如此，含1∶50000肾上腺素的局部麻醉药也不能用于骨内麻醉。没有血管收缩药（如3%甲哌卡因）的局部麻醉药溶液可以在不连续麻醉的情况下提供足够的短期局部麻醉，但作用持续时间将少于含1∶100000肾上腺素的溶液，并且不会有额

外的止血效果。

只要不在外科直接翻瓣区，进行区域阻滞注射（如下牙槽，上牙槽后或眶下）或再次注射都应该是有效的。在上颌体中，使用1mL含1∶100000肾上腺素的利多卡因在腭侧补充注射作为短期的措施通常是有效的。在第一和第二前磨牙之间以及边缘龈和腭中线（鼻腭神经阻滞）的中间部位注射1mL局部麻醉药，可以从同侧中切牙麻醉到第二前磨牙，被证明在颊侧皮瓣被翻起而该区域无法进行颊部浸润时是有用的。

局部麻醉药的医疗考虑和安全性

在怀孕中使用

尽管怀孕患者的牙髓外科手术通常可以推迟到分娩后，但怀孕期间疼痛或反复感染的存在可能会得出

更倾向于手术的判断，特别是如果可以安排在妊娠中期进行的话。实际上，牙髓显微手术通常不比拔牙更有创伤，可以认为是比在怀孕期间长期使用止痛剂和/或抗生素更保守且更适当的治疗方式。在常用的局部麻醉药中，只有利多卡因和丙胺卡因（含或不含肾上腺素）是美国食品药品监督管理局（FDA）的B类药物，因此被认为是在怀孕期间使用最安全的药物[51]。最常见无血管收缩剂的局部麻醉药是3%的甲哌卡因，这是美国食品药品监督管理局的C类药物。推荐孕妇使用含肾上腺素的局部麻醉药，因为它包含以下几个好处，包括麻醉持续时间更长，麻醉更深入，以及延缓局部麻醉药的全身吸收和代谢，从而降低利多卡因引起的全身毒性。

肾上腺素在心血管疾病患者中的最大安全剂量

通常，我们可以使用少量或不使用血管收缩剂进行根管治疗，但如果没有局部麻醉药中的血管收缩剂发挥止血功能，这对于显微外科手术可能是非常具有挑战性的。中度至重度心血管疾病患者的安全管理需要注意肾上腺素的使用量。尽管缺乏有关这一课题的高质量的临床研究，但大多数心血管疾病患者使用0.036～0.054mg肾上腺素（2～3支含1∶100000肾上腺素的局部麻醉药物）通常被认为是安全的，排除那些伴有严重疾病和其他特殊情况的患者[52-54]。出于实际的考虑，这意味着不能使用含1∶50000肾上腺素的局部麻醉药，因为所使用的局部麻醉药的用量需减半。对于晚期心血管疾病或对肾上腺素敏感的患者，一个合理的对策是滴定剂量，即缓慢注入一支局部麻醉药的一半，注意患者的反应，几分钟后再继续注射。对于控制不佳的高血压，难治性心律失常，过去1个月内心肌梗死，过去3个月内行冠状动脉旁路移植术，过去6个月内脑卒中以及未控制的充血性心力衰竭患者，应避免使用血管收缩剂。如果对患者是否耐受牙髓外科手术的存在疑问，请进行医疗咨询。

不同产品的局部麻醉药的最大安全剂量是不同的。例如，利多卡因的最大允许剂量是7mg/kg（最多500mg），对于普通的健康成年人，它大概相当于13支含1∶100000肾上腺素的2%利多卡因针剂（注意：国外1支是1.8mL，以下同）。对于牙髓显微手术，在使用8支含1∶100000肾上腺素的2%利多卡因针剂时达到典型的最大剂量（TMD）。4%阿替卡因与1∶100000肾上腺素（TMD = 7支）或3%无血管收缩药的麻黄碱（TMD = 5.5支）的TMD均低于含1∶100000肾上腺素的2%利多卡因的TMD[55]。小儿和老年患者以及那些患有严重全身性疾病的患者更可能以低于健康成人的剂量水平达到局部麻醉药中毒，所以对这些患者必须格外注意。

药物相互作用

局部麻醉药中的血管收缩剂比麻醉剂本身更可能发生药物相互作用。肾上腺素和其他血管收缩剂可以与非选择性β受体阻滞剂（如普萘洛尔，纳多洛尔和马来酸噻吗洛尔），单胺氧化酶抑制剂（如异卡波肼，苯乙肼，司来吉兰和反苯环丙胺）和三环类抗抑郁药（如阿米替林，地昔帕明和去甲替林）发生严重的药物相互作用。

可能的过敏

对酰胺局部麻醉药（如利多卡因，阿替卡因，丙胺卡因和甲哌卡因）真正过敏是非常罕见的，但是对于任何这样的报告都应该进行调查。注射局部麻醉药后最常见的不良反应是心理性的[56-57]，以心动过速、晕厥或不安为特征。对局部麻醉药的肾上腺素成分的过敏并不少见，可能是由于无意的血管内注射或对儿茶酚胺如肾上腺素的一般敏感性所致。这不是一个真正的过敏反应。但在以前的常规牙科治疗中几乎可以肯定地发现了真正的过敏。对含肾上腺素的局部麻醉药中使用的亚硫酸盐防腐剂产生的过敏反应被认为是非常罕见的，但已有报道[58-61]。

手术止血

血管收缩药在局部麻醉药中的作用

与大多数其他口腔外科手术相比，牙髓显微手术要求良好的止血，主要原因是需要在根尖周提供一个可视的相对无血的区域，能够放置根尖充填材料，检查可能的根折[62]。此外，手术过程中充分的止血能最大限度地减少手术时间，从而减少术后出血和肿胀。确保充分止血的第一步是使用带有血管收缩剂的局部麻醉药。选择肾上腺素作为血管收缩剂是因为与其他的血管收缩剂如去甲肾上腺素和左旋乙酰辅酶A相比，它能降低α受体的刺激[63]。

在一项较小规模的临床研究中，比较含1∶50000和1∶100000肾上腺素的2%利多卡因在牙周翻瓣手术时的失血量，使用1∶100000肾上腺素溶液的失血量是1∶50000肾上腺素溶液的2倍[64]，这种差异在牙髓显微手术中具有实际意义，并支持注射含1∶50000肾上腺素的局部麻醉溶液能改善和管理手术视野的观点。在上一节"局部麻醉药的医疗考虑和安全性"中可以找到关于安全使用含肾上腺素的局部麻醉药的更多讨论。

抗凝治疗

抗凝药物治疗是针对各种医疗条件开展的，包括华法林（华法林纳片，布迈—施贵宝公司），阿司匹林和其他抗血小板药物（如氯吡格雷，噻氯匹定，普拉格雷和替卡格雷），新型口服抗凝剂和新型口服抗血小板药物。此外，非甾体抗炎药和许多草药（如大蒜、银杏、姜、人参、小白菊、鱼油等）具有抗凝血活性。因为患者可能不把草药作为药物考虑，所以需要详细的药物史。一般情况下，抗凝治疗通常不应在牙髓外科手术前中断或调整，因为这样做会增加血栓栓塞发生的风险，而且一般可以通过局部措施来控制出血[65-67]。但是，了解抗凝血药物的具体作用机制以

及测量抗凝水平的适当方法，以及抗凝治疗中患者的特异性指标是很重要的，此外，尽管对于大多数接受牙髓显微外科手术的患者来说过度出血的风险可能非常小[68]，但由于较高抗凝水平下出现的出血可能会干扰手术区域的最佳视野以及根端填充材料的放置，因此如果需要降低抗凝水平，常需要进行医学咨询，以帮助评估血栓栓塞发生的潜在风险。

测量华法林活性的标准测试是国际标准化比率（INR），如果INR在2.0～3.566的正常治疗范围内，出血风险应该是最小的。最近的临床研究得出结论，在口腔外科手术过程中INR在3.5～4.2的患者出血的风险并不比INR在2.0～3.5的患者大[69]。然而，华法林的水平和与之相关的抗凝水平很难维持在理想的治疗范围内。因此，建议在手术当天进行INR检测。如果术后使用抗生素的时间超过5天，正常胃肠道菌群的破坏可能会改变维生素K的吸收，因此会增加INR[70]。

对于需要抗凝治疗的患者最近已经引入了两种新的替代方案，并越来越普及。新型口服抗凝剂（NOACs）是适用于除那些置有人造心脏瓣膜外的大多数患者的替代品。与华法林相比，NOACs与食物和其他药物的相互作用更少，不需要定期监测。然而，标准化的凝血测定在测量抗凝水平方面是有局限性的[71]，因此在手术过程中更难预测潜在的出血风险。而且，与华法林不同的是，目前只有一种常用的NOACs具有FDA批准的逆转剂。最近推出了新型的口服抗血小板药物，但缺乏临床指南[67]。

对于进行抗凝治疗的患者，通常也可以行牙髓显微外科手术，但考虑到目前用于抗凝治疗的药物种类繁多，以及抗凝治疗的适应证各不相同，通常建议进行医学咨询[67]。

遗传性或获得性出血性疾病

任何报告有遗传或获得性出血性疾病病史的患者在手术干预之前都需要进行医疗咨询。可能需要在牙

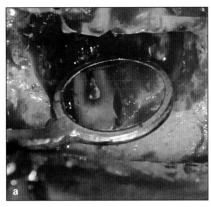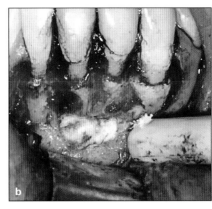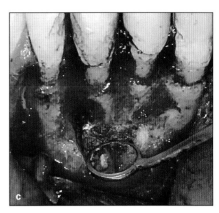

图8-3 （a）用显微镜观察左下颌中切牙的骨开窗和截根。虽然根端清晰可见，但手术部位的血液渗出使得难以放置根尖填充物。（b）将棉球放置在骨窝中用于止血。（c）放置根尖填充材料后的根端视图。棉球仍然放在那里，但必须在伤口闭合之前将其移除（案例由安大略省奥罗拉市的Jonathan Ee博士提供）。

髓手术之前补充不足的凝血因子或进行血小板输注。出血性疾病包括血小板减少症，血友病和冯维勒布兰德氏病。肝功能受损患者也应考虑出血增加的可能性。

局部止血剂

术前阶段

如前所述，进行深部的局部麻醉辅助使用血管收缩剂不仅对于确保患者在手术过程中的舒适性而言是必不可少的，而且它也是牙髓显微手术过程中达到充分止血的最重要步骤。1支或2支含1∶50000肾上腺素的2%利多卡因在术区的浸润麻醉将有助于确保术中的止血。但是，在阻滞麻醉中使用1∶50000的肾上腺素溶液意义不大。事实上，增加的肾上腺素可导致平均动脉压增加和心动过速，这会增加患者的焦虑，并可能增加一些患者发生其他不良反应。

术中阶段

骨蜡：骨蜡由蜂蜡和棕榈酸异丙酯组成，并对骨隐窝中暴露的小血管和毛细血管产生物理压塞作用。然而，不推荐使用骨蜡进行显微外科止血，因为它可以通过引发异物反应而影响愈合，并影响微生物的清除[72-73]。因此，需要使用更有效和更具生物相容性的

替代方案[74]。

烧灼：烧灼包括使用手持式热源（如大多数用于热充填装置或电外科手术装置）处理明显的出血或渗血血管，但由于可能造成延迟愈合[75-77]，应该在隔离的区域限制使用。烧灼通过凝固血管和组织蛋白来止血。

硫酸钙：当混合并放置在骨隐窝中时，硫酸钙为出血提供物理屏障。材料凝固后，可以从根尖区域去除，留下与骨头接触的那层。与骨蜡不同，硫酸钙不会影响愈合。完成根尖预备和填充后，剩下的硫酸钙可以留下或取出[78-79]。在一项比较硫酸钙、棉纱布和硫酸铁用于牙髓手术止血的小型临床研究中，发现硫酸钙要优于其他两种产品[80]。

血管收缩剂：消旋肾上腺素棉球（Racellet#2, Pascal）经常用于在显微根尖手术期间控制出血[81]（图8-3）。在放置棉球之前，应将所有肉芽组织去除，以确保与骨组织的直接接触[81]。将一个肾上腺素棉球放入骨窝后，在肾上腺素棉球的上面放上几个普通棉球，按压几分钟。然后除去普通的棉球，并将肾上腺素棉球留在原处，为血管轻度渗血提供物理屏障，并清理由根部预备和填充产生的碎屑。如果止血不足，可以重复这些步骤。

虽然这些棉球中的肾上腺素含量远高于局部麻醉药，但如上所述使用时，全身影响似乎是最

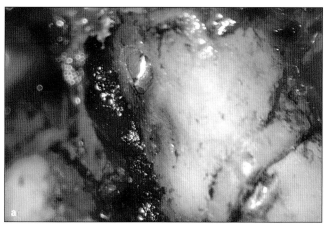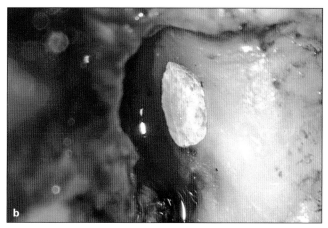

图8-4　（a）使用硫酸铁控制出血，上颌右侧切牙修补根管桩侧穿孔。（b）移除硫酸铁凝固物，并引起新鲜出血（病例由密歇根州法明顿山的Richard Rubinstein博士提供）。

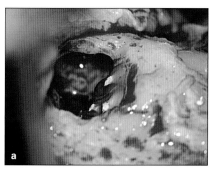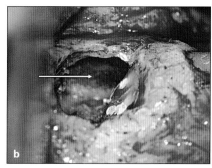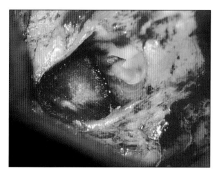

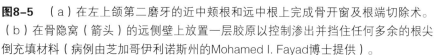

图8-5　（a）在左上颌第二磨牙的近中颊根和远中根上完成骨开窗及根端切除术。（b）在骨隐窝（箭头）的远侧壁上放置一层胶原以控制渗出并挡住任何多余的根尖倒充填材料（病例由芝加哥伊利诺斯州的Mohamed I. Fayad博士提供）。

图8-6　根尖切除并倒预备右上颌第二前磨牙。胶原蛋白被压在骨隐窝中用于止血。

小的[82]。肾上腺素与α1和α2肾上腺素能受体结合，对在骨窝的微小血管和毛细血管产生强烈的即刻血管收缩作用，因此限制全身吸收。在骨窝中使用棉球的一个潜在的问题是棉纤维可能会在棉球去除后残留在骨窝中，并且可能干扰愈合。通过使用外科手术显微镜在搔刮骨隐窝并刺激出血前，小心地分离去除嵌入的棉纤维。用10滴2.25%消旋肾上腺素吸入饱和的CollaCote（Zimmer Dental）可以被认为是外消旋肾上腺素棉球的替代物[83]。

硫酸铁： 硫酸铁（Cut-Trol，Ichrhys）是一种pH非常低的止血性坏死剂，首先被引入用于修复科，以帮助控制牙龈沟的出血。组织蛋白凝固，然后堵塞毛细孔。在动物模型研究中发现只要在伤口闭合之前将材料从手术部位完全去除，使用硫酸铁作为牙髓手术

的止血剂通常具有良好的效果[84-85]。然而，如果不去除骨窝中的硫酸铁会导致异物反应并显著影响愈合（图8-4）。

凝血酶： 凝血酶在作为局部手术止血药物方面有着悠久的历史，但由于操作性能和费用，通常不用于牙髓显微手术[86]。凝血酶来自牛凝血酶原，制备成干粉，直接与血纤维蛋白原反应产生凝结。

明胶海绵： 明胶海绵（Pfizer）是一种由纯化的猪皮制备的不溶于水的明胶基产品。它的机制主要是通过形成人造凝块而进行物理止血，并且部分与内源性凝血通路的改变有关。尽管明胶海绵是可吸收的，但可能会延迟初始愈合，因此建议在伤口闭合之前进行清除。

可吸收胶原蛋白： 许多胶原类的产品可用于

手术辅助止血［例如CollaCote、CollaPlug、CollaTape（Zimmer Dental）和HeliCote（Integra），图8-5和图8-6］。胶原蛋白来源于纯化的牛腱。与血液接触时，胶原蛋白引起血小板聚集，随后形成纤维蛋白凝块，2~6分钟内达到止血。

Surgicel：Surgicel（Ethicon）是一种氧化纤维素产品，由多种构象的纤维制成。当它接触到血液时，它具有抗菌作用（可能是因为它的低pH），并且主要是通过形成黏性人造凝聚物而成为出血的物理屏障[87]。虽然Surgicel可以随时间吸收，但因为它可以延缓愈合，所以不推荐保留在伤口部位[88-89]，ActCel（Coreva Health Sciences）是一种类似可溶性再生纤维素产品。纤维素产品的一个可能的理想属性是它们不是来自动物组织，一些患者可能更易接受。

壳聚糖：产品HemCon源自壳聚糖，一种天然存在于贝类的生物相容性多糖，最初是作为战场创伤的止血剂开发的。现在明确用于口腔外科手术。当与血液接触时形成黏性物质，有效地密封伤口，为激活自然凝血通路和形成血凝块提供时间。壳聚糖具有天然的抗菌活性，包括对许多常见的与口腔感染有关的微生物具有抗菌活性。在一项以兔子为对象的研究中，使用Jeansonne等[85]建立的骨性创伤模型，将HemCon与硫酸铁进行比较，尽管HemCon组新骨形成增加，但两组间的止血和伤口愈合情况在统计学上没有显著差异[90]，一项临床口腔手术（拔牙）研究中发现，与对照组相比HemCon组止血效果明显增强，创面愈合良好[91]。

减少潜在术后出血和瘀斑的策略

一些小的术后出血和瘀斑并不罕见，但通常不会有很典型的术后出血发生。与拔牙不同，根管显微外科手术可以在手术部位进行缝合和主要封闭。显然，一些患者，特别是口服抗凝治疗或患有出血性疾病的患者，需要密切的术后监控。非甾体抗炎药和一些抗生素（如头孢菌素类，大环类酯类和喹诺酮类）可以增加术后出血的可能性，这对进行抗凝治疗的患者来说更是一种风险[67]。

建议在缝合之前和之后用湿的无菌纱布轻柔地压迫复位的皮瓣几分钟以去除任何多余的血液，并有助于使血凝块的初始纤维蛋白阶段稳定。如果观察到缝合穿刺部位出血过多，将医用级别的氰基丙烯酸酯置于缝合伤口上可能会有所帮助[67]。术前制作的丙烯酸酯夹板可用于腭侧根尖手术，对于具有潜在的术后出血的患者尤为重要。应在缝合后检查皮瓣，确保所有组织边缘紧密贴合并控制出血。如果术后需要再次局部麻醉，则必须注意不要在复位的皮瓣下直接注射。待患者恢复到直立位置10~15分钟后，再次检查手术区域才能让患者离开。对患者进行当天冷敷的指导，即在手术区域的面部放置20分钟，然后拿开20分钟。如有必要，给患者一包无菌棉纱布以控制轻度出血。绝大多数涉及术后渗血的情况，患者可以通过用湿纱布直接施加压力来自我控制。有关术后指导的进一步讨论，请参阅第13章。

参考文献

[1] Ayers C, Abrams RA. Attitudes of consumers toward dentistry and dentists. J Dent Pract Adm 1989;6:22–28.

[2] De Jong RH, Wagman IH. Physiological mechanisms of peripheral nerve block by local anesthetics. Anesthesiology 1963;24:684–722.

[3] Becker DE, Reed KL. Essentials of local anesthetic pharmacology. Anesth Prog 2006;53:98–108.

[4] Wilson AW, Deacock S, Downie IP, Zaki G. Allergy to local anesthetic: The importance of thorough investigation. Br Dent J 2000;188:320–322.

[5] Rosivack RG, Koenigsberg SR, Maxwell KC. An analysis of the effectiveness of two topical anesthetics. Anesth Prog 1990;37:290–292.

[6] Meechan JG. Effective topical anesthetic agents and techniques. Dent Clin North Am 2002;46:759–766.

[7] Rosa AL, Sverzut CE, Xavier SP, Lavrador MA. Clinical effectiveness of lidocaine and benzocaine for topical anesthesia. Anesth Prog 1999;46:97–99.

[8] Brown RS, Paluvoi S, Choksi S, Burgess CM, Reece ER. Evaluating a dental patient for local anesthesia allergy. Comp Contin Educ Dent 2002;23:125–134.

[9] Ball IA. Allergic reactions to lignocaine. Br Dent J 1999;186:524–526.

[10] Thyssen JP, Menné T, Elberling J, Plaschke P, Johansen JD. Hypersensitivity to local anaesthetics—Update and proposal of evaluation algorithm. Contact Dermatitis 2008;59:69–78.

[11] Parirokh M, Yosefi MH, Nakhaee N, Abbott PV, Manochehrifar H. The success rate of bupivacaine and lidocaine as anesthetic agents in inferior alveolar nerve block in teeth with irreversible pulpitis without spontaneous pain. Restor Dent Endod 2015;40:155–160.

[12] Moore PA. Bupivacaine: A long-lasting local anesthetic for dentistry. Oral Surg 1984;58:369–374.

[13] Mesgarzadeh AH, Afsari H, Pourkhamne S, Shahamfar M. Efficacy of bilateral mental nerve block with bupivacaine for postoperative pain control in

mandibular parasymphysis fractures. J Dent Res Dent Clin Dent Prospects 2014;8:172–175.

[14] Evans G, Nusstein J, Drum M, Reader A, Beck M. A prospective, randomized, double-blind comparison of articaine and lidocaine for maxillary infiltrations. J Endod 2008;34:389–393.

[15] Abdulwahab M, Boynes S, Moore P, et al. The efficacy of six local anesthetic formulations used for posterior mandibular buccal infiltration anesthesia. J Am Dent Assoc 2009;140:1018–1024.

[16] Schertzer ER Jr. Articaine vs. lidocaine. J Am Dent Assoc 2000;131:1242–1243.

[17] Weaver JM. Articaine, a new local anesthetic for American dentists: Will it supersede lidocaine? Anesth Prog 1999;46:111–112.

[18] Becker DE, Reed KL. Local anesthetics: Review of pharmacological considerations. Anesth Prog 2012;59:90–101.

[19] Sambrook PJ, Smith W, Elijah J, Goss AN. Severe adverse reactions to dental local anaesthetics: Systemic reactions. Aust Dent J 2011;56:148–153.

[20] Gaffen AS, Haas DA. Retrospective review of voluntary reports of nonsurgical paresthesia in dentistry. J Can Dent Assoc 2009;75:579.

[21] Kanaa MD, Whitworth JM, Corbett IP, Meechan JG. Articaine and lidocaine mandibular buccal infiltration anesthesia: A prospective randomized double-blind cross-over study. J Endod 2006;32:296–298.

[22] Robertson D, Nusstein J, Reader A, Beck M, McCartney M. The anesthetic efficacy of articaine in buccal infiltration of mandibular posterior teeth. J Am Dent Assoc 2007;138:1104–1112.

[23] Abdulwahab M, Boynes S, Moore P, et al. The efficacy of six local anesthetic formulations used for posterior mandibular buccal infiltration anesthesia. J Am Dent Assoc 2009;140:1018–1024.

[24] Batista da Silva C, Aranha Berto L, Cristina Volpato M, et al. Anesthetic efficacy of articaine and lidocaine for incisive/mental nerve block. J Endod 2010;36:438–441.

[25] Srinivasan N, Kavitha M, Loganathan CS, Padmini G. Comparison of anesthetic efficacy of 4% articaine and 2% lidocaine for maxillary buccal infiltration in patients with irreversible pulpitis. Oral Surg Oral Med Oral Pathol Oral Radiol Endod 2009;107:133–136.

[26] Costa CG, Tortamano IP, Rocha RG, Francischone CE, Tortamano N. Onset and duration periods of articaine and lidocaine on maxillary infiltration. Quintessence Int 2005;36:197–201.

[27] Oliveira PC, Volpato MC, Ramacciato JC, Ranali J. Articaine and lignocaine efficiency in infiltration anaesthesia: A pilot study. Br Dent J 2004;197:45–46.

[28] Evans G, Nusstein J, Drum M, Reader A, Beck M. A prospective, randomized, double-blind comparison of articaine and lidocaine for maxillary infiltrations. J Endod 2008;34:389–393.

[29] Donaldson D, James-Perdok L, Craig BJ, Derkson GD, Richardson AS. A comparison of Ultracaine DS (Articaine HCl) and Citanest forte (Prilocaine HCl) in maxillary infiltration and mandibular nerve block. J Can Dent Assoc 1987;53:38–42.

[30] Haas DA, Harper DG, Saso MA, Young ER. Comparison of articaine and prilocaine anesthesia by infiltration in maxillary and mandibular arches. Anesth Prog 1990;37:230–237.

[31] Haas DA, Harper DG, Saso MA, Young ER. Lack of differential effect by Ultracaine (articaine) and Citanest (prilocaine) in infiltration anaesthesia. J Can Dent Assoc 1991;57:217–223.

[32] Claffey E, Reader A, Nusstein J, Beck M, Weaver J. Anesthetic efficacy of articaine for inferior alveolar nerve blocks in patients with irreversible pulpitis. J Endod 2004;30:568–571.

[33] Tortamano IP, Siviero M, Costa CG, Buscariolo IA, Armonia PL. A comparison of the anesthetic efficacy of articaine and lidocaine in patients with irreversible pulpitis. J Endod 2009;35:165–168.

[34] Maniglia-Ferreira C, Almeida-Gomes F, Carvalho-Sousa B, et al. Clinical evaluation of the use of three anesthetics in endodontics. Acta Odontol Latinoam 2009;22:21–26.

[35] Brown G. The influence of adrenaline, noradrenaline vasoconstrictors on the efficacy of lidocaine. J Oral Ther Pharmacol 1968;4:398–405.

[36] Cowan A. Further clinical evaluation of prilocaine (Citanest), with and without epinephrine. Oral Surg Oral Med Oral Pathol 1968;26:304–311.

[37] Ahlquist RP. A study of adrenotropic receptors. Am J Physiol 1948;153:586–600.

[38] Sveen K. Effect of the addition of a vasoconstrictor to local anesthetic solution on operative and postoperative bleeding, analgesia, and wound healing. Int J Oral Surg 1979;8:301–306.

[39] Hiava GL, Reinhardt RA, Kalkwarf KL. Etidocaine HCl local anesthetic for periodontal flap surgery. J Periodontol 1984;55:364–367.

[40] Sisk AL, Dionne RA, Wirdzek PR. Evaluation of etidocaine hydrochloride for local anesthesia and postoperative pain control in oral surgery. J Oral Maxillofac Surg 1984;42:84–88.

[41] Danielsson K, Evans H, Holmlund A, Kjellman O, Nordenram A, Persson NE. Long-acting local anesthetics in oral surgery: Clinical evaluation of bupivacaine and etidocaine for mandibular nerve block. Int J Oral Maxillofac Surg 1986;15:119–126.

[42] Gordon SM, Dionne RA, Brahim J, Jabir F, Dubner R. Blockade of peripheral neuronal barrage reduces postoperative pain. Pain 1997;70:209–215.

[43] Paterson SA, Tahmassebi JF. Paediatric dentistry in the new millennium: 3. Use of inhalation sedation in paediatric dentistry. Dent Update 2003;30:350–358.

[44] Burnweit C, Diana-Zerpa JA, Nahmad MH, et al. Nitrous oxide analgesia for minor pediatric surgical procedures: An effective alternative to conscious sedation? J Pediatr Surg 2004;39:495–499.

[45] Otley CC, Nguyen TH. Conscious sedation of pediatric patients with combination oral benzodiazepines and inhaled nitrous oxide. Dermatol Surg 2000;26:1041–1044.

[46] Emmanouil DE, Quock RM. Advances in understanding the actions of nitrous oxide. Anesth Prog 2007;54:9–18.

[47] Dionne RA, Yagiela JA, Coté CJ, et al. Balancing efficacy and safety in the use of oral sedation in dental outpatients. J Am Dent Assoc 2006;137:502–513.

[48] Malamed SF. Sedation: A Guide to Patient Management, ed 5. St Louis: Mosby, 2009.

[49] Berthold CW, Dionne RA, Corey SE. Comparison of sublingually and orally administered triazolam for premedication before oral surgery. Oral Surg Oral Med Oral Pathol Oral Radiol Endod 1997;84:119–124.

[50] Reader A, Nusstein J, Drum M. Successful Local Anesthesia for Restorative Dentistry and Endodontics. Chicago: Quintessence, 2011:110–111.

[51] Donaldson M, Goodchild JH. Pregnancy, breast-feeding and drugs used in dentistry. J Am Dent Assoc 2012;143:858–871[erratum 2012;143:1187].

[52] Bader JD, Bonito AJ, Shugars DA. Cardiovascular effects of epinephrine on hypertensive dental patients: Summary. In: AHRQ Evidence Report Summaries. Rockville, MD: Agency for Healthcare Research and Quality (US), 1998–2005.

[53] Herman WW, Konzelman JL Jr, Prisant LM; Joint National Committee on Prevention, Detection, Evaluation, and Treatment of High Blood Pressure. New national guidelines on hypertension: A summary for dentistry. J Am Dent Assoc 2004;135:576–584.

[54] Yagiela JA. Injectable and topical local anesthetics. In: Ciancio SG (ed). ADA Guide to Dental Therapeutics, ed 3. Chicago: American Dental Association, 2003.

[55] Patton LL. Medical emergencies. In: Patton LL, Glick M (eds). The ADA Practical Guide to Patients with Medical Conditions, ed 2. Hoboken, NJ: John Wiley & Sons, 2016:451–464.

[56] Hensten A, Jacobsen N. Allergic reactions in endodontic practice. Endod Topics 2005;12:44–51.

[57] Hensten-Pettersen A, Jacobsen N. Perceived side effects of biomaterials in prosthetic dentistry. J Prosthet Dent 1991;65:138–144.

[58] Forman GH, Ord RA. Allergic endodontic angio-oedema in response to periapical endomethasone. Brit Dent J 1986;160:348–350.

[59] Kunisada M, Adachi A, Asano H, Horikawa T. Anaphylaxis due to formaldehyde released from root-canal disinfectant. Contact Dermatitis 2002;47:215–218.

[60] Haikel Y, Braun JJ, Zana H, Boukari A, de Blay F, Pauli G. Anaphylactic shock during endodontic treatment due to allergy to formaldehyde in a root canal sealant. J Endod 2000;26:529–531.

[61] Braun JJ, Zana H, Purohit A, et al. Anaphylactic reactions to formaldehyde in root canal sealant after endodontic treatment: Four cases of anaphylactic shock and three of generalized urticaria. Allergy 2003;58:1210–1215.

[62] Jang Y, Kim E. Cardiovascular effect of epinephrine in endodontic microsurgery: A review. Restor Dent Endod 2013;38:187–193.

[63] Johnson BR, Fischer DJ, Epstein JB. The medically complex endodontic patient. In: Ingle JI, Bakland LK, Baumgartner JC (eds). Ingle's Endodontics, ed 6. Hamilton, ON: BC Decker, 2008:749–779.

[64] Buckley JA, Ciancio SG, McMullen JA. Efficacy of epinephrine concentration in local anesthesia during periodontal surgery. J Periodontol 1984;54:653–657.

[65] Wahl MJ. Myths of dental surgery in patients receiving anticoagulant therapy. J Am Dent Assoc 2000;131:77–81.

[66] Jeske AH, Suchko GD; ADA Council on Scientific Affairs and Division of Science; Journal of the American Dental Association. Lack of a scientific basis for routine discontinuation of oral anticoagulant therapy before dental treatment. J Am Dent Assoc 2003;134:1492–1497.

[67] Kämmerer PW, Frerich B, Liese J, Schiegnitz E, Al-Nawas B. Oral surgery during therapy with anticoagulants—A systematic review. Clin Oral Invest 2015;19:171–180.

[68] Cho YW, Kim E. Is stopping of anticoagulant therapy really required in a minor dental surgery? How about in an endodontic microsurgery? Restor Dent Endod 2013;38:113–118.

[69] Bajkin BV, Vujkov SB, Milekic BR, Vuckovic BA. Risk factors for bleeding after oral surgery in patients who continued using oral anticoagulant therapy. J Am Dent Assoc 2015;146:375–381.

[70] Aldridge E, Cunningham LL Jr. Current thoughts on treatment of patients receiving anticoagulation therapy. J Oral Maxillofac Surg 2010;68:2879–2787.

[71] Noll A. Coagulation assays and the new oral anticoagulants. American College of Cardiology. http://www.acc.org/latest-in-cardiology/articles/2015/06/22/12/06/coagulation-assays-and-the-new-oral-anticoagulants. Published 22 June 2015, accessed 1 July 2016.

[72] Aurelio J, Chenail B, Gerstein H. Foreign-body reaction to bone wax. Report of a case. Oral Surg Oral Med Oral Pathol 1984;58:98–100.

[73] Johnson P, Fromm D. Effects of bone wax on bacterial clearance. Surgery 1981;89:206–209.

[74] Witherspoon DE, Gutmann JL. Haemostasis in periradicular surgery. Int Endod J 1996;29:135–149.

[75] Azzi R, Kenney EB, Tsao TF, Carranza FA Jr. The effect of electrosurgery on alveolar bone. J Periodontol 1983;54:96–100.

[76] Nixon KC, Adkins KF, Keys DW. Histological evaluation of effects produced in alveolar bone following gingival incision with an electrosurgical scalpel. J Periodontol 1975;46:40–44.

[77] Trent CS. Electrocautery versus epinephrine-injection tonsillectomy. Ear Nose Throat J 1993;72:520–522.

[78] Walsh WR, Morberg P, Yu Y, et al. Response of a calcium sulfate bone graft substitute in a confined cancellous defect. Clin Orthop Relat Res 2003;(406):228–236.

[79] Clokie CM, Moghadam H, Jackson MT, Sandor GK. Closure of critical sized defects with allogenic and alloplastic bone substitutes. J Craniofac Surg 2002;13:111–121.

[80] Scarano A, Artese L, Piattelli A, Carcinci F, Mancino C, Iezzi G. Hemostasis control in endodontic surgery: A comparative study of calcium sulfate versus gauzes and versus ferric sulfate. J Endod 2012;38:20–23.

[81] Kim S, Rethnam S. Hemostasis in endodontic microsurgery. Dent Clin North Am 1997;41:499–511.

[82] Vickers FJ, Baumgartner JC, Marshall G. Hemostatic efficacy and cardiovascular effects of agents used during endodontic surgery. J Endod 2002;28:322–323.

[83] Vy CH, Baumgartner JC, Marshall JG. Cardiovascular effects and efficacy of a hemostatic agent in periradicular surgery. J Endod 2004;30:379–383.

[84] Lemon RR, Steele PJ, Jeansonne BG. Ferric sulfate hemostasis: Effect on osseous wound healing. Left in situ for maximum exposure. J Endod 1993;19:170–173.

[85] Jeansonne BG, Boggs WS, Lemon RR. Ferric sulfate hemostasis: Effect on osseous wound healing. II. With curettage and irrigation. J Endod 1993;19:174–176.

[86] Kim S, Kratchman S. Modern endodontic surgery concepts and practice: A review. J Endod 2006;32:601–623.

[87] Keshavarzi S, MacDougall M, Lulic D, Kasasbeh A, Levy M. Clinical experience with the Surgicel family of absorbable hemostats (oxidized regenerated cellulose) in neurosurgical applications: A review. Wounds 2013;25:160–167.

[88] Nappi JF, Lehman JA Jr. The effects of Surgicel on bone formation. Cleft Palate J 1980;17:291–296.

[89] Petersen JK, Krogsgaard J, Nielsen KM, Nørgaard EB. A comparison between 2 absorbable hemostatic agents: Gelatin sponge (Spongostan) and oxidized regenerated cellulose (Surgicel). Int J Oral Surg 1984;13:406–410.

[90] Azargoon H, Williams BJ, Solomon ES, Kessler HP, He J, Spears R. Assessment of hemostatic efficacy and osseous wound healing using HemCon dental dressing. J Endod 2011;37:601–611.

[91] Malmquist JP, Clemens SC, Olen HJ, Wilson SL. Hemostasis of oral surgery wounds with the HemCon Dental Dressing. J Oral Maxillofac Surg 2008;66:1177–1183.

第9章

软组织管理
Soft Tissue Management

Peter Velvart, Ove A. Peters

牙髓外科治疗的临床治疗成功评价现已不仅仅局限在根尖周炎的治疗。根尖周的外科治疗包括去除坏死组织和组织分解产物、治疗感染根管以及对根尖孔进行防止微渗漏的倒充填[1]。为了确保这些步骤的顺利进行，就需要对软组织处理。外科手术的主要3种翻瓣术包括：龈沟切口、龈缘下切口，以及龈乳头保存切口。对软组织的处理就包括：切口、翻瓣、术中操作及缝合。这些步骤对最终的术后愈合都十分重要，主要体现在牙龈退缩及附着丧失。总而言之，根尖周手术的成功不仅取决于牙髓方面的治疗，还包括牙周软组织方面的管理。关于牙周影响根尖周手术成功率的报告较少，但是，Jansson等[2]研究了在牙髓外科手术中根尖周及牙周结构的愈合之间的关系，证明了持续性的牙髓感染同样是造成进展性附着丧失的重要原因。另一方面，随着牙周的治疗，在有根尖周炎的牙齿周围受损的牙周也得到修复[3]。

牙科治疗后对美学的恢复也已经变成除病症消除外的重要考虑指标。在外科手术中，减少切口及软组织处理对最终的美学预后有重要影响。现代牙科治疗的最终目标是再生，而不仅仅是缺损组织的修复。

"白色美学"的含义就是指自然可见的牙齿在需要修复时，在当下修复技术条件下，要尽可能地接近正常的牙齿。这种理念已经受到了很大的重视[4]。相反，"粉色美学"是指软组织及其下方的骨在外科治疗后对最佳美观有着同等重要的地位。采用适当的手术技术对牙周组织进行管理，辅以正确的长期口腔卫生，将对外科手术后的美学产生重大影响。不考虑牙周美学，仅保留口腔结构已经不能满足患者的需求[5]。

本章探讨影响软组织处理的因素，以及建立根尖手术的入路。本章强调在考虑生物学和美学的情况下，对比新、旧软组织处理方式的区别。

牙周组织生物学

虽然每一种牙周组织在其位置和组织结构上是不同的，但它们作为一个单位共同作用。它们相互影响，且它们的病理改变以及治疗过程中的创伤对修复和再生有显著影响。

牙周组织包括4种成分：牙龈、牙周膜、牙槽骨、牙骨质。牙龈从龈乳头延伸到与牙槽黏膜相连的膜龈联合处。牙龈分为龈乳头、边缘龈和附着龈（图9-1）。牙龈组织通过结合上皮附着在牙齿上。此外，向根方依靠牙槽骨和牙根表面牙骨质间的结缔组织和牙周膜将牙体与牙周组织相连。Gargiulo等[6]把生物学宽度作为一个标准值，约为2mm，包括了结合上皮宽度（0.97mm）及结缔组织宽度（1.07mm）。

龈乳头有十分重要的作用，主要充满两颗牙之间的邻间隙，对美观有重要作用。龈乳头有颊侧和舌侧两个龈峰，中间是龈谷，形成凹陷形态。龈乳头被覆口腔角化上皮，非角化龈沟和非角化复层鳞状上皮[7-9]。从上颌中切牙到远中，膜龈联合到牙龈边缘的高度依次降低[10]。

牙龈上皮

根据位置和组成，牙龈上皮可分为口腔牙龈上皮、龈沟上皮和结合上皮。

口腔牙龈上皮

口腔牙龈上皮从膜龈联合延展至牙龈顶端。它的厚度在0.2～0.3mm，拥有较好的保护功能[11]。口腔牙龈上皮是复层鳞状角化上皮，有4种细胞层。基底层位于结缔组织上，紧密地结合在基底膜上，主要是增殖代谢活跃的细胞。这些细胞不断地增值，随着它们角质化成熟，便成了棘层。棘层形成口腔牙龈上皮最厚的部分。在接近表面的转变过程中，细胞会变得更扁平（颗粒层），最表层的细胞层（角质层）由相互接触的扁平细胞组成，大多没有细胞核。

在棘层中，存在树突状细胞（朗格汉斯细胞），它们在炎症过程发挥重要作用。朗格汉斯细胞可以结合抗原，并且将抗原呈递给巨噬细胞和淋巴细胞[12]。

龈沟上皮

龈沟上皮位于牙龈顶端和结合上皮冠方顶端之间，形成龈沟的内衬。在健康状态下，龈沟的深度约为0.5mm。龈沟上皮与口腔牙龈上皮有结构上的相似性。与结合上皮相比，龈沟上皮几乎没有渗透性，且仅有少量中性粒细胞浸润。

结合上皮

结合上皮分布于龈沟底到牙槽嵴顶冠方约2mm水平之间，在健康的情况下，没有附着损失，结合上皮可以到达釉牙骨质界。它十分紧密地贴覆于牙齿表面，它与牙齿表面紧密结合，具有密封和附着功能。

在其来源和结构上，结合上皮不同于龈沟上皮和口腔牙龈上皮。在朝向根尖端，它由很少的几层细胞组成，为三角形，朝向龈沟方向，厚度逐渐增加到15～30层。基底层的细胞新陈代谢旺盛，这些细胞不断地从龈沟中脱落。完整的结合上皮包括可迁移的中性粒细胞，当炎症来袭的时候，它们会大量增殖。除了中性粒细胞外，还存在T淋巴细胞[13]。

和其他几乎不存在细胞外空间的口腔上皮不同，结合上皮细胞间存在间隙。这有助于水、营养物质及毒素从上皮中渗透排出。细胞间的基质不仅帮助细胞间黏附，也辅助细胞与牙面、基底膜（分离上皮和结缔组织的结构）的黏附[14-15]。上皮细胞都代谢活跃，且能够通过合成细胞因子、生长因子和酶来反应外界对其的刺激[16-17]。

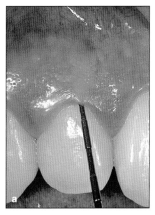 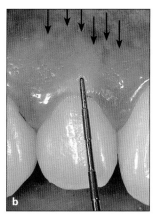 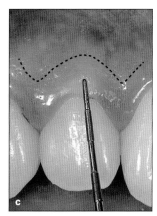 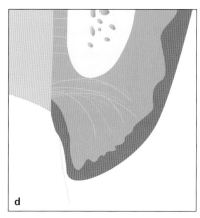

图9-1　附着龈宽度的测定。（a）探测深度的测定。在探针上的牙龈组织代表了游离龈。（b）箭头标志着膜龈联合。探针顶端（表示探测深度）与黏膜交界处的距离为所附着的齿龈的宽度。（c）虚线表示适当的龈缘下切口的位置。（d）生物宽度的组成部分的示意图（a~c经 Velvart许可转载）。

牙龈结缔组织

间充质来源的成纤维细胞是结缔组织的主要细胞成分。它们合成细胞外基质，参与调节过程，并对各种刺激做出反应。成纤维细胞产生细胞因子、酶、酶抑制剂和基质大分子。这些酶的作用是在重塑和迁移时调节基质的降解[18]。成纤维细胞对细胞外基质的变化以及生长因子或细胞因子都很敏感。当损伤发生时，成纤维细胞可以迁移并附着在吸引它们的各种底物上。

胶原纤维是基质的主要组成部分，它以一种独特的结构组织起来。它们根据其位置、来源和附着点（如牙槽、牙龈间，间隔或环形纤维）进行分类。这些纤维提供了牙龈对牙齿的黏附，为其坚韧性和生物力学性能提供了依据。

牙龈炎症变化

细菌感染是疾病发展的主要原因。有细菌存在时，上皮细胞有多种功能。它不仅是抵御细菌入侵的机械屏障，而且还第一个向下层的结缔组织发出细菌攻击的信号。在启动细胞信号过程中，结合上皮细胞的渗透性增加尤其重要，上皮细胞能够产生吸引中性粒细胞的物质。随着细菌持续积累，细胞间隙开始进一步扩大，使炎性分泌液分泌进入龈沟内，同时允许外部表面的分子向结缔组织移动。

随着渗透和渗出的高水平持续存在，组织将持续受到破坏。在结缔组织内可观察到中性粒细胞的迁移及巨噬细胞和淋巴细胞的激活。同时，基底层的细胞可产生能降解下层胶原纤维的胶原酶。结合上皮开始向根尖方向迁移，最后形成牙周袋[19]。

炎症过程的标志是在结合上皮附近的结缔组织中毛细血管网的数目和大小增加。小静脉的一个特征是它们利于中性粒细胞迁移而非淋巴细胞迁移。局部环境中存在的各种其他因素决定成纤维细胞的活性，影响迁移、黏附、增殖和基质合成[20]。

组织破坏的迹象在菌斑积聚后3~4天就可以检测到[21]。炎症反应会长期存在于牙龈组织内。然而，如果细菌与宿主防御之间的平衡严重失调，则可能发生不受控制的组织破坏，并且炎症可能更深入牙周膜和牙槽骨，导致结合上皮向根尖方向迁移，形成附着丧失。

结构与功能

牙龈乳头

两个相邻牙齿之间的组织称为牙龈乳头，大致呈金字塔形和三角形[22]，相邻牙冠的特定轮廓、宽度和接触区域决定了牙龈乳头是否有一个峰，或者在大多数情况下，颊侧和舌侧峰共同形成一个龈谷[23]。牙龈乳头通常填满相邻牙齿之间的整个牙间隙。Tarnow等[24]研究了影响乳头高度的因素，发现牙间乳头的高度取决于接触点与牙槽嵴顶之间的距离。若接触点到牙槽嵴顶的距离为5mm或更小，乳头几乎100%出现。在6mm的距离处，乳头出现的概率为56%，并且当测量的距离为7mm或更大时，乳头出现的概率为27%或更少。

Holmes[23]对16名牙科学生的牙龈乳头进行了切除，每名学生切取其前牙和后牙龈乳头各一份。在32个样本中，22个龈乳头没有恢复到原来的形状和高度。再生的乳头看起来比较平坦，并没有像切除之前那样完全填满邻牙间隙，而且缺乏龈谷。

血液供应

牙槽黏膜和牙龈的血供相互连接。黏膜下毛细血管存在于牙龈和牙槽黏膜下，骨膜内毛细血管网，骨髓内间隔血管和牙周膜的毛细血管丛。骨膜和牙周组织的血管网络直接通过Volkmann管道连接[25]。牙龈和骨膜接受来自骨膜上血管的血液供应，其大致沿着牙齿的长轴延伸。它们分布在牙龈的固有层，并延伸至骨膜。穿插牙间骨和牙周韧带之间的血管存在微小的交通，为牙龈提供血供。不同血管丛之间的多元交流有助于在手术切断时为组织提供血液和营养。

根尖病变的手术入路

正确进入要治疗的区域是成功手术的关键因素之一。牙髓来源的病变存在于根尖周围的骨中，这需要通过由骨膜、牙龈和黏膜组织组成的全层皮瓣暴露骨表面。在进行切口并选择龈瓣设计之前，必须考虑各种因素。

区域解剖结构

为了在手术过程中保护和保存神经血管，必须了解神经血管的位置和路径。在普遍的解剖位置范围内，它们的确切位置可以因患者而异。在进行下颌前磨牙或磨牙外科手术时，保护神经血管束是至关重要的。颏孔通常存在于下颌前磨牙之间，下颌前磨牙根尖或与下颌前磨牙的根尖相邻。X线片不能预见性地观察到下颌颏孔和下颌神经管[26]。Klinge等[27]评估了根尖X线片、全景X线片以及断层扫描，发现这些方法在检测下颌神经管方面均无法预测。计算机体层摄影术（CT）不仅可以检测神经血管和其他解剖结构（如上颌窦），而且还显示出骨表面、病变与牙根之间真实的横向和纵向关系。扫描的距离与实际的体内情况进行比较，70%完全准确，94%的值在实际测量值的±1mm范围内[27]。锥形束CT因较低量的辐射照射，取代了口腔诊室的螺旋CT扫描，现在越来越多地被用作牙髓病诊断和治疗计划的工具[28-30]。

牙周状况

外科根尖手术的软组织处理受到操作部位牙周状况的影响。需治疗牙齿的牙周探诊深度也应该得到测量。包括在整颗牙齿周围进行连续探查，注意多根牙中的任何根分叉情况。组织学牙周袋深度和临床测量的探诊深度之间有明确的区别。在完全健康的情况下，这些距离大致相当。由于结缔组织中胶原纤维的再吸收，牙龈炎症将增加探诊深度的读数（参见"牙周组织生物学"）——在急性牙龈炎或牙周炎的情况下，牙周探针要经过牙周袋并穿透结合上皮以及结缔

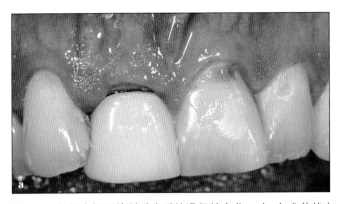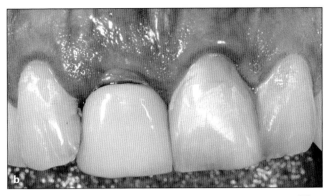

图9-2　上颌中切牙外科手术后的退行性变化。（a）术前状态。（b）1年后恢复。注意龈缘边缘回缩和根面暴露（Velvart[38]等转载许可）。

组织到牙槽嵴水平或胶原纤维仍然完整的地方。因此，测量的探诊深度是一般大于实际的组织学附着水平或牙周袋深度[31]，高估牙周袋深度的另一个原因是存在牙龈肿胀。肿胀和炎症的程度以探诊出血的形式表现。由于细菌积累是发炎的主要原因，所以应该尽量减少口腔环境中的菌斑数量。这可以通过3种方式来实现：定期复查口腔卫生，认真地进行口腔卫生，并且在手术前1周和手术后2周，每日两次用0.2%氯己定漱口。氯己定被证实可显著减少斑块生长[32-33]，以尽量减少术后不适，并促进愈合[34-35]。一般来说，较少的菌斑可减少外科医生和工作人员与手术部位及空气之间的交叉污染[36]。

附着龈宽度的确定是计划最佳切口位置的另一个因素。当设计龈缘下切口时，为确保牙龈组织不发生坏死，对于保留的牙龈组织（不是随龈瓣翻起来的牙龈组织）的存活至少需要2mm宽度的附着龈，并且保持龈缘的稳定位置[37]。附着龈通过从龈缘与膜龈联合之间的距离中减去探诊深度来确定（图9-1）。

对软组织生存至关重要的是足够的血液供应。如前所述，边缘龈从牙槽嵴血管获得营养，也从牙周韧带获得较小程度的营养。血液供应不足和组织的创伤操作（包括过度干燥）可能导致保留的未翻起的牙龈

组织坏死，从而导致较差的美学效果。

冠的修复

根尖外科手术必须考虑术后是否需要修复，以及修复的类型及质量。通常术后的修复体均有对牙龈组织的刺激。在手术前的牙齿卫生阶段，应该纠正过度延伸的修复体。应特别注意的是修复体边缘相对于龈缘的位置。在可见区域，修复体边缘经常龈下边缘放置，以避免不美观的根部表面或可见金属部分的美学缺陷。软组织的处理会导致某种程度的退缩，这可能会暴露修复体边缘（图9-2）。这个问题的处理将在本章后面讨论。

患者相关因素

愈合过程在很大程度上取决于牙龈组织的类型。厚龈型患者表现为冠周软组织再生长至冠延长术的水平，而薄龈型的患者在手术干预后显示较大程度的龈缘退缩[39-41]。除软组织因素外，被覆骨的完整性和厚度对膜龈组织的稳定性起着重要的作用[42]。

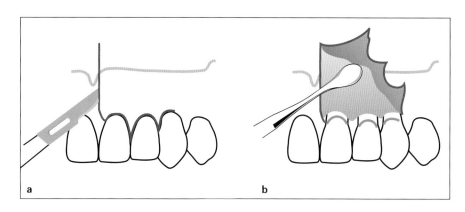

图9-3 （a）三角瓣切口，通常在垂直切口的内侧打开。（b）翻瓣（经Veivart许可转载）。

龈瓣设计

任何外科手术的成功在很大程度上取决于获得足够手术入路的程度。根尖手术首先需要暴露牙根表面的牙槽骨。要到达牙槽骨，必须翻开一个全厚度的龈瓣或一个全厚度和一个部分厚度的龈瓣复合体。这意味着一个软组织瓣，它由牙龈和黏膜组织以及骨膜组成。为了移动皮瓣，可以选择不同的切口模式，包括水平切口（沟内切口和龈缘下切口）和垂直切口。以这样的方式进行切口和瓣的翻开是至关重要的，主要作用是促进软组织愈合。具体方式包括：①完成组织的完整和锐利的切割；②避免皮瓣翻开期间组织的切断；③在手术期间防止根表面上的组织残余物脱水。

半月瓣

半月瓣包括在根尖区域的牙槽膜黏膜上直的或弯曲的水平切口，要求切口一直抵触到骨面。这种龈瓣设计由于存在许多缺点，因此已经淘汰。半月瓣只能暴露有限的根尖区域。水平切割使它切断最多的血管。不应将切口做在现有的或手术创建的骨缺陷上，而应做在健全的骨上。根尖水平的口腔组织很大程度上由弹性纤维和肌肉附着物组成，这两者都在接近手术伤口边缘上提供拉力。这种回缩力不仅会使缝合困难，而且还会导致皮瓣存在持续张力、伤口边缘接口不良、间隙形成和愈合受损[43]。

三角瓣

沿一颗或两颗牙齿的近远中做水平切口及一个垂直切口，延伸到目的区域形成三角瓣（图9-3，视频9-1和视频9-2）。该切口从颊褶皱冠方1~2mm处延伸至选定牙齿的近远中与冠方线角处。从线角处，延龈沟的水平切口到手术部位相对侧的1~2颗牙齿。对于不能从颊侧进入的腭根部，可行腭三角瓣。为了防止对腭大孔神经血管束的损害，避免大量出血，应将切口做在尖牙和第一前磨牙之间（视频9-2）。

这种瓣设计的主要优点是易于复位和对瓣的血管供应的最小破坏。三角瓣可用于修复靠近边缘位置的病变，如穿孔、根吸收或涉及短根牙齿的根尖周手术。如果发现手术路径过于狭窄，则通过在水平切口的远端延长切口，三角形瓣可以容易地转换成矩形瓣（见下文）。这种瓣设计的主要缺点是由于切口的边缘线而导致牙龈退缩的风险。

矩形瓣

矩形瓣由两个垂直切口和一个水平切口形成（图9-4和视频9-1），也许是在牙髓手术中使用最多的龈瓣。在三角形皮瓣水平切口的终点处，从最后一个牙齿的近中或者远中线角的冠方牙龈组织向根方延伸行垂直切口。

矩形龈瓣给任何部位的根尖区域提供良好的手术通路。矩形和梯形龈瓣之间的区别是垂直切口角度不

图9-4 （a）矩形瓣涉及两个垂直的减张切口与一个水平牙龈切口。减张切口至少要做在目的牙齿旁一个牙位处，除非这个地方存在神经孔，因为竖直切口绝对不可以做在有神经孔的地方。（b）瓣膜翻开（经Velvart许可转载）。

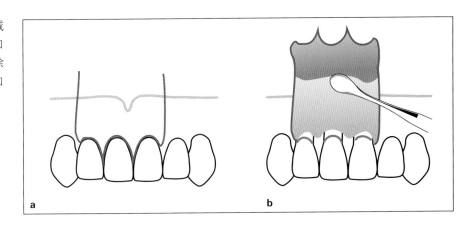

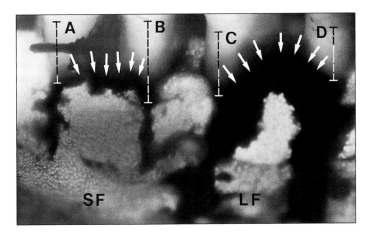

图9-5 手术后24小时短（SF）与长（LF）全层龈瓣复位后的荧光血管造影。A到B和C到D表示从牙骨质交界处到相应龈瓣边缘的距离。箭头表示临床龈瓣轮廓和随后坏死的弱荧光区域（经Mormann和Ciancio[15]许可转载）。

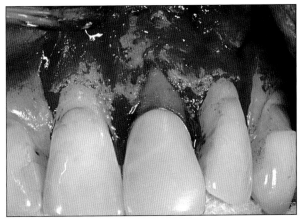

图9-6 矩形全层龈瓣，包括一个金属陶瓷冠修复后变色的牙根（经Velvart等许可转载）。

同。血管走行大致平行于牙齿的长轴。

为了尽可能少地破坏血管供应，垂直切口应平行于牙根。矩形瓣恰好满足[44]。另一方面，当基底宽度大于瓣的近端时，移动组织的血液供应和存活率似乎是最好的[45]。因此，垂直切口不应向瓣内侧缩窄；相反，瓣底的宽度应该延伸到所涉及牙齿旁的一颗或两颗牙齿的近中或远中。图9-5显示了通过荧光血管造影比较一个短的全厚皮瓣与长的全厚皮瓣的血运差异。

Mormann和Ciancio[45]研究了不同类型手术对牙龈毛细血管的血液循环的效果。观察到的血液循环变化提示全瓣主要接受根尖区的血液供应，但不是唯一

的。然而，水平边缘切口切断了牙龈和牙周脉管系统之间的吻合。要保持皮瓣血液灌注，皮瓣长宽比应为2：1。一些专家已经证实了这一发现[46-47]。长宽比要求通常倾向于轻微的梯形形状的皮瓣，强烈倾向于在水平方向上延长几个牙位的黏膜瓣。矩形和梯形龈瓣的组织复位和伤口愈合通常是简单的，因为在组织复位过程中龈乳头的位置是确定的。对于美学上极为重要的区域，尤其是在进行过龈下边缘冠修复的牙位（图9-6），手术后牙龈退缩是潜在的风险，导致不美观的冠边缘暴露（图9-2）。使用适当的微创和轻柔的手术技术以及适当的伤口处理使这种美学问题最小化。

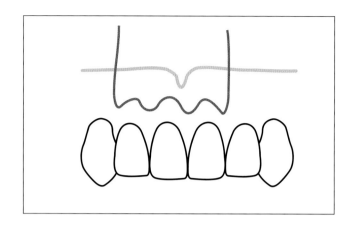

图9-7 龈缘下切口瓣切口由两个垂直切口和附着龈中的扇形水平切口连接组成（经Velvart许可转载）。

龈缘下切口瓣

龈缘下切口瓣也称为Ochsenbein-Luebke瓣[48]，扇形水平边缘切口位于附着龈内，其大致平行于龈缘的轮廓（图9-11a和图9-7），紧接着是两条垂直方向的切口。垂直切口抵达唇颊黏膜皱褶冠方附着龈上1～2mm处，游离龈或者龈沟根方3～5mm（视频9-3）。

只有当附着牙龈较宽或者目的根尖病损或外科手术骨性通路不包括在切口边缘时，才使用扇形瓣。这种皮瓣设计具有保留游离龈的优点，并且不会暴露边缘牙槽嵴。Pihlstrom等[49]研究了在生理性牙周袋（1～3mm）区域行全层瓣翻开后的愈合结果。他们观察到附着丧失，这在术后6年半的时间内仍然存在。另一方面，Ochsenbein-Luebke瓣较少的造成牙龈退缩。如von Arx等报道[39]，与龈沟内和龈乳头基部切口相比，扇形切口的牙龈退缩明显较少。然而，这种差异在5年随访回顾中并不显著，这表明切口设计主要影响根尖手术后第一年的边缘愈合[50]。

除了由于无反应的牙龈组织可能供血不足（见上文）和不良的治疗方案而导致边缘组织大量萎缩消失的高风险，瘢痕形成的风险是扇形瓣设计的另一个缺点。由于组织脱水，瓣膜有时会在手术过程中收缩，导致复位较紧，难以通过缝合进行复位和固定。

龈乳头基底瓣

龈乳头基底瓣存在两个垂直切口，顶部由龈乳头基部切口连接，并在牙齿颈部区域进行龈沟内切口（视频9-4）。这个皮瓣的目的是防止龈乳头退缩。显微手术刀宽度不超过2.5mm。手术刀片在邻间的小范围的操作和微小移动是至关重要的。龈乳头基底瓣需要在龈乳头基底部做两个不同的切口。第一个浅切口将上皮和结缔组织切断至距牙龈表面1.5mm的深度（图9-8蓝色线）。这保证了翻瓣部分的冠方足够的厚度。切口是连接乳头一侧到另一侧的曲线。切口开始和结束均垂直于龈缘（图9-9），手术刀始终垂直于牙龈表面。

在第二步中，手术刀后退到先前创建切口的基底部时，与朝向牙槽嵴边缘垂直倾斜。第二个切口在龈乳头根部的1/3处形成一个全厚皮瓣（图9-8）。从根尖点开始翻开全层黏膜-骨膜瓣（图9-10）。虽然龈乳头基底瓣有较好愈合结果，但是这种技术需要熟练的外科医生。对于快速愈合而言，无创性处理软组织至关重要。

部分厚皮瓣的上皮必须由下面的结缔组织支撑，否则会分解并导致瘢痕形成。另一方面，皮瓣部分的结缔组织层厚度过大可能危及留在原位的龈乳头的存活[52]。部分厚皮瓣的理想厚度尚未明确。上皮厚度在

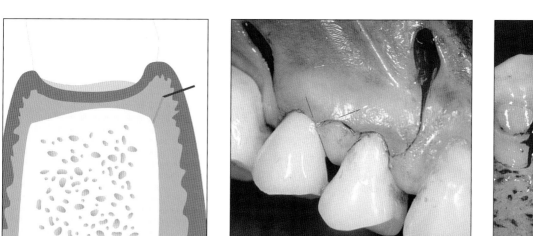
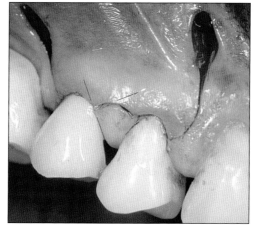
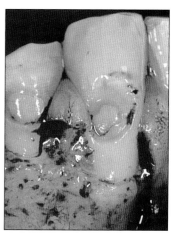

图9-8　乳头基底瓣切口示意图第一浅切口放置在龈乳头下端稍微弯曲的线上，垂直于龈缘（蓝色线）。从先前创建的切口的底部（绿色线）将第二个切口放置到牙槽嵴边缘。最终形成龈乳头基底部上的皮瓣。

图9-9　垂直于龈缘（线）的弧形切口（经Velvart等[51]许可转载）。

图9-10　显示全厚皮瓣翻开龈乳头基部切口后，大部分龈乳头未改变（经Velvart等许可转载）。

应该为111 ~ 610μm，平均约364μm[53]。据报道，游离龈移植瓣的推荐厚度为1 ~ 2mm[54-55]。基于牙龈移植研究，在龈乳头基部切口的全厚龈瓣选择1.5mm厚度，选定的厚度具有优良的愈合结果[52]。

策略与步骤

为了获得最佳的愈合，需要对手术部位及其周围的所有组织进行最佳的血液供应。由于组织从各种来源获得血液供应，如果切口和组织处理正确，则一个循环路径的中断可能仍然允许组织生存。这意味着垂直切口应该平行于牙齿的长轴而不是分散，而且它们不应该聚合。此外，做的垂直切口应该从龈乳头旁开始，并且不应该将其置于龈乳头的中间。切口的初始路径必须垂直于牙龈的边缘。到达龈乳头中份区域后，手术刀沿垂直方向转动并向根尖方向继续做切口，如图9-11中的虚线所示。

口腔组织的愈合能力通常很好。很少有严重的术后并发症，如组织坏死、神经损伤、严重出血或严重感染。当遵循一般基本规则时，软组织能够充分愈合。愈合受到了龈瓣收缩的影响，其导致组织收缩并且难以在缝合时重新对齐伤口边缘，并且需要增加缝合线的数量，进一步增加组织的创伤。对于下颌龈瓣类型尤其如此。始终保持龈瓣湿润有助于减少脱水和收缩。术后牙龈退缩是一个困难的治疗难题，成为外科医生和患者临床越来越关注的问题。借助微观放大等现代技术，更合适的材料以及微型器械的使用，软组织处理已经发展并将带来更可预测和成功的结果[38]。

乳头保存与保护

牙间乳头，即两颗相邻牙齿之间的牙龈部分，对于功能、语音和美学都是至关重要的。完全可预测对牙间乳头缺失的修复是牙周重建手术中最大的挑战之一[56]。因此，在手术过程中保持乳头的完整性十分必要。最常见的是，在根尖周手术中使用全层皮瓣。在这种皮瓣技术中，龈乳头参与并成为皮瓣的

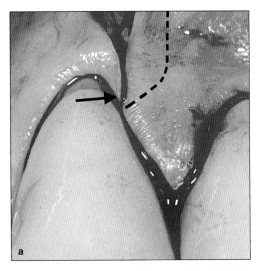
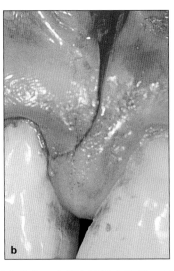
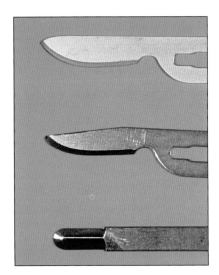

图9-11 （a）垂直切口创造一个释放的组织区域（箭头）。由于血液供应不足，近端非翻起组织部分很可能会坏死的。虚线表示所需的切口过程，垂直于龈缘开始。（b）正确地执行垂直切口（经Veivart[38]等许可转载）。

图9-12 不同尺寸手术刀片的比较。（上）规则刀片规格＃15，（中）小规格刀片15C，（底部）带双面切割边缘的微刀片（经Veivart和Peters[64]许可转载）。

一部分[57]。理想的情况下，全厚皮瓣应该从舌侧的龈乳头向颊侧分离。如果邻间隙较为狭窄，龈乳头的完全分离通常困难并且可能导致组织损失。在愈合阶段龈乳头萎缩可能发生并可能引发龈乳头高度的最终损失。Veivart等[58]在一项初步研究中调查了健康牙周组织患者在进行了龈沟翻瓣后乳头萎缩的情况。愈合过程中乳头高度逐渐降低。术后立刻测量龈乳头的丢失程度，发现由于手术操作引起的龈乳头高度丢失可达到原始高度的1/2（病例数有n=3）；高度丢失可达到原始高度1/4（病例数有n=14）。在拆除缝线时，6个病例的高度只有原始位置的一半。17个病例中没有一个保持术前水平。

一项定量研究分析了使用龈沟翻瓣切口进行根尖手术后邻间龈乳头的萎缩情况[59]。所有实验部位在1个月（$P<0.003$）和3个月（$P<0.004$）均显示乳头高度明显减少。龈乳头的组织丧失主要集中在术前基线和1个月的回访之间的丧失（-1.1 ± 0.8）mm，而在1个月和3个月的回访之间会发生一个小而有统计学差异的进一步损失［（-0.2 ± 0.3）mm；$P<0.05$］。较1个月而言，在3个月的回访中显示10个病例的退缩增加，而3个病例的退缩减少。这些结果表明了常规的龈沟翻瓣在手术后1个月和3个月后导致龈乳头高度有相当大的退缩[59]。

龈乳头保存的问题已经在牙周治疗中得到了很大的解决。在前牙牙周手术中，主张龈乳头保留以保持乳头高度，以最大限度地提高术后美学性[60-61]。Cortellini等[62-63]提出改进的乳头保留技术是在生物可吸收膜上完成邻间隙封闭。在舌侧龈乳头的基部进行水平切口。乳头随后被翻开到颊侧。瓣冠向重新复位在可吸收生物膜上后，邻间区域被龈乳头所覆盖，乳头附着于颊侧龈瓣。使用改进的保存技术，在所有处理的位点获得主要封闭。在使用这种技术1年后，观察到附着水平的获得和牙周袋深度的减少。

在根尖手术中乳头保留技术的使用较为罕见，原因是如果在舌侧切开，整个乳头由于缺乏空间而不能在牙间接触点下移动。这导致了用于根尖手术翻瓣的改进。乳头基部切口仅在牙齿的颊侧进行。该过程需要以特定方式进行水平和垂直切口。第一条切口线应该垂直于边缘牙龈的外部轮廓，如图9-8所示，并用蓝色线标出。

图9-13 从切口边缘翻开龈瓣，翻开骨膜（经velvart许可转载）。

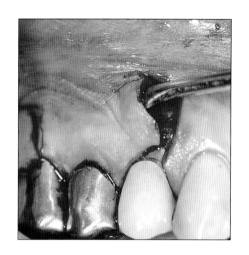

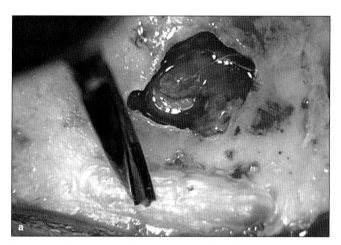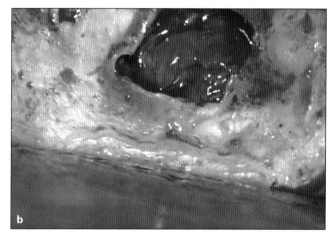

图9-14 （a和b）在龈瓣底部做一个小凹槽可放置拉钩，让助手有一个安全的位置，以便它不会来回滑动并压碎组织（由密歇根州Farmington Hills的Richard Rubinstein博士提供）。

这一规则适用于任何类型的切口，以避免组织变薄，并允许足够的血液供应到达该地区，促进更好的治愈。在最近一项关于龈乳头基底瓣的临床研究中指出了适当的切口和手术技术在获得无衰退及美学改善的愈合方面的重要性[52]。边缘切口开始于使用显微手术刀对龈乳头基部处理。刀片的尺寸不得超过2.5mm宽。合适的形状包括标准的＃15C刀片或带圆头的刀片（BB 369，Aesculap）（图9-12）。关键的一点是手术刀片在牙邻间空间的小尺寸范围内能自由使用。

3个月后龈乳头基部切口理想愈合的评估显示，主要完全看不见或只有部分可见到切口线，并且整体有良好的愈合。没有任何手术部位显示任何可测量的龈乳头高度损失或其他并发症[52]。

龈瓣翻开及松解

切口完成后，应从下面的骨头提升组织从而翻开黏膜瓣。在这个过程中，骨膜不应该穿孔或撕裂。为了优化愈合条件，保持完整的骨膜是必要的，因为它将保护手术腔隙免于与黏膜组织直接接触，否则该黏膜组织可能进入腔隙并阻碍骨完全愈合。在翻瓣过程中，黏膜瓣翻开应从垂直切口开始（图9-13）。骨膜分离器凹面应该朝向于牙槽嵴。如果骨膜不能完全从牙槽嵴上分离下来，可用解剖刀小心解剖未分离的组织残留物。一旦翻瓣完成后开始牵拉，可以在骨头上预备一个小的小凹槽。该凹槽用作拉钩的放置处，以防止在手术过程中龈瓣被反复挤压（图9-14）。

结论

显微手术引入外科根管治疗减少创伤，提高手术效果。由于放大和更精密的仪器相参与，改进和精细的组织处理已成为可能。这反过来又允许更加可预测的愈合，并减少美学上的组织缺陷和退缩风险。

为了达到这些目标，有必要采取多种措施，包括根据患者的情况和要操作组织的情况制订准确的术前治疗计划，尽管应用基本规则可以在根尖周治疗后形成足够的软组织愈合，但在改善术后美容效果方面仍有很大的潜力。与其他牙科领域一样，口腔软组织的粉红色美学变得越来越重要，应尽量减少手术后的瘢痕形成和退缩。当面临更大的修复体存在或者健康的牙周组织作为根尖周手术通路龈瓣时更是如此。仅显微手术不会加速上皮愈合速度，但通过创口边缘的组织完美对合，它可以在愈合过程中产生较小的上皮迁移距离。更快速的软组织愈合是在显微操作过程中减少组织创伤和伤口闭合的结果。为此目的，在切口和龈瓣翻开时应该尽量减少创伤。龈瓣和仍然留在牙齿端未翻起来的牙龈组织在整个手术过程中都应保持湿润，特别是在良好止血效果的情况下。龈瓣的设计对术后出现组织退缩多少方面起着重要的影响作用。龈乳头基底瓣大大促进了牙髓手术后无退缩愈合。

参考文献

[1] Velvart P. Surgical endodontics. In: Bergenholtz G, Hørsted-Bindslev P, Reit C (eds). Textbook of Endodontology, ed 2. Oxford: Blackwell, 2003:348–365.
[2] Jansson L, Sandstedt P, Låftman AC, Skoglund A. A relationship between apical and marginal healing in periradicular surgery. Oral Surg Oral Med Oral Pathol Oral Radiol Endod 1997;83:596–601.
[3] Ehnevid H, Jansson L, Lindskog S, Blomlöf L. Periodontal healing in teeth with periapical lesions. A clinical retrospective study. J Clin Periodontol 1993;20:254–258.
[4] McLean JW. Long-term esthetic dentistry. Quintessence Int 1989;20:701–708.
[5] Allen EP. Use of mucogingival surgical procedures to enhance esthetics. Dent Clin North Am 1988;32:307–330.
[6] Gargiulo AW, Wentz FM, Orban B. Dimensions and relations of the dentogingival junction in humans. J Periodontol 1961;32:261–267.
[7] Schroeder HE, Listgarten MA. The gingival tissues: The architecture of periodontal protection. Periodontol 2000 1997;13:91–120.
[8] Kohl JT, Zander HA. Morphology of interdental gingival tissues. Oral Surg Oral Med Oral Pathol 1961;14:287–295.
[9] Pilot T. Macro-morphology of the interdental papilla [in German]. Dtsch Zahnarztl Z 1973;28:1220–1221.
[10] Bimstein E, Machtei E, Eidelman E. Dimensional differences in the attached and keratinized gingiva and gingival sulcus in the early permanent dentition: A longitudinal study. J Pedod 1986;10:247–253.
[11] Schroeder HE. Oral Structural Biology: Embryology, Structure and Function of Normal Hard and Soft Tissues of the Oral Cavity and Temporomandibular Joints, ed 1. New York: Thieme, 1991.
[12] Newcomb GN, Powell RN. Human gingival Langerhans cells in health and disease. J Periodontal Res 1986;21:640–652.
[13] Tonetti MS, Straub AM, Lang NP. Expression of the cutaneous lymphocyte antigen and the alpha IEL beta 7 integrin by intraepithelial lymphocytes in healthy and diseased human gingiva. Arch Oral Biol 1995;40:1125–1132.
[14] Ayanoglou C, Lécolle S, Septier D, Goldberg M. Cuprolinic blue visualization of cytosolic and membrane-associated glycosaminoglycans in the rat junctional epithelium and gingival epithelia. Histochem J 1994;26:213–225.
[15] Bartold PM, Wiebkin OW, Thonard JC. Proteoglycans of human gingival epithelium and connective tissue. Biochem J 1981;211:119–127.
[16] Miyasaki KT, Iofel R, Lehrer RI. Sensitivity of periodontal pathogens to the bactericidal activity of synthetic protegrins, antibiotic peptides derived from porcine leukocytes. J Dent Res 1997;76:1453–1459.
[17] Schonwetter BS, Stolzenberg ED, Zasloff MA. Epithelial antibiotics induced at sites of inflammation. Science 1995;267(5204):1645–1648.
[18] Overall CM. Regulation of tissue inhibitor of matrix metalloproteinase expression. Ann NY Acad Sci 1994;732:51–64.
[19] Uitto VJ, Airola K, Vaalamo M, et al. Collagenase-3 (matrix metalloproteinase-13) expression in induced in oral mucosal epithelium during chronic inflammation. Am J Pathol 1998;152:1489–1499.
[20] Clark RAF. The Molecular and Cellular Biology of Wound Repair, ed 2. New York: Plenum, 1996.
[21] Payne WA, Page RC, Ogilvie AL, Hall WB. Histopathologic features of the initial and early stages of experimental gingivitis in man. J Periodontal Res 1975;10:51–64.
[22] Orban B, Wentz F, Everett F, Grant D. Periodontics. St Louis: Mosby, 1958.
[23] Holmes CH. Morphology of the interdental papillae. J Periodontol 1965;36:455–460.
[24] Tarnow DP, Magner AW, Fletcher P. The effect of the distance from the contact point to the crest of bone on the presence or absence of the interproximal dental papilla. J Periodontol 1992;63:995–996.
[25] Nobuto T, Yanagihara K, Teranishi Y, Minamibayashi S, Imai H, Yamaoka A. Periosteal microvasculature in the dog alveolar process. J Periodontol 1989;60:709–715.
[26] Velvart P, Hecker H, Tillinger G. Detection of the apical lesion and the mandibular canal in conventional radiography and computed tomography. Oral Surg Oral Med Oral Pathol Oral Radiol Endod 2001;92:682–688.
[27] Klinge B, Petersson A, Maly P. Location of the mandibular canal: comparison of macroscopic findings, conventional radiography, and computed tomography. Int J Clin Maxillofac Implants 1989;4:327–332.
[28] Patel S, Durack C, Abella F, Shemesh H, Roig M, Lemberg K. Cone beam computed tomography in endodontics—A review. Int Endod J 2015;48:3–15.
[29] Cohenca N, Shemesh H. Clinical applications of cone beam computed tomography in endodontics: A comprehensive review. Quintessence Int 2015;46:657–668.
[30] Cohenca N, Shemesh H. Clinical applications of cone beam computed tomography in endodontics: A comprehensive review. Quintessence Int 2015;46:465–480.
[31] Listgarten MA. Periodontal probing: What does it mean? J Clin Periodontol 1980;7:165–176.
[32] Quirinen M, Aventroodt P, Peters W, Pauwels M, Couckel W, van Steenberghe D. Effect of different chlorhexidine formulations in mouthrinses on de novo plaque formation. J Clin Periodontol 2001;28:1127–1136.
[33] Schiött CR, Löe H, Jensen SB, Kilian M, Davies RM, Glavind K. The effect of chlorhexidine mouthrinses on the human oral flora. J Periodontal Res 1970;5:84–89.
[34] Newman PS, Addy M. A comparison of a periodontal dressing and chlorhexidine gluconate mouthwash after the internal bevelled flap procedure. J Clin Periodontol 1978;49:576–579.
[35] Newman PS, Addy M. A comparison of hypertonic saline and chlorhexidine mouthrinses after the inverse bevel flap procedure. J Periodontol 1982;52:315–318.
[36] Worrall SF, Knibbs PJ, Glenwright HD. Methods of reducing bacterial contamination of the atmosphere arising from use of an air polisher. Br Dent J 1987;163(4):118–119.
[37] Lang NP, Löe H. The relationship between the width of keratinized gingiva and

gingival health. J Periodontol 1972;43:623–627.

[38] Velvart P, Peters CI, Peters OA. Soft tissue management: Flap design, incision, tissue elevation, and tissue retraction. Endod Topics 2005;11:78–97.

[39] von Arx T, Salvi GE, Janner S, Jensen SS. Gingival recession following apical surgery in the esthetic zone: A clinical study with 70 cases. Eur J Esthetic Dent 2009;4:28–45.

[40] Caudill RF, Oringer RJ, Langer L, Langer B, Bahat O, Handelsman M. Esthetic periodontics (periodontal plastic surgery). In: Wilson T, Kornmann K (eds). Fundamentals of Periodontics, ed 2. Chicago: Quintessence, 2003:540–561.

[41] Pontoriero R, Carnevale G. Surgical crown lengthening: A 12-month clinical wound healing study. J Periodontol 2001;72:841–848.

[42] Tibbetts LS, Shanelec D. Current status of periodontal microsurgery. Curr Opin Periodontol 1996;3:118–125.

[43] Peters LB, Wesselink PR. Soft tissue management in endodontic surgery. Dent Clin North Am 1997;41:513–528.

[44] Gutmann JL, Harrison JW. Flap design and incisions. In: Gutmann JL, Harrison JW (eds). Surgical Endodontics, ed 1. Boston: Blackwell, 1991:162–175.

[45] Mörmann W, Ciancio SG. Blood supply of human gingiva following periodontal surgery. A fluorescein angiographic study. J Periodontol 1977;48:681–692.

[46] Ohmori S, Kurata K. Experimental studies on the blood supply to various types of skin grafts in rabbits using isotope P32. Plast Reconstr Surg Transplant Bull 1960;25:547–555.

[47] Patterson TJ. The survival of skin flaps in the pig. Br J Plast Surg 1968;21:113–117.

[48] Luebke RG. Surgical endodontics. Dent Clin North Am 1974;18:379–391.

[49] Pihlstrom BL, McHugh RB, Oliphant TH, Ortiz-Campos C. Comparison of surgical and nonsurgical treatment of periodontal disease. A review of current studies and additional results after 6 1/2 years. J Clin Periodontol 1983;10:524–541.

[50] von Arx T, Alsaeed M, Salvi GE. Five-year changes in periodontal parameters after apical surgery. J Endod 2011;37:910–918.

[51] Velvart P, Peters CI, Peters OA. Soft tissue management: Suturing and wound healing. Endod Topics 2005;11:179–195.

[52] Velvart P. Papilla base incision: A new approach to recession-free healing of the interdental papilla after endodontic surgery. Int Endod J 2002;35:453–460.

[53] Soehren SE, Allen AL, Cutright DE, Seibert JS. Clinical and histologic studies of donor tissues utilized for free grafts of masticatory mucosa. J Periodontol 1973;44:727–741.

[54] Mörmann W, Schaer F, Firestone A. The relationship between success of free gingival grafts and transplant thickness. Revascularization and shrinkage—One-year clinical study. J Periodontol 1981;52:74–80.

[55] Wennström J, Pini Prato G. Mucogingival therapy. In: Lindhe J, Karring T, Lang NP (eds). Clinical Periodontology and Implant Dentistry, ed 3. Copenhagen: Blackwell, 1997:550–596.

[56] Blatz MB, Hürzeler MB, Strub JR. Reconstruction of the lost interproximal papilla—Presentation of surgical and nonsurgical approaches. Int J Periodontics Restorative Dent 1999;19:395–406.

[57] Baumann MA, Beer R. Endodontology. New York: Thieme, 2010.

[58] Velvart P, Ebner-Zimmermann U, Ebner JP. Papilla healing following sulcular full thickness flap in endodontic surgery. Oral Surg Oral Med Oral Pathol Oral Radiol 2004;98:365–369.

[59] Velvart P, Ebner-Zimmermann U, Pierre Ebner J. Papilla healing following sulcular full thickness flap in endodontic surgery. Oral Surg Oral Med Oral Pathol Oral Radiol Endod 2004;98:365–369.

[60] Michaelides PL, Wilson SG. A comparison of papillary retention versus full-thickness flaps with internal mattress sutures in anterior periodontal surgery. Int J Periodontics Restorative Dent 1996;16:388–397.

[61] Takei HH, Han TJ, Carranza FA Jr, Kenney EB, Lekovic V. Flap technique for periodontal bone implants. Papilla preservation technique. J Periodontol 1985;56:204–210.

[62] Cortellini P, Pini Prato G, Tonetti MS. The modified papilla preservation technique with bioresorbable barrier membranes in the treatment of intrabony defects. Case reports. Int J Periodontics Restorative Dent 1996;16:546–559.

[63] Cortellini P, Prato GP, Tonetti MS. The modified papilla preservation technique. A new surgical approach for interproximal regenerative procedures. J Periodontol 1995;66:251–256.

[64] Velvart P, Peters CI. Soft tissue management in endodontic surgery. J Endod 2005;31:4–15.

第10章

显微根尖手术：器械、材料及方法的应用

Apical Microsurgery: Application of Armamentaria, Materials, and Methods

Richard Rubinstein, Mohamed I. Fayad

对于给以恰当诊断、治疗和修复的临床病例，非手术性的根管治疗已经被证明是一个具有高成功率的治疗方式。当一个传统的根管治疗因为牙髓的原因，而不是牙周、创伤、修复的原因失败时，根尖手术常常会成为最佳的治疗方式。近年来，放大、照明及相关器械的发展使根尖手术治疗方案得到了极大的优化，曾经或许需要拔除患牙，现在有了较高的机会得以保留。

病例选择及制订治疗计划

对于显微根尖外科手术而言，最审慎之处在于知道什么时候可以施行该手术。病例选择对于手术的愈合影响极大，进而影响随后治疗方式的选择及患牙的长期愈合。在这个方面，最重要的诊断工具是计算机断层扫描（锥形束计算机断层扫描，CBCT）。通过CBCT的应用，可以很容易制订一个具有可靠愈合的治疗方案，而探查性、诊断性的手术方式可能也将成为过去。另外，CBCT可以让器械及治疗方案的选择在手术进行之前就得到充分的准备。

通过准确地显示根尖周病损所在的位置，CBCT能够辅助治疗方案的制订。如图10-1a所示，术前根尖片示根尖周炎，CBCT矢状面也显示炎症位于根尖区，但是冠状面还显示了舌侧骨壁很厚，牙根位于舌

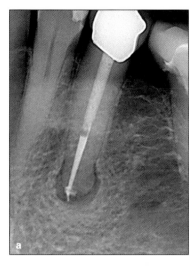
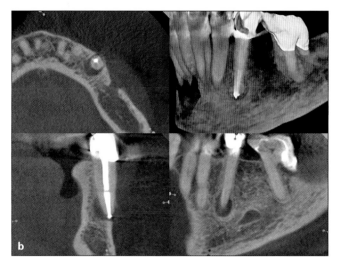
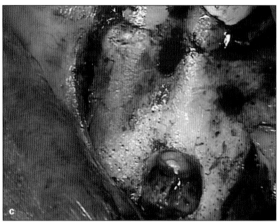
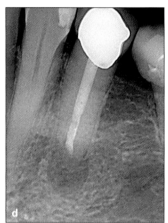

图10-1 （a）术前片。（b）CBCT扫描。（c）根尖倒充填。（d）术后片。

侧（图10-1b）。提前知道这些信息给予医生时间来提前选择相应的器械，以应对该病损的位置及治疗问题（图10-1c，d）。

在图10-2a中，CBCT的冠状面显示颏神经和根尖周病损的位置很接近，截根的时候需要更加靠近冠方，以避免术后的感觉异常。同样需要注意的是，牙根是舌向倾斜的，这一点是在二维的平片上看不到的（图10-2b）。同样，提前知道这些信息可以帮助临床医生进行应有的术前准备（图10-2c，d）。

在图10-3a中，CBCT的矢状面显示在根尖周的病损和颏神经之间有充足的空间，术中伤害到下牙槽神经及颏神经的概率很小，因此，这是一个比较常规的病例（图10-3b～e）。

在图10-4a中，CBCT的横截面显示了上颌第一磨牙的3个牙根都有根尖区的炎症。冠状面图像提示腭侧的炎症区域从腭侧入路更加容易到达，而颊侧炎症区域则需相应地从颊侧进行。术前知道这些信息可以让临床医生提前设计颊腭侧翻瓣（flaps），并制订一

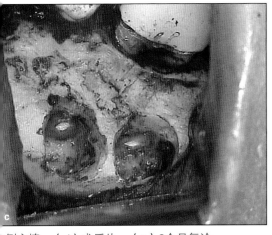

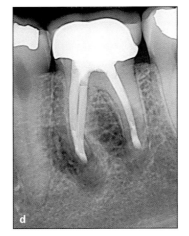

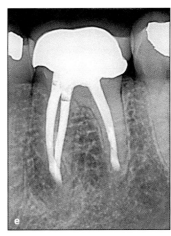

倒充填。（d）术后片。（e）6个月复诊。

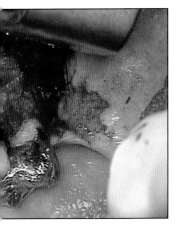

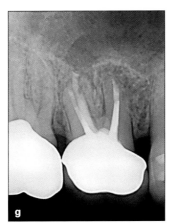

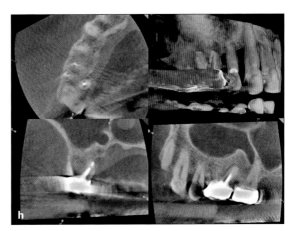

牙齿来说都应该是最适合的治疗方案，随后也确实被采纳了（图10-7c）。1年随访的

片显示了其恢复情况（图10-7d），同期的CBCT显示在矢状面、冠状面和水平面都有

骨质恢复（图10-7e）。

里只展示了少数几个病例来说明CBCT的优势以及它如何帮助临床医生选择更加合理的

案，以使手术的预后更加可靠。如果想要详细了解CBCT在显微根尖外科手术中应用的

可以参阅第6章。

根尖手术

了方便理解显微根尖外科手术的治疗目的、不同器械、材料和术式的应用，需要将手术

个阶段或者部分，包括瓣（flaps）的设计、翻瓣和牵拉，骨开窗，根尖刮治和组织活检，

截根和截根后的评估，根尖预备，预备窝洞的评估，预备窝洞的干燥、止血、选择根尖倒

料、调拌、放置、填压、雕刻、抛光、骨移植和膜运用以及瓣的关闭。

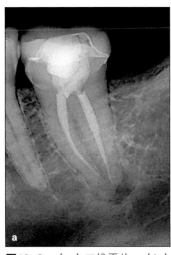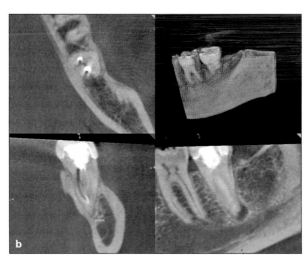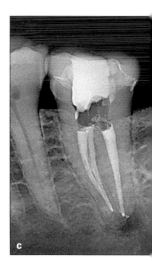

图10-6 （a）二维平片。（b）CBCT扫描。（c）术后片示初诊未充填的近颊根管已充填。（d）6个月复诊片示开始愈合。

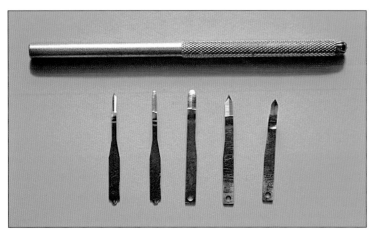

图10-8 1~5号用于精确切口的显微手术刀（Kerr Endodontics）。

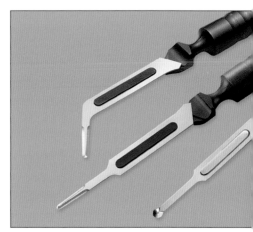

图10-9 羽状显微手术刀（J. Morita提供）。

瓣的设计，翻瓣和瓣的牵拉

当达到麻醉效果之后，外科翻瓣之前
0.12%的氯己定）进行口腔消毒。使用0.12
可以显著地减少术前口腔的细菌数量[1]。如
的内容，可参阅第8章。

当需要翻起全厚瓣的时候，显微手术刀
离龈瓣，它可以巧妙、无创地翻起牙龈乳头
片，显微手术刀片引起的创伤更小，因此造

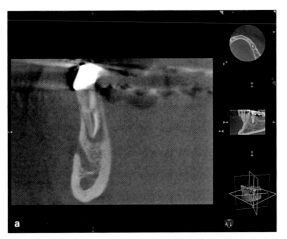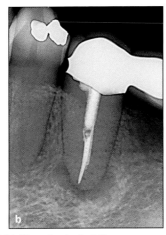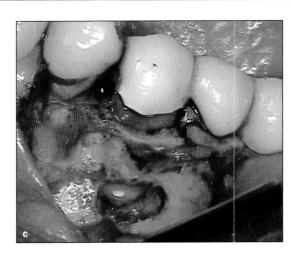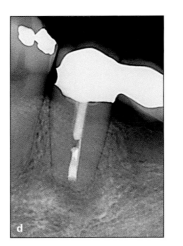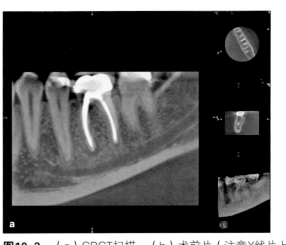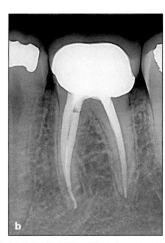

图10-2 （a）CBCT扫描。（b）术前片。（c）根尖倒充填。（d）术后片。

图10-3 （a）CBCT扫描。（b）术前片（注意X线片上根尖周炎表现不明显）。（c）

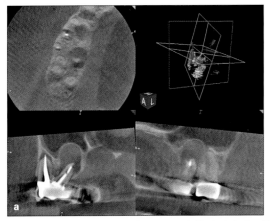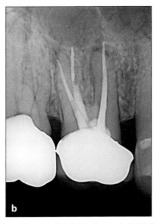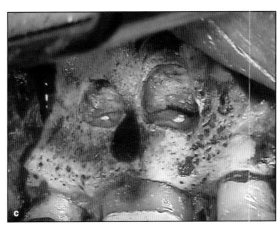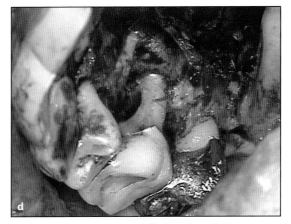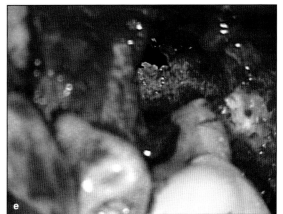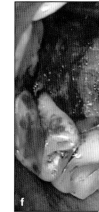

图10-4 （a）CBCT扫描。（b）术前片（注意X线片无法显示根尖周炎症的范围）。（c）颊侧根尖倒充填。（d）腭根倒充填。（e）向上颌窦的穿孔。（f）DynaBlast糊剂原位覆盖（Keystone Dental）。（g）术后片。（h）1.5年复诊CBCT见显著愈合。

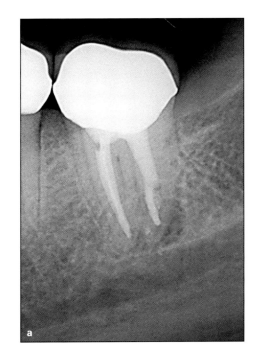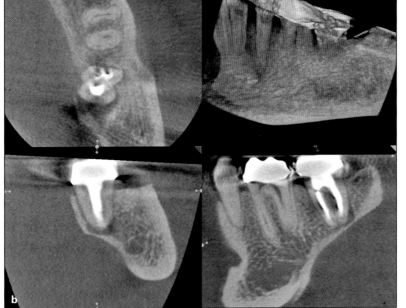

图10-5 （a）二维平片。（b）CBCT扫描。

个更加可靠的手术计划（图10-4b～h）。

CBCT检查也可以帮助排除手术治疗方案。在图10-5a中，二维平片显示了下颌第二磨牙存在根尖周炎。临床医生或许比较关注下颌管的位置。冠状面（图10-5b）显示出下颌管在根尖止点的颊侧根方，这并不是一个大问题。然而，冠状面也提示牙根正好紧靠舌侧的皮质骨板，难以建立手术入路。所以对该病例来说根管再治疗、意向性再植或拔牙后进行种植可能是更好的治疗选择。

图10-6a展示了一个类似的病例。二维平片显示下颌第二磨牙存在根尖周炎（图10-6a）。从CBCT的横截面和冠状面可以看出，有一遗漏的近颊根管（图10-6b）。另外，牙根正好位于舌侧骨板上，因此建立手术入路显得不切实际。显然，既然不能通过手术处理坏死的牙髓，根管再治疗便是最好的方案了（图10-6c，d）。

在图10-7a中，二维平片显示了下颌第二前磨牙存在根尖周炎。在图像的边缘可以看到颏孔。CBCT矢状面可见颏孔形状特殊，并且垂直向分出一个狭小的分支，延伸到病损区域的附近（图10-7b）。通过手术的方法去除病损很可能会造成术后永久性的感觉异常。注意，在CBCT的矢状面上可见的下颌第一前磨牙的根尖病损在二维平片上并无显示。根管再治疗在此

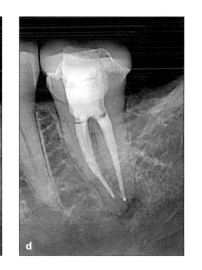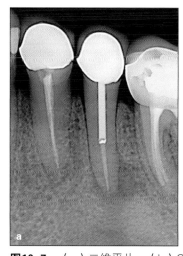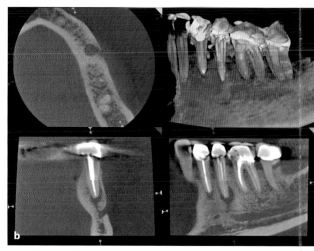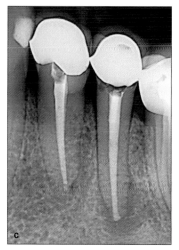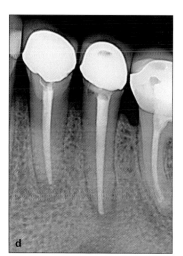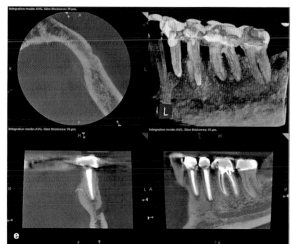

图10-7 （a）二维平片。（b）CBCT扫描示异常颊孔及根管。（c）两颗前磨牙均行根管再治疗。（d）1年复诊二维平片。（e）1年复诊CBCT矢状面、冠状面及水平面均显示愈合。

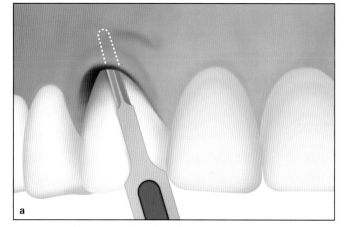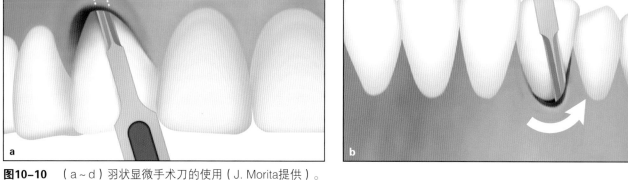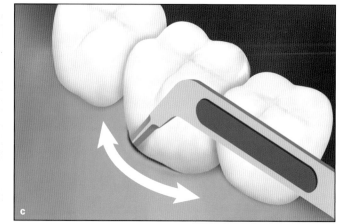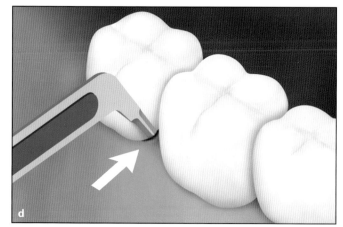

图10-10 （a~d）羽状显微手术刀的使用（J. Morita提供）。

应该含漱消毒液（如氯己定进行口腔含漱完整的关于麻醉和止血图10-8）用于切开游相对于传统的手术刀瘢痕更小，美学效果

更好。羽状显微手术刀（J. Morita；图10-9）由高质量的不锈钢，经高精度的碾磨制成，这带来了极其锋利的切割边缘，可以和不同的手柄结合使用。通过这种刀刃可以在做出优质的切口的同时将组织的损伤降到最低（图10-10）。垂直向切口可以通过15c刀片的刀刃结合Bard-Parker手柄做到，这种刀刃比传统根尖周手术应用的刀刃长1.5~2倍，这确保了切口可以在不阻挡显微镜光线的条件下被翻起。

以前，临床医生使用Molt2/4或者一系列Molt2/4刮匙进行翻瓣。这种器械有两个头，两端横截面的直径分别是3.5mm和7mm。在较低的放大倍率下，即使这种器械的最小号都大到无法在不破坏或

撕裂易损组织的前提下放置到牙龈乳头下。Rubinstein Mini-Molts（JEDMED；图10-11）具有两种型号可供使用，这两种器械两端的器械直径分别是2mm/3.5mm和2mm/7mm。这种器械的小头端被用来无创地翻起牙龈乳头，这让翻瓣更加精确和轻柔。近年来出现的PR-1和PR-2骨膜剥离器（G.Hartzell&Son；图10-12）具有类似的几何结构，同样可以进行无创翻瓣。

类似Minnesota retractor的器械用来在翻瓣后牵拉瓣以保证足够的视野。用力握持牵拉器械常常在较短的时间内就会使术者手指供血不足，这样也很不舒服。一个包含6支JEDMED牵引器（图10-13）和两支

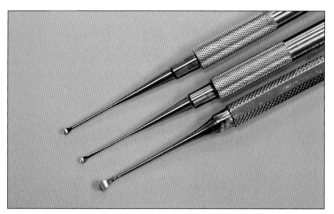

图10-11　Mini-Molt尖端（左和中）与标准Molt2/4器械（右）的比较。

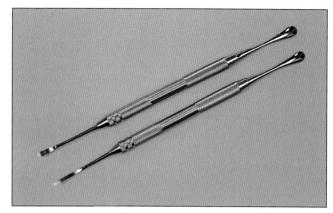

图10-12　PR-1和PR-2骨膜剥离器。

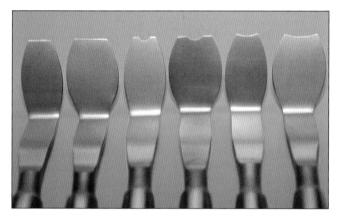

图10-13　1～6号Rubinstein拉钩的刃和接触面（JEDMED）。

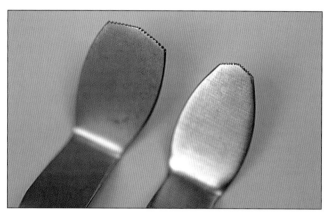

图10-14　7号和8号Rubinstein拉钩（通用型和迷你通用型）（JEDMED）。

新的通用牵引器（图10-14）组成的器械套装提供了一系列平的、有切迹的、嵌入的锯齿接触面，这为术者在相关解剖区域进行安全的牵拉提供了数种选择。其中包括了鼻嵴、尖牙隆起、颏神经等位置。这些牵拉器减少了发生滑脱的风险，而滑脱常常导致瓣和脆弱的牙龈黏膜发生损伤。牵拉器的刃部被设计成既可以牵拉瓣，也可以牵拉嘴唇，并成110°弯曲，以确保牵拉器不会挡住显微镜的光线。这些手柄通过人体工程学设计以减少肌肉的痉挛和疲劳，并且可以用不同的手或者手指握持。如需要了解更多的关于软组织处理以及传统或现代的瓣的设计，请阅读第9章。

骨开窗术

　　我们现在可以通过手术显微镜看得更加的清楚，骨质去除因此变得更加的保守。类似于反角手机（Impact Air45，Kerr，Endodontics）这样的牙科手机，最开始被牙外科医生用来切割下颌第三磨牙，现在还被推荐应用于根尖外科手术以在进行上下颌磨牙手术时获得更加良好的手术入路。应用这种手机的时候，水可以直接喷洒在手术区域，但是气是从手机的背部喷出来的，相对于传统的高速手机，这大大减少了水雾飞溅。因为水和空气都未经加压，这显著减少了形成细菌感染和黏膜下气肿的概率。

　　类似于Lindemann H161和H162（Brasseler，USA）这样的去骨钻针非常的高效，常被推荐应用于硬组织的磨除。它们有9mm长并且只有4个切割槽，这减少了发生阻塞的可能性。在显微镜和Impact Air 45手机的帮助下，高速去骨转针可以精准地放置在较危险的区域（图10-15）。骨开窗的范围应该尽可能

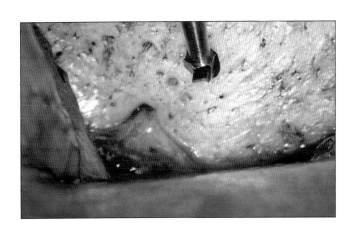

图10-15 与颏神经相邻的带快机长球钻的Impact Air 45（×8）。

地小，以免术后创口无法愈合，但同时也必须大到足够对根尖病损进行清创，并为后续的根尖部分的处理提供足够的手术入路。如果根尖周的炎症并没有穿透颊侧骨板，术前的CBCT可以为根尖止点提供精准的定位，可以在患牙的根管内放置超过工作长度的根管锉，这样就可以看到根尖止点的准确位置。骨开窗应该通过轻柔的"绘画"手法自牙冠方到达牙根尖处，以免侵犯重要的解剖结构。应用几次"绘画"手法以后，可以通过类似DG16这样的根管探针一直以探查的手法穿通骨板，直到可以到达并定位病灶区域。然后边缘去骨的范围可以逐渐加大，直到可以清楚地看到牙根、病灶以及骨隐窝。

根尖刮治和组织活检

因为通过显微镜可以清楚地看到骨质的边缘，根尖搔刮去除组织变得较容易。Columbia13/14刮治器被推荐应用于较小的骨缺损的搔刮，它的弯曲设计可以让器械到达牙根的舌面。在Columbia13/14刮治器以后，推荐使用Jacquette34/35刮治器来刮除剩余的肉芽组织。因为它具有较锐利的边缘，Jacquette34/35刮治器在牙根面及骨面的肉芽组织刮除上效果优异。病变组织刮得越干净，身体功能越能使之修复。较大的肉芽组织可以通过Lucas85刮治器刮除，通过器械的凹面，可以在骨面和病变组织之间进行钝性分离，将剜除的组织放在标本瓶内。

毫无疑问，如果组织需要去除，去除后的组织应该由口腔病理医生进行组织活检。任何时候，根尖外科医生都不应该仅凭临床印象、组织质地和颜色进行诊断并去除组织。另外，骨缺损区域的任何异物都应该清除，因为它可能引起持续性的刺激并干扰组织的愈合[2]。骨缺损区域在清创干净后，应该使用生理盐水进行充分的冲洗。如需获取更多关于放射暗影的根尖病损的讨论，可参阅第4章。

截根和截根后的评估

人们普遍认为，传统根管治疗失败的原因主要是因为医生不能够对根管进行足够的清理、消毒和充填[3]。没有被处理到的区域主要集中在根尖3mm的范围内，因此截除根尖段3mm是被推荐的[4-6]。随着超声器械被应用于根尖倒预备，第二个截根3mm的理由诞生了。数名学者研究了超声根尖倒预备后牙根面和牙骨质面裂纹和折裂的产生[7-11]，虽然他们都发现了裂纹和折裂发生显著增加，但是没有一个发现这种增加带来了任何临床结果。由于根尖3mm的横截面直径通常多大6mm，建议在这个位置进行截根以缓冲或者抵消超声预备的不良影响。

过去，根尖段需要预备出一个长斜面为小头手机提供入路，随着超声器械的使用，已经不再这样入路。这减少了牙本质小管被切割的数量和渗漏的概率。ImpactAir 45和170L裂钻曾经是进行根尖预备的

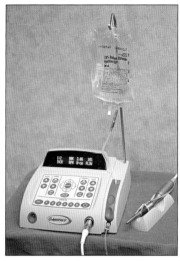

图10-16 7000马达Aseptico与NSK2：1 nose-cone手机。

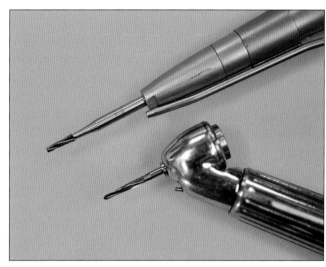

图10-17 Impact Air 45（下）与NSK2：1 nose-cone手机（上）的比较（JEDMED）。

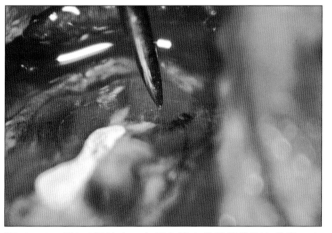

图10-18 CX-1探针在一有倒充填史的根端斜面上发现一未经治疗的根管开口（×20）。

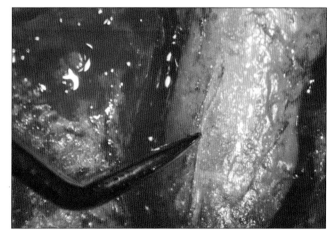

图10-19 CX-1探针在牙根表面发现一裂纹（×20）。

器械，然而，由于器械的尺寸，经常会遮挡视线，尤其是在后牙区域。最近在电驱动器械的设计和直器械方面的进步，让临床医生可以在直接看到根尖的情况下进行截根和预备一个几乎0°的横截面。Aseptico 7000马达（Aseptico）和NSK2：1 nose-cone手机（图10-16和图10-17）就是这样的一套器械。这套器械的转速高达80000r/min，使得无创地进行颊侧骨板和牙根的磨除绰绰有余。它还配套有一系列具有不同长度（44.5~65mm）的转针，可以到达很多难以到达的区域。生理盐水气雾可以直接喷砂到钻上以冷却骨面或者牙面，而生理盐水优于蒸馏水和自来水，因为它无菌且更加接近生理状态。Aseptico 7000马达（Aseptico）和NSK2：1 nose-cone手机同样可以应用于骨切开。

在完成了截根后，牙根的斜面可以在中等放大倍率下进行检查。用一根小的CX-1微型探针（Kerr Endodontics）检查微小的裂隙、峡部和小孔（图10-18和图10-19）。

根尖的预备

自从19世纪90年代Carr开创了根尖超声预备技术

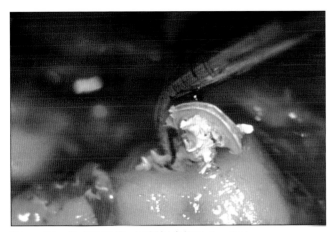

图10-20 热牙胶围绕一不锈钢尖打转（×16）。

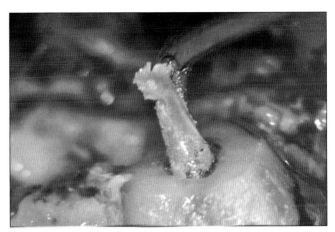

图10-21 热牙胶"走"出窝洞（×16）。

以后，根尖的预备一直都由超声尖进行[12]。这些超声尖可以由一系列商用的超声设备驱动，它们会在工作尖更换或者负荷改变的时候自我调节，以确保预备过程中的最大稳定性。手柄中有一个由石英或者陶瓷制成的压电晶体，可以进行每秒28000～40000次的振动，这些能量都在一个平面内传递到超声尖的。随后，在显微镜下进行根管牙本质预备，牙胶被热塑而软化。在清洁和清创的时候，持续性地冲洗会使器械的尖端冷却。

从一开始，就有一系列的尖端被设计出来满足不同入路的需求。大多数尖端都是0.25mm宽、3mm长。在使用的时候，超声尖应该沿着牙根长轴放置，以保证超声尖在与需要预备的根管壁平行的情况下预备3mm。当手柄中的压电晶体被激活的时候，能量就会传递到超声尖，使之在一个平面内来回振动，用"振刷"的形式预备根管牙本质壁。结合使用显微镜和超声设备可以使之前具有挑战性的病例变得相当常规。在放大和超声设备的帮助下，根尖预备可以在直视下进行，这给予了临床医生巨大的信心。

Brent等研究了使用不锈钢尖端和表面被覆金刚砂的尖端在形成牙本质内和根管裂纹概率上的差异，发现表面被覆金刚砂的尖端并不会造成明显的裂纹，并且可以去除先前器械产生的裂纹，因此，在行根尖预备时，推荐使用表面被覆金刚砂的超声尖。另外，

临床应用表明，表面被覆金刚砂的超声尖在去除牙胶时相对于不锈钢的更加高效，金刚砂被覆后形成的不规则表面可以抓持住牙胶，有利于牙胶的去除。当使用表面光滑的超声尖时，牙胶仅仅贴附在器械的表面旋转，不利于去除（图10-20和图10-21）。

临床观察发现，并不是所有的超声尖都可以和每一个超声设备协同工作；这个观察引发了器械专一性这个概念的产生。每一个临床医生都需要了解哪个超声尖在一个特定的设备上能达到最佳工作状态。出于这个原因，在刚开始进行磨切的时候，推荐将功率设置到最低，逐渐增加功率以至达到一个平滑、没有偏摆、高效的振动。如果设备一开始就设定到很高的功率，超声尖有可能在放置到牙根斜截面以前就折断了，这应该引起重视。

使用超声尖时，应该轻微地"振刷"，使尖端面积最小处接触根面以保留牙本质。这项操作需要在中等大小放大倍率下进行，尖端加压应轻微。如果遇见阻力，需要考虑器械的尖端是否舌侧（偏移）。操作者需要将显微镜调回小倍率或者裸眼观察器械的尖端是否放置在正对牙体长轴的方向。如果没有进行这一步而继续预备，当舌侧的偏移加剧，有可能会形成侧穿（图10-22）。

Gilheany研究了达到根尖封闭所需要的根尖斜面的角度和超声预备深度，这填补了如何进行根尖预

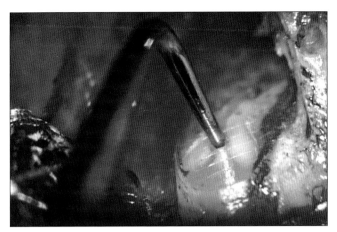

图10-22　偏轴向放置的超声尖（×16）。

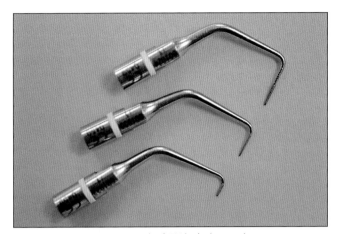

图10-23　Endo Success 根尖预备尖（×16）。

备的研究空白。他发现0°的斜面需要1mm的深度，30°的斜面则需要2.1mm的深度，45°斜面则需要2.5mm的深度。他还进一步推荐预备3.5mm的深度以弥补影像检查在垂直向的偏差。这项研究引发了关于对根尖峡部是否需要进行和主根管不一样的处理的讨论[4-6]。显然，为了达到Gilheany所定下的标准[14]，临床医生需要沿着牙根长轴进行深度为3mm的环周预备，这涵盖了根管内所有的复杂解剖结构，包括根管狭区。

Ricucci和Siqueira[15]的研究显示了使用常规的预备技术不能对根管峡部进行完全的清理和消毒。这让手术方法处理根管峡部显得更加重要，需要花费更多的精力对峡部进行完全的处理。根管峡部对于进行传统根管治疗或再治疗的临床医生是一大难题，因为我们很难对狭窄区域或者其他复杂解剖结构进行器械清理和冲洗。Siqueira[16]主张所有的再治疗根管都应该被认为是感染根管，并且微生物主要定植在根管峡部、鳍部、牙本质碎屑、根尖分叉和充填材料的气泡中。这些微生物以Nair所表述的生物膜的形式存在[17]。他们认为生物膜不能够被宿主机体的免疫和药物治疗所清除，而必须通过振动和干扰来清理。达到这个目的的唯一路径就是手术切除包含了峡部的部分牙根，并用超声进行清理。根据Teixeira的理论[18]，距离根尖3~5mm的区域更容易存在根管峡

部。Mannocci[19]、Gegerness和Bowles等[20]的研究支持了这个结果。这进一步支持了根尖3mm需要被去除以清理根管峡部的结论。其他的包含在根管峡部和鳍部中的碎屑和菌斑生物膜可以通过最少3mm的根管倒预备来清理。目前，还不知晓倒预备尖的超声振动对于牙本质壁的微摩擦是否可以增加对于菌斑生物膜的清除效果。如果这种运动的机制和传统的超声冲洗的机制一样，那么我们可以认为根管狭窄部位的绝大部分细菌都会被清除[21]。

有时患牙未行根管治疗便已植入桩修复体，未经治疗的根管内常常充满了残留的牙髓，碎屑和感染的细菌。Endo Success根尖预备尖（Aceton；图10-23）可以解决这个问题。这种尖有3mm、6mm、9mm不同长度。在渐进使用时，长达9mm的根管都可以被清理。更长的加压器则可以用来压实充填材料以达到长度。

超声骨刀

现在，应用超声骨刀进行骨开窗在外科手术中变得越来越广泛，其中包括了根尖外科手术。超声骨刀的优势主要在于：保护软组织、良好的手术视野、出血少、振动和噪音小、患者舒适度更好，以及保护牙体组织。它的缺陷则包括：设备昂贵、手术时间长、

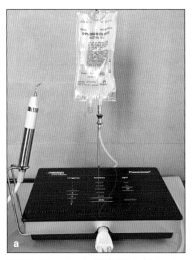

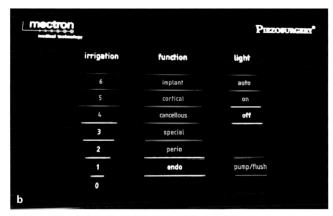

图10-24 （a）超声骨刀（Mectron）。（b）能供术者选择功率和冲洗模式的面板。

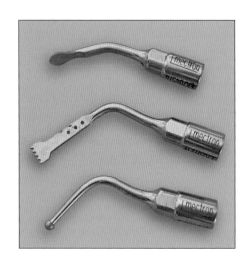

图10-25 超声骨刀尖。（上）OP5用于剔除病变。（中）OT7S-3用于根尖切除。（下）OT5用于去骨。

大多数超声骨刀设备都不建议应用于植入了心脏起搏器的患者[22]。这项技术在1998年由意大利的口腔外科医生Tomas Vercellotti发明，以克服传统骨手术的不足[23]（图10-24）。

　　该创新性的手术方式使用压电超声振动来准确、安全地进行骨开窗和截根术。超声骨刀尖（图10-25）可以无创地切割骨或者牙根，为应用机械或电动器械进行的传统牙科手术提供了另一选择。这种器械应用超声变频的振动来进行硬组织的切割。振动通过传输放大以后到达器械尖端，对骨（图10-26）或者牙（图10-27）轻微加压以后振动可产生空泡效应——一种仅仅只发生在矿化组织的切割效应[22]。超

声骨刀的尖端都是进行了特殊工业处理的，是传统根尖预备的超声设备效率的3倍左右。在靠近重要软组织（如神经，血管，上颌窦）时，或需要避免机械或者热损伤的时候，超声骨刀格外有优势。超声骨刀的切割特点主要依赖以下几点：①骨的矿化程度或骨密度；②器械尖端的设计；③施加的压力；④预备的速度。

　　通过水-气空泡效应，超声骨刀可以提供清晰的手术视野，并且可以在预备切割过程中保持术区免于血污。在应用超声骨刀进行手术时，空泡效应指的是超声骨刀振动的力量使流体来回运动产生真空并形成气泡，随后气泡破裂成很多小气泡[24]。Walmsley等[25]

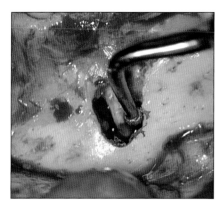

图10-26 用OT5进行去骨。注意颏神经束与右下颌第二前磨牙的毗邻关系。

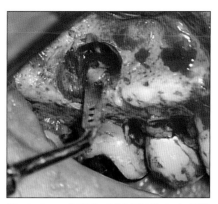

图10-27 OT7S-3用于切除右上颌第一磨牙的近中颊根的根尖切除。

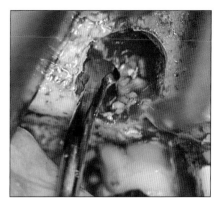

图10-28 用OP5进行右上颌第一磨牙根尖病变的剜除。

测试了这种空泡效应，结果发现空泡效应可以破坏细菌的细胞壁，因此具有杀菌的效果。

超声骨刀的另一个应用是完整地分离根尖囊肿，以便对整个病损进行病理检查（图10-28）。大多数病损都可以在不伤及邻近的软硬组织的情况下被完整地分离。

根尖预备的评价以及术区的干燥

显微根尖外科手术的另一发展为手术专用显微口镜的使用。来自意大利帕尔马的耳鼻喉科医生Carlo Zinni对显微口镜进行了早期的应用与探索，他意识到了反射观察对于咽喉疾病诊断的重要性，随后他制作了第一个不锈钢抛光口镜，并逐渐演变成了显微口镜（图10-29）。

显微口镜具有不同的形状和大小，直径从1mm到5mm都有。很多材料表面都被应用于显微口镜，包括抛光后的不锈钢、抛光后的钨钢、金刚石样表面处理，而目前应用的显微口镜都是镀铑的（JEDMED；图10-30）。铑非常的坚固耐用，它的表面是耐刮的，可耐受高压蒸汽灭菌，并且在反光率、清晰度和明亮度上是无与伦比的。目前，在显微口镜和显微镜的帮助下，可以直接看到根尖段以检查组织去除是

否完整，而在显微口镜出现以前，这是不可能的。在进行根尖倒充填以前，对于根尖断面根充材料或碎屑去除不足（图10-31）可能会引起根尖的微渗漏，从而导致手术的失败。显然，为了达到Gilheany[14]、Riccucci和Siqueira[15]定下的标准，需要完全去除根尖段的所有碎屑。

如果要去除根尖段的碎屑，需要应用加压器对充填的牙胶进行冠方压实（图10-32），直径在0.25～0.75mm的一些小号加压器都可以进行这一操作。通过超声尖来回振动可以进一步清理碎屑。几乎所有的现代超声尖在设计上都支持反角设计，它们的角度从70°到80°不等。最后应该应用显微口镜检查碎屑是否完全去除。

在根尖段预备完成以后，根尖段需要进行清洗和干燥。曾经，在放置倒充填材料以前，根尖段的干燥可通过纸尖吸干。干燥后的根尖段才可进行严密的倒充填以避免气泡的产生。水和气的微量控制可以通过上在Stropko冲洗器上小号的冲洗针头实现，这套设备可以上在三用喷枪上，直接对预备后的根尖进行水和气的微量冲洗或干燥（图10-33）。现在，预备后的根尖斜面可以在使用显微口镜以前进行完全的冲洗和干燥。复杂的解剖结构、峡部、残留的组织在进行完全的冲洗和干燥后更加容易被看到（图10-34）。

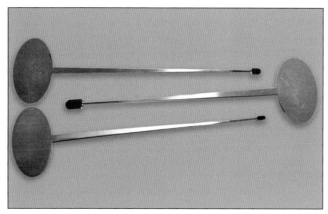

图10-29 Zinni耳鼻喉微型镜。

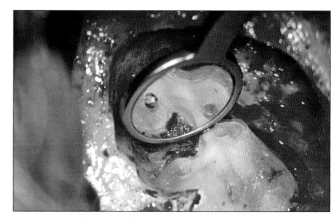

图10-30 镀铑镜面上根端斜面观（×13）。

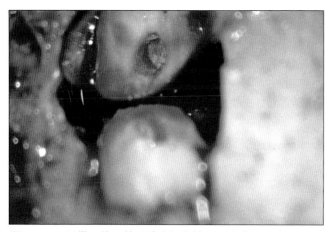

图10-31 显微口镜下的牙胶和污物的正面观（×16）。

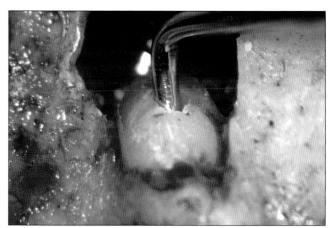

图10-32 将热牙胶剥离根管面并填充密实。

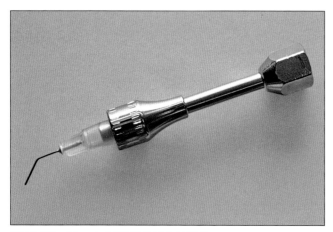

图10-33 Stropko冲洗器的钝化冲洗头。

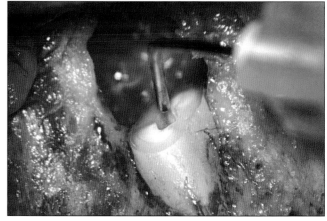

图10-34 Blue超声预备尖（Ultradent）干燥窝洞（×13）。注意发白干燥的倾斜表面。

止血

在选择和放置根尖倒充填材料以前需要进行良好的止血。止血需要从填写健康状况问卷开始，不单单是一些处方抗凝药，甚至部分草药和一些维生素都可能会导致难以止血。很多患者并不会意识到自己的正在服用的一些膳食补充剂可能会对手术造成困难，评估患者的用药情况至关重要。为了恢复正常的血小板功能，可能会要求患者停止服用阿司匹林或者鱼肝油，必要时可以询问患者的内科医生。麻醉必须使用足够的血管收缩剂。在绝大多数情况下，术中的止血并不额外需要，如果有必要，一系列的制剂都是可以的，如硫酸铁、氯化铝、胶原、止血纱布、消旋肾上腺素、电烧灼。在考虑止血剂的选择的时候，需要考虑它们是否会对软硬组织或者术后的恢复造成不良影响。如需了解完整的关于局部麻醉和止血的内容，可见第8章。

选择根尖倒充填材料

在根尖段进行了良好的清洗、干燥和止血以后，需要选择材料进行根尖倒充填。最早的根充材料银汞合金的使用由Farrar报道在1884年的《Dental Cosmos》杂志上[26]。随后这成为标准的充填材料，直到1959年Omnell发现了其中的毒性成分碳酸锌，不含锌的银汞合金成为倒充材料[27]。1978年，Oynick通过观察牙周膜胶原发现，胶原链接到了Super EBA表面，并且有可能延伸到了Super EBA的基质内，因此，他认为Super EBA具有促进愈合的作用[28]。基于他的这一发现，基于氧化锌丁香油水门汀的材料（如Super EBA和脱水后的IRM）成为根尖倒充填材料，并成为第一代现代根尖倒充填材料。生物陶瓷材料如ProRoot MTA（Dentsply）、BioAggregate（Innovative Bioceramix）、EndoSequence Root Repair Material（Brasseler，USA）、Grey MTA Plus（Avalon Biomed）、Biodentin（Septodont，USA）很快成为随后的倒充材料。这一类的材料包含铝和二氧化锆、生物活性陶瓷、玻璃陶瓷、涂层和复合物、硅酸钙、羟基磷灰石。这一类材料被用来做关节或者组织置换，或者作为种植体的涂层以提高生物相容性。在生物环境下，它们理化性质稳定，并且可以和牙本质形成化学结合。ProRoot MTA（Dentsply）、BioAggregate（Innovative Bioceramix）、EndoSequence Root Repair Material（Brasseler，USA）、Grey MTA Plus（Avalon Biomed）、Biodentin（Septodont，USA）都符合这一特点。

Song等[29]研究了Super EBA和ProRoot MTA是否在预后上具有差异，他进行了一个随机对照实验，并发现两种材料对于显微根尖外科手术的预后没有影响。所以手术技术对于预后的影响可能大于材料的选择。如需获得更多的关于根尖倒充填材料的讨论，可见第11章。

根尖倒充填材料的调拌，放置，填压，雕刻，抛光

应该选择可以直视下放置材料的器械或者运输器，因为这样方便医生观察材料放置情况如何。黏稠的水门汀类材料，如Super EBA、脱水后的IRM需要调拌至面团状的黏稠度，并预备成1~2mm的圆柱体，通过一个12号的匙形挖器运输到根尖段（图10-35）。器械横截面的直径是1mm，因此并不会影响直视，器械尖端可以到达预备后的底面，而器械尖端的侧面可以接触到根管侧壁。在放置每一份材料以后，一个与预备后的根尖大小匹配的小号充填器（JEDMED）可以用来压实Super EBA（图10-36），然后再放置随后的材料，直到材料轻微超出预备区域的斜面，最终的压实可以通过球形磨光器进行。材料凝固以后，可以用修形车针或者金刚砂针来修形倒充填材料。在Super EBA放置修形完毕以后，使用CX-1

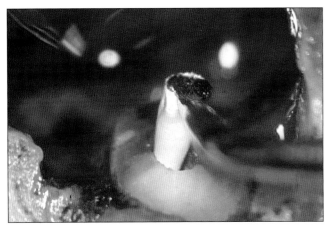

图10-35 用12号挖匙放置Super EBA到窝洞里（×16）。

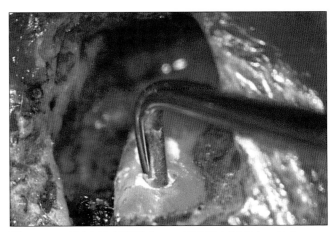

图10-36 用小号充填器将Super EBA填充紧密（×16）。

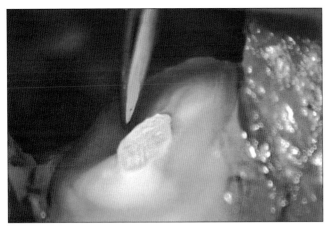

图10-37 用CX-1探针检查边缘封闭性（×20）。

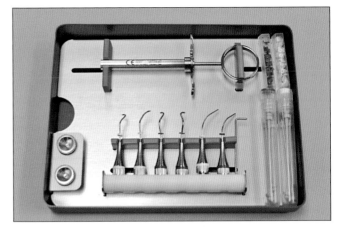

图10-38 显微根尖充填套装（MAP）。

探针在高放大倍率下检查边缘的密合度。最终的检查应该在干燥之后应用Stropko Irrigator进行，因为干燥的边缘有利于更加精准地检查边缘是否密合（图10-37）。EndoSequence Root Repair Material可以用同样的方式充填。但是对于材料表面的修形只需要使用一个湿棉球在材料表面擦拭。EndoSequence Root Repair Material还可以通过注射的方式进行充填，只需要注射，必要时可压实，最后擦拭倒预备后的斜面即可。面团状和可注射的材料的区别仅仅是黏稠度。

类似MTA类材料最好通过输送器进行充填。以前的输送器直径较大，难以进入倒预备后的区域，而且弯曲度不足，容易发生卡死。显微根尖输送器（Roydent）的出现解决了这一问题（图10-38）。这

一套材料直径为0.9~1.5mm，据情况选择，大号也用于根尖发育不完全的牙齿。这些充填器由高分子材料PEEK制成，具有与特氟龙相似的表面，不会粘材料，并且可以轻松地预弯（navigate）成三弯形态。使用的时候，输送器内的材料不能压得太实，使用轻微的力量来挤出材料。输送器在使用完后应该拆开并即刻清理，以免材料堵塞导致必须更换器械尖端。

充填ProRoot MTA的时候，选择一个与根尖预备相匹配的输送器（图10-39），这可以避免材料掉到骨腔内。输送过程类似上化妆粉的过程，因为ProRoot MTA是三钙复合物，一旦溶解在液体中，可以和磷结合形成磷酸钙，而磷酸钙具有骨诱导作用。ProRoot MTA放置后需要使用小号的加压器来保证压

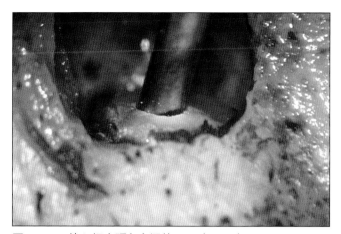

图10-39 放入根尖预备窝洞的MAP（×16）。

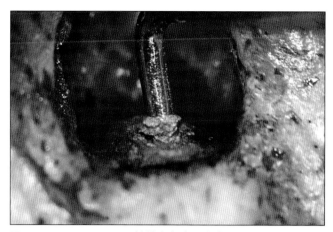

图10-40 ProRoot MTA被抽出根尖预备窝洞（×16）。

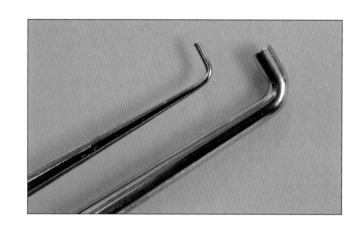

图10-41 显微充填器（左）和大充填器（右）的比较。

实，以避免渗漏。因为ProRoot MTA内部有粘接性而对牙本质无粘接性，应当注意避免将材料带出（图10-40）。如必要可以通过Stropko Irrigator干燥，反复地沿着牙根长轴加压可以保证材料完全到位。最近出现的Grey MTA Plus相对于ProRoot MTA颗粒更小，这使得调拌和放置变得更加容易。

ProRoot MTA和Grey MTA Plus充填可用一个湿的小棉球来擦拭根尖斜面来进行修形。可在显微镜下通过中等放大倍率来检查修形后是否有棉花纤维残留以及边缘是否密合。

对于根尖未发育成熟的患牙，通过直径较小的加压器压实根尖倒充填材料比较费时，且效果较差。JEDMED最近推出了3款新的充填器来专门应用于根尖孔较大的患牙，这些器械具有60°或90°的角度，横截面直径为1.5～2mm，还有一个直径为1mm的小

球（图10-41）。通过结合使用1.5mm直径的MAP输送器和大号的充填器可以对根尖发育不成熟或预备量较大的根尖进行良好的倒充填和压实。

Biodentin是一种牙本质的替代物，被推荐作为根尖倒充填材料使用，具有与牙本质相似的化学组成和良好的生物相容性。Biodentin的粉末包含了硅酸三钙，在银汞合金搅拌器中与含水的氯化钙混合30秒以后，可以给医生12分钟的工作时间。通过Biodentin进行根尖倒充填的方式与Super EBA相似。它的主要缺陷是阻射性不够，在X线片检查的时候不易被看到。

骨移植和膜运用

临床医生常常困惑是否应该常规在骨缺损区域放置骨移植材料并在手术区域表面使用膜。Naylor等[30]在

2011年对牙髓专科医生进行的网络调查，40%的医生会将引导组织再生技术（GTR）结合到根尖外科手术中，并且，绝大多数没有应用GTR技术的医生都表示在有更佳充分的证据和进行了更好的培训以后可以考虑使用GTR。Lin等[31]的论文指出，从生物学上讲，单纯血凝块优于所有的骨移植材料，因为它是宿主自身的，是优异的创口愈合材料。在根尖外科手术中应用膜屏障对于组织再生并没有明显的促进作用，对于骨移植材料和膜屏障在根尖手术中的作用尚需要进一步的长期研究。膜材料在根尖外科手术中的最佳应用情况为牙周牙髓联合病变以及与牙槽嵴顶相连的较大的根尖周病损。没有结论性的证据支持在范围较大或者双壁骨穿的病例中应用膜材料可以获得比传统手术方式更好的远期预后。即使这是事实，若根尖周瘢痕这种愈合形式不能被完全理解，其中的美学问题可能会产生困扰或导致后期再次手术[31]。

Molven等[32]对24例术后1年瘢痕愈合的患者进行了8～12年的随访，22例无变化，1例骨性愈合了，1例失败了，他们认为对于没有症状的患者，即使术后1年形成了瘢痕，仍然可以被认为是成功的[32]。Dahlin等[33]发现对于具有颌骨骨缺损的小鼠，在骨缺损双侧覆盖PTEE膜6周后，都形成了完整的骨恢复。Pecora等[34]通过硫酸钙进行了同样的实验，得到了相同的实验结果。

如有必要，可以在骨缺损区域植入类似DynaBlast paste（Keystone Dental）这样的骨充填材料，这种材料包含了人脱矿的骨基质（DBM）和松质骨。DBM包含了具有诱导成骨作用的骨形成蛋白，松质骨可作为基质和支架，因为它包含了最大直径0.5mm的骨颗粒，它同样可以应用于牙周的骨缺损。DynaBlast paste是可注射的，可以轻松地注射到骨缺损或牙周病损区域。DynaBlast Putty是密度更高的植入材料，但是因为其具有更大的直径1mm的颗粒，它不能应用于牙周的骨缺损。

如有指征，可以应用像DynaMatrix（Keystone Dental）这样的取自猪小肠黏膜下层的膜材料。这种材料具有胶原纤维的天然支架结构，并包含了组织活性蛋白，可以促进组织内生及血管生成。当组织愈合完成以后，可在2～4个月以后改建为机体的天然组织而难以被发现。DynaMatrix易于操作，既可以应用于GTR，也可以应用于引导性骨再生，即使发生材料暴露，也不会产生任何临床结果。如需更多的关于移植材料的讨论，可见第15章。

瓣的关闭

显微根尖外科手术的最后一步是瓣的缝合，需要注意将瓣拉拢以促进组织的愈合。可以通过Adson组织镊将瓣复位，Adson组织镊不但可以帮助组织复位，还可以在缝合过程中稳定组织。瓣复位以后，应使用一个2×2湿润的灭菌纱布覆盖，用手指挤压以在缝合以前恢复软组织的弹性。

缝合是瓣关闭的关键步骤。在选择缝合材料的时候，需要考虑以下因素：不但要保证切缘的靠近对合，还要容易操作，本身不带来炎性反应的同时还能避免细菌的感染，在组织初步愈合以前不易溶解。历史上，丝线是很多医生缝合时的选择，因为它易于操作。然而，因为它是复丝材料，渗透性较大，增加了细菌感染的概率。Parirokh等[35]的研究发现，相对于单丝的PVDF材料，应用丝线进行缝合后的3天、5天、7天具有更多的细菌再感染和碎屑。但是，PVDF操作较为困难，需要牵拉数次以减少形态记忆，并且，患者经常抱怨缝合后的线头很硬，容易扎到口腔黏膜。Tevdek是一种表面覆盖了PTFE的复丝缝合材料，但具有单丝材料的特点。这种材料具有和丝线类似的操作特性，并可以减少术后的细菌感染及炎症。因为Tevdek是一种很软的材料，在打结的时候最好多打一个结以维持它的稳定性。

不但缝合材料的选择很重要，缝合针的设计也很重要。制造商推荐了一系列的缝合针来帮助临床医生

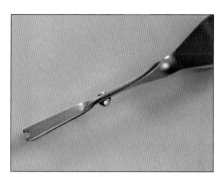

图10-42　Corn镊。

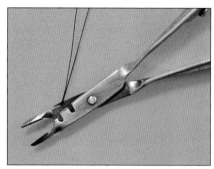

图10-43　缝线滑入Baraquer持针器/线剪的沟槽。

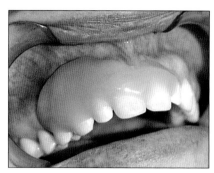

图10-44　术区为屏障所阻挡。

在尽量减少组织创伤的情况下对瓣进行复位。其中包括了反三角缝合针和管形侧切割缝合针。反三角缝合针比管形侧切割缝合针创伤更大，但反三角缝合针比管形侧切割缝合针更坚韧，如果遇见了来自邻近骨组织阻力，仍然可以重新调整方向。另外，管形侧切割缝合针在接触骨面的时候容易发生弯曲。Tevdek缝合材料提供了一种3/8英寸的环形双头针尖。KT-1针具有12.1mm的针弓长，这使得它成为垂直切口和附着龈缝合的理想材料。KT-2针具有17.8mm的针弓长，这使得它成为邻间隙缝合的理想材料。两者都是管形侧切割针。

尽管Adson组织镊可以在缝合的时候紧密夹持瓣，仍有类似Corn镊（Laschal Surgical）这样的新器械被设计出来帮助准确缝合（图10-42）。这种镊可以夹持组织，缝合针可以通过器械一端的开口准确进入组织。

用于缝合的持针器有多种多样的选择。曾经，持针器被设计成可以像剪刀一样握持，而现在类似Mathieu和Castroviejo这样新型持针器可以让临床医生握持的位置距离器械工作端更近，有利于对持针器进行更加精准的控制。最近出现的Baraquer持针器还具有另一个优势，它包含了一个小剪刀，可以用来剪断缝线（Laschal Surgical；图10-43），打结完成以后，缝线较长的一端和打结的一端可以滑向小剪刀，直到持针器靠近打结的位置。因为Baraquer宽2mm，使用

它的小剪刀剪出来的线头都是一样长的，所以临床医生可以通过同一个器械来完成打结和剪断缝线。

缝合完成以后，需要使用含有生理盐水的纱布覆盖组织瓣，手指加压保持3分钟。如果不这样，组织瓣下可能会出血形成血肿，从而影响组织愈合。

如有必要，可以对手术区域进行牙周防治。临床医生曾经使用氧化锌丁香油水门汀来进行牙周覆盖，但是这种材料难以调拌和使用。手术创口覆盖剂Barricaid（Dentsply；图10-44）更加容易使用和被患者接受，它是一种二甲基丙烯酸氨基甲酸乙酯树脂，可以光固化。在对需要塞治牙齿进行干燥以后，Barricaid可以直接覆盖在需要覆盖的牙和手术区域，在手套涂上肥皂水以后，可以直接调整塞治剂形态以适应黏膜，然后进行40~60秒的光固化。如有需要，可以再加材料。可以通过探针轻柔地拆除塞治剂，需要注意不要将缝线拉出愈合区域，如果缝线被填塞在塞治剂内，需要在拆除塞治剂以前拆除缝线。如需要更多的关于缝合和术后指导的内容，可见第13章。

拆线

拆线的关键在于上皮的愈合。Harrison和Jurosky[36]发现水平切口在术后24小时以后即可形成薄的上皮愈合，垂直切口在24~48小时后即可形成复层细胞上皮愈合。也许有些医生从这个研究中得出了可以在术后

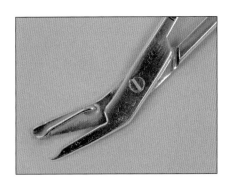

图10-45 线剪/持针器一体化缝线去除器械。

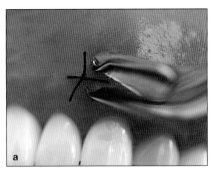 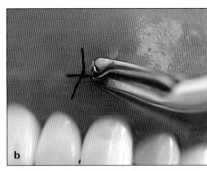 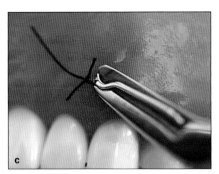

图10-46 （a）一体化器械将缝线正确的一端夹住。（b）器械的弹性部件和剪刀啮合并牵拉缝线。（c）完成剪切，剪断缝线，去除缝线。

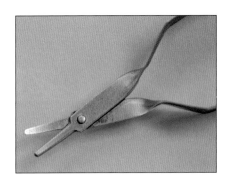

图10-47 带安全末端的线剪。

48小时以后进行拆线的结论，但是需要明白这个研究并没有考虑患者的个人习惯和依从性。因此，绝大多数医生都同意缝线在没有引起明显软组织渗出以前可以最多保留7天。使用调到低倍率的显微镜可以帮助拆线。如需要更多的关于创口愈合的内容，可见第14章。

应该使用显微手术专用的剪刀和镊子进行剪断和拆除缝线。为了不伤害组织瓣，剪刀越小越好。最近出现了结合了剪刀和镊子的拆线器械（Laschal

Surgical；图10-45），可以只用一只手剪断并拆除缝线，剪刀的钩状端在右侧夹持住缝线，可以让器械内面的镊子面向缝线结头（图10-46a）。如果放置在线头的左侧，会将线结拉过组织瓣（图10-46b）。剪切时，其上一个弹性部件与剪刀的边缘相啮合，抓住连着缝线结头的一端，继续闭合，弹性部件变形，露出刃部，完成剪切（图10-46c）。

如果患者并没有及时来拆线，而新生的组织长到了缝线以上，拆线就比较困难了。具有保护尖端的剪刀（Laschal Surgical；图10-47）被设计来专门应用于缝线埋进了水肿和增生组织的情况。当剪刀合上时，顿头圆形的刀可以用来探查缝线的基底，然后剪刀打开来分离周围的组织，之后剪刀重新合上以剪断缝线。剪刀通常通过最小的尖端剪断缝线，这样可以在不产生组织撕裂的情况下拆除缝线。

显微根尖外科手术真的有所不同吗？

手术显微镜原本是作为一种手术器械引入，但是在它引入后不久，很多医生都发现它对于传统的根管治疗和非手术的再治疗很有益处。然后，很多器械都被发明出来用于在显微镜下进行去除材料、拆桩、断械取出。

Gorni和Gagliani[37]报道了452例非手术根管再治疗的术后2年随访，治疗过程中的放大倍率3.5～5.5。他们发现，在根管形态发生了改变的病例中成功率是47%，对于根管形态没有发生改变的病例中成功率是86.8%，总的成功率是69%[37]。在考虑进行非手术性根管再治疗或者根尖手术时，一个难题是能否再次到达病灶区，除非真的尝试进入病灶区域，否则这个问题几乎无法回答，而这需要冒着拆除修复体后患牙无法修复的风险。考虑到可能出现的不良后果，显微根尖外科手术可能是一个效果更好且更保守的方式。就如同本章一开始讨论的那样，CBCT也可以帮助临床医生选择治疗方式。

Frank等[38]报道进行了使用银汞合金倒充填的根尖手术病例，10年后治疗的成功率下降到了57.7%。Friedman等[39]报道了随访了6个月到8年的136例前磨牙和磨牙根尖手术的成功率为44.1%。Kvist和Reit[40]为对比根尖手术和非手术根管再治疗进行了随机对照实验，发现预后并没有统计差异，成功率为56%～60%。这些研究都选择的是传统的根尖手术，而没有考虑显微镜和显微手术设备的优势。

Setzer等[41-42]对显微根尖外科手术中使用高放大倍率设备是否会带来差别进行了meta分析，原始数据抽出后的加权合并成功率显示，传统手术方式的成功率是88%，而显微根尖外科手术的成功率是94%。在磨牙上具有显著统计学差异。

Rubinstein和Kim[43-44]报道了使用Super EBA倒充填的显微根尖外科手术的短期和长期的成功率分别是96.8%和91.5%。不考虑病损大小观测的恢复时间是7.2个月。大多数以前的关于传统根尖手术的研究报道的都是不同研究的合并数据，且多由前牙病例组成，而Rubinstein和Kim单独报道了前磨牙和磨牙的成功率为60%[45-51]。

有些研究发现通过超声设备进行根尖外科手术可以提高成功率，这个结果与Rubinstein和Kim[43-44,52-55]的报道相似。但是，这些研究中没有一个使用了显微镜，且观察的时间相对较短。需要注意的是，由于不同研究使用的治疗标准和评估标准不同，前文所引用的文献之间的直接比较是没有意义的。

最近，Song等[56]报道了以往短期研究中被归为成功的显微根尖外科手术病例的远期成功率。研究中观察了5年的短期成功率为91.5%。随后对于已经恢复的病例进行了6～10年的随访，在他们中6年后的成功率为93.3%[56]。和Song等相似，VonArx等[57]报道了观察了5年后的根尖手术的预后，比第1年成功率少了8%。

即使进行了合理的手术，知道哪些因素可以影响愈合也很重要。有些已经报道的影响愈合的因素包括：折裂、牙周疾病、侧支根管、修复后的渗漏[44,56]。它们都不是牙髓来源的，并且可能影响数据。

Setzer等[41]报道了一个对于传统截根术和显微根尖外科手术的meta分析，传统截根术的成功率是59%，而显微根尖外科手术的成功率是94%。这个差距具有统计学意义，相对危险比显示显微根尖外科手术的成功率是传统手术的1.58倍[41]。如需更多的关于根尖手术的预后的讨论，可见第17章。

参考文献

[1] Veksler AE, Kayrouz GA, Newman MG. Reduction of salivary bacteria by pre-procedural rinses with chlorhexidine 0.12%. J Periodontol 1991;62:649–651.

[2] Lin LM, Gaengler P, Langeland K. Periradicular curettage. Int Endod J 1996;29:220–227.

[3] Kakehashi S, Stanley HR, Fitzgerald RJ. The effects of surgical exposures of dental pulps in germ-free and conventional laboratory rats. Oral Surg Oral Med Oral Pathol 1965;20:340–349.

[4] Weller RN, Niemczyk SP, Kim S. Incidence and position of the canal isthmus. Part 1. Mesiobuccal root of the maxillary first molar. J Endod 1995;21:380–383.

[5] West JD. The Relationship Between the Three-Dimensional Endodontic Seal and Endodontic Failures [thesis]. Boston: Boston University, 1975.

[6] Kim S, Pecora G, Rubinstein R. Color Atlas of Microsurgery in Endodontics. Philadelphia: Saunders, 2001:21–22.

[7] Layton CA, Marshall JG, Morgan LA, Baumgartner JC. Evaluation of cracks associated with ultrasonic root-end preparation. J Endod 1996;22:157–160.

[8] Beling KL, Marshall JG, Morgan LA, Baumgartner JC. Evaluation for cracks associated with ultrasonic root-end preparation of gutta-percha filled canals. J Endod 1997;23:323–326.

[9] Min MM, Brown CE Jr, Legan JJ, Kafrawy AH. In vitro evaluation of effects of ultrasonic root-end preparation on resected root surfaces. J Endod 1997;23:624–628.

[10] Morgan LA, Marshall JG. A scanning electron microscopic study of in vivo ultrasonic root-end preparations. J Endod 1999;25:567–570.

[11] Rainwater A, Jeansonne BG, Sarkar N. Effects of ultrasonic root-end preparation on microcrack formation and leakage. J Endod 2000;26:72–75.

[12] Carr GB. Microscopes in endodontics. J Calif Dent Assoc 1992;20(11):55–61.

[13] Brent PD, Morgan LA, Marshall JG, Baumgartner JC. Evaluation of diamond-coated ultrasonic instruments for root-end preparation. J Endod 1999;25:672–675.

[14] Gilheany PA, Figdor D, Tyas MJ. Apical dentin permeability and microleakage associated with root end resection and retrograde filling. J Endod 1994;20:22–26.

[15] Ricucci D, Siqueira JF Jr. Biofilms and apical periodontitis: Study of prevalence and association with clinical and histopathologic findings. J Endod 2010;36:1277–1288.

[16] Siqueira JF Jr. Reaction of periradicular tissues to root canal treatment: Benefits and drawbacks. Endod Topics 2005;10:123–147.

[17] Nair PN, Henry S, Cano V, Vera J. Microbial status of apical root canal system of human mandibular first molars with primary apical periodontitis after "one-visit" endodontic treatment. Oral Surg Oral Med Oral Pathol Oral Radiol Endod 2005;99:231–252.

[18] Teixeira FB, Sano CL, Gomes BP, Zaia AA, Ferraz CC, Souza-Filho FJ. A preliminary in vitro study of the incidence and position of the root canal isthmus in maxillary and mandibular first molars. Int Endod J 2003;36:276–280.

[19] Mannocci F, Peru M, Sherriff M, Cook R, Pitt Ford TR. The isthmuses of the mesial root of mandibular molars: A micro-computed tomographic study. Int Endod J 2005;38:558–563.

[20] Degerness R, Bowles W. Anatomic determination of the mesiobuccal root resection level in maxillary molars. J Endod 2008;34:1182–1186.

[21] Gutarts R, Nusstein J, Reader A, Beck M. In vivo debridement efficacy of ultra-sonic irrigation following hand-rotary instrumentation in human mandibular molars. J Endod 2005;31:166–170.

[22] Abella F, de Ribot J, Doria G, Duran-Sindreu F, Roig M. Applications of piezoelectric surgery in endodontic surgery: A literature review. J Endod 2014;40:325–332.

[23] Vercellotti T. Technological characteristics and clinical indications of piezoelectric bone surgery. Minerva Stomatol 2004;53:207–214.

[24] Baldi D, Menini M, Pera F, Ravera G, Pera P. Sinus floor elevation using osteotomes or piezoelectric surgery. Int J Oral Maxillofac Surg 2011;40:497–503.

[25] Walmsley AD, Laird WR, Williams AR. Dental plaque removal by cavitational activity during ultrasonic scaling. J Clin Periodontol 1988;15:539–543.

[26] Farrar JN. Radical and heroic treatment of alveolar abscess by amputation of roots of teeth, with description and application of the cantalever crown. Dent Cosmos 1884;26:135–139.

[27] Omnell KA. Electrolytic precipitation of zinc carbonate in the jaw; An unusual complication after root resection. Oral Surg Oral Med Oral Pathol 1959;12:846–952.

[28] Oynick J, Oynick T. A study of a new material for retrograde fillings. J Endod 1978;4:203–206.

[29] Song M, Shin SJ, Kim E. Outcomes of endodontic micro-resurgery: A prospective clinical study. J Endod 2011;37:316–320.

[30] Naylor J, Mines P, Anderson A, Kwon D. The use of guided tissue regeneration techniques among endodontists: A web-based survey. J Endod 2011;37:1495–1498.

[31] Lin L, Chen MY, Ricucci D, Rosenberg PA. Guided tissue regeneration in periapical surgery. J Endod 2010;36:618–625.

[32] Molven O, Halse A, Grung B. Incomplete healing (scar tissue) after periapical surgery—Radiographic findings 8 to 12 years after treatment. J Endod 1996;22:264–268.

[33] Dahlin C, Linde A, Gottlow J, Nyman S. Healing of bone defects by guided tissue regeneration. Plast Reconstr Surg 1988;81:672–676.

[34] Pecora G, Andreana S, Margarone JE 3rd, Covani U, Sottosanti JS. Bone regeneration with a calcium sulfate barrier. Oral Surg Oral Med Oral Pathol Oral Radiol Endod 1997;84:424–429.

[35] Parirokh M, Asgary S, Eghbal MJ, Stowe S, Kakoei S. A scanning electron microscope study of plaque accumulation on silk and PVDF suture materials in oral mucosa. Int Endod J 2004;37:776–781.

[36] Harrison JW, Jurosky KA. Wound healing in the tissues of the periodontium following periradicular surgery. I. The incisional wound. J Endod 1991;17:425–435.

[37] Gorni FG, Gagliani MM. The outcome of endodontic retreatment: A 2-yr follow-up. J Endod 2004;30:1–4.

[38] Frank AL, Glick DH, Patterson SS, Weine FS. Long-term evaluation of surgically placed amalgam fillings. J Endod 1992;18:391–3898.

[39] Friedman S, Lustmann J, Shaharabany V. Treatment results of apical surgery in premolar and molar teeth. J Endod 1991;17:30–33.

[40] Kvist T, Reit C. Results of endodontic retreatment: A randomized clinical study comparing surgical and nonsurgical procedures. J Endod 1999;25:814–817.

[41] Setzer FC, Shah SB, Kohli MR, Karabucak B, Kim S. Outcome of endodontic surgery: A meta-analysis of the literature—Part 1: Comparison of traditional root-end surgery and endodontic microsurgery. J Endod 2010;36:1757–1765.

[42] Setzer FC, Kohli MR, Shah SB, Karabucak B, Kim S. Outcome of endodontic surgery: A meta-analysis of the literature—Part 2: Comparison of endodontic microsurgical techniques with and without the use of higher magnification. J Endod 2012;38:1–10.

[43] Rubinstein RA, Kim S. Short-term observation of the results of endodontic surgery with the use of a surgical operation microscope and Super-EBA as root-end filling material. J Endod 1999;25:43–48.

[44] Rubinstein RA, Kim S. Long-term follow-up of cases considered healed one year after apical microsurgery. J Endod 2002;28:378–383.

[45] Dorn SO, Gartner AH. Retrograde filling materials: A retrospective success-failure study of amalgam, EBA, and IRM. J Endod 1990;16:391–393.

[46] Finne K, Nord PG, Persson G, Lennartsson B. Retrograde root filling with amalgam and Cavit. Oral Surg Oral Med Oral Pathol 1977;43:621–626.

[47] Grung B, Molven O, Halse A. Periapical surgery in a Norwegian county hospital: Follow-up findings of 477 teeth. J Endod 1990;16:411–417.

[48] Hirsch JM, Ahlström U, Henrikson PA, Heyden G, Peterson LE. Periapical surgery. Int J Oral Surg 1979;8:173–185.

[49] Mattila K, Altonen M. A clinical and roentgenological study of apicoectomized teeth. Odontol Tidskr 1968;76:389–408.

[50] Rud J, Andreasen JO, Jensen JE. A follow-up study of 1,000 cases treated by endodontic surgery. Int J Oral Surg 1972;1:215–228.

[51] Zuolo ML, Ferreira MO, Gutmann JL. Prognosis in periradicular surgery: A clinical prospective study. Int Endod J 2000;33:91–98.

[52] Sumi Y, Hattori H, Hayashi K, Ueda M. Ultrasonic root-end preparation: Clinical and radiographic evaluation of results. J Oral Maxillofac Surg 1996;54:590–593.

[53] Sumi Y, Hattori H, Hayashi K, Ueda M. Titanium-inlay—A new root-end filling material. J Endod 1997;23:121–123.

[54] Testori T, Capelli M, Milani S, Weinstein RL. Success and failure in periradicular surgery: A longitudinal retrospective analysis. Oral Surg Oral Med Oral Pathol Oral Radiol Endod 1999;87:493–498.

[55] von Arx T, Kurt B. Root-end cavity preparation after apicoectomy using a new type of sonic and diamond-surfaced retrotip: A 1-year follow-up study. J Oral Maxillofac Surg 1999;57:656–661.

[56] Song M, Chung W, Lee SJ, Kim E. Long-term outcome of the cases classified as successes based on short-term follow-up in endodontic microsurgery. J Endod 2012;38:1192–1196.

[57] von Arx T, Jensen SS, Hänni S, Friedman S. Five-year longitudinal assessment of the prognosis of apical microsurgery. J Endod 2012;38:570–579.

第11章

根尖倒充填材料
Root-End Filling Materials

Masoud Parirokh, Shahrokh Shabahang

根尖手术可以克服某些可能导致牙髓治疗失败的因素。短期和长期的循证研究显示根尖充填物的放置可以提高根尖手术的疗效。根尖倒充填材料可以封闭根尖空腔，防止微生物的渗入及其代谢产物从根管空隙渗透到根尖周组织。

理想的根尖倒充填材料的性能

理想的根尖倒充填材料应具备生物相容性，尺寸稳定，不可吸收，不致突变，易于操作，不溶于根尖周组织，X线阻射，不能导致牙体变色，有合理的工作时间和凝固时间，能够促进牙骨质的生成。大量的研究评估了可作为根尖倒充填的各种口腔材料。这些材料有牙胶、聚羧酸水门汀、银尖、汞合金、Cavit（3M ESPE）、磷酸锌水门汀、金箔、钛螺丝、氧化锌丁香油（ZOE）水门汀［中间修补材料（IRM）和Super EBA（Southern Anesthesia & Surgical）］，玻璃离子水门汀（GIC），Diaket（3M ESPE），复合树脂［Retroplast（Retroplast Trading）］、树脂-玻璃离子复合物［Geristore（DenMat）］，矿物三氧化物凝聚体［ProRoot MTA（Dentsply）］。近来，也评估了其他生物活性牙髓（BAE）水门汀。表11-1和表11-2列出了目前使用的材料的化学成分。本章重点介绍以前关于这些材料的封闭性，生物相容性和临床特性的研究结果。

封闭性

评价根管倒充填材料封闭性的方法有染料渗透法，液体过滤法，蛋白质渗漏法，葡萄糖浓度测试法，细菌及其代谢产物渗透法和边缘适合性。这些方法都有一定的局限性，尽管如此，它们提供了一些关于根管倒充填材料在根尖切除和预备后根尖封闭能力的信息。

表11-1 新引进的生物活性牙髓水门汀的化学成分

材料（生产厂家）	成分	批准并可用于临床的区域
灰色矿物三氧化物凝聚体（Dentsply）	硅酸三钙，硅酸二钙，氧化铋，铝酸三钙，二水合硫酸钙（石膏），铁铝酸钙;液体：蒸馏水	FDA，全球
白色矿物三氧化物凝聚体（Dentsply）	硅酸三钙，硅酸二钙，氧化铋，铝酸三钙，二水合硫酸钙（石膏）；液体：蒸馏水	FDA，全球
Angelus MTA（Angelus）	硅酸三钙，硅酸二钙，氧化铋，三钙，铝酸盐，氧化钙，氧化铝，二氧化硅；液体：蒸馏水	FDA 510K认证；CE认证；加拿大卫生部许可；日本药事法许可；拉丁美洲和亚洲的其他几个国家的许可
BioAggregate（Innovative BioCeramix）	硅酸三钙，硅酸二钙，磷酸二氢钙，无定形氧化硅，五氧化钽;液体：去离子水	FDA 510K认证
Biodentine（Septodont）	硅酸三钙，硅酸二钙，碳酸钙，氧化锆，氧化钙，氧化铁；液体：氯化钙，水溶性聚合物和水	FDA 510K认证
Calcium enriched mixture（CEM）cement（Bionique-Dent）	氧化钙，二氧化硅，氧化铝，氧化镁，三氧化硫，五氧化二磷，氧化钠，氯;液体：水基溶液	伊朗卫生部
EndoBinder（Binderware）	氧化铝，氧化钙	NA
Endocem MTA（Maruchi）	氧化钙，氧化铝，二氧化硅，氧化镁，氧化铁，三氧化硫，二氧化钛，水/二氧化碳，氧化铋	CE（欧洲），FDA（美国），JET（日本），TGA（澳大利亚），KFDA（韩国）
Endocem Zr（Manjchi）	氧化钙，二氧化硅，氧化铝，氧化镁，氧化亚铁，氧化锆	CE（欧洲），FDA（美国），JET（日本），TGA（澳大利亚），KFDA（韩国）
EndoSequence RRM, RRP（Brasseler USA）	氧化锆，硅酸钙，氧化钽，磷酸二氢钙，填充剂和增稠剂	NR
Micro-Mega MTA（Micro-Mega）	硅酸三钙，硅酸二钙，铝酸三钙，二氧化锰，脱水硫酸钙，氧化镁	NR
MTA Bio（Angelus）	硅酸盐水门汀，氧化铋	NR
White MTA Plus（Avalon Biomed）	硅酸三钙，硅酸二钙，氧化铋，铝酸三钙，硫酸钙	不清楚
Gray MTA Plus（Avalon Biomed）	硅酸三钙，硅酸二钙，氧化铋，铝酸三钙，硫酸钙，铁铝酸钙	不清楚
Neo MTA Plus（Avalon Biomed）	硅酸三钙，硅酸二钙，钽，硫酸钙，二氧化硅	不清楚
OrthoMTA（BioMTA）	硅酸三钙，硅酸二钙，铝酸三钙，铁铝酸四钙，游离氧化钙，氧化铋	FDA 510K认证
Quick-Set（Avalon Biomed; patent pending）	含有氧化铋（作为阻射剂）和羟基磷灰石的铝酸一钙粉末	NR
RetroMTA（BioMTA）	碳酸钙，氧化硅，氧化铝，水硬化锆钙复合物；液体：水	FDA 510K认证
iRoot BP（Innovative BioCeramix）	氧化锆，硅酸钙，氧化钽，磷酸二氢钙，填充剂和增稠剂	FDA 510K认证
Tech Biosealer RootEnd（Isasan）	白色CEM、硫酸钙、氯化钙、氧化铋和蒙脱石的混合物	CE

*电子邮件被发送到所有制造商关于他们的产品作为根尖倒填充材料的监管批准，NR表示没有响应，NA表示电子邮件地址不可用。

染色渗透试验

用染色渗透试验评估了几种根管倒充填材料的根尖封闭性能。这些研究中大多报道说，矿物三氧化物凝聚体（MTA）比Super EBA、汞合金、IRM更能抵抗染料的渗透。与GIC相比，复合树脂的染料渗透没有显著差异。此外，白色MTA（WMTA）和灰色MTA（GMTA）在用作根管倒充填材料时，两者的染料渗透也没有明显的差异。生物活性材料（BA）与WMTA、IRM、汞合金、软化牙胶相比，其染料渗透

表11-2 其他目前使用的根管倒充填材料的化学组成	
材料	成分
氧化锌-丁香酚水门汀	
IRM	粉末：氧化锌，聚甲基丙烯酸酯；液体：丁香酚和1%乙酸
Super EBA	粉末：氧化锌，氧化铝，天然树脂；液体：丁香酚，邻甲氧基苯甲酸
玻璃离子水门汀	粉末：铝硅酸钙；液体：聚丙烯酸
Diaket	粉末：氧化锌，磷酸铋
	液体：2.2-二羟基-5,5-二氯二苯基甲烷，丙酰基苯乙酮，三乙醇胺，乙酸乙烯酯的己酸共聚物和氯乙烯乙烯异丁醚
复合树脂 (Retroplast)	糊剂A：Bis-GMA / TEGDMA 1:1，过氧化苯甲酰N，N-二-（2-羟基乙基）-对甲苯胺和丁基化羟基甲苯（BHT）
	糊剂B：三氟化镱环氧树脂
	牙本质黏合剂：Giuma（Heraeus Kulzer）
树脂-离子复合体	
Geristore（DenMat）	光固化亲水性Bis-GMA（以树脂为基础的氟氧化铝硅玻璃）
Dyract（Dentsply）	在酸性聚合单体和其他光固化聚合物的基质中的阻射性氟硅酸盐玻璃

性明显降低。

染色渗透试验在反映根管倒填充材料的封闭性中有明显的缺点。如亚甲蓝是染色渗透试验中常用的染料之一，其着色情况可能会受到氢氧化钙（CH）的影响。因此，在研究MTA以及一些在水合过程中产生氢氧化钙的BAE水门汀的渗透时不应使用亚甲蓝。

另一个可能影响染料渗透研究可靠性的因素是牙齿储存条件对未来研究的影响。例如，福尔马林可能会影响渗透的结果。染料的pH也可能影响渗透结果，当浸入酸性染料如罗丹明B时，与GIC相比，WMTA的孔隙率和边缘渗漏可能不受影响。

尽管存在这些缺点，染色渗透试验仍然可以得到一个总体的结论，即一些BAE水门汀在用作根尖倒填充材料时对染料有抵抗性。

流体过滤试验

流体过滤试验也可用于测试根尖倒填充材料以及它们达到良好密封的能力。在一项研究中，MTA显示出了比汞合金和Super EBA更好的对流体渗透的抵抗性能。通过改变参与水合作用的液体，这种方法也可用于确定某些材料封闭性的潜在改进的可能性。

例如，虽然2%氯己定替代正常提供的液体并没有明显改善Biodentine（BD; Septodont）的密封能力，但是加入磷酸盐缓冲盐水时，富钙混合物（CEM）水门汀（BioniqueDent）的根尖封闭性较加入蒸馏水显示出了更好的根尖封闭性。

流体过滤试验的结果可与其他渗透测试不一致。例如，当使用流体过滤试验来评估WMTA、Fuji IX（GC America）和IRM的渗透性时，在6个月的评估期间，Fuji IX的渗透比WMTA和IRM低得多；然而，当相同的研究者采用流动分析仪进行测试时，结果显示IRM和WMTA的渗透明显少于Fuji IX。

在进行流体过滤试验时，试验所使用的牙齿类型（人或牛）和洞形制备的大小也可能影响研究结果。

葡萄糖浓度测试

葡萄糖浓度测试也是评价根尖倒填充材料密闭性能的方法之一。使用这种方法的研究表明，与BA或iRoot BP Plus（Innovarive BioCeramix）相比，WMTA在作为根尖倒充填材料，其在渗漏方面与它们没有明显的差别。

细菌及内毒素渗透试验

大量的研究使用细菌渗透法作为评估根管倒填充材料封闭性的一种方法，使用了多种微生物。早期的研究比较了传统的根管倒充填材料（如汞合金）和新开发的根管倒充填材料；然而，当MTA出现后，它很快就凭借其优良的性能取代了汞合金，成为研究和比较新型根管倒充填材料的金标准。

有关Super EBA和MTA在抗细菌渗透方面的现有数据是不一致的，一些研究报道MTA对细菌和内毒素渗透的耐药性明显较高，而另一些则没有发现两种材料之间的显著差异。另一方面，与IRM相比，MTA对细菌渗透的抵抗力显著增强，而MTA与Resilon、羟基磷灰石、Geristore、复合物或与ProBond牙本质黏合剂（Dentsply）的汞合金之间没有显著差异。

在一项BAE水门汀作为根管倒填充材料的研究中，染料渗透法和细菌渗透法获得的结果并不一致。在细菌渗透试验中，灰色MTA比CEM水门汀的抵抗力强，但染料渗透试验中，二者没有明显差异。

在另一项研究中，CEM水门汀和MTA作为根管倒填充材料，流体过滤法和细菌渗透法均显示二者之间没有显著差异。

细菌营养物质渗漏试验

MTA和EndoSequence Putty（Brasseler USA）在使用细菌营养物质渗漏试验进行检测时，其封闭性能无显著差异。

可能影响根尖倒充填材料封闭性能的因素

环境

BAE水门汀可能与周围环境发生相互作用。例如，与保存在蒸馏水中的样品相比，保存在合成组织液中的MTA可显示出更好的抗细菌渗透性。另一方面，唾液污染会对WMTA的抗细菌渗透性产生不利影响。在同一研究中，使用染料渗透法，酸性pH会对MTA的密封性能产生不利影响。同时，在染料渗透试验中，将CEM水门汀置于唾液污染的环境中，其染料渗漏程度比MTA要低。

MTA和CEM水门汀样品在干燥和被血液污染的条件下，其作为根尖倒填充材料时没有明显的差别。将CEM水门汀置于磷酸盐缓冲盐水（PBS）中，与蒸馏水相比，CEM水门汀具有更强的密封能力。在另一项研究中，当将这些材料置于根端洞形中时，血液污染不会影响MTA、CEM水门汀、BD或BA的边缘适合性。

材料的厚度

有研究报道，根尖倒填充材料的厚度可能会影响它们的封闭性。蛋白质渗漏研究表明，酸性环境中，根管倒填充材料（即MTA）厚度＜4mm不利于根尖封闭。与此相反，在其他研究中，染料渗漏法显示1mm、2mm和3mm厚度的MTA和CEM水门汀没有显著差异。

用螯合剂冲洗根端倒预备洞形

在放置根管倒填充材料之前冲洗根尖洞形可能会对其密封性产生不利影响。在流体过滤试验中，向洞形充填BA、MTA或Portland水门汀（PC）之前，使用MTAD（BioPure，Dentsply）或乙二胺四乙酸（EDTA）冲洗根端洞形会使材料的根尖封闭性变差；然而，在材料充填之前用氯己定或蒸馏水冲洗洞形可实现最低的根尖渗漏量。相反，在BD的染料渗漏试验中，根充前用MTAD清洗根端洞形可显著降低渗漏程度。对于放置填充材料前是否需要对根端洞形进行冲洗，需要进一步的研究。

放置的方法

MTA、WMTA和CEM水门汀3种材料，在切除根尖前，以顺行的方式放入根管与切除根尖后逆行从根尖处放入相比，在流体过滤、染料渗漏或细菌穿透试验中均无明显差异。尽管如此，根尖切除后根尖至少保留3mm厚的倒充材料以保证根尖封闭。当材料用作根尖倒充填材料时，在MTA充填时进行声波振动可能降低染料的渗透。最近的一项调查报告指出，通过超声对MTA进行间接充填比人工手用充填得到的材料更致密。

时间

一个重要的问题是时间也会影响根管倒充填材料的密封性能。BAE水门汀可与周围环境相互作用，在其表面形成晶体（如在浸入合成组织液之后）。随着时间的推移，材料的密封能力可能会发生改变。在一项研究中，Resilon在初始阶段比WMTA有更好的流体过滤抵抗性，但随着时间的推移，WMTA的封闭性增强，Resilon样品显示渗漏增加。因此，在评估不同研究的数据时应考虑到特定材料的放置时间。

混合方法

混合方法对根管倒充填材料封闭性的影响主要取决于所用材料的类型。例如，在混合BD时，手动混合比用混合器混合表现出了更高的染料渗漏性。但是在混合MTA时，3种混合方法（用混合器研磨，超声振动和常规混合）并没有表现出明显的差别。

根端切除，洞形预备的方法和根端修整

除了使用的材料类型之外，其他因素也对根管倒填充材料的密封性能产生潜在的影响。包括根端切除的角度，用于根尖预备的器械，动力装置，根尖倒预备尖的类型，根尖洞形的预处理，以及完成根管倒填充后使用的修形钻针。在预备时使用超声和使用传统钻针备洞其结果并没有差别。

用不同的斜角切除根尖时，GMTA比无锌汞合金的染料渗漏更少。当MTA用作根管倒填充材料时，只

要材料厚度≥3mm，切除角度（45°或90°）就不会影响材料的封闭性。

用于根尖预备的器械可能会影响根尖洞形的质量和材料的密封能力。超声可能比某些激光［如Waterlase（Biolase）］能够更好地进行根尖预备，Er:YAG激光预备与超声预备相比，虽然激光不能明显地改善MTA周围的染料渗漏情况，但其预备效果还是有所提高。Er:YAG激光与超声预备相比，洞形内填充MTA比充填IRM和Super EBA有更好的封闭性。

在最近的一项研究中，用Er:YAG激光预备根端洞形+BD充填，比用Er:YAG激光/超声预备洞形+MTA充填表现出了更强的抗染料渗漏的性能。但另外一个研究得出了与之不同的结论，即超声预备+MTA填充比超声预备+BD充填的抗染料渗漏能力更强。

激光可以用于根尖洞形的预备和预处理。一项研究比较了用EDTA或Er，Cr:YSGG激光预处理后的MTA和iRoot BP。扫描电镜（SEM）结果显示，对于同一种材料，两种预处理方案没有明显差别，但在两种预处理条件下，MTA表现出了比iRoot BP更强的边缘适合性。

根管裂纹会对根尖填充物的密封性产生不利影响。MTA和GIC在封闭性能方面无明显差异，但当存在裂纹时，MTA可以提供更好的密封性。

超声工作尖的类型和功率设置也会影响根端预备后的渗漏。葡萄糖渗漏试验显示，Super EBA用于根管倒填充时，与金刚砂涂层针尖和不锈钢超声尖（大功率或小功率）相比，用大功率的金刚砂涂层针尖制备根端洞形可实现更少的渗漏，在充填MTA前对根尖洞形壁进行酸蚀可以改善材料的边缘适应性，但是当WMTA作为根管倒填充材料时，酸蚀并不能提高其密封性能。

一些临床医生推荐使用修形车针来改善根管倒填充材料的边缘适应性，但SEM评估表明，在填充MTA时，使用修形车针并不能改善根端填充物的封闭性。但Super EBA和IRM在使用了修整钻针后表现出了更

好的边缘适应性。在另一项研究中，在用IRM和Super EBA进行充填后使用修整钻针并没有降低染料的渗透率。

边缘适应性

根尖外科手术失败的主要原因之一是根尖倒充填材料与牙本质间存在间隙或根尖充填不致密。根尖填充材料的边缘适应性可以通过SEM和共聚焦显微镜来进行评估。

SEM

许多研究已经评估了根尖填充材料的边缘适应性。SEM研究显示大多数失败病例的根端充填不完善。一些研究者已经为WMTA证明了良好的边缘适应性。大多数研究报道MTA比IRM，Super EBA，汞合金和GIC具有更好的边缘适应性。然而，有一项研究报道MTA，IRM，Super EBA和Resilon的边缘适应性没有显著差异。此外，在GMTA和WMTA的边缘适应方面没有发现显著差异。在其他研究中，MTA和冷陶瓷具有相似的边缘适应性，而WMTA显示出比AH Sealer[26]（Dentsply）显著更好的边缘适应性。要重点注意的是，MTA是一种与其他物质会发生作用的材料，因此材料的边缘适应性可能会在某些介质（如合成组织液）中受到影响，这可能导致在材料界面形成磷灰石晶体。

MTA、CEM水门汀、BD和BA在血液中的边缘适应性没有明显的差异，同时，在PBS液中WMTA、OrthoMTA（BioMTA）和RetroMTA（BioMTA）的边缘适应性也没有明显差别。MTA和IRM比BD的边缘适合性更好。

扫描电镜的类型和制备样品的条件会对根管倒充填材料边缘适应性的结果产生影响。此外，选择横截面和纵剖面会产生不同的结果。在一项研究中，

WMTA和两种EndoSequence RRM（面团和糊状物；Brasseler USA）的横截面表现出相似的边缘适应性，而WMTA和EndoSequence面团在纵剖面上其边缘密合性比EndoSequence糊剂更好。

共聚焦激光显微镜扫描

共聚焦激光显微镜对评估根管倒填充材料的边缘适合性是很有帮助的。一些研究利用共聚焦激光显微镜对根管倒填充材料的渗漏和边缘适合性进行了评估。研究表明，MTA用作根管倒填充材料时具有良好的适应性。BD比白色MTA或GIC的边缘适合性更好。

总之，MTA和一些BAE水门汀被证实具有良好的边缘适合性。

生物相容性

口腔材料的生物相容性需要经过体外试验和体内试验的检测。体外试验需要对口腔材料的细胞活力和遗传毒性进行反复评估，体内试验（包括皮下和骨内植入）需要评估结缔组织对口腔材料的反应。

口腔材料的生物活性可以通过体外试验和体内试验进行评估。近年来，生物材料（特别是BAE水门汀）凭借其在体外生物相容性试验中表现出的能够促进细胞生长、分化和黏附的能力引起了广泛的关注。

基因毒性

基因毒性的测定对于评价口腔材料是否会对人类遗传物质产生潜在风险是非常有必要的。大多数的调查都报告了GIC、汞合金和复合树脂的基因毒性。不同类型的GICs和复合树脂的基因毒性程度不同。

Super EBA、IRM、MTA、CEM水门汀、BD和EndoSequence BC sealer（Brassder USA）在基因毒性方面已经被证实，它们的生物相容性在可接受

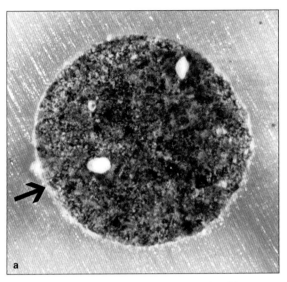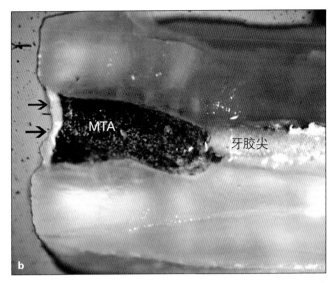

图11-1　（a）羟基磷灰石在根管倒充填材料GMTA上的沉淀。在材料和根管壁之间也可以看到沉淀（箭头）。（b）磷灰石晶体在根管倒充填材料MTA上的沉淀（箭头）。

范围内。在BAE水门汀中，目前只有MTA Fillapex（Angelus）被证实存在基因毒性。

　　总之，不同类型的BAE水门汀、复合树脂和GICs的基因毒性是不一样的。除了材料的成分外，任何一种物质的浓度也可能影响其基因毒性。大多数的新型BAE水门汀没有进行基因毒性的评估。

生物活性

　　生物活性是指材料与周围环境的相互作用，生物活性通过将材料浸在合成组织液中进行评价。将材料浸润在合成的组织液中，通过ISO 23317（用于体外评估植入材料的磷灰石形成能力）评估材料的生物活性（图11-1）。

　　生物活性可以通过在物质与周围组织之间形成化学键来增强根管倒填充材料的封闭性。一些用作根管倒填充材料的材料不具有生物活性，如汞合金。相比之下，大多数的BAE水门汀都可以在材料和周围的根管壁间形成一层磷灰石沉淀（图11-1a）。MTA，Endocem MTA（Maruchi），Endocem Zr（Maruchi），BA，EndoSequence Putty，CEM水门汀和BD已被证明具有生物活性。

不同的BAE水门汀其生物活性水平也不同。例如，MTA释放钙的水平更高，与Endocem Zr相比，它的沉淀具更高的钙磷比。在BAE水门汀和牙齿结构之间的磷灰石层被认为是具有生物活性的标志。一项研究表明，用MTA处理的牙齿，其临界层的厚度明显高于用BD处理的牙齿。根管壁中渗透的钙离子和硅酸根离子的量也被视为口腔材料的生物活性标志之一。BD和WMTA的钙离子释放量明显高于BC封闭剂。

　　浸润在PBS中的不同种类的BAE水门汀，其硅酸钙的比例和沉淀的成分均不相同。

　　生物活性是BAE水门汀最重要的性能之一，这也是这些材料在生物医学组织工程中能够得到更多关注的原因。材料的生物活性也指其和细胞相互作用来促进特定反应的能力。对生物矿化的能力的评估，在细胞培养中是通过碱性磷酸酶（ALP）的活性进行的，在体内的研究则是通过硬组织形成的程度进行。

　　在BAE水门汀中，一部分可以增加ALP的活性，一部分对ALP活性无影响，也有一部分会降低ALP的活性（表11-3）。

　　例如，在成骨细胞的培养试验中评价MTA和EndoSequence RRM对细胞生物活性与ALP活性的影响；结果显示，EndoSequence RRM在所有的时期内

表11-3 在添加BAE水门汀或其提取物之后的各种信号分子和标志物的基因表达水平改变情况

材料	ALP	TGF-β	Col 1	OPN	OCN	OX	OSC	RUNX2	BMP	DSP	ESP	COX2	PGE2	MEP	NO	DMP-1	IL-1β	IL-6	IL-8	VEGF	TNF-α	MMP	ROS
PC	↑	↑	↑	↑	↑	↑	↔	↑	—	↑	↑	—	—	↑	↑	↑	—	—	—	—	—	—	—
AMTA	↑	—	↑	—	—	—	—	—	—	↓	↓	—	—	—	—	—	↓	↓	↓	—	↓	↓	↓
GMTA	↑	↑	↑	↑	↑	↑	↑	↑	↓	↑	—	↓	—	—	—	—	↔	↓	—	↑	↑	↓	↓
WMTA	↑	↑	↑	—	—	—	↑	—	—	↑	↑	—	—	↑	—	↑	—	—	—	—	—	—	—
BA	↑	—	↑	↑	—	—	—	—	—	—	—	—	—	—	—	—	—	—	—	↓	—	—	↓
MM MTA	↑	—	↑	—	—	—	—	—	—	—	—	—	—	—	—	—	—	—	—	↑	—	—	—
BD	↔	↑	↔	—	—	—	↑	↔	↑	—	—	—	—	—	—	—	↓	↓	↓	—	↔	↓	↓
Endocem	↑	—	—	↓	—	—	—	—	—	—	—	—	—	—	—	—	—	—	—	—	—	—	—
CEM cement	↑	—	—	—	—	—	—	—	↓	—	—	—	—	—	—	—	—	—	—	—	—	—	—
iRoot BP Plus	—	—	—	—	—	—	—	—	—	—	—	—	—	—	—	—	—	—	—	—	—	—	—
White MTA Plus	—	—	—	—	—	—	—	—	—	—	—	—	—	—	—	—	—	—	—	—	—	—	↓
Gray MTA Plus	—	—	—	—	—	—	—	—	—	—	—	—	—	—	—	—	—	—	—	—	—	—	↓
Ortho MTA	↑	—	—	↓	—	—	—	—	—	↑	—	—	—	—	—	—	—	—	—	—	—	—	—
EndoSequence Putty	—	—	—	—	—	—	—	—	—	—	—	—	—	—	—	—	↑	—	↑	—	—	—	—
EndoSequence Flow	↑	—	—	—	—	—	—	—	—	—	—	—	—	—	—	—	—	—	—	—	—	—	—
TBE	↓	—	—	—	—	—	—	—	—	—	↓	—	—	—	—	—	—	—	—	—	—	—	—
Quick-Set	—	—	—	—	—	—	—	—	—	—	—	—	—	—	—	—	↓	—	—	—	—	—	—

—，标记没有显著变化，或尚未调查；↑，上调；↓，下调；↔结果不明（一些研究显示上调，一些显示下调，一些与对照无显著差异）；ALP，碱性磷酸酶；TGF-β，转化生长因子β；Col 1，胶原蛋白1；OPN，骨桥蛋白；OCN，骨钙素；OX，成骨细胞特异性转录因子Osterix；OSN，骨连蛋白；RUNX2，Runt相关转录因子2；BMP，骨形态发生蛋白；DSP，牙本质涎蛋白；BSP，骨涎蛋白；COX2，环氧合酶2；PGE2，前列腺素E2；MEP，基质胞外磷酸糖蛋白；NO，氧化亚氮，笑气；DMP-1，牙本质基质蛋白-1；IL-1β，白细胞介素-1β；IL-6，白细胞介素-6；IL-8，白细胞介素-8；VEGF，血管内皮生长因子；TNF-α，肿瘤坏死因子-α；MMP，基质金属蛋白酶；ROS，活性氧；AMTA，Angelus MTA；MM MTA，微型MTA；TBE，Tech BioSealer Endo（Isasan）。

均表现出低生物活性和ALP活性，而MTA则没有任何影响。

生物活性的长期优势在于生物活性材料能够在根尖处诱导硬组织（即牙骨质）形成。它可以实现对根尖的双层封闭，其中包括生物封闭，可以进一步降低刺激物的微渗漏，抑制其进入到根尖周组织。此外，这种生物密封能使根尖组织周围的牙周组织再生。

BAE水门汀的生物机制

MTA可以诱导细胞分化、血管生成和矿化。已提出了多种机制解释这种效应。丝裂原活化蛋白激酶（MAPK）、细胞外信号调节激酶（ERK）、c-Jun氨基末端激酶（JNK）、核因子kappa B（NFκB）、p38、骨形态蛋白（BMP）/Smad信号通路都参与了细胞分化和MTA的矿化活动。MTA的活性主要是通过释放钙和硅离子实现的。

不同的生物材料是通过不同的途径来实现其作用的。例如，抑制MAPK和钙-钙调节蛋白激酶Ⅱ可以抑制BD的矿化作用，而p38 MAPK抑制剂对BD的矿化诱导作用没有影响，作用于ERK 1/2（U0126）和JNK（SP600125）的MAPK抑制剂可明显降低细胞培养中材料的矿化作用。

不同BAE水门汀的作用机制、基因表达序列，以及这些材料的化学成分对其固有特性的影响尚不完全清楚。但其pH和促进离子释放的能力是很重要的。

钙和硅酸盐对细胞增殖、分化和功能有重要的影响。对包括MTA、BD和BA的BAE水门汀的研究显示，这些材料可以通过细胞增殖、血管生成和矿化来激活牙髓细胞的成骨和成牙的特性。这些作用都是通过不同的路径实现的，包括ERK 1/2、核因子E2相关因子2、p38、JNK、MAPK、p42/p44的丝裂原活化蛋白激酶、NFκB和纤维母细胞生长因子受体路径。

细胞活性

关于Geristore细胞毒性的数据很少。在一项成人纤维细胞培养的研究中，Geristore表现出了比MTA和GIC更强的细胞活性、形态、黏附和附着能力，然而，在另一项使用了L929老鼠成纤维细胞的试验中，研究人员在3周的观察期中没有发现Geristore和WMTA存在明显的差异。因此，猜测细胞株可能对细胞活性的测试结果产生一定的影响。

研究人员比较了MTA和CEM水门汀对不同细胞系的细胞活性的影响，结果未发现明显差异。研究的时间长短也可能会影响细胞的活性。有两项研究报告显示，在早期阶段，CEM水门汀的细胞毒性比MTA高，而试验后期的数据则显示两种材料之间没有明显的差异。大多数细胞活性研究发现，EndoSequence RRM和WMTA、GMTA、白Angelus MTA（WAMTA）和BD在不同的细胞培养模型［人真皮成纤维细胞、L929成纤维细胞、人牙龈成纤维细胞、牙周膜成纤维细胞、成骨细胞（MG63）和牙细胞培养］中没有明显的差异。

IRM的细胞毒性比Quick-Set（Avalon Biomed）、MTA（Micro-Mega）和BA高。MTA的细胞活性比汞合金更好。将MTA与GIC联合使用可以降低GIC的细胞毒性。与对照组相比，在所有测试材料中，EndoBinder（EB；Binderware）+Angelus MTA（AMTA）和WAMTA显示了相似的细胞活性。WAMTA和MTA-Bio（Angelus）均表现为低毒性，与对照组无明显差异。然而，MTA-Bio（Angelus）的表面不规则，比WAMTA有更多的孔隙。

信号分子和标志物的基因表达

研究人员评估了BAE水门汀或其提取物暴露在不同的细胞培养液中时，其信号分子的表达或释放。BAE水门汀可上调或下调信号分子。然而，也有研究报道了与其不一致的结果。表11-3记录了这些材料或其提取物置于细胞培养液后可能存在或表达的信号分子。一些研究表明，BAE水门汀会增加某些信号分子的表达，而另一些研究表明，它们对信号因子没有作用，甚至会下调信号分子。以上这些研究结果产生差异的原因可能是不同研究的持续时间不同和使用的细胞系不同。

活性氧（ROS）是氧代谢过程中自然产生的产物，对维持细胞的健康、增殖和信号传导有重要的作用。ROS水平的上调会导致细胞损伤。GMTA可能对ROS产生影响，因其显著地降低了老鼠成牙本质样细胞（MPDC-23）的活性。

生物材料对特定基因表达的影响是牙体牙髓病学研究中的一个重要问题。事实上，可以通过细胞培养时的基因表达来评估材料在细胞分化、迁移、矿化、炎症等方面的特性。研究人员对各种细胞系的基因表达进行了大量的研究，其中包括人类的牙髓细胞，牙髓干细胞以及老鼠的牙乳头的发育而成的成牙本质样细胞（MDPC-23）。一些研究检测了成千上万的基因，以检测其在暴露于生物材料后发生的任何变化，而其他的研究则聚焦于在各种生物过程（如矿化、分化、炎症和迁移）中涉及的特定基因。这些研究表明，MTA、BD、BA、α-三磷酸钙（α-TCP）、Quick-Set、iRoot BP、iRoot BP Plus和CEM水门汀能够上调或抑制分化、迁移、矿化和炎症相关的基因。

MTA和其他BAE水门汀对基因表达的影响主要表现在特定的基因及基因在细胞培养中的变化。这些基因产物包括Ⅰ型胶原（COL1A1）、ALP、RUNT相关转录因子2（RUNX2）、骨钙素（OCN）、牙本质涎蛋白（DSP）、BMP、骨连蛋白（OSN）、骨涎蛋白（BSP）、骨桥蛋白（OPN）、牙本质涎磷蛋白（DSPP）、血红素氧合酶-1（HO-1）、血管内皮生长因子（VEGF）、核因子kappa-B的受体激动剂，TRAF6，NFκB和NFATC1。

在大多数研究中，对基因表达和信号分子的研究都集中在以下基因上：

- 成骨基因产物：OCN、BSP和ALP。
- 牙源性基因表达：BMP、OSN、BSP、OPN、DSPP、COL1和HO-1。
- 促炎介质：氧化亚氮（NO）、前列腺素E2（PGE2）、环氧酶-2（COX-2）、白细胞介素-1α、白细胞介素-6（IL-6）和白细胞介素-8（IL-8）。

生物材料可能不会通过相似的基因诱导其产生效应。它们可以通过增加或减少不同基因的表达来发挥作用。MTA、BA和BD在上调某些基因的同时，也会下调其他一些基因。例如，与对照组相比，MTA和BA在骨源性基因的表达上，其OCN、BSP和ALP活性显著增加；然而与对照组相比，BD对这些基因的表达没有显著的影响。

在一个为期14天的三维人体干细胞牙髓细胞培养研究中，研究人员将BD与MTA进行比较，评估与矿化相关的基因（COL1A1、ALP、DSPP和RUNX2）的表达。结果显示MTA和BD都有相似的矿化基因表达模式。与对照组相比，BD、MTA和MM MTA中COL1A1和OSN的基因表达水平要高得多。

在一个三维Balb/c 3T3成纤维细胞培养模型中，在24小时后，WA MTA和BD表现出类似的细胞活力。与对照组相比，两者在肿瘤坏死因子α（TNF-α）水平上无显著差异。然而与对两种材料的对照组相比，IL-1α的水平明显上升。这项研究的局限性在于其评估时间太短。

在评价口腔材料的细胞毒性和信号分子时应该考虑细胞的类型。许多细胞系对口腔材料的反应是类似

的。例如，MG-63骨肉瘤细胞可能会对成骨细胞产生类似的细胞因子。许多研究都使用了MG-63细胞来评估BAE水门汀，因为MTA和BAE水门汀可能会对基因产生影响，但细胞类型的选择也很重要。例如，使用人骨肉瘤细胞（MG-63和Saos-2）并不适合BAE水门汀，因为这些细胞类型的染色体改变可能导致细胞和分子水平的功能异常。因此，使用恶性细胞系来评估材料的生物学特性是不合理的。

评估方法的不同对结果也会产生影响。在一项研究中，酶联免疫吸附试验结果显示，在第6天，与AH Plus（Dentsply）相比，iRoot SP有更高的COL1和BSP表达，而实时聚合酶链反应（PCR）在同一时期的组群中没有显著的差异。

某些标志物被认为是早期（ALP和OSN）、中期（OPN）或晚期（OCN）分化的标志物。对一些BAE水门汀（PC、BD、AMTA、OrthoMTA、Micro-Mega MTA、Endocem）基因表达的研究表明，这些材料中基因表达的数量没有显著差异。相比之下，其他根管倒填充材料（iRoot BP Plus、BA和CEM水门汀）比MTA表现出更高的基因表达；然而，MTA可产生比CEM水门汀更多的TGF-β1。

机体对生物材料反应而产生的某些细胞因子、信号分子和标志物的量，因采用统计方法的不同而有结果差异，在一项对MG-63成骨细胞的研究中，对MTA与EndoSequence RRM的方差分析无显著差异，而t检验则显示两者之间有显著差异。

总之BAE水门汀影响参与细胞分化、迁移、炎症和矿化的基因、信号分子、标志物表达。然而，接触水门汀后的基因表达和信号分子的检测结果与各种参数如研究持续的时间、测试材料的浓度、基因数量、细胞培养的类型和使用的统计分析方法有关。

皮下植入

大多数关于MTA皮下植入的研究显示，MTA植

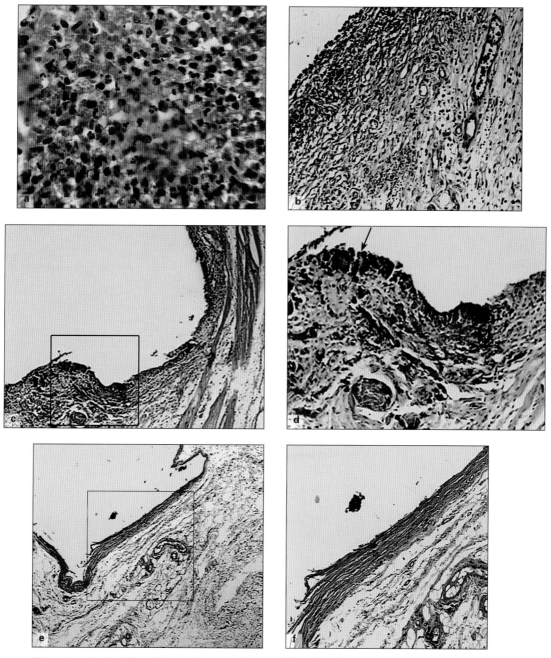

图11-2　（a）在皮下植入MTA后，早期的多核粒细胞浸润和坏死。（b）在皮下植入MTA后7天，炎症细胞中度浸润和组织出血。（c和d）在皮下植入MTA后30天，软组织（箭头）内形成的钙化结构［放大10倍（c），40倍（d截取自c）］。（e和f）在皮下植入MTA后60天，无炎症和囊肿形成［放大10倍（e）、放大40倍，f截取自e］。

入到皮下后的早期阶段表现出中到重度的组织反应，最终在后期的评估阶段消退（图11-2）。大量研究显示，将材料植入皮下后，组织对MTA的反应和von Kossa阳性结构出现的趋势有所下降。树脂复合材料和树脂-离子混合剂（如Retroplast 和 Geristore）对组织有刺激性。Geristore与WAMTA、WMTA和BA相比，有更强的导致炎症的作用。WAMTA、WMTA和BA在植入皮下组织后，其反应并没有表现出显著的区别。

在对BA和MTA进行比较时，皮下反应依赖于给定研究中使用的MTA类型。有报道称BA的生物相容性比GMTA高，WMTA的生物相容性高于BA。BA和iRoot SP植入皮下后显示出生物相容性。在植入的早期观察期（7天），BD的炎症反应和组织反应明显高于AMTA组和对照组；然而在较长的评估期（14~30天）中，各组未发现明显差异。此外，BD和AMTA的组织反应明显低于氧化锌水门汀。

皮下研究中，CEM水门汀与WMTA和GMTA相比，CEM水门汀在研究期间没有发生组织坏死。作者指出，所有的试验材料都能很好地耐受，并在有钙化沉淀物的情况下表现出了骨诱导特征。

EndoBinder已经表现出比灰色AMTA（GAMTA）更低的炎性反应。与对照组相比，GMTA和Endo-Sequence RRM可以诱导产生更明显的炎症反应；然而，GMTA的炎症反应（肥大细胞脱颗粒和淀粉样蛋白沉积）比EndoSequence更明显。在最后的观察期（30天）内，EndoSequence组的炎症反应比GMTA组明显下降。EndoSequence周围并没有出现GMTA引起的坏死反应和脓肿形成。作者将此反应归结为MTA在凝固过程中的产热峰，使组织温度升高，导致脓肿形成。这个结论可能是不合理的，因为在植入过程中血液对MTA有冷却作用。此外，之前的大部分研究未报告过类似的脓肿形成反应。

不同类型的磷灰石在体内可能会产生不同的矿化效果。为了比较成品和新鲜混合的WMTA的差别，研究人员将实验室中通过WMTA形成的磷灰石和合成的羟基磷灰石植入皮下60天后进行评估。结果显示，成品和新鲜的MTA以及合成的羟基磷灰石均可以诱导矿化。实验室条件下WMTA诱导的磷灰石的矿化活性不同于合成的羟基磷灰石和体内形成的磷灰石。与以前的研究相似，炎症反应随着时间的推移而逐渐消退。在炎症反应强度方面，各组之间没有发现显著差异。此外，虽然成品和新鲜混合的WMTA二者的钙化诱导没有显著的差异，但是成品组比新鲜混合组钙化不良的比例更高。Apaydin等将新鲜配制的MTA作为根管倒充填材料，与根尖切除前已凝固的MTA相比较。尽管两者在牙骨质形成或骨愈合方面没有发现明显的差异，但新鲜配制的MTA的牙骨质覆盖率明显更高。这一发现表明在混合后置于体内的MTA在凝固的早期阶段可能具有诱导效应。

将充满AMTA、MTA-Bio和PC的牙本质小管植入皮下后可观察到，与PC相比，MTA-Bio和AMTA附近的生物矿化程度明显更高。此外，MTA-Bio和AMTA的牙本质粘接剂界面形成和内部矿化的速度比PC快得多。同时，在PC中添加$CaCl_2$可以减少了它的凝固时间和生物活性。

将PC作为根管倒填充材料一直是研究人员争论的焦点。一些研究者指出，在生物相容性方面，PC和MTA之间没有显著的区别，一些研究者认为，由于PC是MTA的主要组成部分，它可以用于同样的临床适应证；然而，另一些人则否定了PC的临床应用，认为其成分中含有有害成分。以MTA为基础的材料中砷的存在是一些研究人员关注的问题。根据ISO标准（ISO 99171），牙齿材料中砷的总含量不应超过2mg/kg。然而，原子吸收分光光度法测出的GAMTA中砷的含量高达5.01mg/kg，另外有两种灰色PC（GPC），测得的砷含量最高可达10.73mg/kg和18.46mg/kg。皮下植入GPC［一种低砷含量的白色PC（WPC）］和GAMTA显示，其中一种含有较高砷含量的PC在60天内引起的炎症反应更强。尽管WPC中砷含量较低，但机体对这种材料的炎性反应并不像GAMTA那么好。

一些BAE水门汀的全身效应

为了评估全身效果，研究者将WAMTA和BA植入了老鼠的皮下组织。通过对血液样本的检测，对肾脏和肝脏进行组织学评估。在这项研究中，与对照组相比，植入MTA的动物，其肝脏和肾脏（例如，肾脏中的尿素和肌酐水平以及肝脏中血清谷丙转氨酶和谷草转氨酶水平）都表现出了炎性变化和更高的功能。另一方面，尽管BA组早期表现为阴性结果，但长期结果显示其炎症反应可明显下降，器官功能明显增强。然而，研究人员没有报道这些器官有永久性损害。

总之，在细胞培养和皮下植入中对生物毒性等生物相容性测试的结果可能是相似的，也可能不同。在皮下植入研究中得到的不同结果可能是因为不同的病理学家评估标本的方法不同。目前主要有两种常用的方法来评估口腔材料的皮下植入情况。一种是Federation Dentaire International （FDI）推荐的方法，另一种是Cox等推荐的方法。FDI推荐的方法是通过在显微切片的不同区域计算炎症细胞的数量来确定炎性反应的程度。Cox等提出的方法是通过识别炎细胞的密度、组织反应（如纤维化）、血管反应（如堵塞）和纤维蛋白的外渗等几个变量来确定炎性反应的程度。在一项对这两种方法的评估研究中，Vosoughhosseini等的结论是，皮下植入材料后，FDI的方法比Cox的方法更可靠。

时间的评估也可能是一个重要因素。例如，在早期，MTA会引起强烈的组织反应，但随着时间的推移，其反应程度会降低。

根尖倒填充材料的生物矿化

在皮下植入MTA、PC、WAMTA、GMTA、AMTA、Endo CPM （EGKO SRL）和BA后，由BAE水门汀诱导的生物矿化可以通过冯库萨染色法（Von Kossa）观察到其阳性结构。OPN是一种已知的糖蛋白，它存在于矿化和病理钙化的组织中。有证据表明，OPN能介导骨细胞黏附、迁移、分化，以及最初的骨基质形成和矿化。在植入后的14天内，在邻近植入材料包膜的成纤维细胞的细胞质中，观察到了OPN的表达。在植入MTA密封材料、PC和WAMTA 7天后，发现可被冯库萨染色（Von Kossa）的阳性结构。

MTA被称为生物活性物质的其中一个原因是钙离子的存在，钙离子在与蒸馏水混合后从材料中释放出来或在材料直接接触到组织液后释放出来。另一个原因是它的高pH。

需要注意的是，早期组织对植入材料的反应可能是对外科手术的反应结果，包括对活体组织的解剖。

对植入材料真正的刺激反应会在后来的观察期里显现出来。因此，如果一种物质在植入后的早期阶段发生了中到重度的反应，但随着时间的推移，其组织反应显著减少，那么这种材料就会被认为是有生物兼容性的。选择对照样本进行相同外科手术，在对植入材料的试验中是非常有必要的。在皮下植入过程中产生了钙离子，这与在合成组织液中植入MTA的实验结果类似。由此产生的对周围组织有刺激作用的CH可能在MTA植入后长期存在。为了应对这种长期的刺激，植入材料的周围会形成纤维囊壁。纤维囊壁的厚度也被认为是皮下植入研究的评价标准之一。一些研究者假设纤维囊壁的厚度可能是炎症的表现，可能与材料的生物相容性有负相关关系。相比之下，另一些人则认为，纤维囊壁的存在，特别是在植入后的早期阶段，是组织对口腔材料耐受的表现。

另一个关键点是对生物材料进行足够长的时间评估的研究较少。事实上，ISO 7405标准要求评估期不少于84天，以便于将组织对某一物质的早期反应和长期反应进行一个合理的比较。

皮下植入和信号分子

WMTA可以以一种时间依赖的方式来上调促炎细胞因子。在植入后的第一天，通过免疫组化分析，可以检测到过氧化物酶、NFκB、激活蛋白-1、COX-2、诱导型一氧化氮合酶（iNOS）和VKGF的水平均有所升高。SEM可观察到，随着时间的推移，形成了一类磷灰石晶体，并在含有WMTA的牙本质小管表面形成了一层致密的磷灰石层。因此，在手术后的第一周，在WMTA植入后，促炎因子和治疗标志物同时出现了。

使用WMTA和CH的另一项皮下植入研究表明，在植入的前3天，几个细胞因子（TNF-α，IL-1β和IL-10）与对照组相比明显增加了。WMTA组和CH组之间的一个区别是WMTA组TNF-α水平比较高。此外，WMTA组与对照组相比，NFκB（一种调节COX-2表达的因子）、COX-2、VHGF和iNOS的表达水平明显升高。检测到的基因可以分为促炎因子（IL-1β、VEGF和TNF-α），抗炎因子（IL-10），促进伤口愈合的因子（IL-1β和VEGF），抑制伤口愈合的因子（TNF-α和IL-10）。每个细胞因子在不同时间间隔的不同峰值水平表示其在不同时间段的不同功能。例如，在植入后12小时观察到TNF-α的峰值，表示在这段时间内TNF-α有促炎作用，而IL-1β的表达和TNF-α的表达减少抑制了之后的细胞因子的促炎作用和促进伤口愈合的效应。IL-10的表达会随着时间的推移而减少，因为IL-10会产生一种抗感染作用/抗伤口愈合的作用。在IL-1β的表达增加后，TNF-α可能引发炎症级联反应，会刺激炎症细胞和成纤维细胞。与此同时，IL-10的表达进一步抑制了炎症细胞的活性，使其从急性期转为慢性期。然而，由于CH可导致广泛的凝固性坏死，因此与MTA结果相比，CH的修复过程会延长。

在一项研究中，将WMTA和Life（一种以CH为基础的凝固材料；Kerr）植入皮下14天后，对样本中的巨噬细胞（CD68）、M2巨噬细胞（CD163）和CD34（血管化和伤口愈合的标志物）进行免疫组化染色。实时PCR处理甘露糖受体C-1（一种M2巨噬细胞标志物）、CD34和CD163信使RNA（mRNA）。结果表明，与Life组和对照样本相比，WMTA在植入部位的CD34、CD163和CD68标志物显著增加。作者认为WMTA可以通过CD34表达细胞来增加M2巨噬细胞，促进新血管形成，从而实现促进愈合的目的。植入部位的M2巨噬细胞上调的原因已多有描述，包括钙离子的释放，比Life材料更高的pH（12∶8），以及硅的存在。

在另一项研究中，研究人员将EB+20%重量比的ZnO作为放射性安慰剂植入皮下，与WAMTA和硬质凝固型CH进行了90天的比较。在整个研究过程中，所有测试的材料都显示出相似的炎性反应。研究人员对下列介质的基因表达进行了评估：IL-1β，TNF-α，IL-4，IL-10和前列腺素E合成酶2（PTGES2）。在样本中只发现了PTGES2和IL-10基因表达。在移植后的7天里，与WAMTA相比，EB促使PTGES2（COX-2编码基因）和IL-10（在慢性炎症反应中表达的细胞因子）的mRNA表达增强。在30天的时间里，这两种材料都引起两种介质的下调，尤其是EB的调节，其具有统计学意义。

另一项研究对植入的MTA和WPC进行了长达30天的研究。结果显示，对照组的炎性反应比任何一种材料都要低得多。在炎性反应方面，测试材料显示没有明显的差异。在7天的观察期内，对照样本和测试材料之间未产生明显差异，说明手术本身带来的创伤对样本带来了潜在的影响。作者认为，植入导管周围的一层厚厚的囊壁是由白细胞释放出的因子组成。这些因子可能是胶原蛋白合成的细胞因子，包括IL-1和IL-4，生长因子，如血小板源生长因子和TGF-β。

骨内植入

有几项研究探讨了AMTA在骨内植入后的生物相容性。两项不同时间间隔的调查评估了AMTA在拔牙后以及将材料放置在新鲜的拔牙窝内的情况。从植入后的第7天开始到试验结束，均观察到了矿化和新骨形成。在AMTA样本中也发现了营养不良性钙化。另一项研究表明，在AMTA植入前，用一种含有CH的溶液来冲洗老鼠的下颌骨缺损，可以促进骨愈合。

当光固化MTA被放在小鼠新鲜的拔牙窝时，其可引起与AMTA类似的骨反应，但在光固化MTA样本中未观察到营养不良性钙化。

在另一项研究中，CEM水门汀和MTA被放置在小鼠股骨的窝洞中。在整个研究过程中，所有的对照材料和测试材料产生的结果均为下调了炎症细胞的形成，和上调了骨形成，不同组间没有显著差异。

将EB、AMTA和CH放置在小鼠胫骨的窝洞内。对组织进行了90天的组织学评价。在整个研究过程中，所有的组别都有新骨形成。与对照组相比，AMTA和EB组的在60天和90天的阶段骨形成明显增加。MTA的骨反应比光固化的复合树脂和ZOE好得多。

为了评估骨形成的情况，研究人员将WMTA和一个实验性的纳米WMTA植入了兔下颌骨内，进行了长达40天的试验。这两种材料在使用时可添加或不添加铝酸三钙。作者使用双能量X线吸收法来分析骨量，测定骨矿含量（BMC）和骨矿密度（BMD）。实验组的BMC和BMD都明显高于对照组。与商品化WMT相比，纳米WMTA的BMD和BMC明显增高。此外，铝酸三钙的添加可显著提高BMD和BMC的水平。虽然在这项研究中没有对组织学反应进行评估，但最近的一项长达60天的骨修复的研究显示，将材料植入兔下颌骨后，纳米WMTA和WMTA会产生类似的组织反应。

为了研究某些材料对骨的刺激反应，在用脂多糖（LPS）处理之前，研究人员将BA和MTA植入小鼠顶骨内7天。BA和MTA可显著地降低骨增生和骨吸收。这两种材料抑制了组织蛋白酶K的表达，活化T细胞的细胞质1的核因子，以及LPS诱导的小鼠顶骨中产生的c-Fos。

另一项动物研究评估了在小鼠的胫骨骨缺损中，BMPs和AMTA分别与激光疗法相结合，用于引导骨再生的情况。结果显示，与其他的治疗组合相比，AMTA在作为骨缺损的移植材料，与激光疗法相结合后，在骨形成和骨成熟方面有更好的表现。

皮肤试验

在72小时观察期内，观察试验和组织学试验均显示，CEM水门汀和WMTA在植入皮下后，红斑性反应和炎症细胞浸润明显减少。

镇痛作用

在一个完全不同的模型中，对这些材料的另一个方面进行了评估，一组研究人员向大鼠的嘴唇注射了WMTA、丁香酚和酮洛芬。并在20分钟后向其中一些大鼠的嘴唇中注射2.5%的福尔马林。作者根据动物的行为反应来评估它们的痛感。结果表明，注射WMTA并没有引起疼痛反应；而且与酮洛芬相似，WMTA可以对福尔马林产生的疼痛有止痛效果。

对神经活动的影响

为了评估根管封闭剂对神经活动的影响，研究人员进行了一项体外研究试验，将老鼠的三叉神经暴露在新混合的或成品的Roth Root sealer（Pearson Dental）、AH Plus、EndoSequence BC sealer或RealSeal SE（SybronEndo）中。结果显示，所有新混合的Roth根尖封闭剂的浓度和高浓度的成品Roth根尖封闭剂均可引起降钙素基因相关肽（CGRP）的上调。新混合的AH Plus和低浓度的成品AH Plus可上调降钙素基因相关肽（CGRP）的水平。与此相反，成品和新混合的EndoSequence BC sealer和RealSeal可明显降低CGRP水平。重要的是这项研究中，封闭剂的暴露时间很短。

对F1神经细胞的神经细胞兴奋性和电学性能的评估表明，神经细胞暴露在WMTA下可引起静息电位的超极化。此外，CEM水门汀和WMTA可改变动作电位的持续时间和强度。这两种材料在超极化的幅度和范围方面均可表现出明显的增强；然而，WMTA的影响比CEM水门汀要高。作者将这些效应归结于钾离子在细胞膜上的诱导外流。

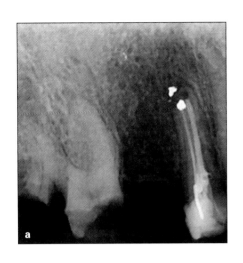 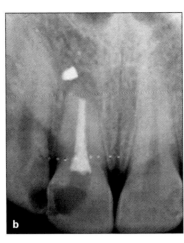

图11-3 （a和b）汞合金作为根管倒填充材料时发生松动移位，导致根尖周渗漏和根尖手术失败。

对血管的影响

基于剂量依赖性的研究表明MTA不会对微循环和血管收缩产生不良影响。

体内研究

可能影响根尖手术治疗结果的变量包括冠修复的质量、牙齿类型、牙的位置、根管倒充填材料的类型、牙周损伤的类型，以及在手术治疗前是否进行过根管治疗。多年来，汞合金一直是根管倒充填的选择材料之一。新的材料逐渐取代了汞合金主要是由于汞合金的渗漏和强腐蚀性，可能导致汞合金材料松动进入根尖周组织，长期结果不能令人满意（图11-3），此外，汞合金对患者的全身安全性一直饱受争议。

在临床实践中，近年来IRM、Super EBA和MTA饱受关注。由于MTA在实验室和临床研究方面的优势，在最近发表的论文中，MTA作为金标准用于新开发的根管倒充填材料的研究。

动物研究

在动物研究中，MTA与Super EBA、汞合金、IRM、ZOE和热塑牙胶相比，在牙周韧带再生和骨愈合方面有相似或更好的表现。与其他列出的材料不同，MTA可以促进牙骨质沉积。其他的能够促进牙骨质形成的材料包括Diaket、CEM、EndoSequence RRM和Quick-Set。

除了形成牙骨质，在使用材料进行根管倒充填时，组织反应是需要考虑的因素。MTA和CEM水门汀作为根管倒填充材料时表现出了类似的组织反应。相比之下，Quick-Set比MTA有更强的炎症反应。

其他材料（如EndoSequence RRM）在组织病理学、锥形束CT（CBCT）和显微CT图像分析等方面都表现出良好的结果。

总的来说，最近的动物研究都主要集中在BAE水门汀方面。然而，这里面的很多动物研究有存在各种缺点，如评估时间短，缺乏对照，使用的离体牙没有感染史，将根管倒充填材料置于根管内之前牙齿未进行根管治疗。与BAE水门汀有关的动物研究数量非常有限。

人类调查

最近发表的关于"根管倒充填材料"的论文大多是病例报告和病例系列分析。这些研究展示了在根尖手术或意向再植和移植术中使用MTA及其他一些BAE水门汀〔包括PC、AMTA、BD、Tech Biosealer

图11-4 （a）未达根尖的充填和不致密的根管封闭导致根尖周病变。（b）MTA行根管倒充填后6个月随访。（c）2年后随访。（d）4年后随访（Hamed Manochehrifar博士提供）。

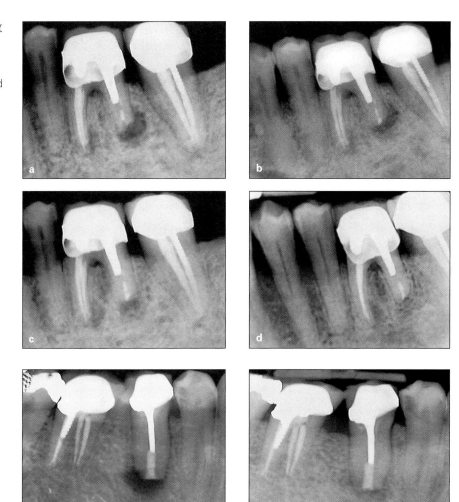

图11-5 （a）充填未达根尖和根管封闭不完全，形成根尖周病变。（b）在意向性再植术中将MTA作为根管倒充填材料，植入后的即刻影像。（c）术后18个月随访（Hamed Manochehrifar博士提供）。

图11-6 （a）左侧下颌第一磨牙根管治疗前。（b）根管治疗后第11年，失败。（c）意向性再植时，将CEM水门汀作为根管倒充填材料。（d）治疗后4年根尖周的预后情况。

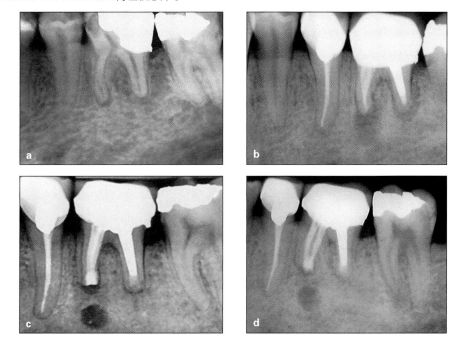

（Isasan）和CEM水门汀〕作为根管倒充填材料时得到的良好结果（图11-4～图11-6）。

一些研究表明，根管倒充填材料的类型是影响根尖手术的重要预后因素。然而，只有少量的研究明确地评估了根管倒填充材料的类型对根尖手术的最终结果的影响。例如，比较IRM和MTA作为根管倒填充材料的研究非常少。一些报道中声称说两者没有显著的区别。一项为期5年的随访研究显示，MTA的结果明显好于Super EBA，而另一项研究表明，在4年随访期间，这些材料的成功率没有显著差异。

在显微根尖外科手术之后使用相关材料进行根管倒充填，解剖学上的变化会影响治疗的结果。例如，用MTA倒充填的牙齿是否会显示出不同的结果，这取决于具体的解剖位置；然而，Retroplast用于下颌前磨牙和磨牙时表现出更高的失败率。此外，预后不确定的病例百分比可能取决于根管倒填充材料的类型。在术后随访期间，Retroplast组中愈合不确定的病例数比MTA组要高得多。MTA作为根管倒填充材料，其短期和长期的效果比牙胶加热充填并抛光要好得多。当作为根管倒填充材料时，MTA和EndoSequence之间没有显著的差异。

一项回顾性研究对现代技术工具（如使用外科显微镜，将GMTA作为根管倒充填材料，以及利用超声骨刀进行骨和根尖切除）对根尖手术预后的影响进行了研究。这项相对大型的研究（938颗牙齿）显示，与传统的手术方法相比，使用现代的牙体牙髓工具可以将成功率提高5倍。

一些调查人员使用了辅助手段来改善根尖手术的结果和对生活质量的影响。其中一个例子是在放置MTA根管倒填充材料之前使用半导体激光照射。虽然没有对照组，但这项研究报告显示治疗后病变的范围有所减小。

在临床症状方面，一项研究表明，MTA或IRM被用作根尖倒充填材料时，在术后疼痛方面无显著差异。另一项研究发现，在MTA根管倒充填物上，手术

骨缺损处以及根尖手术缝合处放置生长因子，可以明显减少疼痛、肿胀和止痛剂的使用。此外，患者还声称，其张嘴、咀嚼、说话、睡觉、工作和其他日常活动的质量得到了提高。在进行了手术后，MTA作为根管倒填充材料的患者，与使用冷牙胶倒充填的患者相比，在接受治疗后其肿胀情况发生的概率明显降低。

有几篇系统评价和meta分析对根管倒填充材料对根尖手术的最终结果的影响进行了评价。这些研究的结果是不一致的。有一篇系统评价与meta分析称，根管倒填充材料（MTA、IRM、Super EBA）的类型对根尖手术的结果没有显著的影响；然而，另外几篇系统评价与meta分析指出，根管倒填充材料的类型对根尖手术的最终结果可能有一定的影响。有两篇系统评价和meta分析指出，与汞合金、GIC和牙胶相比，IRM或MTA用作根管倒填充材料时疗效更好；而另外一篇系统评价和meta分析称，只有MTA对根尖手术的最终结果有积极影响。

根据1980—2007年发表的研究，与充填了其他根管倒填充材料的牙齿相比，将MTA作为根管倒充填材料的牙齿其愈合的比例更高。最近发表的系统评价和meta分析与过去发表的文章相比，其结果的差异可能是由于最近更多的研究其样本容量更大。

总之，评价根管倒填充材料类型对根尖手术预后影响的研究是有限的。大部分的研究都或多或少的有一些明显的缺点，包括属于回顾性研究，小样本量，没有检查者之间和检查者本身可靠性和有效性的数据，缺乏kappa值的描述，随访期太短以及回访率低。因此，在这些研究中，其病例选择偏倚、不完整记录和术后检查者偏差的风险可能很高。

根据目前的文献资料和数据，MTA作为根管倒填充材料得到了更多的证据支持。美国牙髓学病会的一项对美国国内牙髓病专科医生的调查显示，MTA是最受欢迎的根管倒填充材料（61.4%），其次是Super EBA（34.3%）、汞合金（3.4%）和GIC（0.8%）。尽管MTA有一定的缺点（时间长，成本高，可能变

色，技术敏感性高），但它目前仍然是根管倒填充材料的第一选择。未来的研究应该着重于通过设计严密的随机临床试验和分组来比较新开发的材料与MTA。

参考文献

[1] Christiansen R, Kirkevang LL, Hørsted-Bindslev P, Wenzel A. Randomized clinical trial of root-end resection followed by root-end filling with mineral trioxide aggregate or smoothing of the orthograde gutta-percha root filling—1-year follow-up. Int Endod J 2009;42:105–114.

[2] Kruse C, Spin-Neto R, Christiansen R, Wenzel A, Kirkevang LL. Periapical bone healing after apicoectomy with and without retrograde root filling with mineral trioxide aggregate: A 6-year follow-up of a randomized controlled trial. J Endod 2016;42:533–537.

[3] Torabinejad M, Pitt Ford TR. Root end filling materials: A review. Endod Dent Traumatol 1996;12:161–178.

[4] Parirokh M, Torabinejad M. Mineral trioxide aggregate: A comprehensive literature review--Part III: Clinical applications, drawbacks, and mechanism of action. J Endod 2010;36:400–413.

[5] Prati C, Gandolfi MG. Calcium silicate bioactive cements: Biological perspectives and clinical applications. Dent Mater 2015;31:351–370.

[6] Torabinejad M, Parirokh M. Mineral trioxide aggregate: A comprehensive literature review--Part II: Leakage and biocompatibility investigations. J Endod 2010;36: 190–202.

[7] de Martins GR, Carvalho CA, Valera MC, de Oliveira LD, Buso L, Carvalho AS. Sealing ability of castor oil polymer as a root-end filling material. J Appl Oral Sci 2009;17:220–223.

[8] Shi S, Zhang DD, Chen X, Bao ZF, Guo YJ. Apical sealing ability of bioceramic paste and mineral trioxide aggregate retrofillings: A dye leakage study. Iran Endod J 2015;10:99–103.

[9] Chohan H, Dewan H, Annapoorna BM, Manjunath MK. Comparative evaluation of sealing ability of glass ionomer-resin continuum as root-end filling materials: An in vitro study. Int Soc Prev Community Dent 2015;5:488–493.

[10] Lotfi M, Vosoughhosseini S, Saghiri MA, et al. Effect of synthetic tissue fluid on microleakage of grey and white mineral trioxide aggregate as root-end filling materials: An in vitro study. Sultan Qaboos Univ Med J 2012;12:323–329.

[11] Shahi S, Yavari HR, Rahimi S, Eskandarinezhad M, Shakouei S, Unchi M. Comparison of the sealing ability of mineral trioxide aggregate and Portland cement used as root-end filling materials. J Oral Sci 2011;53:517–522.

[12] El Sayed M, Saeed M. In vitro comparative study of sealing ability of Diadent BioAggregate and other root-end filling materials. J Conserv Dent 2012;15:249–252.

[13] Suri NK, Nikhil V, Jha P, Jaiswal S. Evaluation of effect of addition of 2% chlorhexidine on the sealing ability of Biodentine: An in vitro study. J Conserv Dent 2015;18:479–482.

[14] Ghorbani Z, Kheirieh S, Shadman B, Eghbal MJ, Asgary S. Microleakage of CEM cement in two different media. Iran Endod J 2009;4:87–90.

[15] Leal F, De-Deus G, Brandão C, Luna AS, Fidel SR, Souza EM. Comparison of the root-end seal provided by bioceramic repair cements and White MTA. Int Endod J 2011;44:662–668.

[16] Leal F, De-Deus G, Brandão C, Luna A, Souza E, Fidel S. Similar sealability between bioceramic putty ready-to-use repair cement and white MTA. Braz Dent J 2013;24:362–366.

[17] Nair U, Ghattas S, Saber M, Natera M, Walker C, Pileggi R. A comparative evaluation of the sealing ability of 2 root-end filling materials: An in vitro leakage study using Enterococcus faecalis. Oral Surg Oral Med Oral Pathol Oral Radiol Endod 2011;112:e74–e77.

[18] Shahi S, Jeddi Khajeh S, Rahimi S, et al. Effect of different mixing methods on the bacterial microleakage of calcium-enriched mixture cement. Minerva Stomatol 2016;65:269–275.

[19] Medeiros PL, Bernardineli N, Cavenago BC, et al. Sealing ability of MTA, CPM, and MBPc as root-end filling materials: A bacterial leakage study. J Appl Oral Sci 2016;24:148–152.

[20] Espir CG, Guerreiro-Tanomaru JM, Spin-Neto R, Chávez-Andrade GM, Berbert FL, Tanomaru-Filho M. Solubility and bacterial sealing ability of MTA and root-end filling materials. J Appl Oral Sci 2016;24:121–125.

[21] Ashraf H, Faramarzi F, Paymanpour P. Sealing ability of Resilon and MTA as root-end filling materials: A bacterial and dye leakage study. Iran Endod J 2013;8:177–181.

[22] Kazem M, Mahjour F, Dianat O, Fallahi S, Jahankhah M. Root-end filling with cement-based materials: An in vitro analysis of bacterial and dye microleakage. Dent Res J (Isfahan) 2013;10:46–51.

[23] Moradi S, Lomee M, Gharechahi M. Comparison of fluid filtration and bacterial leakage techniques for evaluation of microleakage in endodontics. Dent Res J (Isfahan) 2015;12:109–114.

[24] Antunes HS, Gominho LF, Andrade-Junior CV, et al. Sealing ability of two root-end filling materials in a bacterial nutrient leakage model. Int Endod J 2016;49:960–965.

[25] Parirokh M, Askarifard S, Mansouri S, Haghdoost AA, Raoof M, Torabinejad M. Effect of phosphate buffer saline on coronal leakage of mineral trioxide aggregate. J Oral Sci 2009;51:187–191.

[26] Hasheminia M, Loriaei Nejad S, Asgary S. Sealing ability of MTA and CEM cement as root-end fillings of human teeth in dry, saliva or blood-contaminated conditions. Iran Endod J 2010;5:151–156.

[27] Bolhari B, Ashofteh Yazdi K, Sharifi F, Pirmoazen S. Comparative scanning electron microscopic study of the marginal adaptation of four root-end filling materials in presence and absence of blood. J Dent (Tehran) 2015;12:226–234.

[28] Rahimi S, Shahi S, Lotfi M, Yavari HR, Charehjoo ME. Comparison of microleakage with three different thicknesses of mineral trioxide aggregate as root-end filling material. J Oral Sci 2008;50:273–277.

[29] Rahimi S, Asgary S, Samiei M, Bahari M, Vahid Pakdel SM, Mahmoudi R. The effect of thickness on the sealing ability of CEM cement as a root-end filling material. J Dent Res Dent Clin Dent Prospects 2015;9:6–10.

[30] Bayram HM, Saklar F, Bayram E, Orucoglu H, Bozkurt A. Determination of the apical sealing abilities of mineral trioxide aggregate, Portland cement, and bioaggregate after irrigation with different solutions. J Int Oral Health 2015;7:13–17,

[31] Kubo CH, Gomes AP, Mancini MN. In vitro evaluation of apical sealing in root apex treated with demineralization agents and retrofiled with mineral trioxide aggregate through marginal dye leakage. Braz Dent J 2005;16:187–191.

[32] Naik MM, de Ataide Ide N, Fernandes M, Lambor R. Assessment of apical seal obtained after irrigation of root end cavity with MTAD followed by subsequent retrofilling with MTA and Biodentine: An in vitro study. J Conserv Dent 2015;18:132–135.

[33] Moradi S, Disfani R, Ghazvini K, Lomee M. Sealing ability of orthograde MTA and CEM cement in apically resected roots using bacterial leakage method. Iran Endod J 2013;8:109–113.

[34] Moradi S, Disfani R, Lomee M, Naghavi N. Effect of root resection on sealing ability of orthograde apical plugs of mineral trioxide aggregate and calcium enriched mixture. J Dent (Tehran) 2014;11:447–454.

[35] Bernabé PF, Gomes-Filho JE, Bernabé DG, et al. Sealing ability of MTA used as a root end filling material: Effect of the sonic and ultrasonic condensation. Braz Dent J 2013;24:107–110.

[36] Friedl CC, Williamson AE, Dawson DV, Gomez MR, Liu W. Comparison of mechanical and indirect ultrasonic placement technique on mineral trioxide aggregate retrofill density in simulated root-end surgery. J Endod 2016;42:650–653.

[37] De Bruyne MA, De Moor RJ. Long-term sealing ability of Resilon apical root-end fillings. Int Endod J 2009;42:884–892.

[38] Gupta PK, Garg G, Kalita C, Saikia A, Srinivasa TS, Satish G. Evaluation of sealing ability of Biodentine as retrograde filling material by using two different manipulation methods: An in vitro study. J Int Oral Health 2015;7:111–114.

[39] Mandava P, Bolla N, Thumu J, Vemuri S, Chukka S. Microleakage evaluation around retrograde filling materials prepared using conventional and ultrasonic techniques. J Clin Diagn Res 2015;9:ZC43–ZC46.

[40] Post LK, Lima FG, Xavier CB, Demarco FF, Gerhardt-Oliveira M. Sealing ability of MTA and amalgam in different root-end preparations and resection bevel angles: An in vitro evaluation using marginal dye leakage. Braz Dent J 2010;21:416–419.

[41] Garip H, Garip Y, Oruçoğlu H, Hatipoğlu S. Effect of the angle of apical resection on apical leakage, measured with a computerized fluid filtration device. Oral Surg Oral Med Oral Pathol Oral Radiol Endod 2011;111:e50–e55.

[42] Batista de Faria-Junior N, Tanomaru-Filho M, Guerreiro-Tanomaru JM, de Toledo Leonardo R, Camargo Villela Berbert FL. Evaluation of ultrasonic and ErCr:YSGG laser retrograde cavity preparation. J Endod 2009;35:741–744.

[43] Girish CS, Ponnappa K, Girish T, Ponappa M. Sealing ability of mineral trioxide aggregate, calcium phosphate and polymethylmethacrylate bone cements on root ends prepared using an Erbium: Yttrium aluminium garnet laser and ultrasonics evaluated by confocal laser scanning microscopy. J Conserv Dent 2013; 16:304–308.

[44] Nanjappa AS, Ponnappa KC, Nanjamma KK, Ponappa MC, Girish S, Nitin A. Sealing ability of three root-end filling materials prepared using an erbium: Yttrium aluminum garnet laser and endosonic tip evaluated by confocal laser scanning microscopy. J Conserv Dent 2015;18:327–330.

[45] Onay EO, Gogos C, Ungor M, et al. Effect of Er,Cr:YSGG laser irradiation on apical sealing ability of calcium silicate-containing endodontic materials in root-end cavities. Dent Mater J 2014;33:570–575.

[46] Gunes B, Aydinbelge HA. Effects of ultrasonic root-end cavity preparation with different surgical-tips at different power-settings on glucose-leakage of root-end filling material. J Conserv Dent 2014;17:476–480.

[47] Al-Fouzan K, Al-Garawi Z, Al-Hezaimi K, Javed F, Al-Shalan T, Rotstein I. Effect of acid etching on marginal adaptation of mineral trioxide aggregate to apical dentin: Microcomputed tomography and scanning electron microscopy analysis. Int J Oral Sci 2012;4:202–207.

[48] Gondim E, Zaia AA, Gomes BP, Ferraz CC, Teixeira FB, Souza-Filho FJ. Investigation of the marginal adaptation of root-end filling materials in root-end cavities prepared with ultrasonic tips. Int Endod J 2003;36:491–499.

[49] Gondim E Jr, Kim S, de Souza-Filho FJ. An investigation of microleakage from root-end fillings in ultrasonic retrograde cavities with or without finishing: A quantitative analysis. Oral Surg Oral Med Oral Pathol Oral Radiol Endod 2005;99:755–760.

[50] Parirokh M, Behdani F, Eghbal MJ, Asgari S. A comparative investigation of marginal adaptation and surface defects of MTA and Root MTA as two root-end filling materials. J Kerman Uni Med Sci 2006;12:22–28.

[51] Taschieri S, Bettach R, Lolato A, Moneghini L, Fabbro MD. Endodontic surgery failure: SEM analysis of root-end filling. J Oral Sci 2011;53:393–396.

[52] Torres-Lagares D, Rodríguez-Martos R, Castellanos-Cosano L, Yáñez-Vico R, Segura-Egea JJ, Gutiérrez-Pérez JL. Confocal microscopy: A valid approach to evaluate the three-dimensional characteristics of root-end cavities. Med Oral Pathol Oral Cir Bucal 2013;18(3):e542–e546.

[53] Badr AE. Marginal adaptation and cytotoxicity of bone cement compared with amalgam and mineral trioxide aggregate as root-end filling materials. J Endod 2010;36:1056–1060.

[54] Oliveira HF, Gonçalves Alencar AH, Poli Figueiredo JA, Guedes OA, de Almeida Decurcio D, Estrela C. Evaluation of marginal adaptation of root-end filling materials using scanning electron microscopy. Iran Endod J 2013;8:182–186.

[55] Bidar M, Moradi S, Jafarzadeh H, Bidad S. Comparative SEM study of the marginal adaptation of white and grey MTA and Portland cement. Aust Endod J 2007;33:2–6.

[56] Baranwal AK, Paul ML, Mazumdar D, Adhikari HD, Vyavahare NK, Jhajharia K. An ex-vivo comparative study of root-end marginal adaptation using grey mineral trioxide aggregate, white mineral trioxide aggregate, and Portland cement under scanning electron microscope. J Conserv Dent 2015;18:399–404.

[57] Munhoz MF, Marchesan MA, Cardoso DR, Silva SR, Silva-Sousa YT, Sousa-Neto MD. Quantitative 3D profilometry and SEM analysis of the adaptation of root-end filling materials placed under an optical microscope. Int Endod J 2011;44:560–566.

[58] Bird DC, Komabayashi T, Guo L, Opperman LA, Spears R. In vitro evaluation of dentinal tubule penetration and biomineralization ability of a new root-end filling material. J Endod 2012;38:1093–1096.

[59] Ghorbanzadeh A, Shokouhinejad N, Fathi B, Raoof M, Khoshkhounejad M. An in vitro comparison of marginal adaptation of MTA and MTA-like materials in the presence of PBS at one-week and two-month intervals. J Dent (Tehran) 2014;11:560–568.

[60] Soundappan S, Sundaramurthy JL, Raghu S, Natanasabapathy V. Biodentine versus mineral trioxide aggregate versus intermediate restorative material for retrograde root end filling: An in vitro study. J Dent (Tehran) 2014;11:143–149.

[61] Shokouhinejad N, Nekoofar MH, Ashoftehyazdi K, Zahraee S, Khoshkhounejad M. Marginal adaptation of new bioceramic materials and mineral trioxide aggregate: A scanning electron microscopy study. Iran Endod J 2014;9:144–148.

[62] Mokhtari F, Modaresi J, Javadi G, Davoudi A, Badrian H. Comparing the marginal adaptation of cold ceramic and mineral trioxide aggregate by means of scanning electron microscope: An in vitro study. J Int Oral Health 2015;7(9):7–10.

[63] Torabinejad M, Watson TF, Pitt Ford TR. Sealing ability of a mineral trioxide aggregate when used as a root end filling material. J Endod 1993;19:591–595.

[64] Ravichandra PV, Vemisetty H, Deepthi K, et al. Comparative evaluation of marginal adaptation of Biodentine and other commonly used root end filling materials—An in vitro study. J Clin Diagn Res 2014;8:243–245.

[65] Parirokh M, Mirsoltani B, Raoof M, Tabrizchi H, Haghdoost AA. Comparative

study of subcutaneous tissue responses to a novel root-end filling material and white and grey mineral trioxide aggregate. Int Endod J 2011;44:283–289.

[66] Parirokh M, Forghani FR, Paseban H, Asgary S, Askarifard S, Esmaeeli Mahani S. Cytotoxicity of two resin-based sealers and a fluoride varnish on human gingival fibroblasts. Iran Endod J 2015;10:89–92.

[67] Rathinam E, Rajasekharan S, Chitturi RT, Martens L, De Coster P. Gene expression profiling and molecular signaling of dental pulp cells in response to tricalcium silicate cements: A systematic review. J Endod 2015;41:1805–1817.

[68] Dreger LA, Felippe WT, Reyes-Carmona JF, Felippe GS, Bortoluzzi EA, Felippe MC. Mineral trioxide aggregate and Portland cement promote biomineralization in vivo. J Endod 2012;38:324–329.

[69] Hsu TT, Yeh CH, Kao CT, et al. Antibacterial and odontogenesis efficacy of mineral trioxide aggregate combined with CO2 laser treatment. J Endod 2015;41:1073–1080.

[70] Liu CH, Hung CJ, Huang TH, Lin CC, Kao CT, Shie MY. Odontogenic differentiation of human dental pulp cells by calcium silicate materials stimulating via FGFR/ERK signaling pathway. Mater Sci Eng C Mater Biol Appl 2014;43:359–366.

[71] Shie MY, Ding SJ. Integrin binding and MAPK signal pathways in primary cell responses to surface chemistry of calcium silicate cements. Biomaterials 2013;34:6589–6606.

[72] Bin CV, Valera MC, Camargo SE, et al. Cytotoxicity and genotoxicity of root canal sealers based on mineral trioxide aggregate. J Endod 2012;38:495–500.

[73] Müller BP, Eisenträger A, Jahnen-Dechent W, Dott W, Hollender J. Effect of sample preparation on the in vitro genotoxicity of a light curable glass ionomer cement. Biomaterials 2003;24:611–617.

[74] Bakopoulou AA, Triviai IN, Tsiftsoglou AS, Garefis PD. In vitro assessment of cytotoxicity of resin-based dental restorative materials on WEHI 13 var fibroblasts. Int J Prosthodont 2006;19:13–16.

[75] Ribeiro DA, Marques ME, Salvadori DM. Genotoxicity and cytotoxicity of glass ionomer cements on Chinese hamster ovary (CHO) cells. J Mater Sci Mater Med 2006;17:495–500.

[76] Ribeiro DA, Marques ME, Salvadori DM. Biocompatibility of glass-ionomer cements using mouse lymphoma cells in vitro. J Oral Rehabil 2006;33:912–917.

[77] Visalli G, Baluce B, La Maestra S, et al. Genotoxic damage in the oral mucosa cells of subjects carrying restorative dental fillings. Arch Toxicol 2013;87:179–187.

[78] Tadin A, Galic N, Mladinic M, Marovic D, Kovacic I, Zeljezic D. Genotoxicity in gingival cells of patients undergoing tooth restoration with two different dental composite materials. Clin Oral Investig 2014;18:87–96.

[79] Bakopoulou A, Mourelatos D, Tsiftsoglou AS, Giassin NP, Mioglou E, Garefis P. Genotoxic and cytotoxic effects of different types of dental cement on normal cultured human lymphocytes. Mutat Res 2009;672:103–112.

[80] Angelieri F, Joias RP, Bresciani E, Noguti J, Ribeiro DA. Orthodontic cements induce genotoxicity and cytotoxicity in mammalian cells in vitro. Dent Res J (Isfahan) 2012;9:393–398.

[81] Marovic D, Tadin A, Mladinic M, Juric-Kacunic D, Galic N. In vitro detection of DNA damage in human leukocytes induced by combined effect of resin composites and adhesive systems. Am J Dent 2014;27:35–41.

[82] Gallorini M, Cataldi A, di Giacomo V. HEMA-induced cytotoxicity: Oxidative stress, genotoxicity and apoptosis. Int Endod J 2014;47:813–818.

[83] Pettini F, Savino M, Corsalini M, Cantore S, Ballini A. Cytogenetic genotoxic investigation in peripheral blood lymphocytes of subjects with dental composite restorative filling materials. J Biol Regul Homeost Agents 2015;29:229–233.

[84] Ribeiro DA, Matsumoto MA, Duarte MA, Marques ME, Salvadori DM. In vitro biocompatibility tests of two commercial types of mineral trioxide aggregate. Braz Oral Res 2005;19:183–187.

[85] Ribeiro DA, Matsumoto MA, Duarte MA, Marques ME, Salvadori DM. Ex vivo biocompatibility tests of regular and white forms of mineral trioxide aggregate. Int Endod J 2006;39:26–30.

[86] da Silva GN, Braz MG, de Camargo EA, Salvadori DM, Ribeiro DA. Genotoxicity in primary human peripheral lymphocytes after exposure to regular and white mineral trioxide aggregate. Oral Surg Oral Med Oral Pathol Oral Radiol Endod 2006;102:e50–e54.

[87] Laurent P, Camps J, De Méo M, Déjou J, About I. Induction of specific cell responses to a Ca(3)SiO(5)-based posterior restorative material. Dent Mater 2008;24:1486–1494.

[88] Brzovic V, Miletic I, Zeljezic D, et al. In vitro genotoxicity of root canal sealers. Int J Endod J 2009;42:253–263.

[89] Ding SJ, Kao CT, Chen CL, Shie MY, Huang TH. Evaluation of human osteosarcoma cell line genotoxicity effects of mineral trioxide aggregate and

calcium silicate cements. J Endod 2010;36:1158–1162.

[90] Zeferino EG, Bueno CE, Oyama LM, Ribeiro DA. Ex vivo assessment of genotoxicity and cytotoxicity in murine fibroblasts exposed to white MTA or white Portland cement with 15% bismuth oxide. Int Endod J 2010;43:843–848.

[91] Naghavi N, Ghoddusi J, Sadeghnia HR, Asadpour E, Asgary S. Genotoxicity and cytotoxicity of mineral trioxide aggregate and calcium enriched mixture cements on L929 mouse fibroblast cells. Dent Mater J 2014;33:64–69.

[92] Samiei M, Asgary S, Farajzadeh M, et al. Investigating the mutagenic effects of three commonly used pulpotomy agents using the Ames test. Adv Pharm Bull 2015;5:121–125.

[93] Candeiro GT, Moura-Netto C, D'Almeida-Couto RS, et al. Cytotoxicity, genotoxicity and antibacterial effectiveness of a bioceramic endodontic sealer [epub ahead of print 17 August 2015]. Int Endod J doi:10.1111/iej.12523.

[94] Gandolfi MG, Siboni F, Primus CM, Prati C. Ion release, porosity, solubility, and bioactivity of MTA Plus tricalcium silicate. J Endod 2014;40:1632–1637.

[95] Sarkar NK, Caicedo R, Ritwik P, Moiseyeva R, Kawashima I. Physicochemical basis of the biologic properties of mineral trioxide aggregate. J Endod 2005;31:97–100.

[96] Chen S, Cai Y, Engqvist H, Xia W. Enhanced bioactivity of glass ionomer cement by incorporating calcium silicates. Biomatter 2016;6:e1123842.

[97] Shokouhinejad N, Nekoofar MH, Razmi H, et al. Bioactivity of EndoSequence root repair material and bioaggregate. Int Endod J 2012;45:1127–1134.

[98] Kim JR, Nosrat A, Fouad AF. Interfacial characteristics of Biodentine and MTA with dentine in simulated body fluid. J Dent 2015;43:241–247.

[99] Han L, Kodama S, Okiji T. Evaluation of calcium-releasing and apatite-forming abilities of fast-setting calcium silicate-based endodontic materials. Int Endod J 2015;48:124–130.

[100] Asgary S, Eghbal MJ, Parirokh M, Ghoddusi J. Effect of two storage solutions on surface topography of two root-end fillings. Aust Endod J 2009;35:147–152.

[101] Han L, Okiji T. Bioactivity evaluation of three calcium silicate-based endodontic materials. Int Endod J 2013;46:808–814.

[102] Mestieri LB, Gomes-Cornélio AL, Rodrigues EM, et al. Biocompatibility and bioactivity of calcium silicate-based endodontic sealers in human dental pulp cells. J Appl Oral Sci 2015;23:467–471.

[103] Modareszadeh MR, Di Fiore PM, Tipton DA, Salamat N. Cytotoxicity and alkaline phosphatase activity evaluation of EndoSequence root repair material. J Endod 2012;38:1101–1105.

[104] Zhao X, He W, Song Z, Tong Z, Li S, Ni L. Mineral trioxide aggregate promotes odontoblastic differentiation via mitogen-activated protein kinase pathway in human dental pulp stem cells. Mol Biol Rep 2012;39:215–220.

[105] Woo SM, Hwang YC, Lim HS, et al. Effect of Nifedipine on the differentiation of human dental pulp cells cultured with mineral trioxide aggregate. J Endod 2013;39:801–805.

[106] Yan M, Wu J, Yu Y, et al. Mineral trioxide aggregate promotes the odonto/osteogenic differentiation and dentinogenesis of stem cells from apical papilla via nuclear factor kappa B signaling pathway. J Endod 2014;40:640–647.

[107] Huang SC, Wu BC, Kao CT, Huang TH, Hung CJ, Shie MY. Role of the p38 pathway in mineral trioxide aggregate-induced cell viability and angiogenesis-related proteins of dental pulp cell in vitro. Int Endod J 2015;48:236–245.

[108] Woo SM, Kim WJ, Lim HS, et al. combination of mineral trioxide aggregate and platelet-rich fibrin promotes the odontoblastic differentiation and mineralization of human dental pulp cells via BMP/Smad signaling pathway. J Endod 2016;42:82–88.

[109] Luo Z, Kohli MR, Yu Q, Kim S, Qu T, He WX. Biodentine induces human dental pulp stem cell differentiation through mitogen-activated protein kinase and calcium-/calmodulin-dependent protein kinase II pathways. J Endod 2014;40:937–942.

[110] Gupta SK, Saxena P, Pant VA, Pant AB. Adhesion and biologic behavior of human periodontal fibroblast cells to resin ionomer Geristore: A comparative analysis. Dent Traumatol 2013;29:389–393.

[111] Modareszadeh MR, Chogle SA, Mickel AK, et al. Cytotoxicity of set polymer nanocomposite resin root-end filling materials. Int Endod J 2011;44:154–161.

[112] Ghoddusi J, Tavakkol Afshari J, Donyavi Z, Brook A, Disfani R, Esmaeelzadeh M. Cytotoxic effect of a new endodontic cement and mineral trioxide aggregate on L929 line culture. Iran Endod J 2008;3:17–23.

[113] Ghasemi N, Rahimi S, Lotfi M, et al. Effect of mineral trioxide aggregate, calcium-enriched mixture cement and mineral trioxide aggregate with disodium hydrogen phosphate on BMP-2 production. Iran Endod J 2014;9:220–224.

[114] Hengameh A, Reyhaneh D, Nima MM, Hamed H. Effects of two bioactive materials on survival and osteoblastic differentiation of human mesenchymal stem cells. J Conserv Dent 2014;17:349–353.

[115] Jaberiansari Z, Naderi S, Tabatabaei FS. Cytotoxic effects of various mineral trioxide aggregate formulations, calcium-enriched mixture and a new cement on human pulp stem cells. Iran Endod J 2014;9:271–276.

[116] Asgary S, Nazarian H, Khojasteh A, Shokouhinejad N. Gene expression and cytokine release during odontogenic differentiation of human dental pulp stem cells induced by 2 endodontic biomaterials. J Endod 2014;40:387–392.

[117] Mozayeni MA, Milani AS, Marvasti LA, Asgary S. Cytotoxicity of calcium enriched mixture cement compared with mineral trioxide aggregate and intermediate restorative material. Aust Endod J 2012;38:70–75.

[118] Khedmat S, Dehghan S, Hadjati J, Masoumi F, Nekoofar MH, Dummer PM. In vitro cytotoxicity of four calcium silicate-based endodontic cements on human monocytes, a colorimetric MTT assay. Restor Dent Endod 2014;39:149–154.

[119] Alanezi AZ, Jiang J, Safavi KE, Spångberg LS, Zhu Q. Cytotoxicity evaluation of EndoSequence root repair material. Oral Surg Oral Med Oral Pathol Oral Radiol Endod 2010;109(3):e122–e125.

[120] Damas BA, Wheater MA, Bringas JS, Hoen MM. Cytotoxicity comparison of mineral trioxide aggregates and EndoSequence bioceramic root repair materials. J Endod 2011;37:372–375.

[121] Hirschman WR, Wheater MA, Bringas JS, Hoen MM. Cytotoxicity comparison of three current direct pulp-capping agents with a new bioceramic root repair putty. J Endod 2012;38:385–388.

[122] Ma J, Shen Y, Stojicic S, Haapasalo M. Biocompatibility of two novel root repair materials. J Endod 2011;37:793–798.

[123] Ciasca M, Aminoshariae A, Jin G, Montagnese T, Mickel A. A comparison of the cytotoxicity and proinflammatory cytokine production of EndoSequence root repair material and ProRoot mineral trioxide aggregate in human osteoblast cell culture using reverse-transcriptase polymerase chain reaction. J Endod 2012;38:486–489.

[124] Machado J, Johnson JD, Paranjpe A. The effects of EndoSequence root repair material on differentiation of dental pulp cells. J Endod 2016;42:101–105.

[125] Wei W, Qi YP, Nikonov SY, et al. Effects of an experimental calcium aluminosilicate cement on the viability of murine odontoblast-like cells. J Endod 2012;38:936–942.

[126] Chang SW, Lee SY, Kum KY, Kim EC. Effects of ProRoot MTA, Bioaggregate, and Micromega MTA on odontoblastic differentiation in human dental pulp cells. J Endod 2014;40:113–118.

[127] Chen S, Mestres G, Lan W, Xia W, Engqvist H. Cytotoxicity of modified glass ionomer cement on odontoblast cells. J Mater Sci Mater Med 2016;27:116.

[128] Silva EJ, Herrera DR, Almeida JF, Ferraz CC, Gomes BP, Zaia AA. Evaluation of cytotoxicity and up-regulation of gelatinases in fibroblast cells by three root repair materials. Int Endod J 2012;45:815–820.

[129] Silva EJ, Herrera DR, Rosa TP, et al. Evaluation of cytotoxicity, antimicrobial activity and physicochemical properties of a calcium aluminate-based endodontic material. J Appl Oral Sci 2014;22:61–67.

[130] Lessa FC, Aranha AM, Hebling J, Costa CA. Cytotoxic effects of White-MTA and MTA-Bio cements on odontoblast-like cells (MDPC-23). Braz Dent J 2010;21:24–31.

[131] Min KS, Kim HI, Park HJ, Pi SH, Hong CU, Kim EC. Human pulp cells response to Portland cement in vitro. J Endod 2007;33:163–166.

[132] Min KS, Lee SI, Lee Y, Kim EC. Effect of radiopaque Portland cement on mineralization in human dental pulp cells. Oral Surg Oral Med Oral Pathol Oral Radiol Endod 2009;108(4):e82–e86.

[133] Gomes-Filho JE, Watanabe S, Gomes AC, Faria MD, Lodi CS, Penha Oliveira SH. Evaluation of the effects of endodontic materials on fibroblast viability and cytokine production. J Endod 2009;35:1577–1559.

[134] Lee SK, Lee SK, Lee SI, et al. Effect of calcium phosphate cements on growth and odontoblastic differentiation in human dental pulp cells. J Endod 2010;36:1537–1542.

[135] Gomes-Filho JE, Gomes AC, Watanabe S, Oliveira SH, Bernabé PF, Percinoto C. Evaluation of tissue reaction, cell viability and cytokine production induced by Sealapex Plus. J Appl Oral Sci 2011;19:329–336.

[136] Bidar M, Zarrabi MH, Tavakol Afshari J, et al. Osteoblastic cytokine response to gray and white mineral trioxide aggregate. Iran Endod J 2011;6:111–115.

[137] Eid AA, Gosier JL, Primus CM, et al. In vitro biocompatibility and oxidative stress profiles of different hydraulic calcium silicate cements. J Endod 2014;40:255–260.

[138] Salles LP, Gomes-Cornélio AL, Guimarães FC, et al. Mineral trioxide aggregate-based endodontic sealer stimulates hydroxyapatite nucleation in human osteoblast-like cell culture. J Endod 2012;38:971–976.

[139] Lee SY, Min KS, Choi GW, et al. Effects of simvastatin and enamel matrix derivative on Portland cement with bismuth oxide-induced growth and odontoblastic differentiation in human dental pulp cells. J Endod 2012;38:405–410.

[140] Seo MS, Hwang KG, Lee J, Kim H, Baek SH. The effect of mineral trioxide aggregate on odontogenic differentiation in dental pulp stem cells. J Endod 2013;39: 242–248.

[141] Hakki SS, Bozkurt BS, Ozcopur B, Gandolfi MG, Prati C, Belli S. The response of cementoblasts to calcium phosphate resin-based and calcium silicate-based commercial sealers. Int Endod J 2013;46:242–252.

[142] Güven EP, Tas¸lı PN, Yalvac ME, Sofiev N, Kayahan MB, Sahin F. In vitro comparison of induction capacity and biomineralization ability of mineral trioxide aggregate and a bioceramic root canal sealer. Int Endod J 2013;46:1173–1182.

[143] Chang SW, Lee SY, Ann HJ, Kum KY, Kim EC. Effects of calcium silicate endodontic cements on biocompatibility and mineralization-inducing potentials in human dental pulp cells. J Endod 2014;40:1194–1200.

[144] Chang SW, Lee SY, Kang SK, Kum KY, Kim EC. In vitro biocompatibility, inflammatory response, and osteogenic potential of 4 root canal sealers: Sealapex, Sankin apatite root sealer, MTA Fillapex, and iRoot SP root canal sealer. J Endod 2014;40:1642–1648.

[145] Braga JM, Oliveira RR, Martins RC, Ribeiro Sobrinho AP. The effects of a mineral trioxide aggregate-based sealer on the production of reactive oxygen species, nitrogen species and cytokines by two macrophage subtypes. Int Endod J 2014;47:909–919.

[146] Park SJ, Heo SM, Hong SO, Hwang YC, Lee KW, Min KS. Odontogenic effect of a fast-setting pozzolan-based pulp capping material. J Endod 2014;40:1124–1131.

[147] Corral Nuñez CM, Bosomworth HJ, Field C, Whitworth JM, Valentine RA. Biodentine and mineral trioxide aggregate induce similar cellular responses in a fibroblast cell line. J Endod 2014;40:406–411.

[148] Kim M, Yang W, Kim H, Ko H. Comparison of the biological properties of ProRoot MTA, OrthoMTA, and Endocem MTA cements. J Endod 2014;40:1649–1653.

[149] Ozdemir Y, Kutukculer N, Topaloglu-Ak A, Kose T, Eronat C. Comparative evaluation of pro-inflammatory cytokine levels in pulpotomized primary molars. J Oral Sci 2015;57:145–150.

[150] Widbiller M, Lindner SR, Buchalla W, et al. Three-dimensional culture of dental pulp stem cells in direct contact to tricalcium silicate cements. Clin Oral Investig 2016;20:237–246.

[151] Chang SW, Bae WJ, Yi JK, et al. Odontoblastic differentiation, inflammatory response, and angiogenic potential of 4 calcium silicate-based cements: Micromega MTA, ProRoot MTA, RetroMTA, and experimental calcium silicate cement. J Endod 2015;41:1524–1529.

[152] Paranjpe A, Zhang H, Johnson JD. Effects of mineral trioxide aggregate on human dental pulp cells after pulp-capping procedures. J Endod 2010;36:1042–1047.

[153] Hakki SS, Bozkurt SB, Ozcopur B, Purali N, Belli S. Periodontal ligament fibroblast response to root perforations restored with different materials: A laboratory study. Int Endod J 2012;45:240–248.

[154] Zanini M, Sautier JM, Berdal A, Simon S. Biodentine induces immortalized murine pulp cell differentiation into odontoblast-like cells and stimulates biomineralization. J Endod 2012;38:1220–1226.

[155] Varalakshmi PR, Kavitha M, Govindan R, Narasimhan S. Effect of statins with α-tricalcium phosphate on proliferation, differentiation, and mineralization of human dental pulp cells. J Endod 2013;39:806–812.

[156] Eid AA, Niu LN, Primus CM, et al. In vitro osteogenic/dentinogenic potential of an experimental calcium aluminosilicate cement. J Endod 2013;39:1161–1166.

[157] Öncel Torun Z, Torun D, Demirkaya K, et al. Effects of iRoot BP and white mineral trioxide aggregate on cell viability and the expression of genes associated with mineralization. Int Endod J 2015;48:986–993.

[158] Tian J, Qi W, Zhang Y, et al. Bioaggregate inhibits osteoclast differentiation, fusion, and bone resorption in vitro. J Endod 2015;41:1500–1506.

[159] Zhang S, Yang X, Fan M. BioAggregate and iRoot BP Plus optimize the proliferation and mineralization ability of human dental pulp cells. Int Endod J 2013; 46:923–929.

[160] Kim YS, Min KS, Jeong DH, Jang JH, Kim HW, Kim EC. Effects of fibroblast growth factor-2 on the expression and regulation of chemokines in human dental pulp cells. J Endod 2010;36:1824–1830.

[161] Lee BN, Lee KN, Koh JT, et al. Effects of 3 endodontic bioactive cements on osteogenic differentiation in mesenchymal stem cells. J Endod 2014;40:1217–1222.

[162] Margunato S, Tas¸lı PN, Aydın S, Karapınar Kazandag˘ M, S¸ahin F. in vitro evaluation of proroot MTA, Biodentine, and MM-MTA on human alveolar bone marrow stem cells in terms of biocompatibility and mineralization. J Endod 2015;41:1646–1652.

[163] Silva EJ, Senna PM, De-Deus G, Zaia AA. Cytocompatibility of Biodentine using a three-dimensional cell culture model. Int Endod J 2016;49:574–580.

[164] Lee BN, Son HJ, Noh HJ, et al. Cytotoxicity of newly developed ortho MTA root-end filling materials. J Endod 2012;38:1627–1630.

[165] Ko H, Yang W, Park K, Kim M. Cytotoxicity of mineral trioxide aggregate (MTA) and bone morphogenetic protein 2 (BMP-2) and response of rat pulp to MTA and BMP-2. Oral Surg Oral Med Oral Pathol Oral Radiol Endod 2010;109:e103–e108.

[166] Attik GN, Villat C, Hallay F, et al. In vitro biocompatibility of a dentine substitute cement on human MG63 osteoblasts cells: Biodentine versus MTA. Int Endod J 2014;47:1133–1141.

[167] Ahmed HM, Luddin N, Kannan TP, Mokhtar KI, Ahmad A. Cell attachment properties of Portland cement-based endodontic materials: Biological and methodological considerations. J Endod 2014;40:1517–1523.

[168] Zhang W, Li Z, Peng B. Effects of iRoot SP on mineralization-related genes expression in MG63 cells. J Endod 2010;36:1978–1982.

[169] Bae WJ, Chang SW, Lee SI, Kum KY, Bae KS, Kim EC. Human periodontal ligament cell response to a newly developed calcium phosphate-based root canal sealer. J Endod 2010;36:1658–1663.

[170] Shahi S, Rahimi S, Yavari HR, et al. Effect of mineral trioxide aggregates and Portland cements on inflammatory cells. J Endod 2010;36:899–903.

[171] Viola NV, Guerreiro-Tanomaru JM, da Silva GF, Sasso-Cerri E, Tanomaru-Filho M, Cerri PS. Biocompatibility of an experimental MTA sealer implanted in the rat subcutaneous: quantitative and immunohistochemical evaluation. J Biomed Mater Res B Appl Biomater 2012;100:1773–1781.

[172] Karanth P, Manjunath MK, Roshni, Kuriakose ES. Reaction of rat subcutaneous tissue to mineral trioxide aggregate and Portland cement: A secondary level biocompatibility test. J Indian Soc Pedod Prev Dent 2013;31(2):74–81.

[173] Yang WK, Ko HJ, Kim MR. Evaluation of the rat tissue reaction to experimental new resin cement and mineral trioxide aggregate cement. Restor Dent Endod 2012;37:194–200.

[174] Gomes-Filho JE, Watanabe S, Bernabé PF, de Moraes Costa MT. A mineral trioxide aggregate sealer stimulated mineralization. J Endod 2009;35:256–260.

[175] Scarparo RK, Haddad D, Acasigua GA, Fossati AC, Fachin EV, Grecca FS. Mineral trioxide aggregate-based sealer: Analysis of tissue reactions to a new endodontic material. J Endod 2010;36:1174–1178.

[176] Bramante CM, Kato MM, Assis GF, et al. Biocompatibility and setting time of CPM-MTA and white Portland cement clinker with or without calcium sulfate. J Appl Oral Sci 2013;21:32–36.

[177] Hammad HM, Hamadah MA, Al-Omari WM. Histological evaluation of rat tissue response to GMTA, Retroplast, and Geristore retrograde filling materials. Aust Endod J 2011;37:18–25.

[178] Saghiri MA, Tanideh N, Garcia-Godoy F, Lotfi M, Karamifar K, Amanat D. Subcutaneous connective tissue reactions to various endodontic biomaterials: An animal study. J Dent Res Dent Clin Dent Prospects 2013;7:15–21.

[179] Bósio CC, Felippe GS, Bortoluzzi EA, Felippe MC, Felippe WT, Rivero ER. Subcutaneous connective tissue reactions to iRoot SP, mineral trioxide aggregate (MTA) Fillapex, DiaRoot BioAggregate and MTA. Int Endod J 2014;47:667–674.

[180] Batur YB, Acar G, Yalcin Y, Dindar S, Sancakli H, Erdemir U. The cytotoxic evaluation of mineral trioxide aggregate and bioaggregate in the subcutaneous connective tissue of rats. Med Oral Pathol Oral Cir Bucal 2013;18(4):e745–e751.

[181] Zhang W, Peng B. Tissue reactions after subcutaneous and intraosseous implantation of iRoot SP, MTA and AH Plus. Dent Mater J 2015;34:774–780.

[182] Mori GG, Teixeira LM, de Oliveira DL, Jacomini LM, da Silva SR. Biocompatibility evaluation of Biodentine in subcutaneous tissue of rats. J Endod 2014;40:1485–1488.

[183] Aguilar FG, Roberti Garcia LF, Panzeri Pires-de-Souza FC. Biocompatibility of new calcium aluminate cement (EndoBinder). J Endod 2012;38:367–371.

[184] Khalil WA, Abunasef SK. Can mineral trioxide aggregate and nanoparticulate EndoSequence root repair material produce injurious effects to rat subcutaneous tissues? J Endod 2015;41:1151–1156.

[185] Danesh F, Tootian Z, Jahanbani J, et al. Biocompatibility and mineralization activity of fresh or set white mineral trioxide aggregate, biomimetic carbonated apatite, and synthetic hydroxyapatite. J Endod 2010;36:1036–1041.

[186] Apaydin ES, Shabahang S, Torabinejad M. Hard-tissue healing after application of fresh or set MTA as root-end-filling material. J Endod 2004;30:21–24.

[187] Parirokh M, Torabinejad M. Mineral trioxide aggregate: A comprehensive literature review—Part I: Chemical, physical, and antibacterial properties. J Endod 2010; 36:16–27.

[188] Parirokh M, Asgary S, Eghbal MJ, Kakoei S, Samiee M. A comparative study of using a combination of calcium chloride and mineral trioxide aggregate as the

pulp-capping agent on dogs' teeth. J Endod 2011;37:786–788.

[189] Parirokh M, Torabinejad M. Calcium Silicate–Based Cements. In: Torabinejad M (ed). Mineral Trioxide Aggregate: Properties and Clinical Applications. Oxford: Wiley, 2014:284–320.

[190] Minotti PG, Ordinola-Zapata R, Midena RZ, et al. Rat subcutaneous tissue response to calcium silicate containing different arsenic concentrations. J Appl Oral Sci 2015; 23:42–48.

[191] Khalil WA, Eid NF. Biocompatibility of BioAggregate and mineral trioxide aggregate on the liver and kidney. Int Endod J 2013;46:730–737.

[192] Vosoughhosseini S, Lotfi M, Moradzadeh M, et al. Comparison of two histopathologic methods for evaluating subcutaneous reaction to mineral trioxide aggregate. Med Oral Patol Oral Cir Bucal 2012;17(1):e41–e44.

[193] Fédération Dentaire International, Commission of Dental Materials, Instruments, Equipment and Therapeutics. Recommended standard practices for biological evaluation of dental materials. Int Dent J 1980;30:140–188.

[194] Cox CF, Sübay RK, Suzuki S, Suzuki SH, Ostro E. Biocompatibility of various dental materials: Pulp healing with a surface seal. Int J Periodontics Restorative Dent 1996;16:240–251.

[195] Derakhshan S, Adl A, Parirokh M, Mashadiabbas F, Haghdoost AA. Comparing subcutaneous tissue responses to freshly mixed and set root canal sealers. Iran Endod J 2009;4:152–157.

[196] Yavari HR, Shahi S, Rahimi S, et al. Connective tissue reaction to white and gray MTA mixed with distilled water or chlorhexidine in rats. Iran Endod J 2009;4:25–30.

[197] Garcia Lda F, Huck C, Menezes de Oliveira L, de Souza PP, de Souza Costa CA. Biocompatibility of new calcium aluminate cement: Tissue reaction and expression of inflammatory mediators and cytokines. J Endod 2014;40:2024–2029.

[198] Reyes-Carmona JF, Santos AS, Figueiredo CP, et al. Host-mineral trioxide aggregate inflammatory molecular signaling and biomineralization ability. J Endod 2010;36:1347–1353.

[199] Reyes-Carmona JF, Santos AR, Figueiredo CP, Felippe MS, Felippe WT, Cordeiro MM. In vivo host interactions with mineral trioxide aggregate and calcium hydroxide: Inflammatory molecular signaling assessment. J Endod 2011;37:1225–1235.

[200] Ito T, Kaneko T, Yamanaka Y, Shigetani Y, Yoshiba K, Okiji T. M2 macrophages participate in the biological tissue healing reaction to mineral trioxide aggregate. J Endod 2014;40:379–383.

[201] Gomes-Filho JE, de Moraes Costa MT, Cintra LT, et al. Evaluation of alveolar socket response to Angelus MTA and experimental light-cure MTA. Oral Surg Oral Med Oral Pathol Oral Radiol Endod 2010;110(5):e93–e97.

[202] Gomes-Filho JE, de Moraes Costa MM, Cintra LT, et al. Evaluation of rat alveolar bone response to Angelus MTA or experimental light-cured mineral trioxide aggregate using fluorochromes. J Endod 2011;37:250–254.

[203] do Nascimento C, Issa JP, Iyomasa MM, et al. Bone repair using mineral trioxide aggregate combined to a material carrier, associated or not with calcium hydroxide in bone defects. Micron 2008;39:868–874.

[204] Rahimi S, Mokhtari H, Shahi S, et al. Osseous reaction to implantation of two endodontic cements: Mineral trioxide aggregate (MTA) and calcium enriched mixture (CEM). Med Oral Patol Oral Cir Bucal 2012;17(5):e907–e911.

[205] Garcia Lda F, Huck C, Scardueli CR, de Souza Costa CA. Repair of bone defects filled with new calcium aluminate cement (EndoBinder). J Endod 2015;41:864–870.

[206] Sousa CJ, Loyola AM, Versiani MA, Biffi JC, Oliveira RP, Pascon EA. A comparative histological evaluation of the biocompatibility of materials used in apical surgery. Int Endod J 2004;37:738–748.

[207] Saghiri MA, Orangi J, Tanideh N, Janghorban K, Sheibani N. Effect of endodontic cement on bone mineral density using serial dual-energy x-ray absorptiometry. J Endod 2014;40:648–651.

[208] Saghiri MA, Orangi J, Tanideh N, et al. Repair of bone defect by nano-modified white mineral trioxide aggregates in rabbit: A histopathological study. Med Oral Pathol Oral Cir Bucal 2015;20(5):e525–e531.

[209] Zhang J, Zhu L, Peng B. Effect of BioAggregate on osteoclast differentiation and inflammatory bone resorption in vivo. Int Endod J 2015;48:1077–1085.

[210] Pinheiro AL, Aciole GT, Cangussú MC, Pacheco MT, Silveira L Jr. Effects of laser photherapy on bone defects grafted with mineral trioxide aggregate, bone morphogenetic proteins, and guided bone regeneration: A Raman spectroscopic study. J Biomed Mater Res A 2010;95:1041–1047.

[211] Tabarsi B, Pourghasem M, Moghaddamnia A, et al. Comparison of skin test reactivity of two endodontic biomaterials in rabbits. Pak J Biol Sci 2012;15:250–254.

[212] Shokravi M, Tabarsi B, Moghaddamnia A, Sohanfaraji A, Pourghasem M. Comparison of skin reaction between MTA (Produced in Iran) and CEM in

rabbit. Int J Mol Cell Med 2012;1:94–98.

[213] Abbasipour F, Bakhtiar H, Vatanpour M, Khalilkhani H, Torabzadeh H, Janahmadi M. A comparative study on anti-hyperalgesia effect of MTA and Ketoprofen in inflammatory pain. Iran Endod J 2009;4:81–86.

[214] Ruparel NB, Ruparel SB, Chen PB, Ishikawa B, Diogenes A. Direct effect of endodontic sealers on trigeminal neuronal activity. J Endod 2014;40:683–687.

[215] Abbasipour F, Akheshteh V, Rastqar A, Khalilkhani H, Asgary S, Janahmadi M. Comparing the effects of mineral trioxide aggregate and calcium enriched mixture on neuronal cells using an electrophysiological approach. Iran Endod J 2012;7:79–87.

[216] Masuda YM, Wang X, Hossain M, et al. Evaluation of biocompatibility of mineral trioxide aggregate with an improved rabbit ear chamber. J Oral Rehabil 2005; 32:145–150.

[217] Tunca YM, Aydin C, Ozen T, Seyrek M, Ulusoy HB, Yildiz O. The effect of mineral trioxide aggregate on the contractility of the rat thoracic aorta. J Endod 2007; 33:823–826.

[218] Frank AL, Glick DH, Patterson SS, Weine FS. Long-term evaluation of surgically placed amalgam fillings. J Endod 1992;18:391–398.

[219] Saatchi M, Shadmehr E, Talebi SM, Nazeri M. A prospective clinical study on blood mercury levels following endodontic root-end surgery with amalgam. Iran Endod J 2013;8:85–88.

[220] von Arx T. Apical surgery: A review of current techniques and outcome. Saudi Dent J 2011;23:9–15.

[221] Torabinejad M, Hong CU, Lee SJ, Monsef M, Pitt Ford TR. Investigation of mineral trioxide aggregate for root-end filling in dogs. J Endod 1995;21:603–608.

[222] Torabinejad M, Pitt Ford TR, McKendry DJ, Abedi HR, Miller DA, Kariyawasam SP. Histologic assessment of mineral trioxide aggregate as a root-end filling in monkeys. J Endod 1997;23:225–228.

[223] Bernabe PF, Gomes-Filho JE, Rocha WC, Nery MJ, Otoboni-Filho JA, Dezan Junior E. Histological evaluation of MTA as a root-end filling material. Int Endod J 2007;40:758–765.

[224] Bernabé PF, Holland R, Morandi R, et al. Comparative study of MTA and other materials in retrofilling of pulpless dogs' teeth. Braz Dent J 2005;16:149–155.

[225] Tawil PZ, Trope M, Curran AE, et al. Periapical microsurgery: An in vivo evaluation of endodontic root-end filling materials. J Endod 2009;35:357–362.

[226] Baek SH, Lee WC, Setzer FC, Kim S. Periapical bone regeneration after endodontic microsurgery with three different root-end filling materials: Amalgam, SuperEBA, and mineral trioxide aggregate. J Endod 2010;36:1323–1325.

[227] Otani K, Sugaya T, Tomita M, et al. Healing of experimental apical periodontitis after apicoectomy using different sealing materials on the resected root end. Dent Mater J 2011;30:485–492.

[228] Wälivaara DÅ, Abrahamsson P, Isaksson S, Salata LA, Sennerby L, Dahlin C. Periapical tissue response after use of intermediate restorative material, gutta-percha, reinforced zinc oxide cement, and mineral trioxide aggregate as retrograde root-end filling materials: A histologic study in dogs. J Oral Maxillofac Surg 2012; 70:2041–2047.

[229] Bernabé PF, Gomes-Filho JE, Cintra LT, et al. Histologic evaluation of the use of membrane, bone graft, and MTA in apical surgery. Oral Surg Oral Med Oral Pathol Oral Radiol Endod 2010;109:309–314.

[230] Regan JD, Gutmann JL, Witherspoon DE. Comparison of Diaket and MTA when used as root-end filling materials to support regeneration of the periradicular tissues. Int Endod J 2002;35:840–847.

[231] Asgary S, Eghbal MJ, Ehsani S. Periradicular regeneration after endodontic surgery with calcium-enriched mixture cement in dogs. J Endod 2010;36:837–841.

[232] Kohout GD, He J, Primus CM, Opperman LA, Woodmansey KF. Comparison of Quick-Set and mineral trioxide aggregate root-end fillings for the regeneration of apical tissues in dogs. J Endod 2015;41:248–252.

[233] Chen I, Karabucak B, Wang C, et al. Healing after root-end microsurgery by using mineral trioxide aggregate and a new calcium silicate-based bioceramic material as root-end filling materials in dogs. J Endod 2015;41:389–399.

[234] Asgary S. Autogenous transplantation of mandibular third molar to replace tooth with vertical root fracture. Iran Endod J 2009;4:117–121.

[235] Ozbas H, Subay RK, Ordulu M. Surgical retreatment of an invaginated maxillary central incisor following overfilled endodontic treatment: A case report. Eur J Dent 2010;4:324–328.

[236] García B, Peñarrocha M, Peñarrocha MA, Von Arx T. Apical surgery of a maxillary molar creating a maxillary sinus window using ultrasonics: A clinical case. Int Endod J 2010;43:1054–1061.

[237] Kahler B. Microsurgical endodontic retreatment of post restored posterior teeth: A case series. Aust Endod J 2010;36:114–121.

[238] Kahler B. Microsurgical endodontic retreatment of a maxillary molar with a separated file: A case report. Aust Dent J 2011;56:76–81.

[239] Komabayashi T, Jiang J, Zhu Q. Apical infection spreading to adjacent teeth: A case report. Oral Surg Oral Med Oral Pathol Oral Radiol Endod 2011;111: e15–e20.

[240] de Carvalho FB, Gonçalves PS, Lima RK, Guerreiro-Tanomaru JM, Rasquin LC, Tanomaru-Filho M. Use of cone-beam tomography and digital subtraction radiography for diagnosis and evaluation of traumatized teeth treated with endodontic surgery and MTA. A case report. Dent Traumatol 2013;29:404–409.

[241] Vier-Pelisser FV, Pelisser A, Recuero LC, Só MV, Borba MG, Figueiredo JA. Use of cone beam computed tomography in the diagnosis, planning and follow up of a type III dens invaginatus case. Int Endod J 2012;45:198–208.

[242] Pawar AM, Kokate SR, Shah RA. Management of a large periapical lesion using Biodentine as retrograde restoration with eighteen months evident follow up. J Conserv Dent 2013;16:573–575.

[243] Pasqualini D, Scotti N, Ambrogio P, Alovisi M, Berutti E. Atypical facial pain related to apical fenestration and overfilling. Int Endod J 2012;45:670–677.

[244] Floratos SG, Kratchman SI. Surgical management of vertical root fractures for posterior teeth: Report of four cases. J Endod 2012;38:550–555.

[245] Kheirieh S, Fazlyab M, Torabzadeh H, Eghbal MJ. Extraoral retrograde root canal filling of an orthodontic-induced external root resorption using CEM Cement. Iran Endod J 2014;9:149–152.

[246] Sharada HL, Deo B, Briget B. Gemination of a permanent lateral incisor— A case report with special emphasis on management. J Int Oral Health 2013;5:49–53.

[247] Asgary S, Ehsani S. Periradicular surgery of human permanent teeth with calcium-enriched mixture cement. Iran Endod J 2013;8:140–144.

[248] Bernabé PF, Azuma MM, Ferreira LL, Dezan-Júnior E, Gomes-Filho JE, Cintra LT. Root reconstructed with mineral trioxide aggregate and guided tissue regeneration in apical surgery: A 5-year follow-up. Braz Dent J 2013;24:428–432.

[249] Moradi Majd N, Arvin A, Darvish A, Aflaki S, Homayouni H. Treatment of necrotic calcified tooth using intentional replantation procedure. Case Rep Dent 2014; 2014:793892.

[250] Asgary S, Alim Marvasti L, Kolahdouzan A. Indications and case series of intentional replantation of teeth. Iran Endod J 2014;9:71–78.

[251] Kourkouta S, Bailey GC. Periradicular regenerative surgery in a maxillary central incisor: 7-year results including cone-beam computed tomography. J Endod 2014;40:1013–1039.

[252] Sübay RK, Sübay MO, Balkaya CM. Intentional replantation of a mandibular canine with multiple iatrogenic endodontic complications. Oral Health Dent Manag 2014;13:811–814.

[253] Caron G, Azérad J, Faure MO, Machtou P, Boucher Y. Use of a new retrograde filling material (Biodentine) for endodontic surgery: Two case reports. Int J Oral Sci 2014;6:250–253.

[254] Parirokh M, Farzaneh S, Hallajmofrad AR. Conservative management of unset mineral trioxide aggregate root-end filling: A case report. Iranian Endod J 2016;11:241–245.

[255] da Silva SR, da Silva Neto JD, Veiga DF, Schnaider TB, Ferreira LM. Portland cement versus MTA as a root-end filling material. A pilot study. Acta Cir Bras 2015;30:160–164.

[256] Lieblich SE. Current concepts of periapical surgery. Oral Maxillofac Surg Clin North Am 2015;27:383–392.

[257] Song M, Shin SJ, Kim E. Outcomes of endodontic micro-resurgery: A prospective clinical study. J Endod 2011;37:316–320.

[258] Song M, Jung IY, Lee SJ, Lee CY, Kim E. Prognostic factors for clinical outcomes in endodontic microsurgery: A retrospective study. J Endod 2011;37:927–933.

[259] Song M, Kim E. A prospective randomized controlled study of mineral trioxide aggregate and super ethoxy-benzoic acid as root-end filling materials in endodontic microsurgery. J Endod 2012;38:875–879.

[260] Song M, Kim SG, Shin SJ, Kim HC, Kim E. The influence of bone tissue deficiency on the outcome of endodontic microsurgery: A prospective study. J Endod 2013;39:1341–1345.

[261] Song M, Kim SG, Lee SJ, Kim B, Kim E. Prognostic factors of clinical outcomes in endodontic microsurgery: A prospective study. J Endod 2013;39;1491–1497.

[262] Song M, Nam T, Shin SJ, Kim E. Comparison of clinical outcomes of endodontic microsurgery: 1 year versus long-term follow-up. J Endod 2014;40:490–494.

[263] Lui JN, Khin MM, Krishnaswamy G, Chen NN. Prognostic factors relating to the outcome of endodontic microsurgery. J Endod 2014;40:1071–1076.

[264] Chong BS, Pitt Ford TR, Hudson MB. A prospective clinical study of mineral trioxide aggregate and IRM when used as root-end filling materials in endodontic surgery. Int Endod J 2003;36:520–526.

[265] Lindeboom JA, Frenken JW, Kroon FH, van den Akker HP. A comparative prospective randomized clinical study of MTA and IRM as root-end filling materials in single-rooted teeth in endodontic surgery. Oral Surg Oral Med Oral Pathol Oral Radiol Endod 2005;100:495–500.

[266] von Arx T, Jensen SS, Hänni S, Friedman S. Five-year longitudinal assessment of the prognosis of apical microsurgery. J Endod 2012;38:570–579.

[267] Kim S, Song M, Shin SJ, Kim E. A randomized controlled study of mineral trioxide aggregate and super ethoxybenzoic acid as root-end filling materials in endodontic microsurgery: Long-term outcomes. J Endod 2016;42:997–1002.

[268] von Arx T, Hänni S, Jensen SS. Clinical results with two different methods of root-end preparation and filling in apical surgery: Mineral trioxide aggregate and adhesive resin composite. J Endod 2010;36:1122–1129.

[269] Tortorici S, Difalco P, Caradonna L, Tetè S. Traditional endodontic surgery versus modern technique: A 5-year controlled clinical trial. J Craniofac Surg 2014; 25:804–807.

[270] Shinbori N, Grama AM, Patel Y, Woodmansey K, He J. Clinical outcome of endodontic microsurgery that uses EndoSequence BC root repair material as the root-end filling material. J Endod 2015;41:607–612.

[271] Garcez AS, Arantes-Neto JG, Sellera DP, Fregnani E. Effects of antimicrobial photodynamic therapy and surgical endodontic treatment on the bacterial load reduction and periapical lesion healing. Three years follow up. Photodiagnosis Photodyn Ther 2015;12:575–580.

[272] Chong BS, Pitt Ford TR. Postoperative pain after root-end resection and filling. Oral Surg Oral Med Oral Pathol Oral Radiol Endod 2005;100:762–766.

[273] Del Fabbro M, Ceresoli V, Lolato A, Taschieri S. Effect of platelet concentrate on quality of life after periradicular surgery: A randomized clinical study. J Endod 2012;38:733–739.

[274] Tsesis I, Faivishevsky V, Kfir A, Rosen E. Outcome of surgical endodontic treatment performed by a modern technique: A meta-analysis of literature. J Endod 2009;35:1505–1511.

[275] von Arx T, Peñarrocha M, Jensen S. Prognostic factors in apical surgery with root-end filling: A meta-analysis. J Endod 2010;36:957–973.

[276] Tang Y, Li X, Yin S. Outcomes of MTA as root-end filling in endodontic surgery: A systematic review. Quintessence Int 2010;41:557–566.

[277] Serrano-Giménez M, Sánchez-Torres A, Gay-Escoda C. Prognostic factors on periapical surgery: A systematic review. Med Oral Pathol Oral Cir Bucal 2015; 20(6):e715–e722.

[278] Fleming PS, Lynch CD, Pandis N. Randomized controlled trials in dentistry: Common pitfalls and how to avoid them. J Dent 2014;42:908–914.

[279] Lee M, Winkler J, Hartwell G, Stewart J, Caine R. Current trends in endodontic practice: Emergency treatments and technological armamentarium. J Endod 2009;35:35–39.

第12章

根管外科手术与上颌窦
Surgical Endodontics and the Maxillary Sinus

Roderick W. Tataryn

上颌后牙根尖距离上颌窦较近时容易造成牙髓治疗时穿通上颌窦，因此在这个区域实施根尖手术要慎重。牙髓医生应充分了解健康和病理状态下上颌窦的解剖和生理特点，并理解根尖周炎对窦组织影响。精通现代手术技术，悉知复杂后牙根管形态，理解并管控上颌窦后遗症，这些都非常重要。对二维和三维的放射影片的专业解读同样对诊断、术前计划、手术后愈合评估都是必需的。

上颌窦：解剖和生理

鼻窦是颅骨中鼻腔旁的含气空腔。它总共有4对：上颌窦、额窦、筛窦和蝶窦（图12-1）。鼻窦的主要作用是通过产生黏液过滤空气来进行免疫。鼻窦还可以温暖和湿润吸入的空气，减轻颅骨重量，避免

振荡，作为共振腔来放大声音，获得独特音质[1]。

上颌窦位于上颌骨内，是鼻窦中最大者。成人上颌窦差异较大，其体积为9.5～20mL，平均14.75mL[2]。儿童的上颌窦底位于鼻底或鼻底之上，而成人的上颌窦底可能比鼻窝低5～10mm。在7～18岁上颌窦快速生长发育，大部分的增长与恒牙萌出后入侵牙槽突相关。一项CT研究发现男性上颌窦的生长持续至30岁，女性至20岁[3]。成人上颌窦的形状通常被描述成四棱锥形，锥体底部为鼻外侧壁，圆形顶延伸至颧骨。鼻窦的顶部形成眼眶底部，凹陷的前壁形成尖牙窝，后壁毗连颞下叶和翼腭窝。上颌窦底由上颌牙槽突和腭突组成[2]。在气化程度和范围较高的上颌窦中，窦底可能会向下膨胀到上颌牙槽突中，延伸至上颌后牙牙根之间，且偶尔会延伸至上颌尖牙的前方（图12-2）。上颌窦主要通过内侧窦壁的上部和

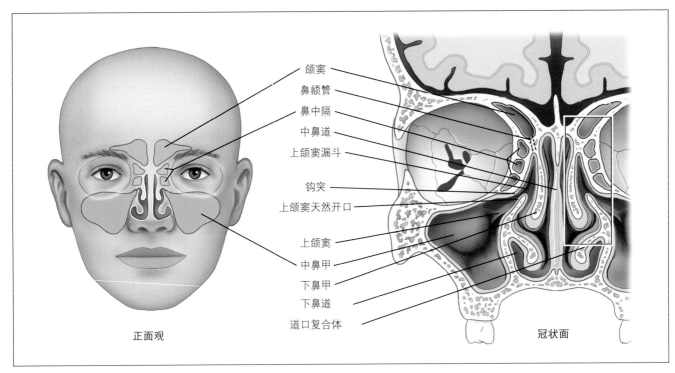

图12-1 鼻窦及周围解剖结构。

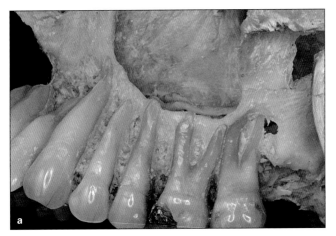
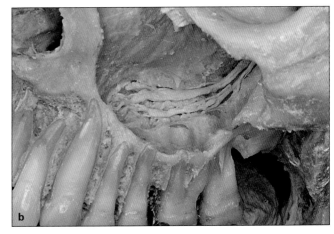

图12-2 （a）高度气化的上颌窦的尸体解剖，揭示后上颌根尖与外侧窦壁和窦底的紧密程度。（b）上颌延伸至磨牙牙根之间，并且腭侧根尖与上颌窦之间缺乏骨性分隔。

前部1/3的小孔与鼻腔连通，称为开口。此开口位于鼻腔的中间，直径通常从1~4mm。10%~30%的上颌窦中，存在额外的开口或附口[1]。

　　鼻窦的内表面覆盖着黏骨膜，它由黏膜（又称窦膜）和内层骨膜组成。鼻窦黏膜是连续的，但是比鼻黏膜薄且血管少。健康的鼻窦黏膜厚度通常在0.13~0.5mm[4]，但是在鼻窦炎症病变、变态反应或是牙齿疾病时会变厚[5]。鼻窦黏膜由假复层纤毛和无纤毛的柱状上皮细胞、基底细胞、基底膜和固有层组成（图12-3）。其固有层是直接附着在皮质骨的骨膜

图12-3　鼻窦黏骨膜的细胞层和结构图。

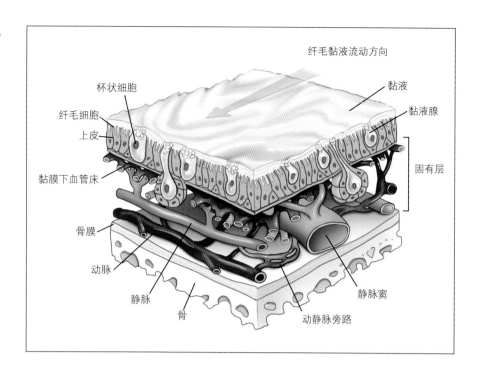

上，为上皮提供支持和营养。它由疏松的结缔组织、血管网，以及包括成纤维细胞、淋巴细胞、浆细胞、巨噬细胞、嗜酸性粒细胞和肥大细胞在内的多种免疫细胞组成，具有显著的扩增能力和免疫应答能力[6]。鼻窦上皮内分布着产生黏液的杯状细胞以及位于基膜下面、固有层内、持续产生并分泌黏液到膜表面的浆液腺和黏液腺。鼻窦内黏液的96%为水分，此外含有免疫细胞、抗体和抗菌蛋白，可收集和过滤吸入的尘埃、孢子、病毒、细菌等颗粒，因此是免疫防御的重要组成部分。黏液的黏性受自主神经系统的信号和炎症的影响而变化[7]。

功能性纤毛对鼻窦健康至关重要。上皮细胞的纤毛以平均每秒16次的速度快速摆动，以协调规律的波浪状的形式将黏液螺旋向上排向鼻窦口并进入鼻腔，然后黏液被鼻腔内的纤毛细胞移到咽后部，吞下后最终被消化酸溶解[7]。每20~30min就会形成一个新的黏液层，成人平均每天会产生1~2L的黏液。健康的上颌窦是无菌的，既不含细菌，也不含有任何异物[8]。纤毛和相关黏液流动常仅能够运输和去除吸入空气中小异物及其他细小颗粒物质，较大的颗粒比如手术碎片、牙根和根填充材料不能通过纤毛和孔道去除[9]。

上颌窦有来自骨内和骨膜的广泛血管网。骨内血管沿颊侧壁走行，是上牙槽后动脉与眶下动脉的吻合支。骨膜血管来自上牙槽后、眶下和腭动脉。上颌窦静脉血流入面静脉、蝶腭静脉和翼丛[9]，通常汇入颈静脉，也可向上流入筛窦和额窦，最终到达大脑底部的海绵窦，上颌窦感染潜在扩散可造成严重并发症[10]。

上颌窦黏膜组织的感觉神经源自三叉神经的上颌分支（图12-4）。上牙槽后神经和中神经分支沿着窦

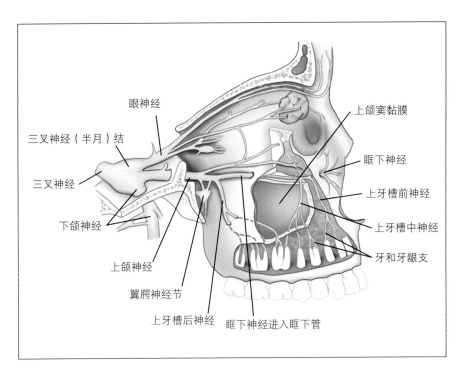

图12-4 上颌窦的神经分布。

内壁黏膜下方，一起支配磨牙、前磨牙和后侧窦壁。上牙槽前神经沿着鼻窦前壁，沿着上颌前牙支配上颌窦前部。上颌窦眶壁由眶下神经支配，眶下神经沿着窦顶中心部分的一个凹槽行进。此外，翼腭神经节和蝶腭神经节的分支也支配窦黏膜[1,9]。

鼻-鼻窦炎

流行病学

鼻-鼻窦炎是鼻窦和鼻腔黏膜的炎症[11]。鼻窦炎是美国最流行的慢性疾病之一，影响了14%人口，每年约有3000万人次在门诊治疗鼻窦炎，且每年鼻窦炎的直接治疗费用高达110亿美元[12]。所有开出的抗生素中超过20%都是用来治疗鼻窦炎的[13]。术语鼻-鼻窦炎和鼻窦炎在医学文献中可以替换使用，通常使用鼻-鼻窦炎，因为鼻窦炎通常累及邻近鼻黏膜[11,14]。

病理生理学

鼻窦炎的病理生理是多因素的[15]，主要病因是窦口阻塞和黏液纤毛运输机制的病理生理改变[16]。牙源性感染（包括根尖周脓肿和牙周感染）是鼻窦炎的主要病因[17-18]。创伤和其他医源性因素，如窦壁骨折、牙髓手术和拔牙等，也可能通过损害窦壁和黏膜的完整性而诱发上颌窦炎[19]。鼻窦阻塞的主要原因是鼻窦黏膜炎症性水肿，通常是由病毒感染、过敏原或细菌引起。鼻窦口一般较小，甚至黏膜微肿胀也会导致梗阻，阻止了正常鼻窦引流。黏膜水肿是由于血管的固有层扩张，多形性嗜中性粒细胞（PMNs）、肥大细胞和淋巴细胞的浸润并释放组胺和前列腺素等化学介质进入黏膜组织[20]。其开口也可能受到其他因素的阻塞，包括息肉、鼻中隔偏曲、异物或鼻腔肿瘤。一旦阻塞，黏液分泌物就开始在窦内累积（图12-5）。鼻窦缺乏通气将导致较低的氧分压和较低的pH，为

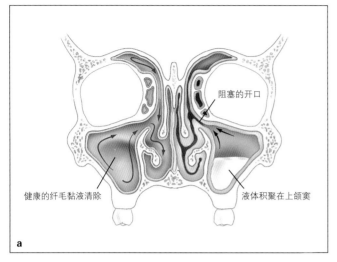

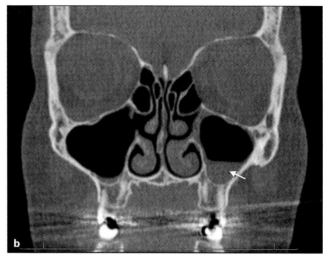

图12-5　鼻-鼻窦炎（a）黏膜水肿使窦口缩小，阻止了正常黏膜纤毛清除，引起鼻窦内分泌物积聚。（b）冠状CT图像显示左上颌窦黏膜水肿和黏液积聚（箭头）。

细菌病原体在窦内定植创造有利的环境。随着病情进展，黏液变稠、停滞，引起纤毛功能减退，最终停止。随着时间的推移，上皮组织受到破坏，使得长期存在的慢性状态更加严重，并且为进一步的细菌定植创造了更加适宜的环境[15]。

急性和慢性鼻窦炎

鼻窦炎分类通常根据患者症状的持续时间：少于4周为急性鼻窦炎（ARS），而持续时间超过12周的为是慢性鼻窦炎（CRS）[11]，症状持续4～12周的鼻窦炎属于亚急性鼻窦炎的范畴但除了能代表从ARS到CRS的过渡，临床实践指南中很少区分亚急性情况[13]。ARS相关的主要症状是鼻充血、阻塞、面部疼痛或压迫感等，因此ARS通常可以根据临床症状单独诊断。鼻窦炎可根据病因进一步分类为细菌性或病毒性鼻窦炎。在急性细菌性鼻窦炎中分离出的主要菌株是肺炎链球菌、黏膜炎莫拉氏菌和流感嗜血杆菌；病毒是ARS最常见的感染来源，在没有医疗或手术干预时，大多数情况下症状通常在10～14天内消失。临床研究证实，确诊的急性细菌性鼻窦炎中约有60%可自

发消退，但最近的数据表明，81%～92%的ARS病例中会使用抗生素[14]。

慢性细菌性鼻窦炎通常为混合感染，通常可分离出金黄色葡萄球菌和厌氧菌包括普雷沃氏菌、卟啉单胞菌、有核多黏菌和消化链球菌[21]。CRS的症状较难鉴别，其前期较温和多变。它潜在的主要症状包括脓性鼻涕、鼻塞、面部疼痛和压迫感（虽然很少）、嗅觉减退。轻微症状可能包括口臭、牙痛、咳嗽、发烧和疲劳[11]。

CRS中真菌的作用仍然是研究和争论的焦点。真菌球是独立的真菌感染，通常发生于单个的窦腔且主要在上颌窦。曲霉菌是真菌性鼻窦炎中最常见的真菌。某些真菌感染可能是过敏性的或入侵性的，尤其是在免疫功能低下的患者或血糖控制不佳的糖尿病患者可能更严重[22-23]。

诊断

鼻窦炎或涉及上颌窦的其他疾病的明确诊断属于耳鼻喉科（ENT）医生的范畴。大多数鼻窦感染最初是根据患者病史和临床检查确诊的。在慢性病例中，

需进一步检查如鼻内窥镜检查、针吸检查、培养和敏感测试以及CT成像[11]。CT窦成像可以显示鼻窦阻塞、黏膜水肿和窦内残留液体的水平，这些可提示鼻窦疾病及其可能的病因（图12-5b）。尽管CT成像敏感性较高，但其对鼻窦炎诊断的特异性较低。Havas等[24]发现在鼻窦CT检查发现鼻窦异常者中42.5%的患者无症状或仅存在疑似鼻窦疾病症状。同样值得注意的是，鼻窦炎及其症状可能会发生在没有明显的CT异常的情况下。真菌性鼻窦感染通常通过真菌培养和显微镜鉴定来诊断，并且由于在真菌球内存在钙和微量金属元素，CT显像也可以显示出特征性的不透射线影像[25]。

治疗

由于窦口阻塞是上颌窦疾病的主要症状，通过减少黏膜水肿重建鼻腔通畅和鼻腔通气是治疗鼻窦炎的首要目标[13,20]。大多数ARS病例只需保守治疗及口服针对特定种类细菌的抗生素。在CRS的病例中，随着鼻窦疾病的进展和厌氧细菌菌群逐渐占优势，通常给予广谱抗生素如阿莫西林-克拉维酸、克林霉素或青霉素和甲硝唑的联合来治疗[21]。辅助治疗包括使用类固醇鼻腔喷雾剂、减充血剂和生理盐水冲洗剂。如果抗生素治疗和辅助治疗无效，那么可以考虑经鼻内窥镜手术，通常是通过手术扩大自然开口，并消除气道阻塞来重新建立引流[15,20]。真菌性鼻窦炎是鼻窦手术的绝对适应证[20,22,26]。

牙源性上颌窦炎

牙科疾病导致上颌窦病理学改变已经得到很好的证实，在牙科和医学文献中都有广泛报道[10,17-19,27-45]。上颌后牙牙周感染中60%～87.8%会发生一定程度的上颌窦病变。文献中还有许多病例报道显示，不同程度的窦性疾病在牙髓治疗或病原牙拔除后可出现完全消除[10,17,30,32,37,39,45]。牙源性鼻窦炎的常见发病率为上

颌窦炎10%～12%，然而，该文献没有提供支持这个数据的流行病学证据[28]，这可能是因为诊断方法、疾病的定义以及调查人员使用的术语差异很大导致牙源性鼻窦炎的实际发病率未知；然而，一些研究人员估计发病率要高于经常提到的10%～12%[17,18,31,34-35,39]。Melen等[34]的一项研究中，在198个患者244例慢性细菌性上颌窦炎的病例中，40.6%的病例发现牙科疾病。Lindahl等[31]对62例患慢性上颌窦炎患者进行了仔细的耳鼻喉和口腔检查后发现47%的患者有牙源性感染。Maillet等[35]通过135例上颌窦炎患者的82个CT扫描（CBCT），发现98例（73%）的病因与牙相关，其中上颌第一磨牙和第二磨牙的发生率比前磨牙高11倍。如果不能识别或充分治疗牙源性疾病，可导致鼻窦炎持续存在，并在很多情况下导致鼻窦炎药物和手术治疗失败[17-18,37,46]。

牙源性鼻窦感染可能无症状或者仅在窦黏膜处诱发较小局部反应，产生轻微的症状持续数月甚至数年[37]。发生病理改变的黏膜较完整的黏膜不耐受感染，它是鼻窦炎的致病因素[31]。根据牙齿感染的程度、黏膜水肿的程度和鼻腔的通畅情况，可能会出现鼻窦阻塞，它会导致更严重的感染，如严重鼻窦炎或全鼻窦炎，罕见情况下可出现眼眶蜂窝织炎、失明、脑膜炎、硬膜下积脓、脑脓肿或海绵窦血栓形成[47-57]。这些感染可能从几个途径扩散。第一，感染可能从上颌窦通过眶骨侵蚀，从眶下管或筛窦传播。第二，感染也可能蔓延到颞下窝和翼腭窝，然后通过眶下裂进入眼眶。第三，由于面部、眼睛、鼻腔、鼻窦静脉均无瓣膜连接，感染可沿血管回流，沿面静脉和眼静脉扩散[53]。

尽管关于牙源性鼻窦炎的文献丰富，牙源性鼻窦炎及其潜在严重并发症的发病率较高，但是放射科医生、耳鼻喉科医生和牙科医生等对这种疾病往往无法鉴别。在两个单独评估牙源性鼻窦炎的病例系列中，通过鼻窦CT扫描可识别的牙的病理改变中，有2/3没有被放射科医生报告[17,39]。常规普通牙科检查的根尖

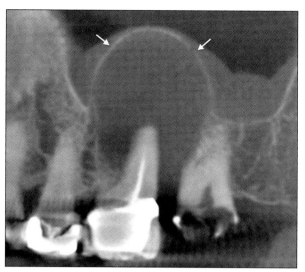

图12-6　根尖周骨膜炎（"晕状"病灶）。矢状面CBCT显示根管治疗失败和左侧上颌第一磨牙远中侧牙周缺损。根尖周炎已将骨膜推至上颌窦底，由于对炎性刺激的骨膜反应（箭头），在疾病发展周围形成了新的皮质骨。

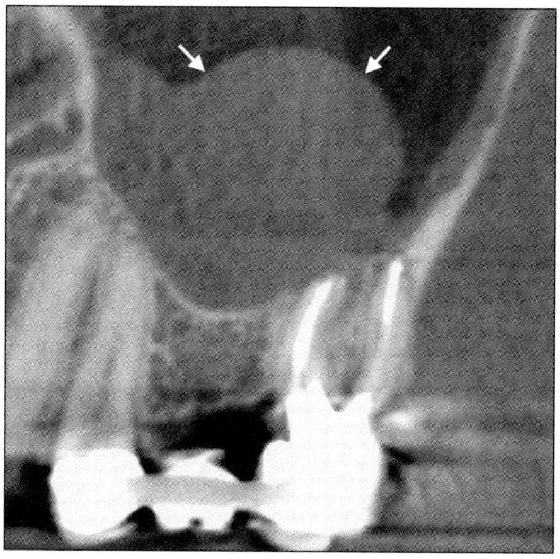

图12-7　根尖周黏膜炎。矢状面CBCT显示左上颌第二磨牙根管治疗失败。根尖周炎已经穿透上颌窦骨皮质及其骨膜，引起相邻窦性黏膜的局部炎性水肿（箭头）。注意在牙槽骨或上颌窦底没有任何明显的骨质改变。

片也未能诊断出86%的牙源性上颌窦炎[17]。CBCT成像显著提高了检测牙源性鼻窦炎的能力[58-59]。根尖周炎对鼻窦骨膜和呼吸性黏膜组织作用的影像学表现明显不同于单纯牙髓根尖周病骨组织改变，并能模仿非牙源性的上颌窦病变。牙髓外科医生必须全面了解牙源性鼻窦炎的各种放射学和临床表现，以准确诊断和治疗这种情况。

根尖周骨膜炎

　　邻近上颌窦底的根尖周炎经常使窦骨膜扩张，向上移入窦中，随后引起骨膜反应，随着窦骨膜扩张，骨膜反应继续在内层骨质上沉积薄层新骨。骨膜是由外部纤维层和内部细胞层组成的致密结缔组织膜，内部细胞层称为形成层。形成层含有发育成成骨细胞的祖细胞，其受到炎性刺激时开始产生新骨。窦底出现薄而硬的组织时被称为根尖周骨膜炎，在X线片和CT上呈现为不透射的晕状外观[60]（图12-6），如果炎症持续，骨沉积会变得更厚，并扩张到上颌窦更深处。

根尖周骨膜炎性病变可伴有相邻黏膜不同程度的水肿和窦液积聚，特别是在骨膜和骨质晕或穹隆处发生破裂或穿孔时。

根尖周黏膜炎

　　直接与窦黏膜接触的感染根管或已经穿过骨膜的根尖周炎症，可以在黏膜上产生局部组织水肿而不会引起骨损伤。这种鼻窦黏膜组织的局限性牙源性水肿被称为根尖周黏膜炎，它通常可以在根尖片和CT上看到在直接与感染根尖相邻的窦底黏膜增厚或软组织扩张[60]（图12-7）。从根管来源的不直接与鼻窦黏膜相邻的根尖周炎也可以通过骨髓、血管和淋巴管的炎症介质扩散而引起根尖周黏膜炎，而不伴任何明显的炎症性骨吸收[27]。没有明显的骨损伤，仅涉及上颌窦黏膜的牙源性感染比那些引起明显牙槽骨改变或骨膜病变更难用X线片识别。即使在没有骨质改变的情况下，窦底的黏膜水肿，特别是直接位于牙根顶部的穹隆黏膜肿胀，也应该引起对牙科病变的怀疑。

鉴别诊断

重要的是，窦源性的黏膜增厚、黏液潴留性囊肿和窦息肉易与根尖周黏膜炎的常见症状相混淆，因此需要进行临床牙髓检查来区分常见的黏膜异常与根尖黏膜炎。黏液潴留性囊肿是良性的圆形病变，它由浆液性腺管堵塞或窦内上皮细胞内陷引起[61]，可在鼻窦影像中偶然发现，通常不需要干预[62]。在一般人群的CT中也常见到黏膜增厚[24,63-64]。然而，一些研究显示，根尖周炎与窦黏膜增厚呈正相关[43,63,65-68]。Lu等[43]在一项对508例鼻窦的CBCT研究中发现，无根尖周炎的患者上颌窦黏膜增厚患病率为41.5%，轻度和中度根尖周炎患者为70%以上，严重的根尖周炎的患者为100%。Shanbhag等[6]回顾485例CBCT患者的鼻窦，发现伴有根尖周病变的上颌后牙患牙黏膜增厚的可能性是无根尖周病变的9.75倍。Bomeli等[65]在对202例上颌窦进行CT发现，黏膜增厚和鼻窦液平面的升高更可能是牙源性造成的。如果X线片可见鼻窦黏膜增生，尤其是在鼻窦底与特定牙根相邻时，应怀疑它可能是牙源性的；然而，在没有适当的临床牙髓检查的情况下也不能下定论。

上颌牙与上颌窦的关系

为了解牙髓病与鼻窦炎之间的病理联系，精准计划和实施根尖周手术，了解根管、鼻窦和邻近结构的解剖关系是至关重要的。如前所述，上颌窦的大小在个体中变化很大，高度气化的鼻窦会深入到上颌牙槽突起，延伸到上颌牙根周围，通常只留下黏膜将窦腔与牙根分开。近一个世纪以来，许多研究人员仔细研究了这种独特的解剖关系。根据Killey和Kay的一篇论文[69]，1925年丹麦的一项研究由Von Bonsdorff检查了84个人类头骨，并测量了各个根尖距窦底的距离及其根尖距窦底0.5mm以内的发生率。他发现第二磨牙根尖距上颌窦底平均距离为1.3mm，根尖距上颌窦底

在0.5mm以内的频率为45.5%，第一磨牙为2.6mm和30.4%，第二前磨牙为2.9mm和19.7%，第一前磨牙为7.6mm和0。目前许多使用CT的研究报告了类似的发现，证实了上颌第二磨牙的根尖通常离窦底最近，其突入上颌窦的百分比最高，其次是上颌第一磨牙，第二前磨牙，最后是第一前磨牙[70-75]。其他对上颌窦体积进行的研究得出了一致结论——窦底或最大气化区域的最低点与第二磨牙有93%相关性[38,76]。报道的测量研究间的微小尺寸差异可能是由于群体选择、种族和年龄等因素造成[73]。Tian等[77]根据年龄评估了根管距离，发现40岁以上的患者根部突入窦底的可能性有所降低，这与其他研究一致，即在约20岁时上颌窦达到最大体积然后随着年龄的增长开始下降[3,78-80]。

根尖周手术需要考虑的另一个重要解剖因素是根尖的颊侧和腭侧骨厚度。这对于器械到达手术部位以及确保手术区域安全是很重要的。Kang等[81]的一项研究发现，虽然第二磨牙近中颊根的顶点与上颌窦底的平均垂直距离最短，但其与颊侧皮质平板的平均水平距离最大，Jin等[78]报道第二磨牙近颊根到颊骨板的平均距离为4.63mm，上颌第一磨牙和第二磨牙腭根到颊侧骨板的平均距离分别为10.69mm和10.17mm，然而从腭侧骨板测量的平均距离为3.15mm和3.08mm。其他类似报道的测量结果也证实了这些发现[70-71,82-83]。

上颌后牙牙根与上颌窦之间的空间关系对于术前计划与特定的尺寸测量是至关重要的。一些研究人员已经为这些多样关系设计了分类系统[71,81-82,84-85]。Jung和Cho[71]用CBCT检查了332颗上颌磨牙，并提出了上颌磨牙牙根与上颌窦底部之间的4种垂直关系及其频率：在0型中，根部与窦底分开（25%）；在1型中，根与窦底相接触（19%）；在2型中，牙根沿上颌窦腔壁侧向突出（21.4%）；而在3型中，牙根入窦腔（34.6%）（图12-8）。在手术干预之前了解牙齿和鼻窦的特殊解剖关系，对于在牙髓手术治疗过程中预防、减轻和处理鼻窦受累的情况是必不可少的。

图12-8 冠状位CBCT显示Jung和Cho描述的4种垂直关系[71]。（a）0型：牙根与上颌窦底分离。（b）1型：牙根与上颌窦底接触。（c）2型：牙根部沿上颌窦壁侧向突出，但在上颌窦外侧。（d）3型：牙根部突入上颌窦腔。

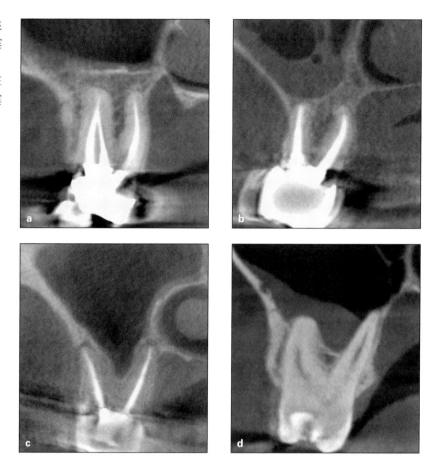

上颌磨牙解剖的复杂性

手术及非手术方法治疗牙髓的有效性取决于医生对根管形态和根管系统的复杂解剖结构的全面理解。在牙髓学文献中，对上颌第一磨牙的近中根进行的研究和临床调查比其他牙根多[85]。考虑到该牙根高度复杂的根管系统且与上颌窦的距离较近，对手术干预有潜在需求，充分了解其根管形态对于牙髓治疗是至关重要的。一项包含来自34项研究的8399颗牙齿的关于上颌第一磨牙的根管形态的文献回顾表明在近中颊根双根管的发生率是56.8%[85]。Hsu和Kim[86]指出，在距离根尖3mm处，90%上颌第一磨牙的近中颊根有一个峡部。连续切片和显微CT分析的研究表明，当存在两个根管时，几乎所有的近中颊根都存在吻合口和峡部及副根管、根尖分歧和环，并且许多变化超出了已

建立的分类系统[87,91]（图12-9）。

众所周知，相当大比例的上颌后牙有融合根。在包括1714个第一磨牙的8个研究和包括1960个第二磨牙的7个研究中，上颌第一磨牙的融合根发生率为6.2%，上颌第二磨牙的融合根发生率为25.8%[92]。融合根可以存在于任何甚至全部的磨牙根部并以不同的构型存在，不同种族人群中融合根的发生率可能不同[93-94]。具有融合根的牙齿具有峡部或网状连接，和其他根管系统一样，治疗时必须完全清洁、成形和填充[95-97]。器械、冲洗液和根充材料未能渗入峡部区域可能导致牙髓治疗失败。在这些情况下，这种峡部解剖结构需要精确进行手术治疗，这也是根尖周愈合的必要条件[86]（图12-10）。无论是在多根管的近中根还是融合上颌根，如果峡部未能得到正确治疗可能会造成持续性根尖周炎和牙源性鼻窦炎。考虑上颌后

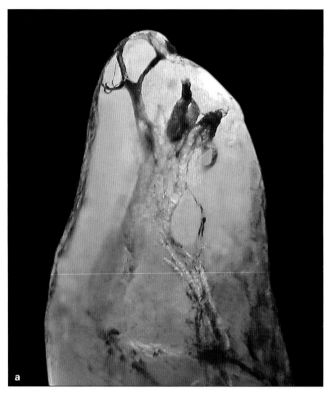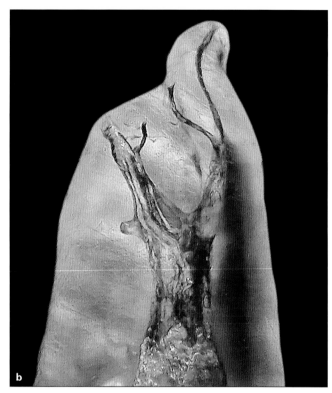

图12-9 清理后的标本显示了上颌第一磨牙近中颊根复杂的根管解剖形态。这些复杂系统的根尖通常与上颌窦黏膜接近或直接接触，在牙髓坏死的情况下促进潜在的上颌窦感染并增加牙髓治疗的难度。（a）右上颌第一磨牙近中颊根系统。（b）左上颌第一磨牙近中颊根系统（由沃克西哈奇，得克萨斯的Craig Barrington博士提供）。

牙牙根与上颌窦底之间的密切关系，牙髓外科医生有义务清楚地了解上颌后牙中各种复杂的牙根形态，并熟练掌握其正确的手术治疗以防止持续性愈合不良或导致继发性鼻窦疾病。

上颌骨后部的影像学诊断

根尖片是牙髓治疗中使用最广泛的影像学诊断方式，但是它的诸多局限性可能会导致临床医生误解影像、误诊疾病并造成潜在治疗失败[98]。使用传统二维成像时，上颌后部呈现出显著而独特影像。颧骨和腭突、上颌窦皮质底和颊侧皮层经常叠加在牙根上，遮盖或隐藏根尖周病灶和牙根的形态。此外，根尖片会受到几何变形的影响，导致图像伸长和缩短，而在上颌骨后份，由于腭侧穹隆低，常常不能使照射的几何形状达到最佳[99]。传统的根尖片常不能显示黏膜软组织变化、根尖周骨膜炎或上颌窦的气液平面，而这些在牙源性鼻窦炎病例中具有重要诊断价值。最终，由于无法准确评估牙根与上颌窦的位置关系，根尖片不能用作上颌窦潜在穿孔的判断方法[100]。

目前的文献已经证明了CBCT有利于后上颌根尖周手术计划的制订[98-108]。根据Low等[101]的一项研究，对比有根尖手术指征的74颗上颌后牙术前诊断的根尖片和CBCT时，相比于根尖片，另有34%的病例和更大的病变范围、窦膜增厚和遗漏根管等可通过CBCT显示出来。作者认为CBCT与常规X线片相比，在上颌后部的手术治疗计划方面有很大的优势。Lofthag-Hansen等[99]比较了CBCT和口内X线片对根尖周病理

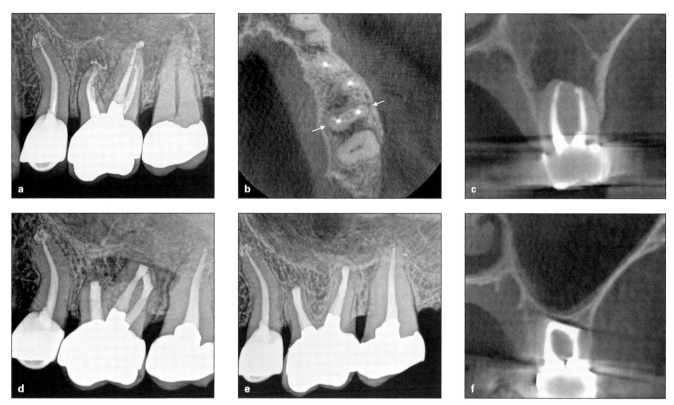

图12-10　上颌磨牙峡部解剖结构的根管治疗。（a）已行根管再治疗的左上颌第一磨牙持续性根尖周炎感染影像。（b）融合的远中颊腭根（DB-P）及其峡部根管系统（箭头）的轴向CBCT影像。（c）融合的DB-P根管系统及其明显的根尖周炎病变的冠状位CBCT影像。（d）融合的DB-P根管峡部以及MB1-MB2根管系统外科手术再填充之后的根尖放射影像。组织病理学评估反映了根尖周病变中放线菌的存在。（e）术后1年随访中的根尖片。（f）术后2年的冠状CBCT显示颊侧骨缺损、上颌窦底皮质骨缺损、根尖周病变和窦黏膜水肿等病变影像均消失。

的诊断，所有研究者都一致认为在70%的病例中，CBCT提供了在根尖片上没有发现的临床相关信息。他们认为当多根牙计划进行牙髓手术时，应使用三维技术进行额外的影像学检查。Shahbazian等[302]研究了145个牙科病例，发现在CBCT能诊断出的病例中，根尖X线片只能发现40%的上颌后牙根尖周炎，以及3%的延伸至上颌窦内的根尖感染。他们还得出结论认为，根尖片在观察上颌磨牙与窦底的解剖关系方面还不够。比较研究得出结论，临床医生在使用二维成像技术时，不能准确判断牙根是否突入窦内或是仅与之重叠，而CT可以准确地解释牙根与鼻窦的真

实关系[8,71,75,82,85]。Sharan和Madjar[107]对全景片和CT进行比较的一项研究发现，在CT看到突入上颌窦的牙根中，只有39%可在全景片上显示。CBCT也可以精确测量皮质骨厚度[78,81]，准确地评估根形态，包括近颊根复杂性、融合根和潜在的根管峡部[93-94]。考虑到准确的术前规划的重要性，CT对解剖评估、病例选择，尤其是在上颌后部牙髓治疗中，都是不可或缺的手段。它具有准确地观察牙根形态及其与鼻窦关系的能力，并可以精确地在多个平面测量距离，而不受相邻的牙根或解剖结构的影响，如颧骨或腭突[108]。

涉及上颌窦的根尖手术

上颌磨牙的根尖手术具有挑战性。除了潜在的上颌窦暴露外，低颧突、浅腭穹隆、复杂牙根形态或大角度根分叉都可能造成根管末端处理困难。尽管存在这些挑战，只要医生有准确的诊断，对每个病例的解剖关系和牙根形态有清晰的了解，并使用适当的手术技术，就可以对上颌后牙进行精确安全的牙髓治疗干预。

治疗时应尽可能小心，避免上颌窦膜穿孔，因为任何上颌窦交通都有可能导致上颌窦微生物污染，增加术后鼻窦炎的可能性[109]。但纵然有此风险，也不能因噎废食，因为有足够的技术来控制它[95,110]。对解剖性或病理性暴露于上颌窦牙根进行根尖手术将不可避免地导致上颌窦的交通。在这些情况下，上颌窦穿孔不是医源性事故，而是不可避免的事件[8,111]，因此临床医生应能识别并常规性地对根尖手术中的上颌窦暴露进行治疗。在一项回顾性研究的276例根尖手术后患者中，Ericson等[112]报道，上颌窦交通的发生率如下：尖牙为7.7%，第一前磨牙为8.8%，第二前磨牙为26.1%，磨牙为40%。Loannades和Borstlap[113]报道的47个上颌磨牙根尖切除术，发生率为14.8%，Freedman和Horowitz[110]报道的在472例上颌磨牙和前磨牙的根尖手术中，发生率为10.4%，Watzck[9]报道在146例上颌后牙根尖切除术中，发生率为28%。Oberli等[8]报道了113例上颌前磨牙和磨牙根尖手术，其穿孔率为9.6%。

在进行涉及上颌窦的根尖手术前，应确定上颌窦的生理状态。考虑到牙源性鼻窦炎的高发病率，在根尖外科手术前就很可能存在一定数量的鼻窦炎或黏膜水肿。文献并没有说明鼻窦炎或患有鼻腔阻塞伴开口阻塞是进行根尖外科手术的禁忌证。Rud和Rud[114]报道说，如果窦腔内的分泌物在牙齿治疗的同时被清除，会加速鼻窦炎的愈合。在200例上颌第一磨牙且其中半数有上颌窦穿孔的根尖周手术中，42%患者在手术时有急性或亚急性鼻窦感染。其中一例有15mL的脓性分泌物从鼻窦排出。除两例外，所有患者均未出现鼻窦炎症状，其中一例为未确诊的根折。不建议治疗前或治疗后常规使用抗生素。

上颌窦交通并不会导致窦膜或其生理功能的永久性改变，也不会致根尖周愈合的预后降低[9,112,115-11]。目前尚未评估穿孔对鼻窦生理的影响以及恢复正常功能所需确切时间[188]。Benninger等[16]观察到完整的纤毛黏膜在完全手术切除后约5个月内会再生。Watzek等[9]报道，即使使用经上颌窦路径治疗腭根，根尖手术引起的窦穿孔也不会对上颌窦的生理功能产生影响。他们在112例有上颌窦交通的病例中发现，与总人口相比，患者的病理性鼻窦改变没有增加。他们还发现，术中有和无上颌窦暴露的患者根尖周愈合率没有显著差异，有上颌窦暴露的患者其完全愈合比例为89.2%，而无上颌窦暴露的为85.3%。这些发现与Ericson等[119]报道的结果一致，他发现159例手术病例中，是否发生上颌窦交通对愈合没有影响；Persson[120]观察的18例病例中也发现窦膜穿孔与手术结果之间没有明显关系。Garcia等[121]对根尖周手术相关文献进行综述证实，纳入的研究中没有发现上颌窦交通对愈合结果有明显影响或产生后遗症。

如果在根尖周手术期间发生窦腔暴露，必须使用精细的技术来防止手术碎屑、牙根感染物、感染组织以及诸如止血剂、棉球或根尖填充材料等进入上颌窦[8,111,122-123]。文献已普遍认同当与手术碎片或根管材料相关的细菌被引入上颌窦时会在窦黏膜中产生炎症反应，导致不同的症状，并可能需要进行鼻窦手术[122,124-131]。某些根管充填材料，特别是那些含有氧化锌的材料，已经被认为是上颌窦曲霉病的致病因子[22,132-141]。这些材料成为异物可以麻痹纤毛并影响黏液纤毛清除，从而形成一个分泌物和废物堆积并有利于曲霉菌生长的环境。其中含有的密封剂碎屑及其所含的锌对于曲霉菌的生长是必不可少的[138-140]。这些文献是对垂直加压充填致使封闭材料

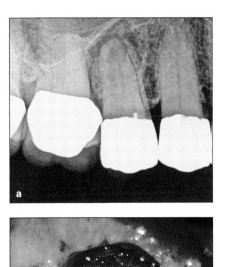
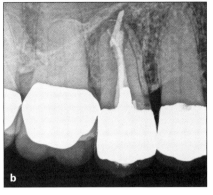
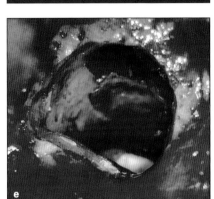
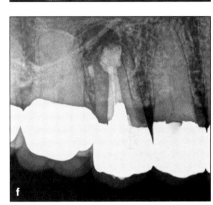

图12-11 根尖周手术中的上颌窦穿孔。（a）二根管的右上颌第二前磨牙伴有钙化的远颊根管和腭根根尖的炎性吸收的根尖片。（b）根管治疗垂直加压超充的根尖片。（c）手术截骨和颊根切除暴露的上颌窦穿孔。（d）将碘纱布放置在缺损处以防止手术碎屑进入上颌窦。（e）生物陶瓷倒充填后去除纱布。（f）完成根管治疗和根尖手术的术后X线片。

进入上颌窦的研究。因而，在手术治疗过程中应小心谨慎，以防止根管封闭剂碎屑进入窦道，尤其是在处理原有材料已有超填的时候。

手术碎片的移位，尤其是如果碎片很大且不能被黏膜纤毛机制清除时，就有可能引起上颌窦阻塞和严重的鼻窦炎[142-143]。在健康的鼻窦中，小颗粒和液体将被正常的鼻窦清除机制安全排出；而较大的物体通常残留在窦内，可引起慢性鼻窦炎症、鼻窦阻塞，并可能导致鼻窦引流障碍[9,142,144]。一些病例报道了较大的移位异物，如牙胶尖、牙根，甚至钛种植体，从上颌窦移出，并移位到位置更深的结构，如筛窦和蝶窦中，此时需要更复杂的内窥镜将其取出[144-146]。因为通路局限且可能造成额外的创伤和炎症，试图从鼻窦取回移位物体是相当困难的[111]。如果异物在根尖外科手术期间进入鼻窦并且无法取出，应告知患者，同时用放射线照片记录异物的位置，并开具抗生素，最后将患者转诊至口腔颌面部外科或耳鼻喉科做进一步评估和治疗[19]。这类患者很可能需要通过Caldwell-Luc手术、内窥镜鼻窦切开术或作黏骨膜蒂窗口手术去除异物[143,147-154]。通过最小化暴露创口及放置有缝线牵引的棉球或碘仿纱布条以填补更大的缺口可以避免手术碎片和异物移位至鼻窦[95,111]（图12-11）。Taschieri等[118]主张使用可吸收的止血明胶海绵来隔绝碎片以增加止血效果。如果需要，在手术之后也可使用生理盐水冲洗鼻窦，以冲去手术期间可能进去鼻窦的碎片。

伴有上颌窦暴露的根尖周手术后出现口腔上颌窦瘘是很少见的。在鼻窦穿孔的情况下，需要做黏骨膜瓣的全厚层复位才能防止发生口腔上颌窦瘘。没有研究表明在上颌窦缺损处放置膜可减少口腔上颌窦瘘的

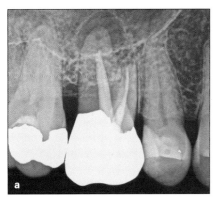
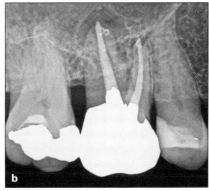
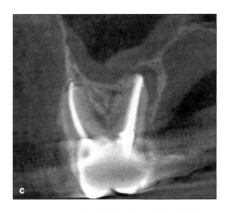
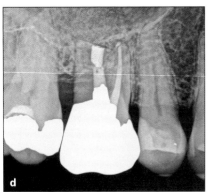
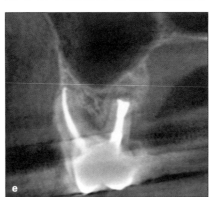

图12-12 从腭侧路径的根尖手术。（a）有远颊根切除史的右上颌第一磨牙失败的根管治疗的根尖片。（b）根尖片显示根管再治疗后6个月的腭根根尖的持续性根尖周病变。该患者腭侧有个持续性上颌窦瘘口。（c）根尖手术前的冠状位CBCT表明腭侧入路到腭根根尖将不太可能涉及上颌窦。（d）腭根手术根管治疗后的根尖X线片。（e）1年的术后随访中冠状位CBCT，显示腭根骨质缺损、上颌窦皮质骨骨质缺损、根尖周病灶和窦黏膜水肿等影像完全消失。

发生，也没有证据支持在上颌窦暴露之前或之后要预防性使用抗生素或抗组胺剂。术后指导与其他根尖周手术相同，也要嘱患者勿擤鼻以避免皮瓣复位的前几天流鼻涕，也可能会出现流鼻血或引流出术中的冲洗液的情况。

经上颌窦颊侧入路与腭侧入路对腭根治疗的比较

上颌磨牙的腭根由于其解剖学位置而增加了手术困难程度。必须基于不同患者的解剖学因素及术前CBCT确定对上颌磨牙腭根最有效、创伤最小的手术方式。当前文献提出了关于腭根治疗的最佳方法的各种观点，并展示了每种方法的优缺点。

Lin等[125]建议尽可能避上颌窦穿孔，并提倡腭根的腭侧路径治疗（图12-12）。然而，腭侧路径可能有在经上颌窦颊侧入路中未发现的技术困难。腭侧组织比颊侧黏膜厚、弹性小，有更坚韧的纤维与腭侧牙槽骨附着，增加了皮瓣处理的难度。另外，当腭皮瓣被翻起时，必须小心，以避免损伤大血管和神经。在腭穹隆较浅或开口度有限的情况下，腭侧入路困难程度会增加，由于通路和视野限制，通常需要去除大量的骨和切除更多的腭根。尽管从腭侧骨板到腭根根尖的平均距离仅为约3mm，而与颊侧骨板的平均距离为10mm[78,83,155-156]，腭根却经常向颊侧弯曲，且比起与腭侧骨板的距离，通常更接近上颌窦，这会导致更大的鼻窦穿孔风险，特别是在通道和视野有限的情况下[9,116]。

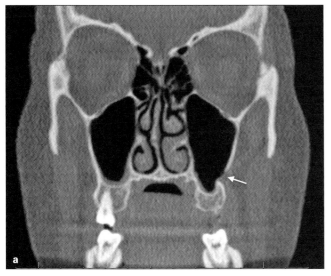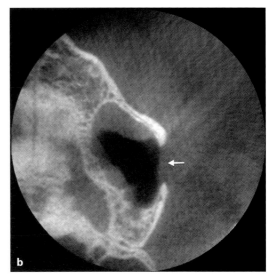

图12-13 在上颌窦侧壁的纤维瘢痕组织缺损。（a）冠状位CT显示上颌窦，5年前左上颌第二磨牙根尖手术失败后的上颌窦侧壁缺乏骨质愈合。这颗牙已经拔除，但是上颌窦侧壁仍存在瘢痕组织缺损（箭头）。（b）轴向CBCT显示术后8年同一骨质缺损（箭头）。

从颊侧或前庭方向处理腭根经常导致上颌窦的暴露，这是因为约50%成年人的上颌窦底可延伸至磨牙的各个牙根之间[151]。经上颌窦路径优势在于可仅由单个皮瓣和皮质骨开窗来处理所有的牙根。这种方法对主要的神经或血管也没有危险，虽然它确实涉及沿窦壁延伸支配有关牙齿的较小的上牙槽神经分支[116]。尽管文献中已经提出了骨膜下方法，经上颌窦颊侧入路至腭根的主要的问题是会去除相当大的上颌窦骨，增加了鼻窦膜穿孔的可能性，以及异物和细菌可能进入上颌窦的可能性。必须谨慎处理手术碎屑、切除的根尖和牙科材料，以尽量减少术后鼻窦炎症。

牙髓手术伴上颌窦穿孔后窦壁骨质的再生程度尚未有统一结论。Ericson等[119]证实尽管根尖片可以充分显示在根尖手术期间上颌窦交通后骨再生的情况，但15%的病例在CT检查时显示在根尖区和上颌窦之间没有骨性分隔。Ericson等[112]进一步显示，上颌窦交通往往会在牙槽突和上颌窦皮质边缘发生永久性骨缺损，缺损可能由纤维瘢痕组织组成，这可能是由于瘘口关闭期间骨膜连续性丧失所致。Tataryn等在

一项犬的研究中发现，实验诱导的窦壁暴露似乎显示了骨愈合影像，但组织学标本显示出仅有散在于纤维结缔组织之间的大约为术前窦壁厚度的1/10的部分骨性再生。可吸收的胶原膜并没有改善骨修复。这些发现与后Caldwell-Luc缺陷的研究结果一致，表明在所有病例中纤维性瘢痕组织生长穿过上颌窦壁的截骨处[160-161]。如果牙齿将来需要拔除且需要上颌窦提升术，则经上颌窦至腭根的方法可能是个大问题（图12-13）。

在许多情况下，需要根尖手术的上颌后牙会发生明显的骨质病变，使得窦腔骨膜极度扩张，窦底及相关黏膜从牙根根端抬起[162]。这些病例有明显的根尖周骨膜炎，从前庭进入治疗腭根，在骨膜扩张的情况下实施根尖手术不一定会累及上颌窦。只要手术截骨范围在骨膜水平以下，对这些患者进行外科手术几乎不存在将手术碎屑移入窦的风险，并且可使颊侧骨板、牙槽骨和没有纤维性瘢痕的窦皮质层完全再生（图12-14）。在进行上颌后牙根尖外科手术之前，应仔细评估其CBCT的骨质病变，尽可能在骨膜下进

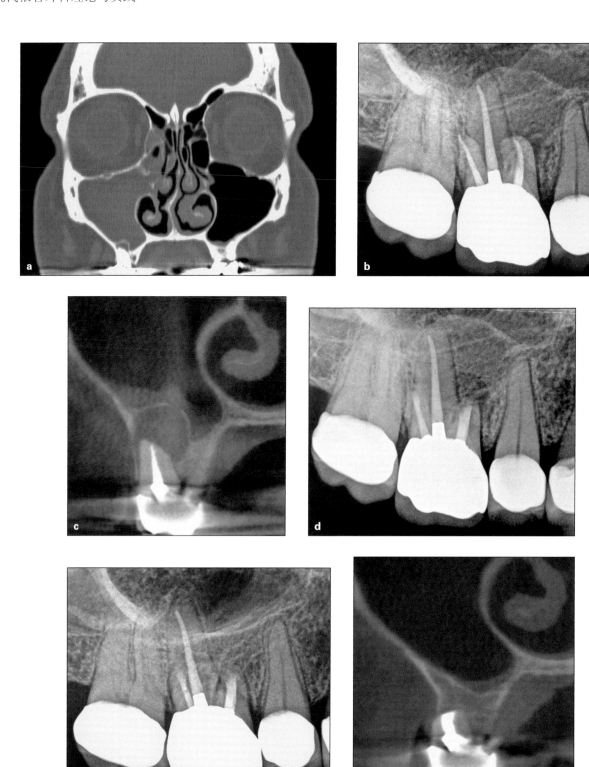

图12-14 具有根尖周骨质病变的牙源性鼻窦炎的根尖手术。（a）完全阻塞的右上颌窦及其累及的右侧筛窦的CT图像。治疗失败，计划进行鼻内窥镜手术。注意右上颌窦底的骨质病变，提示是牙源性感染。（b）根管恰填但仍治疗失败的根管治疗的根尖片。（c）右上颌窦底根尖周病变的CBCT影像。（d）根尖手术后的根尖片。（e）根尖手术后1年的随访X线片显示明显愈合。（f）手术后1年的冠状位CBCT显示颊侧骨缺损、上颌窦底皮质骨、根尖周骨质病变和牙源性鼻窦炎完全愈合。患者的鼻窦炎症状完全消失，未进行计划的鼻窦手术。

行截骨术等手术。

　　尽管在上颌后部进行根尖手术存在挑战性，影像学诊断与必要的现代手术技巧相结合已被证明为解决牙髓病和保留天然牙的必然选择[163]。

参考文献

[1] Amedee RG. Anatomy, physiology, and evaluation of the paranasal sinuses. In: Ballenger JJ (ed). Diseases of the Nose, Throat, Ear, Head and Neck, ed 14. Philadelphia: Lea and Febiger, 1991:168–183.

[2] Alberti PW. Applied surgical anatomy of the maxillary sinus. Otolaryngol Clin North Am 1976;9:3–20.

[3] Jun BC, Song SW, Park CS, Lee DH, Cho KJ, Cho JH. The analysis of maxillary sinus aeration according to aging process; Volume assessment by 3-dimensional reconstruction by high-resolutional CT scanning. Otolaryngol Head Neck Surg 2005;132:429–434.

[4] Drettner B. Pathophysiology of paranasal sinuses with clinical implications. Clin Otolaryngol Allied Sci 1980;5:277–284.

[5] Bornstein MM, Wasmer J, Sendi P, Janner SF, Buser D, von Arx T. Characteristics and dimensions of the Schneiderian membrane and apical bone in maxillary molars referred for apical surgery: A comparative radiographic analysis using limited cone beam computed tomography. J Endod 2012;38:51–57.

[6] Kato A. Immunopathology of chronic rhinosinusitis. Allerg Int 2015;64:121–130.

[7] Beule AG. Physiology and pathophysiology of respiratory mucosa of the nose and paranasal sinuses. GMS Curr Top Otorhinolaryngol Head Neck Surg 2010;9:Doc07.

[8] Oberli K, Bornstein MM, von Arx T. Periapical surgery and the maxillary sinus: Radiographic parameters for clinical outcome. Oral Surg Oral Med Oral Pathol Oral Radiol Endod 2007;103:848–853.

[9] Watzek G, Bernhart T, Ulm C. Complications of sinus perforations and their management in endodontics. Dent Clin North Am 1997;41:563–583.

[10] Selden HS. The interrelationship between the maxillary sinus and endodontics. Oral Surg Oral Med Oral Pathol 1974;38:623–629.

[11] Lanza DC, Kennedy DW. Adult rhinosinusitis defined. Otolaryngol Head Neck Surg 1997;117(3 pt 2):S1–S7.

[12] Pleis JR, Lucas JW, Ward BW. Summary health statistics for U.S. adults: National Health Interview Survey, 2008. Vital Health Stat 10 2009;242:1–157.

[13] Rosenfeld RM, Piccirillo JF, Chandrasekhar SS, et al. Clinical practice guideline (update): Adult sinusitis executive summary. Otolaryngol Head Neck Surg 2015;152:598–609.

[14] Meltzer EO, Hamilos DL. Rhinosinusitis diagnosis and management for the clinician: A synopsis of recent consensus guidelines. Mayo Clin Proc 2011;86:427–443.

[15] Benninger MS, Anon J, Mabry RL. The medical management of rhinosinusitis. Otolaryngol Head Neck Surg 1997;117(3 pt 2):S41–S49.

[16] Benninger MS, Sebek BA, Levine HL. Mucosal regeneration of the maxillary sinus after surgery. Otolaryngol Head Neck Surg 1989;101:33–37.

[17] Longhini AB, Ferguson BJ. Clinical aspects of odontogenic maxillary sinusitis: A case series. Int Forum Allergy Rhinol 2011;1:409–415.

[18] Patel NA, Ferguson BJ. Odontogenic sinusitis: An ancient but under-appreciated cause of maxillary sinusitis. Curr Opin Otolaryngol Head Neck Surg 2012;20:24–28.

[19] Kretzschmar DP, Kretzschmar JL. Rhinosinusitis: Review from a dental perspective. Oral Surg Oral Med Oral Pathol Oral Radiol Endod 2003;96:128–135.

[20] White JA. Paranasal sinus infections. In: Ballenger JJ (ed). Diseases of the Nose, Throat, Ear, Head and Neck, ed 14. Philadelphia: Lea and Febiger, 1991:184–202.

[21] Brook I. Microbiology of acute and chronic maxillary sinusitis associated with an odontogenic origin. Laryngoscope 2005;115:823–825.

[22] De Foer C, Fossion E, Vaillant JM. Sinus aspergillosis. J Craniomaxillofac Surg 1990;18:33–40.

[23] Mensi M, Salgarello S, Pinsi G, Piccioni M. Mycetoma of the maxillary sinus: Endodontic and microbiological correlations. Oral Surg Oral Med Oral Pathol Oral Radiol Endod 2004;98:119–123.

[24] Havas TE, Motbey JA, Gullane PJ. Prevalence of incidental abnormalities on computed tomographic scans of the paranasal sinuses. Arch Otolaryngol Head Neck Surg 1988;114:856–859.

[25] Stammberger H, Jakse R, Beaufort F. Aspergillosis fo the paranasal sinuses. X-ray diagnosis, histopathology, and clinical aspects. Ann Otol Rhinol Laryngol 1984;93:251–256.

[26] Costa F, Polini F, Zerman N, Robiony M, Toro C, Politi M. Surgical treatment of Aspergillus mycetomas of the maxillary sinus: A review of the literature. Oral Surg Oral Med Oral Pathol Oral Radiol Endod 2007;103(6):e23–e29.

[27] Bauer WH. Maxillary sinusitis of dental origin. Am J Orthod Oral Surg 1943;29:133–151.

[28] Maloney PL, Doku HC. Maxillary sinusitis of odontogenic origin. J Can Dent Assoc 1968;34:591–603.

[29] Waite DE. Maxillary sinus. Dent Clin North Am 1971;15:349–368.

[30] Selden HS. Endo-antral syndrome and various endodontic complications. J Endod 1999;25:389–393.

[31] Lindahl L, Melen I, Ekedahl C, Holm SE. Chronic maxillary sinusitis. Differential diagnosis and genesis. Acta Otolaryngol 1982;93:147–150.

[32] Dodd RB, Dodds RN, Hocomb JB. An endodontically induced maxillary sinusitis. J Endod 1984;10:504–506.

[33] Mehra P, Murad H. Maxillary sinus disease of odontogenic origin. Otolaryngol Clin North Am 2004;37:347–364.

[34] Melen I, Lindahl L, Andréasson L, Rundcrantz H. Chronic maxillary sinusitis. Definition, diagnosis and relation to dental infections and nasal polyposis. Acta Otolaryngol 1986;101:320–327.

[35] Maillet M, Bowles WR, McClanahan SL, John MT, Ahmad M. Cone-beam computed tomography evaluation of maxillary sinusitis. J Endod 2011;37:753–757.

[36] Brook I. Sinusitis of odontogenic origin. Otolaryngol Head Neck Surg 2006;135:349–355.

[37] Legert KG, Zimmerman M, Stierna P. Sinusitis of odontogenic origin: Pathophysiological implications of early treatment. Acta Otolaryngol 2004;124:655–663.

[38] Nimigean VR, Nimigean V, Maru N, Andressakis D, Balatsouras DG, Danielidis V. The maxillary sinus and its endodontic implications: Clinical study and review. B-ENT 2006;2:167–175.

[39] Pokorny A, Tataryn R. Clinical and radiologic findings in a case series of maxillary sinusitis of dental origin. Int Forum Allergy Rhinol 2013;3:973–979.

[40] Abrahams JJ, Glassberg RM. Dental disease: A frequently unrecognized cause of maxillary sinus abnormalities? Am J Roentenol 1996;166:1219–1223.

[41] Matilla K. Roentgenological investigations of the relation between periapical lesions and conditions of the mucous membrane of the maxillary sinuses. Acta Odontolog Scand 1965;23:42–46.

[42] Obayashi N, Ariji Y, Goto M, et al. Spread of odontogenic infection originating in the maxillary teeth: Computerized tomographic assessment. Oral Surg Oral Med Oral Pathol Oral Radiol Endod 2004;98:223–331.

[43] Lu Y, Liu Z, Zhang L, et al. Associations between maxillary sinus mucosal thickening and apical periodontitis using cone-beam computed tomography scanning: A retrospective study. J Endod 2012;38:1069–1074.

[44] Ariji Y, Obayashi N, Goto M, et al. Roots of the maxillary first and second molars in horizontal relation to alveolar cortical plates and maxillary sinus: Computed tomography assessment for infection spread. Clin Oral Investig 2006;10:35–41.

[45] Cymerman JJ, Cymerman DH, O'Dwyer RS. Evaluation of odontogenic maxillary sinusitis using cone-beam computed tomography: Three case reports. J Endod 2011;37:1465–1469.

[46] Kulacz R, Fishman G, Levine H. An unsuccessful sinus surgery caused by dental involvement within the floor of the maxillary sinus. Oper Techniques Otolaryngol Head Neck Surg 2004;15:2–3.

[47] Kim IK, Kim JR, Jang KS, Moon YS, Park SW. Orbital abscess from an odontogenic infection. Oral Surg Oral Med Oral Pathol Oral Radiol Endod 2007;103(1):e1–e6.

[48] DeCroos FC, Liao JC, Ramey NA, Li I. Management of odontogenic orbital cellulitis. J Med Life 2011;4:314–317.

[49] Gallagher RM, Gross CW, Phillips CD. Suppurative intracranial complications of sinusitis. Laryngoscope 1998;108:1635–1642.

[50] Younis RT, Lazar RH, Anand VK. Intracranial complications of sinusitis: A 15-year review of 39 cases. Ear Nose Throat J 2002;81:636–644.

[51] Youssef OH, Stefanyszyn MA, Bilyk JR. Odontogenic orbital cellulitis. Ophthal Plast Reconstr Surg 2008;24:29–35.

[52] Gold RS, Sager E. Pansinusitis, orbital cellulitis, and blindness as a sequelae of delayed treatment of dental abscess. J Oral Surg 1974;32:40–43.

[53] Park CH, Jee DH, La TY. A case of odontogenic orbital cellulitis causing blindness by severe tension orbit. J Korean Med Sci 2013;28:340–343.

[54] de Medeiros EH, Pepato AO, Sverzut CE, Trivellato AE. Orbital abscess during endodontic treatment: A case report. J Endod 2012;38:1541–1543.

[55] Koch F, Breil P, Marroquin BB, Gawehn J, Kunkel M. Abscess of the orbit

arising 48 h after root canal treatment of a maxillary first molar. Int Endod J 2006;39:657–664.

[56] Mehra P, Caiazzo A, Bestgen S. Odontogenic sinusitis causing orbital cellulitis. J Am Dent Assoc 1999;130:1086–1092.

[57] Ogundiya DA, Keith DA, Mirowski J. Cavernous sinus thrombosis and blindness as complications of an odontogenic infection: Report of a case and review of literature. J Oral Maxillofac Surg 1989;47:1317–1321.

[58] Nair UP, Nair MK. Maxillary sinusitis of odontogenic origin: cone-beam volumetric computerized tomography-aided diagnosis. Oral Surg Oral Med Oral Pathol Oral Radiol Endod 2010;110:e53–e57.

[59] Guerra-Pereira I, Vaz P, Faria-Almeida R, Braga AC, Felino A. CT maxillary sinus evaluation—A retrospective cohort study. Med Oral Patol Oral Cir Bucal 2015; 20(4):e419–e426.

[60] Worth HM, Stoneman DW. Radiographic interpretation of antral mucosal changes due to localized dental infection. J Can Dent Assoc 1973;38:111–115.

[61] Gardner DG. Pseudocysts and retention cysts of the maxillary sinus. Oral Surg Oral Med Oral Pathol 1984;58:561–567.

[62] Wang JH, Jang YJ, Lee BJ. Natural course of retention cysts of the maxillary sinus: Long-term follow-up results. Laryngoscope 2007;117:341–344.

[63] Vallo J, Suominen-Taipale L, Huumonen S, Soikkonen K, Norblad A. Prevalence of mucosal abnormalities of the maxillary sinus and their relationship to dental disease in panoramic radiography: Results from the Health 2000 Health Examination Survey. Oral Surg Oral Med Oral Pathol Oral Radiol Endod 2010;10(3):e80–e87.

[64] Ritter L, Lutz J, Neugebauer J, et al. Prevalence of pathologic findings in the maxillary sinus in cone-beam computerized tomography. Oral Surg Oral Med Oral Pathol Oral Radiol Endod 2011;111:634–640.

[65] Bomeli SR, Branstetter BF 4th, Ferguson BJ. Frequency of a dental source for acute maxillary sinusitis. Laryngoscope 2009;119:580–584.

[66] Nunes CA, Guedes OA, Alencar AH, Peters OA, Estrela CR, Estrela C. Evaluation of periapical lesions and their association with maxillary sinus abnormalities on cone-beam computed tomographic images. J Endod 2016;42:42–46.

[67] Shanbhag S, Karnik P, Shirke P, Shanbhag V. Association between periapical lesions and maxillary sinus mucosal thickening: A retrospective cone-beam computed tomographic study. J Endod 2013;39:853–857.

[68] Brüllmann DD, Schmidtmann I, Hornstein S, Schulze RK. Correlation of cone beam computed tomography (CBCT) findings in the maxillary sinus with dental diagnoses: A retrospective cross-sectional study. Clin Oral Investig 2012;16:1023–1029.

[69] Killey HC, Kay LW. An analysis of 250 cases of oro-antral fistula treated by the buccal flap operation. Oral Surg Oral Med Oral Pathol 1967;24:726–739.

[70] Eberhardt JA, Torabinejad M, Christiansen EL. A computed tomographic study of the distances between the maxillary sinus floor and the apices of the maxillary posterior teeth. Oral Surg Oral Med Oral Pathol 1992;73:345–346.

[71] Jung YH, Cho BH. Assessment of the relationship between the maxillary molars and adjacent structures using cone beam computed tomography. Imaging Sci Dent 2012;42:219–224.

[72] von Arx T, Fodich I, Bornstein MM. Proximity of premolar roots to maxillary sinus: A radiographic survey using cone-beam computed tomography. J Endod 2014;40:1541–1548.

[73] Pagin O, Centurion BS, Rubira-Bullen IR, Alvares Capelozza AL. Maxillary sinus and posterior teeth: Accessing close relationship by cone-beam computed tomographic scanning in a Brazilian population. J Endod 2013;39:748–751.

[74] Georgescu CE, Rusu MC, Sandulescu M, Enache AM, Didilescu AC. Quantitative and qualitative bone analysis in the maxillary lateral region. Surg Radiol Anat 2012;34:551–558.

[75] Kilic C, Kamburoglu K, Yuksel SP, Ozen T. An assessment of the relationship between the maxillary sinus floor and the maxillary posterior teeth root tips using dental cone-beam computerized tomography. Eur J Dent 2010;4:462–467.

[76] Hamdy RM, Abdel-Wahed N. Three-dimensional linear and volumetric analysis of maxillary sinus pneumatization. J Adv Res 2014;5:387–395.

[77] Tian XM, Qian L, Xin XZ, Wei B, Gong Y. An analysis of the proximity of maxillary posterior teeth to the maxillary sinus using cone-beam computed tomography. J Endod 2016;42:371–377.

[78] Jin GC, Kim KD, Roh BD, Lee CY, Lee SJ. Buccal bone plate thickness of the Asian people. J Endod 2005;31:430–434.

[79] Ariji Y, Kuroki T, Moriguchi S, Ariji E, Kanda S. Age changes in the volume of the human maxillary sinus: A study using computed tomography. Dentomaxillofacial Radiol 1994;23:163–168.

[80] Ariji Y, Ariji E, Yoshiura K, Kanda S. Computed tomographic indices for maxillary sinus size in comparison with the sinus volume. Dentomaxillofac Radiol 1996;25:19–24.

[81] Kang SH, Kim BS, Kim Y. Proximity of posterior teeth to the maxillary sinus and buccal bone thickness: A biometric assessment using cone-beam computed tomography. J Endod 2015;41:1839–1846.

[82] Kwak HH, Park HD, Yoon HR, Kang MK, Koh KS, Kim HJ. Topographic anatomy of the inferior wall of the maxillary sinus in Koreans. Int J Oral Maxillofac Surg 2004;33:382–388.

[83] Kalender A, Aksoy U, Basmaci F, Orhan K, Orhan AI. Cone-beam computed tomography analysis of the vestibular surgical pathway to the palatine root of the maxillary first molar. Eur J Dent 2013;7:35–40.

[84] Ok E, Güngör E, Colak M, Itunsoy M, Nur BG, Ağlarci OS. Evaluation of the relationship between the maxillary posterior teeth and the sinus floor using cone-beam computed tomography. Surg Radiol Anat 2014;36:907–914.

[85] Cleghorn BM, Christie WH, Dong CC. Root and root canal morphology of the human permanent maxillary first molar: A literature review. J Endod 2006;32:813–821.

[86] Hsu YY, Kim S. The resected root surface. The issue of canal isthmuses. Dent Clin North Am 1997;41:529–540.

[87] Weller RN, Niemczyk SP, Kim S. Incidence and position of the canal isthmus. Part 1. Mesiobuccal root of the maxillary first molar. J Endod 1995;21:380–383.

[88] Verma P, Love RM. A micro CT study of the mesiobuccal root canal morphology of the maxillary first molar tooth. Int Endod J 2011;44:210–217.

[89] Somma F, Leoni D, Plotino G, Grande NM, Plasschaert A. Root canal morphology of the mesiobuccal root of maxillary first molars: A micro-computed tomographic analysis. Int Endod J 2009;42:165–174 [erratum 2009;42:954].

[90] Park J, Lee J, Ha B, Choi JH, Perinpanayagam H. Three-dimensional analysis of maxillary first molar mesiobuccal root canal configuration and curvature using microcomputed tomography. Oral Surg Oral Med Oral Pathol Oral Radiol Endod 2009;108:437–442.

[91] Degerness RA, Bowles WR. Dimension, anatomy and morphology of the mesiobuccal root canal system in maxillary molars. J Endod 2010;36:985–989.

[92] Cleghorn BM, Goodacre CG, Christie WH. Morphology of teeth and their root canal systems. In: Ingle JI, Bakland LK, Baumgartner JC (eds). Ingle's Endodontics, ed 6. Hamilton, ON: BC Decker, 2007:151–220.

[93] Kim Y, Lee SJ, Woo J. Morphology of maxillary first and second molars analyzed by cone-beam computed tomography in a Korean population: Variations in the number of roots and canals and the incidence of fusion. J Endod 2012;38:1063–1068.

[94] Silva EJ, Nejaim Y, Silva AI, Haiter-Neto F, Zaia AA, Cohenca N. Evaluation of root canal configuration of maxillary molars in a Brazilian population using cone-beam computed tomographic imaging: An in vivo study. J Endod 2014;40:173–176.

[95] Kim S, Kratchman S. Modern endodontic surgery concepts and practice: A review. J Endod 2006;32:601–623.

[96] Teixeira FB, Sano CL, Gomes BP, Zaia AA, Ferraz CC, Souza-Filho FJ. A preliminary in vitro study of the incidence and position of the root canal isthmus in maxillary and mandibular first molars. Int Endod J 2003;36:276–280.

[97] von Arx T. Frequency and type of canal isthmuses in first molars detected by endoscopic inspection during periradicular surgery. Int Endod J 2005;38:160–168.

[98] Ball RL, Barbizam JV, Cohenca N. Intraoperative endodontic applications of cone-beam computed tomography. J Endod 2013;39:548–557.

[99] Lofthag-Hansen S, Huumonen S, Gröndahl K, Gröndahl HG. Limited cone-beam CT and intraoral radiography for the diagnosis of periapical pathology. Oral Surg Oral Med Oral Pathol Oral Radiol Endod 2007;103:114–119.

[100] Hassan BA. Reliability of periapical radiographs and orthopantomograms in detection of tooth root protrusion in the maxillary sinus: Correlation results with cone beam computed tomography. J Oral Maxillofac Res 2010;1:e6.

[101] Low K, Dula K, Bürgin W, von Arx T. Comparison of periapical radiography and limited cone-beam tomography in posterior maxillary teeth referred for apical surgery. J Endod 2008;34:557–562.

[102] Shahbazian M, Vandewoude C, Wyatt J, Jacobs R. Comparative assessment of periapical radiography and CBCT imaging for radiodiagnostics in posterior maxilla. Odontology 2015;103:97–104.

[103] Cotton TP, Geisler TM, Holden DT, Schwartz SA, Schindler WG. Endodontic applications of cone-beam volumetric tomography. J Endod 2007;33:1121–1132.

[104] Patel S, Dawood A, Ford TP, Whaites E. The potential applications of cone beam computed tomography in the management of endodontic problems. Int Endod J 2007;40:818–830.

[105] Scarfe WC, Levin MD, Gane D, Farman AG. Use of cone beam computed tomography in endodontics. Int J Dent 2009;2009:6345–6367.

[106] Tyndall DA, Kohltfarber H. Application of cone beam volumetric tomography in endodontics. Aust Dent J 2012;57(suppl 1):72–81.

[107] Sharan A, Madjar D. Correlation between maxillary sinus floor topography and related root position of posterior teeth using panoramic and cross-sectional

computed tomography imaging. Oral Surg Oral Med Oral Pathol Oral Radiol Endod 2006;102:375–381.

[108] Nakata K, Naitoh M, Izumi M, Inamoto K, Ariji E, Nakamura H. Effectiveness of dental computed tomography in diagnostic imaging of periradicular lesion of each root of a multirooted tooth: A case report. J Endod 2006;32:583–587.

[109] Pommer B, Unger E, Sütö D, Hack N, Watzek G. Mechanical properties of the Schneiderian membrane in vitro. Clin Oral Implants Res 2009;20:633–637.

[110] Freedman A, Horowitz I. Complications after apicoectomy in maxillary premolar and molar teeth. Int J Oral Maxillofac Surg 1999;28:192–194.

[111] Jerome CE, Hill AV. Preventing root tip loss in the maxillary sinus during endodontic surgery. J Endod 1995;21:422–424.

[112] Ericson S, Finne K, Persson G. A clinical-radiographic review of treated oro-antral communications. Int J Oral Surg 1973;2:185–195.

[113] Ioannides C, Borstlap WA. Apicoectomy on molars: A clinical and radiographical study. Int J Oral Surg 1983;12:73–79.

[114] Rud J, Rud V. Apicoectomy on molars: A clinical and radiographical study. J Endod 1998;24:260–261.

[115] Hauman CH, Chandler NP, Tong DC. Endodontic implications of the maxillary sinus: A review. Int Endod J 2002;35:127–141.

[116] Wallace JA. Transantral endodontic surgery. Oral Surg Oral Med Oral Pathol Oral Radiol Endod 1996;82:80–83.

[117] Garcia B, Penarrocha M, Martí E, Martínez JM, Gay-Escoda C. Periapical surgery in maxillary premolars and molars: Analysis in terms of the distance between the lesion and the maxillary sinus. J Oral Maxillofac Surg 2008;66:1212–1217.

[118] Taschieri S, Fabbro MD, Corbella S, Weinstein T, Rosano G, Tsesis I. Endoscopic minimally invasive management of a periradicular lesion invading the maxillary sinus. J Oral Sci 2011;53:533–538.

[119] Ericson S, Finne K, Persson G. Results of apicoectomy of maxillary canines, premolars and molars with special reference to oroantral communication as a prognostic factor. Int J Oral Surg 1974;3:386–393.

[120] Persson G. Periapical surgery of molars. Int J Oral Surg 1982;11:96–100.

[121] Garcia B, Martorell L, Martí E, Peñarrocha M. Periapical surgery of maxillary posterior teeth. A review of the literature. Med Oral 2006;11(2):e146–e150.

[122] Kim JW, Cho KM, Park SH, Park SR, Lee SS, Lee SK. Chronic maxillary sinusitis caused by root canal overfilling of Calcipex II. Restor Dent Endod 2014;39:63–67.

[123] Lin L, Chance K, Shovlin F, Skribner J, Langeland K. Oroantral communication in periapical surgery of maxillary posterior teeth. J Endod 1985;11:40–44.

[124] Bjornland T, Haanaes HR, Margrethe E, Beyer-Olsen S. Sinusitis caused by endodontic materials displaced into the maxillary sinus. Endod Dent Traumatol 1987;3:37–40.

[125] Ektefaie MR, David HT, Poh CF. Surgical resolution of chronic tissue irritation caused by extruded endodontic filling material. J Can Dent Assoc 2005;71:487–490.

[126] Brooks JK, Kleinman JW. Retrieval of extensive gutta-percha extruded into the maxillary sinus: Use of 3-dimensional cone-beam computed tomography. J Endod 2013;39:1189–1193.

[127] Yaltirik M, Koçak Berberoglu H, Koray M, Dulger O, Yildirim S, Aydil BA. Orbital pain and headache secondary to overfilling of a root canal. J Endod 2003;29:771–772.

[128] Yamaguchi K, Matsunaga T, Hayashi Y. Gross extrusion of endodontic obturation materials into the maxillary sinus: A case report. Oral Surg Oral Med Oral Pathol Oral Radiol Endod 2007;104:131–134.

[129] Haidar Z. Facial pain of uncommon origin. Oral Surg Oral Med Oral Pathol 1987;63:748–749.

[130] Donlon WC. Reamer in the maxillary antrum: A complication of periapical surgery. Oral Surg Oral Med Oral Pathol 1989;68:122–123.

[131] Liston PN, Walters RF. Foreign bodies in the maxillary antrum: A case report. Aust Dent J 2002;47:344-6.

[132] Beck-Mannagetta J. Zinc and aspergillus. Oral Surg Oral Med Oral Pathol Oral Radiol Endod 1996;81:138–140.

[133] Beck-Mannagetta J, Necek D. Radiologic findings in aspergillosis of the maxillary sinus. Oral Surg Oral Med Oral Pathol 1986;62:345–349.

[134] Khongkhunthian P, Reichart PA. Aspergillosis of the maxillary sinus as a complication of overfilling root canal material into the sinus: Report of two cases. J Endod 2001;27:476–478.

[135] Guivarc'h M, Ordioni U, Catherine JH, Campana F, Camps J, Bukiet F. Implications of endodontic-related sinus aspergillosis in a patient treated by infliximab: A case report. J Endod 2015;41:125–129.

[136] Giardino L, Pontieri F, Savoldi E, Tallarigo F. Aspergillus mycetoma of the maxillary sinus secondary to overfilling of a root canal. J Endod 2006;32:692–694.

[137] Falworth MS, Herold J. Aspergillosis of the paranasal sinuses. A case report and radiographic review. Oral Surg Oral Med Oral Pathol Oral Radiol Endod 1996;

81:255–260.

[138] Mensi M. Piccioni M, Marsili F, Nicolai P, Sapelli PL, Latronico N. Risk of maxillary fungus ball in patients with endodontic treatment on maxillary teeth: A case-control study. Oral Surg Oral Med Oral Pathol Oral Radiol Endod 2007;103:433–436.

[139] Kobayashi A. Asymptomatic aspergillosis of the maxillary sinus associated with foreign body of endodontic origin. Report of a case. Int J Oral Maxillofac Surg 1995;24:243–244.

[140] Legent F, Billet J, Beauvillain C, Bonnet J, Miegeville M. The role of dental canal fillings in the development of Aspergillus sinusitis: A report of 85 cases. Arch Otorhinolaryngol 1989;246:318–320.

[141] Park GY, Kim HY, Min JY, Dhong HJ, Chung SK. Endodontic treatment: A significant risk factor for development of maxillary fungal ball. Clin Exp Otorhinolaryngol 2010;3:136–140.

[142] Costa F, Robiony M, Toro C, Sembronio S, Politi M. Endoscopically assisted procedure for removal of a foreign body from the maxillary sinus and contemporary endodontic surgical treatment of the tooth. Head Face Med 2006;2:37.

[143] Tsodoulos S, Karabouta I, Voulgaropoulou M, Georgiou C. Atraumatic removal of an asymptomatic migrated dental implant into the maxillary sinus: A case report. J Oral Implantol 2012;38:189–193.

[144] González-García A, González-García J, Diniz-Freitas M, García-García A, Bullón P. Accidental displacement and migration of endosseous implants into adjacent craniofacial structures: A review and update. Med Oral Patol Oral Cir Bucal 2012;17(5):e769–e774.

[145] Ishikawa M, Mizuno T, Yamazaki Y, Satoh T, Notani K, Fukuda H. Migration of gutta-percha point from a root canal into the ethmoid sinus. Br J Oral Maxillofac Surg 2004;42:58–60.

[146] Felisati G, Lozza P, Chiapasco M, Borloni R. Endoscopic removal of an unusual foreign body in the sphenoid sinus: An oral implant. Clin Oral Implants Res 2007;18:776–780.

[147] Biglioli F, Chiapasco M. An easy access to retrieve dental implants displaced into the maxillary sinus: The bony window technique. Clin Oral Implants Res 2014;25:1344–1351.

[148] Biglioli F, Goisis M. Access to the maxillary sinus using a bone flap on a mucosal pedicle: Preliminary report. J Craniomaxillofac Surg 2002;30:255–259.

[149] Costa F, Emanuelli E, Robiony M, Zerman N, Polini F, Politi M. Endoscopic surgical treatment of chronic maxillary sinusitis of dental origin. J Oral Maxillofac Surg 2007;65:223–228.

[150] Choi BH, Yoo JH, Sung KJ. Radiographic comparison of osseous healing after maxillary sinusotomy performed with and without a periosteal pedicle. Oral Surg Oral Med Oral Pathol Oral Radiol Endod 1998;82:375–378.

[151] Choung PH, Choung YH. Vasculized bone flap for access to the maxillary sinus. J Oral Maxillofac Surg 1997;55:832–825.

[152] Lazaridis N, Tilaveridis I, Venetis G, Lazaridou M. Maxillary sinus osteoplasty with vascularized pedicled bone flap. Oral Surg Oral Med Oral Pathol Oral Radiol Endod 2008;106:828–832.

[153] Uckan S, Buchbinder D. Sinus lift approach for the retrieval of root fragments from the maxillary sinus. Int J Oral Maxillofac Surg 2003;32:87–90.

[154] Yura S, Kato T, Ooi K, Izumiyama Y. Access to the maxillary sinus using a bone flap with sinus mucosal and mucoperiosteal pedicles. Oral Surg Oral Med Oral Pathol Oral Radiol Endod 2010;109(2):e8–e12.

[155] Huumonen S, Kvist T, Gröndahl K, Molander A. Diagnostic value of computed tomography in re-treatment of root fillings in maxillary molars. Int Endod J 2006;39:827–833.

[156] Rigolone M, Pasqualini D, Bianchi L, Berutti E, Bianchi SD. Vestibular surgical access to the palatine root of the superior first molar: "Low-dose cone-beam" CT analysis of the pathway and its anatomic variations. J Endod 2003;29:773–775.

[157] Altonen M. Transantral subperiosteal resection of the palatal root of maxillary molars. Int J Oral Surg 1975;4:277–283.

[158] Kurt SN, Üstün Y, Erdogan Ö, Evlice B, Yoldas O, Öztunc H. Outcomes of peri-radicular surgery of maxillary first molars using a vestibular approach: A prospective, clinical study with one year of follow-up. J Oral Maxillofac Surg 2014;72:1049–1061.

[159] Tataryn RW, Torabinejad M, Boyne PJ. Healing potential of osteotomies of the nasal sinus in the dog. Oral Surg Oral Med Oral Pathol Oral Radiol Endod 1997;84:196–202.

[160] Akuamoa-Boateng E, Niederdellmann H, Fabinger A. Reconstruction of the facial fenestration in the Caldwell-Luc maxillary sinus operation. Rhinology 1979;17:237–243.

[161] Nemec SF, Peloschek P, Koelblinger C. Sinonasal imaging after Caldwell-Luc surgery: MDCT findings of an abandoned procedure in times of functional endoscopic sinus surgery. Eur J Radiol 2009;70:31–34.

[162] Tataryn RW. Rhinosinusitis and endodontic disease. In: Ingle JI, Bakland LK, Baumgartner JC (eds). Ingle's Endodontics, ed 6. Hamilton, ON: BC Decker, 2007:626–637.

[163] Tsesis I, Rosen E, Taschieri S, Telishevsky Strauss Y, Ceresoli V, Del Fabbro M. Outcomes of surgical endodontic treatment performed by a modern technique: An updated meta-analysis of the literature. J Endod 2013;39:332–339.

第13章

缝合和术后指导
Suturing and Postoperative Instructions

Erik Sahl, Bonnie Retamozo

手术治疗的最后几个步骤是关闭术区或创口，且在伤口愈合至关重要的时机对患者进行早期术后管理。手术后，为确保成功，有必要进行术后检查。创口关闭对于这个结果非常重要，如果操作不当，会导致伤口愈合延迟。术后患者管理是必不可少的，因为它不仅可以告知患者预期的结果，而且还可以提供促进伤口快速愈合的基本条件，并将不符合预期的手术后遗症的风险降至最低。

创口关闭

在完成根尖显微手术之后，最后一步是定位并固定手术龈瓣，组织应尽可能靠近原始位置进行固定。龈瓣设计的类型可能会影响再贴合的难易程度。完整的黏骨膜瓣通常比不完整的黏骨膜瓣更不容易出现贴合阻力。另外，再贴合的难易程度会影响黏骨膜瓣稳定缝合所需的针脚数量。

放置缝合线之前和之后，建议用湿纱布压迫组织。这增强了切断血管中血凝块的形成，并防止皮瓣和牙槽骨之间的血凝块形成。理想的缝合技术能促进凝血，以帮助伤口愈合为主旨，减少患者术后的不适和发病。还应该在龈瓣固定之前拍摄X线片，以便检测黏附在龈瓣内表面或瓣底部的异物。

选择缝合材料

市场上有许多缝线的材料和尺寸。不同材料和尺寸的缝线具有不同的特性，不仅改变操作性能，而且影响愈合过程以及与缝线相关的组织反应。理想的缝线应该是生物相容的，具有合适的拉伸强度，易于手术操作，并且能防止手术结过早解开或松动。根尖手术通常使用5-0的线，但是一些临床医生可能更喜欢更大（4-0）或更小（6-0）的尺寸。应该指出的是，当向缝线施加拉力时，小于6-0的缝合线有"切割"组织的倾向。

缝合线拉伸强度的选择取决于手术过程和缝合线需要保留的时间。对于组织愈合所需时间较长的一些更大、更复杂的手术程序，建议使用吸收较慢的缝线。传统的聚乙醇酸缝合线更耐用，可保留大约14天，之后在3~4周内吸收，因此推荐长期使用。另一方面，手术肠缝线被口内酶消化，迅速被吸收，并在1~2天内丧失其强度，这与组织增加强度的速率相同。肠缝线也可以涂抹铬盐化合物，使吸收速率降低到7~10天。对由于一些系统性疾病而使口腔内呈酸性改变的患者，这些缝合线的吸收速率也增加。

另一种用于创口关闭的方法是使用组织黏合剂，如氰基丙烯酸酯和纤维蛋白胶。然而，目前对这些黏合剂常规替换传统缝合材料的相关研究较有限。

丝线

丝线由固定在丝胶纤维上的编织纤维组成。由于其编织的性质，与所有编织类型的缝合材料一样，它将血小板和细菌聚集在编织物内。局部漱口水的使用以及良好的口腔卫生习惯可以将上述对手术伤口愈合的影响降至最低。另外，去除丝线时应特别小心。去除缝线前的清除和消毒，可以减少在伤口边缘下引入可能导致愈合延迟的细菌。

聚丙烯

聚丙烯是一种单丝的尼龙材料。它不可吸收，并对活组织产生最小的炎症作用。作为一种单丝（非编织）缝线，它能抵抗血小板黏附和细菌浸润。此外，这种材料能防止组织黏附，所以可以通过简单的拉出

操作来移除，但该种缝线结节松动的可能性较高，因此在缝合时建议打多个结。

膨体聚四氟乙烯

商业上称为GORE-TEX（戈尔医疗），ePTFE是膨胀型聚四氟乙烯。这种聚合物不能溶解，其独特的化学性质使其成为一种极具生物惰性的物质。作为一种单丝材料，ePTFE抗菌斑积聚。这种材料的另一个好处是，它允许临床医生在原结上打结并进一步收紧，以增强皮瓣固定和结的稳定性。

肠线

这种材料是由胶原蛋白组成的，在有血供组织中很容易被吸收。由于其吸收性能，使用肠道缝线主要是在有免于去除缝线的需要时。但是，这种性质是不可预测的，制造商之间的吸收率可能会有很大的差异。与其他缝合材料相比，在口内用肠线缝合更难以操作，导致卷曲和使用性能下降。在使用之前，将材料简单地浸泡在无菌水中5分钟以取代包装中的酒精残余物，可以增强这种吸收性能。如果需要更长的吸收速率，肠道缝合线可用铬盐化合物涂层，使拉伸强度延长达7天。

外科医生在确定选择哪种材料之前需要了解每种材料的好处和局限性，以及使用目的。

手术结

在外科手术后使用的手术结有两种主要类型：滑动手术结和外科手术结。外科医生使用的手术结的类型取决于所使用的缝合材料的类型。使用丝线、ePTFE、含铬肠线和普通肠线等缝合材料时，应使用滑动手术结（图13-1a）。当用合成材料缝合又要防止其松动时，则外科手术结更合适（图13-1b）。

图13-1 （a）滑动手术结。（b）三环外科结。

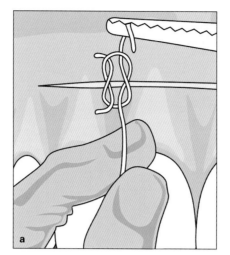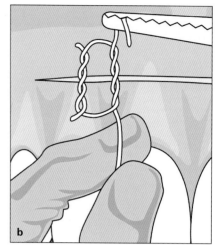

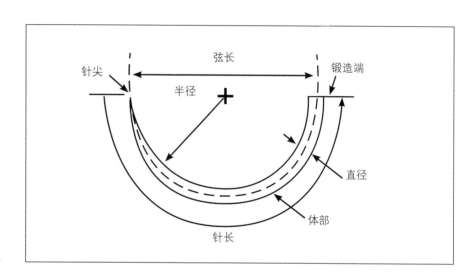

图13-2 缝合针解剖。

针

除了仔细选择缝合材料之外，针的选择也是至关重要的。选择是基于所采用的缝合技术，组织的拉伸强度，附着龈的宽度，牙间楔状隙的大小和形状以及龈瓣设计等因素的组合。针的弧线应基于穿透切口两侧的组织所需的曲率。针弧的半径应允许临床医生将缝针通过简单地在中心轴上旋转，从组织颊侧瓣穿通

到舌侧。这样特别是对于在邻间隙较宽的后牙区缝合比较有益。最常用的缝合针是3/8弧和1/2弧圆针[3]。

针通常由3个主要部分组成：针尖，体部和锻造端（图13-2）。体部的设计包括反向切削刃，锥形尖头，锥形切削或常规切削。最常用的类型是反向切割边缘，因为当针尖穿过组织时，它通常会减少组织撕裂。锻造端包绕缝线压入以使针通畅地通过组织。为了避免针头损坏并允许最大限度地控制针头，持针

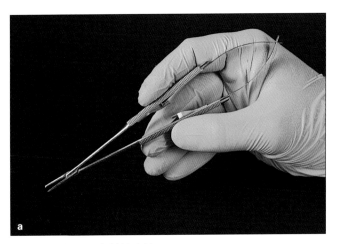 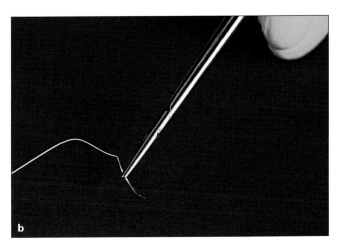

图13-3 （a和b）针的夹持。

器应该夹持距离针尖约2/3处，距持针器尖端约3mm（图13-3）。

缝合技术

口腔黏膜缝合时应考虑一些概念：

- 避免缝线/组织张力过度：这表现为创口边缘发白，发生于边缘血流量减少时，随后即会导致组织坏死（图13-4）。当临床医生试图在没有足够的龈瓣松弛切口的情况下进行初始复位时，组织上发生的小裂口是另一个并发症。

- 将线头远离伤口边缘放置：线头是缝线最脆弱的地方，因此将其放在伤口边缘处可能会由于后续的肿胀压力造成线头被撑开。此外，线头也是容易积聚菌斑之处，这会导致菌斑出现在瓣的边缘，影响肉芽组织生成，进而影响瓣的封闭和愈合。

- 尽可能使用最少量的缝合线以达到创口关闭固位：过度和不必要的缝合势必使针多次进入瓣缘，可能影响瓣的完整性和血液供应。

- 选择适当的起点和终点：只要有可能，缝合应该从活动到不活动的组织进行。这将使龈瓣更好地复位并能达到更确切的组织管理。

以下部分描述了常用的缝合技术[5]。

简单间断缝合（简单循环）

简单间断缝合是关闭水平或竖直切口最常用的缝合技术。

步骤

1. 用缝合针穿刺颊侧瓣的外表面（图13-5a）。
2. 将针穿入邻间接触处，用缝合针穿刺舌侧组织的内部（图13-5b）。
3. 缝合针越过邻间接触走向颊侧（图13-5c）。
4. 缝线游离端打结。剪断缝合线，留下2~3mm的缝合材料（图13-5d和视频13-1）。

图13-4 张力过大引起的龈瓣坏死（经Griffin[4]等许可转载）。

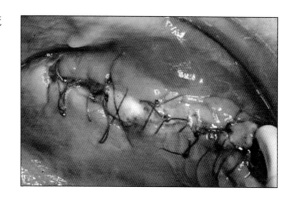

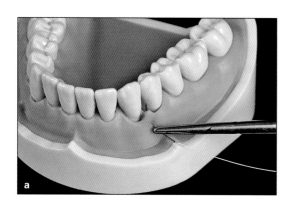

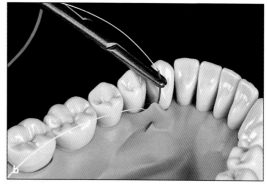

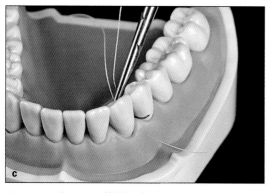

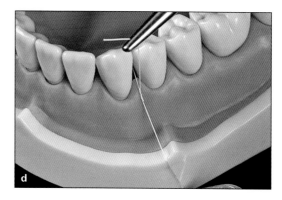

图13-5 （a~d）简单间断缝合。

间断8字缝合

　　是第二常用的缝合技术。使用这种技术获得的主要优点是轻松进入牙齿之间。另一方面，主要的缺点是在龈瓣之间插入缝合材料，导致稍次的复位效果。

步骤

1. 用缝合针刺穿颊侧瓣的外表面（图13-6a）。
2. 将针穿入邻间接触处，用缝合针穿刺舌侧龈瓣外侧组织（图13-6b，c）。
3. 缝合针越过邻间接触，打结，并将剩下的缝合线剪断，留下2~3mm的尾部（图13-6d，e和视频13-2）。

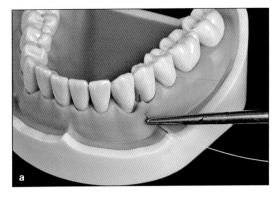 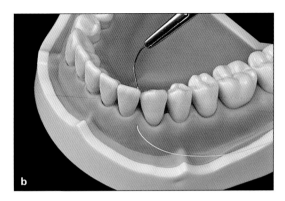

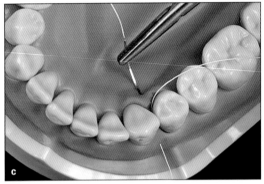 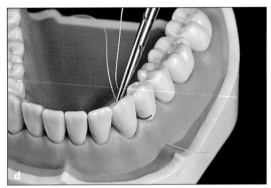

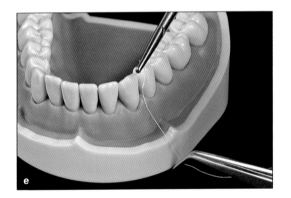

图13-6 （a～e）间断8字缝合。

间断悬吊缝合

当拟行冠向龈瓣复位时，建议采用中断悬吊缝合。这通常通过从牙齿的舌隆突获得锚定来实现。

步骤

1. 在龈瓣的近中端刺穿龈瓣的外侧，穿过邻间接触（图13-7a，b）。

2. 将缝线绕过牙齿舌面，并将针穿过远中的邻间接触（图13-7c）。

3. 刺入颊侧皮瓣的内侧，使针头出现在颊侧（图13-7d）。

4. 将缝合针穿回过远中邻间接触，再次将缝合线绕过舌面，向近中间方向走行（图13-7e～f）。

5. 缝合针穿过近中的邻间接触，并打结和切断缝合线，留下2～3mm的游离端（图13-7g和视频13-3）。

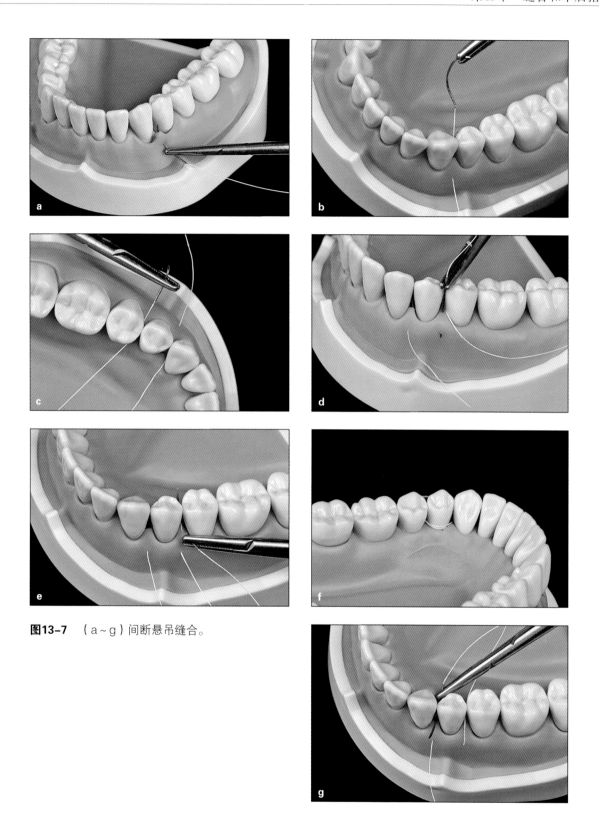

图13-7 （a～g）间断悬吊缝合。

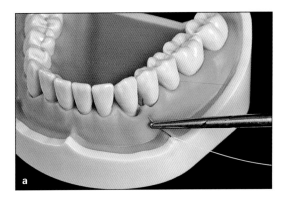

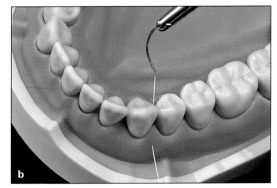

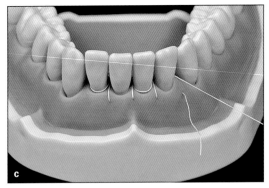

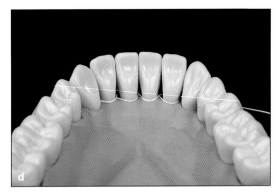

图13-8 （a~e）连续悬吊缝合。

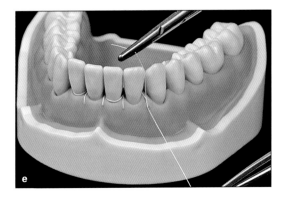

连续悬吊缝合

连续的悬吊缝合使用连续的缝合线连接两个外科龈瓣边缘或固定一个龈瓣的多个邻间乳头独立于另一个龈瓣。这种技术优势是单结的数量更少。然而，这种技术有很大的缺点。如果一个结或环断裂，整个手术部位的缝合效果都将受到影响。出于这个原因，为更好地操控，常使用单独的中断、悬吊、十字形或褥式缝合代替一个大的连续悬吊[4]。使用这种技术的优点是可以最小化所需的结节数量，从而缩短关闭所需的时间。然而，与此同时它带来了试图依靠单个结来

保证创口关闭的缺点。

步骤

1. 从近中侧进入颊侧皮瓣的外侧，并留下一个游离端（图13-8a）。

2. 将针越过接触区域，首先从内侧刺入对侧组织，然后将针返回到颊侧，最后剩余的游离端打结。应从龈瓣边缘穿刺2~3mm来固定龈乳头（图13-8b）。

3. 继续悬吊舌侧面，从外面刺入颊侧龈瓣（图13-8c）。

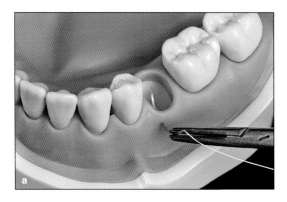
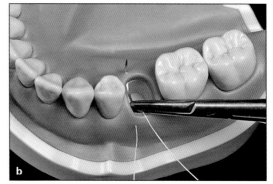
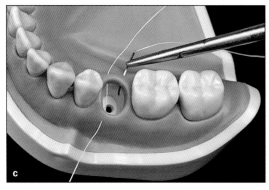
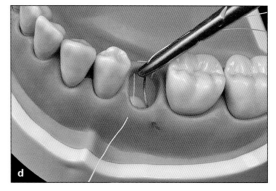

图13-9 （a～e）水平褥式缝合。

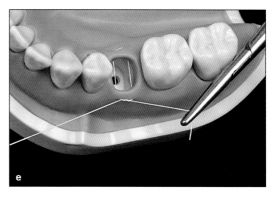

4. 将针返回到颊侧面，然后环绕牙齿进入下一个远中牙齿的接触区域（图13-8d）。

5. 通过邻接区域返回，在该区域远端形成吊索，然后颊瓣的内侧即可贴合。继续向远中侧把颊舌侧瓣锚定，直到瓣的全长被固定。一旦达到初始进针点，将针头穿过接触点并缝合（图13-8e和视频13-4）。

水平褥式缝合

当预测可能会有肌肉牵拉和后期皮瓣收缩时，这种缝合技术便是优选。因此，该方法高度建议用于引导骨再生手术，如牙槽骨提升术，无牙区缝合以及牙或种植体周围。这是因为缝线减少了皮瓣张力，有可靠的初始关瓣效果和更少的组织或皮瓣坏死。

步骤

1. 距颊侧瓣的边缘3～4mm从外侧刺入（图13-9a）。

2. 刺穿舌侧组织内侧，距边缘3～4mm（图13-9b）。

3. 从舌侧瓣外侧第二穿刺点侧方5mm处进针（图13-9c）。

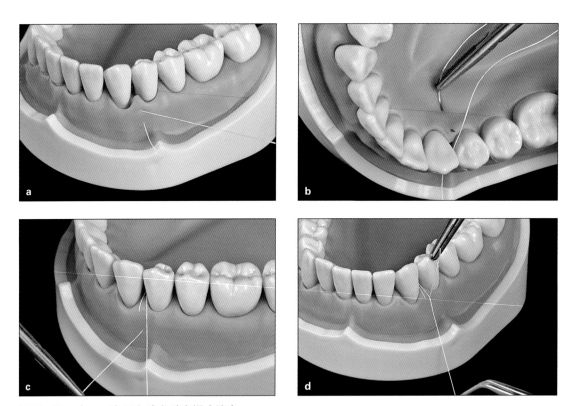

图13-10 （a～d）冠向改良垂直褥式缝合。

4. 将针从颊瓣内侧穿出，并将游离端打结（图13-9d，e和视频13-5）。

冠向改良垂直褥式缝合

这种缝合技术通常能够实现精确的龈瓣和乳头定位，因而受到青睐。它通常用于牙周再生手术和引导组织再生手术。

步骤

1. 在膜龈联合上方刺入颊瓣，将皮瓣固定在下面的骨膜上。针应该从距龈瓣边缘2～3mm处的乳头中央离开皮瓣（图13-10a）。

2. 将针穿过邻接区，并以相同方式固定舌侧组织，从舌侧乳头的中心开始，距离皮瓣边缘2～3mm（图13-10b）。

3. 将针穿过邻间接触，并在颊侧打结，剪断以留下2～3mm的线头（图13-10c，d）。

结论

缝合在手术成败中起着重要的作用。因此，适当的材料选择应该是其中的一环。在进行任何缝合之前要评估材料的特性，包括抗牵拉性，尽可能少地记忆性能，线结的安全性和尽量弱的毛细作用，这些都可以危及伤口愈合过程并干扰龈瓣附着。已经有几项研究来评估细菌对缝合材料的反应。研究表明，与不可吸收的缝合材料相比，在长达21天的时间内，可吸收缝合线周围的细菌定植明显减少[6-9]。

患者术后管理

患者的术后管理与手术程序一样重要。外科医生必须根据患者的体验来表示对其关心，以使其安心。此外，需给予充分的口头交流以及详细的家庭护理医嘱，使患者了解预期情况以及正常的术后症状。以下部分详细介绍对患者的指示和术后可能产生的症状。

口头交流

可能出现的术中和术后并发症应在术前就诊时进行讨论。这些并发症可能包括出血、肿胀、感染、瘀伤和神经感觉改变。

书面同意书和术后医嘱

获得对可能发生的所有相关并发症的书面同意是非常重要的。由于患者的局部解剖结构、龈瓣转折类型、解剖类型和患者的全身状况不同，术中和术后出血的量也可能显著不同，因此每份同意书表格对于每个患者都应当是特定的。此外，这份书面同意书的一份副本应由该患者自行带回家中，并由前台工作人员另行留存一份，以绝沟通不畅之患。

除同意书之外，书面的术后指导也很重要，特别是当患者已行镇静时（表13-1）。

随访电话

由于术后早期并发症可以迅速发现，如不受控制的疼痛、出血和血肿形成，所以应在手术当天晚上随访患者。

出血（瘀斑，瘀点和血肿）

在发生出血并发症时，在图表条目中使用适当的术语是非常重要的，因为这将有助于准确的随访和正确的记录；瘀点（直径<2mm）、紫癜（直径2~10mm）和瘀斑（直径>10mm）。瘀伤的位置主要由解剖部位决定，但重力可进一步解释远处的瘀伤（图13-11）。

通过适当设计手术，可以降低出血事件的发生率，这需要首先对临床病史和解剖结构进行广泛的回顾与更新，然后是进行合适的翻瓣并尽可能限制垂直切口的范围。愈合过程通常会经过一系列可预测的颜色变化。在前48小时，软组织的颜色通常从黑色变为蓝色。到第6天，由于胆绿素的缘故，组织变成绿色。到第9天，通常发生黄褐色变，证实存在皮下胆红素。在典型情况下，变色完全消退需要2~3周[11]。

肿胀

术后肿胀可以在术中通过恰当的张力性缝合进行控制。此外，持续5分钟的压力施加到龈瓣上可以适当地止血，并减少血液在龈瓣下聚集而导致的血肿和龈瓣裂开。

应用口外冰袋可以减少口外肿胀和可能的挫伤以及患者的不适。建议在术区应用湿热，因为它可以促进血液流动并增加愈合，但不应该在术后24小时内使用。

感觉异常

对局部解剖结构的深入了解对于防止意外损伤感觉结构非常重要。当发生这种感觉丧失时，应该明确这是否是由局部血肿形成对邻近神经结构造成压力所产生的结果。应该做适当的随访和记录，以监测感觉改变的程度及其随后的改变。这种评估可以使用表13-2中的神经评估工具进行[10,12]。

□■■ **表13-1** 患者术后指导

牙髓手术的术后指导及相关信息

- 完全按照您外科医生的处方服用您的药物。
- 每天早晚用氯己定冲洗1分钟，然后吐出。不要超过2周，因为它可能会使你的牙齿染色。
- 可能有手术敷料放置在伤口处，为防止伤口部位的食物嵌塞和其他创伤。如果它破坏或脱落，不要恐慌。如果你吞下一些，不要担心，这不会伤害你。
- 肿胀可能会发生。为了尽量减少肿胀，轻轻地将冰袋放到脸上15分钟。然后拿开它15分钟。重复这个过程2小时。
- 当溶解在唾液中时，手术部位的渗血会显得比实际更多。如果出血并且无法确定其来源，请用冰茶或冰水轻轻冲洗口腔半小时。
- 不要使用吸管，因为抽吸效果可能会破坏血凝块。
- 睡觉垫两个枕头或者在手术的夜晚头稍微抬高。
- 在术后第二天开始至接下来的1周，用室温水冲洗口腔3~4次，促进愈合，并保持区域清洁。
- 每天用温盐水冲洗几次，玻璃杯中的盐分不超过半茶匙。
- 不要吐，冲洗/刷洗后，轻轻地将液体从嘴里排出。
- 手术后您可以吃任何食物。然而，如果你避免吃坚硬食物，用非手术区域咀嚼，并且通常吃软食，你会更舒服。喝大量的液体，特别是果汁和水。可以摄入高蛋白饮食（牛奶、鸡蛋、奶酪、酸奶和碎牛肉），也可以使用高蛋白补充剂。
- 在手术后的头24小时内应行最小量活动。白天尽可能多休息，手术后晚上多睡一会儿。这将使疼痛和肿胀减至最轻。
- 吸烟：吸烟越少，愈合得越快。尽可能避免吸烟。

注意事项

- 避免在手术一侧咀嚼。
- 避免刷牙时刷到手术区域。
- 避免将舌头或脸颊压力施加到手术部位。
- 避免吃辛辣或咸味的食物，喝含酒精饮料，喝热的液体，或吃热的食物。
- 如果发生以下情况，请不要惊慌。
  - a. 轻微出血或肿胀
  - b. 手术部位不适
  - c. 感觉术区有"味道"或气味
  - d. 敷料破裂或脱落
  - e. 牙齿敏感
  - f. 感觉术区有线结；它是缝合材料
- 如果出现以下情况，立即联系你的牙医或者去急诊科就诊。
  - a. 大量出血
  - b. 出现药物不能控制的不适
  - c. 出现任何药物不良反应
  - d. 发热，极度肿胀或者呼吸困难

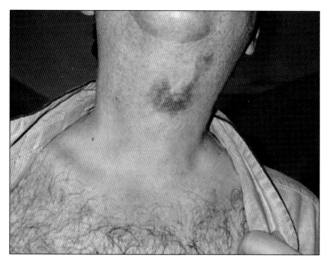

图13-11 去除上颌骨囊肿后瘀斑扩展至胸大肌（经Greenstein等[10]许可转载）。

□-■-■ 表13-2 测试以确定神经损伤的程度
1. 轻触测试：将软刷施加在唇上，询问患者刺激施加于哪个方向。
2. 疼痛测试：可以使用27号针头来确定患者是否感觉到疼痛。
3. 两点辨别测试：卡尺逐渐以2mm增量打开，直到患者能够将卡尺端部区分为2个单独的接触点。
4. 可以使用冰或加热的镜子手柄（430）来确定患者是否能够区分热和冷。

口腔清洗

术后指导包括暂时避免刷手术部位的区域，并用口腔漱口液代替。其中一种流行的漱口水是0.12%葡萄糖酸氯己定漱口水。

必须注意告知患者关于与该产品相关的暂时性味觉改变的情况。处理牙齿的外在染色问题，可能需要进行龈上清理和去除色素沉着。此外，由于对成纤维细胞有抑制作用，早期伤口愈合可能受到该产品的影响，因此其应用应受到限制。

疼痛管理

术中疼痛的控制始于正确选择长效或短效局部麻醉。也可以伴随使用口服或静脉内镇静药物。术后疼痛控制和用于治疗术后疼痛的药物见第16章。

术后抗生素使用

有两种使用抗生素的适应证：治疗活动性感染或预防感染。每种适应证的治疗方法都不相同。牙髓治疗手术中使用抗生素，见第16章。

支持治疗

支持性治疗包括适当的饮食（如汤和软食），大量的液体摄入以及手术后对常规活动的限制。另外，所有患者在手术后6~8小时内必须限制其活动，需要休息和应用冰敷。如果患者的工作不繁重，患者可以在手术后一天重新开始工作。手术后2~3天应避免任何致血压明显升高的活动，如跑步或剧烈的运动。这是为了防止由于静水压力增加而导致血管创面血凝块脱落。在手术后1周，可以逐渐恢复正常的活动。

拆除缝线

临床医生可以自行裁量合适移除缝线。然而，应该认识到，当缝合线松动时，它们不起任何辅助作用，并成为菌斑聚集的根源。当局部组织水肿消退和缝线松动时，大多缝线应该被去除。去除缝线时，可能会出现暂时性菌血症。因此，应使用口服消毒剂如葡萄糖酸氯己定漱口水或者将其应用于针脚处的牙龈组织[13]。临床医生应小心地将缝合材料于软组织平面切断，从而防止污染的缝线被拉过软组织（视频13-6和视频13-7）。

如果患者在拆线时愈合不良，应在7～10天内重新评估伤口。但是，如果愈合在正常范围内，可以安排患者在3～12个月的时间内回访。

参考文献

[1] Perez M, Fernandez I, Marquez D, Bretana RM. Use of N-butyl-2-cyanoacrylate in oral surgery: Biological and clinical evaluation. Artif Organs 2000;24:241–243.

[2] Yücel EA, Oral O, Olgaç V, Oral CK. Effects of fibrin glue on wound healing in the oral cavity. J Dent 2003;31:569–575.

[3] Hutchens LH. Periodontal suturing: A review of needles, materials and techniques. Postgrad Dent 1995;2:1–15

[4] Griffin TJ, Hur Y, Bu J. Basic suture techniques for oral mucosa. Clin Adv Periodontics 2011;1:221–231.

[5] Silverstein LH. Principles of Dental Suturing: The Complete Guide to Surgical Closure. Mahwah, NJ: Montage Media, 1999.

[6] Banche G, Roana J, Mandras N, et al. Microbial adherence on various intraoral suture materials in patients undergoing dental surgery. J Oral Maxillofac Surg 2007;65:1503–1507.

[7] Gazivoda D, Pelemiš D, Vujašković G. A clinical study on the influence of suturing material on oral wound healing. Vojnosanit Pregl 2015;72:765–769.

[8] Chu CC, Williams DF. Effects of physical configuration and chemical structure of suture materials on bacterial adhesion: A possible link to wound infection. Am J Surg 1984;147:197–204.

[9] Grigg TR, Liewehr FR, Patton WR, Buxton TB, McPherson JC. Effect of the wicking behavior of multifilament sutures. J Endod 2004;30:649–652.

[10] Greenstein G, Cavallaro J, Romanos G, Tarnow D. Clinical recommendations for avoiding and managing surgical complications associated with implant dentistry: A review. J Periodontol 2008;79:1317–1329.

[11] Family Practice Notebook. Purpura. http://www.fpnotebook.com/HemeOnc/Derm/Prpr.htm. Accessed 12 January 2017.

[12] Hegedus F, Diecidue RJ. Trigeminal nerve injuries after mandibular implant placement—Practical knowledge for clinicians. Int J Oral Maxillofac Implants 2006;21:111–116.

[13] Brown AR, Papasian CJ, Shultz P, Theisen FC, Shultz RE. Bacteremia and intraoral suture removal: Can an antimicrobial rinse help? J Am Dent Assoc 1998;129:1455–1461.

□ ■■■ 第14章

创伤愈合
Wound Healing

Kathryn A. Jurosky

　　创伤愈合是口腔或者机体其他部位的组织损伤修复过程中所必需的一系列相互重叠、相互联系的事件。对于程度相似的创伤愈合，人们第一印象就是口腔的愈合速度比皮肤的愈合更快，瘢痕也更小。而要理解为什么此种印象是正确的，先要从皮肤中一般伤口愈合的基础知识开始，并需对能影响愈合的环境有一定的认识。了解修复细胞和成纤维细胞的表型差异及其在快速平复炎症中的重要作用，则是理解口腔创伤快速愈合的关键。这些概念是理解牙科手术后口腔损伤修复特点的基础。这一章的主要目的就是回顾皮肤损伤愈合的一般概念，并且深入探索根尖周手术中的组织的损伤修复。

皮肤的一般性损伤修复

　　为了方便描述，我们将皮肤的损伤修复分为几个阶段来讨论，尽管实际上并没有明确的阶段划分[1-2]。一个正常的损伤修复过程始于：第一阶段止血和炎症，其后是第二阶段增殖，然后是第三阶段成熟和重建。此外，记住还有许多局部和系统的因子也会影响到修复过程，这一点是十分重要的。

第一阶段：止血和炎症

　　一旦皮肤组织受伤出血，皮肤的愈合过程就开始启动。机体的第一反应是通过一个最初短暂的血管收缩期和其后的血凝块形成，迅速减少伤口局部的血流。纤维蛋白凝块由内源性和外源性的凝结瀑布级联反应导致血管内和血管外的凝血共同作用而产生。内源性的级联反应在血液接触暴露的胶原蛋白时被引发，而外源的级联反应则由组织损伤时释放的凝血激酶引发[2]。血凝块就像是一个各种化学成分的存储器，包括了细胞因子、生长因子，并且提供了细胞迁移的支架。血凝块释放的因子包括血小板生长因子（PDGF），转化生长因子β（TGF-β），成纤维生长因子（FGF），以及上皮生长因子（EGF）[1-2]。

　　要深一步地理解炎症的过程，就需知道这是个体的细胞因子和生长因子对细胞募集的多重影响这一事实。例如，急性炎症中由内皮细胞产生细胞因子白细胞介素-6（IL-6），可以引起多形核粒细胞（PMNs）趋化。PMNs到达后马上产生一种可溶性IL-6受体，这种受体可使内皮细胞信号改变，吸引单核细胞和T淋巴细胞，进而通过凋亡清理掉最初由

IL-6趋化而来的PMNs[4]。

很多生长因子都有多重作用。例如，PDGF可以趋化成纤维细胞[2]，并影响其有丝分裂，FGF可以影响上皮形成和血管形成[2-3]，TGF-β则是多种愈合反应的关键，促进巨噬细胞和中性粒细胞趋化，成纤维细胞分裂以及细胞外基质的形成[2-3,5]。

随着止血反应的发生，炎症反应也随之发生。PMNs是在纤维凝块释放细胞因子和生长因子后最快应答并到达炎症局部的细胞，通常会在6～8小时到达局部[1-2,6]。PMNs的主要任务是通过吞噬细菌和组织碎片来清洁伤口以防感染。PMNs在24～48小时的伤口局部占主导地位[2]。随着细菌污染和组织碎片被清除，在72小时左右PMNs的数量急剧下降。

随着对PMNs的需求下降，在伤口部位巨噬细胞的数量增加，炎症进入到晚期，巨噬细胞在第3天到第4天成为占主导地位的细胞[2,6]，这些巨噬细胞主要来源于循环单核细胞，这些细胞在离开血管之后分化[2,5]。巨噬细胞在吞噬PMNs和其他细胞上非常高效，继续清理伤口，同时产生生长因子[1,2,6]。一旦死亡和正在死亡的细胞被移除，晚期炎症逐渐减弱，巨噬细胞分化为修复性细胞，引导愈合中大部分增殖阶段，包括成纤维细胞增生、平滑肌和血管生成[6]。由巨噬细胞产生的影响伤口愈合因子包括：TGF，细胞因子，IL-1，肿瘤坏死因子，PDGF以及其他因子[2,6]。巨噬细胞在这一过程中的作用极其重要。

T淋巴细胞也会迁移到受损位点，但是T淋巴细胞参与创面的确切功能并不完全清楚[1]。一些T细胞被认为不利于伤口愈合（T-抑制性细胞毒性细胞），而其他T细胞被认为具有积极作用（T-辅助性细胞）[7-8]。一个非常有趣且被证明对伤口愈合有积极影响的T细胞群是树突状表皮T细胞（DETC），它可通过免疫调节维持正常的组织愈合和修复功能。DETCs产生各种生长因子、趋化因子和细胞因子，它们可以抵抗病原体和调节炎症反应[1]。老鼠皮肤缺乏DETCs已经被证明会引起伤口愈合延迟[1,9]。

第二阶段：增殖

在愈合过程中的增值阶段通常与晚期炎症阶段有所重叠，并且这一阶段可能会持续4周左右[2,6]。增值阶段，成纤维细胞迁移，胶原和细胞外基质形成，并生成血管。而上皮形成和结缔组织愈合的重要关系也在增值阶段得到清楚的证明。随着上皮细胞从创伤边缘迁移越过纤维素血凝块，上皮的再生便开始了。一旦外部的上皮细胞相互接触，内部的创面被封闭，结缔组织愈合就可以开始了。早期上皮细胞迁移可在24小时内被观察到，在48～72小时内，伤口上的薄上皮桥就会很明显[2,6]。

一旦上皮细胞形成封闭，结缔组织中的成纤维细胞和内皮细胞就会增殖，形成利于血管生成和胶原蛋白产生的环境。在5～7天内，成纤维细胞积累III型和I型胶原蛋白[2]。成纤维细胞也能产生胞外基质中的糖胺聚糖和蛋白聚糖。血管生成需要细胞外基质来诱导血管内皮细胞的迁移和有丝分裂。FGF和血管内皮生长因子则帮助调节血管生成[2]。纤维增生（胶原生成）与血管生成的依赖关系在增殖阶段继续存在。

第三阶段：成熟和重建

新形成组织的重建包括胶原蛋白的连续重组，始于大约受伤后3周，此时胶原蛋白生成达到顶峰，并可能持续数年[2]。在重建过程中，胶原的整体体积几乎不变，纤维和胶原束在降解和重新形成中维持平衡，使自己重新改建为与那些周围组织相似的组织[6]。胶原蛋白的降解是由特定的基质金属蛋白酶（间质胶原酶、明胶酶和基质溶素）共同作用的，这些蛋白酶的激活和抑制都受到严格调制[6]。在增殖阶段产生的大量新生血管也会降解并重建。肌成纤维细胞，作为成纤维细胞的一种变体，可以引起整个伤口收缩[1-2]。大约在受伤3个月，表皮和真皮的抗拉强度达到最大，能够达到原先组织80%[2]。

影响创伤愈合的局部和系统性因素

在正常的愈合过程中，大量的控制和平衡的存在限制了不良结果的出现，然而，重要的是要记住，许多因素对伤口愈合都有负面的影响。下面就不一一列举，而是强调一下对那些对愈合有负面影响的常见因素[1,6]。局部因素包括组织缺氧和感染。系统因素包括年龄、性别、疾病、肥胖、药物、酗酒、吸烟和营养不良。

局部因素

缺氧一开始可以刺激创伤早期的修复；然而，长时间的缺氧则会导致愈合延迟[10]。氧是细胞代谢和三磷酸腺苷（ATP）生成所必需的燃料。吞噬细胞氧化过程中所需的活性氧类的形成，如过超氧酸根离子和过氧化氢，依赖于适当的氧张力水平[10-11]。胶原蛋白形成过程以及赖氨酸和脯氨酸的羟基化过程也需要氧，因此，低氧含量降低了胶原蛋白生产的总体速度和稳定性[1-2]。

感染会延迟伤口愈合[6]。伤口部位早期少量的细菌和组织碎片，有助于吸引吞噬细胞；然而，长时间的感染和内毒素的产生会提高促炎因子水平，从而导致慢性感染[1]。当炎症持续的时候，基质金属蛋白酶（MMPs），一种在正常组织中活跃的酶家族，会以更高的速率降解细胞外基质，破坏组织[1,13]。研究还表明，长期存在的生物膜可以保护细菌不受吞噬作用影响，或许这就可以解释为什么抗生素有时是无效的。

系统性因素

变老被认为是愈合延迟的危险因素[1,5-6]。在愈合的早期，年龄引起的相关改变几乎在各个方面都很明显，包括阻碍炎症反应，降低巨噬细胞吞噬的能力，延缓上皮再生，以及减少胶原合成和血管生成[1,7]。皮肤损伤愈合因年龄而延迟，运动被证明能通过减少促炎细胞因子，来改善这种延迟作用[14]。

性别在口腔黏膜和皮肤的愈合中起着不同的作用。在唾液中发现的睾丸激素是一种潜在的抗炎物质，也解释了为何与女性相比，男性黏膜伤口的愈合速度更快[5]。而皮肤的伤口，女性的愈合速度则快于男性[5]。

损害血管流动和组织灌注的疾病会使伤口部位出现缺氧和愈合延迟[6,10,12]。糖尿病尤其会以多种方式影响愈合，从而导致宿主免疫反应和组织缺氧[10]。高血糖会产生自由基破坏组织，减少白细胞的趋化作用，导致早期伤口愈合的延迟[12,15]。成纤维细胞和表皮细胞功能以及血管生成也都会受到损害[12]。在糖尿病患者中MMPs活性的增加会引起组织的降解[16]。在糖尿病患者中，影响他们愈合的最重要因素通常是血糖水平[17]。糖尿病患者外科手术后需要对并发症进行密切随访。

随着肥胖的发生率正在上升，2013年，美国医学协会（American Medical Association）做出了一个尚有争议的决定，即将肥胖归类为一种疾病[18]。由于脂肪组织分泌生物活性脂肪因子，影响免疫和炎症反应，研究人员因此认为脂肪组织是一种内分泌器官[19-21]。肥胖人群中可以观察到外周血单核细胞功能受损，淋巴细胞增殖降低以及外周细胞因子水平的改变[1]。减肥已经被证明可以解决这些免疫系统的变化[21]。与之相对，恶病质的患者及消瘦的人通常有低氧和营养不良，这也会减缓愈合[6]。

药物可以影响伤口修复。抗吸收的试剂和放射治疗会对手术过程产生不良反应，包括下颌骨坏死。重磷酸盐和其他一些用于治疗骨质疏松症和恶性肿瘤的骨强化药物偶尔会使上颌骨和下颌骨产生一种罕见的不良反应，称为双膦酸盐相关的颌骨骨坏死（BONJ）。患者静脉注射（Ⅳ）治疗2年以上的抗吸收疗法，特别是含氮配方的治疗，产生BONJ的风险最大[22]。患者口服双膦酸盐有明显的风险。这种骨坏死的确切机制尚不清楚，它可能与双膦酸盐抑制血管生成和破骨细胞功能这一情况相关[22]。对有双膦酸盐使用病史的患者进行牙髓治疗会增加BONJ发生的风险，应避免这些手术[22]。

化疗药物和其他免疫抑制药物对伤口愈合有负面影响[6]。成纤维细胞会受到化疗药物的严重影响[15]。例如类固醇这样的免疫抑制剂可以抑制了伤口愈合所必需的许多途径。系统性使用糖皮质激素抑制纤维细胞增殖和胶原合成，导致不完全的肉芽组织形成和伤口收缩[15]。众所周知，类固醇会增加感染的风险。

短期使用系统性非甾体抗炎药（NSAIDs）对创伤愈合影响不大。然而，一些动物研究已经表明，长时间重复使用布洛芬可以延缓早期的上皮化，抑制成纤维细胞增殖，减少伤口的收缩，抑制血管生成[23-26]。大多数患者在计划行外科手术时提前停用或减少NSAIDs的使用，减少这一风险。

酒精摄入（急性、中度、慢性和过度）会影响宿主免疫[27]。酒精会引起免疫细胞功能的特异性改变，从而增加感染的发生率和延长愈合的时间[27]。研究证明，急性、大量饮酒可以减少创面早期高达61%血管生成，从而产生明显的损害[28]。

吸烟会导致明显的健康风险和慢性疾病，包括血管疾病、心脏疾病、肺病和各种癌症。香烟的成分和它们形成的烟雾都会产生许多有害的作用，组织缺氧被认为是影响伤口愈合的主要机制[29]。尼古丁诱导血管收缩和组织缺血。一氧化碳烟雾造成组织缺氧是因为其分子对血红蛋白的结合力高于氧气[29]。吸烟会影响白细胞的迁移，抑制淋巴细胞功能，降低成纤维细胞的迁移/合成，从而导致在外科手术后急性和慢性感染的增加[29]。据报道，种植手术的患者中，吸烟会影响植入体的愈合[30]。在这些患者中是否行手术治疗应该仔细裁量。

营养不良阻碍了免疫系统，从而降低了抵抗感染的能力，并影响愈合[1,15,17]。蛋白质、碳水化合物和脂肪提供了愈合所需的能量。伤口愈合的所有过程都需要蛋白质来形成胶原蛋白，这是人体中最丰富的蛋白质[6,30]。蛋白质对于纤维细胞增殖、血管生成和组织

重建至关重要[6,15,17]。蛋白质热量摄入不足，是营养不良最常见的形式，通过降低创面的抗拉强度、T细胞的功能和吞噬活性来影响愈合[17]。蛋白质摄入量不足会导致补体和抗体水平也减少[17]。

已有研究证明补充精氨酸和谷氨酰胺对愈合有好处[1,17]。维生素A和维生素C的缺乏以及锌和铁含量的降低也会影响愈合[15]。术前和术后的营养状况改善被证实在成人中与促进伤口愈合相关[17,31]。

成纤维细胞表型

成纤维细胞是一种在全身广泛分布的结缔组织细胞，负责形成蛋白质（包括胶原蛋白）和结缔组织形成所需的基质。成纤维细胞能分化成其他的细胞类型，在创面愈合中起着重要作用。

成纤维细胞这个过于简化的术语包括了一组复杂的包含多种表型的细胞。表型可能会基于解剖位置的变化而变化。即使在相同的组织，成纤维细胞在固有层、乳头层和网状层也会有所不同[32]。口腔和皮肤成纤维细胞有不同的表型，分泌不同的生长因子和细胞外基质，并已被证明对于同一种生长因子会有不同的反应[32-33]。

创伤愈合的各个阶段也与不同的成纤维细胞表型有关。炎症阶段的成纤维细胞来自循环系统单核细胞，而增殖阶段的成纤维细胞则来自创面[32]。在伤口愈合的成熟阶段，成纤维细胞受到机械应力的影响和PDGF的影响，使其分化成肌成纤维细胞[32]。

口腔成纤维细胞与愈合的关系

相比于在皮肤上的伤口，口腔黏膜伤口的愈合快速，几乎无瘢痕。这在很大程度上归因于口腔成纤维细胞的表型差异，以及口腔内炎症反应的速度。同时，口腔黏膜成纤维细胞表型最类似于从胎儿真皮中分离出来的成纤维细胞，它能愈合而不产生炎症和瘢

痕[34-36]。口腔黏膜愈合迅速，炎症的清除速度更快，瘢痕形成比皮肤更少[32-36]。这在临床和组织结构上都有体现。

快速消除炎症对减少瘢痕有很重要的影响。TGF-β1和TGF-β2是造成瘢痕关键因素，它们主要是由炎症细胞产生。因为在口腔伤口中炎症比在皮肤上清除能力更快，在猪模型中TGF-β在口腔伤口一过性升高，而在皮肤伤口升高长达60天，因此最终导致口腔愈合无瘢痕[35]。口腔黏膜炎症反应整体来说没皮肤那么严重，在一定程度上由唾液中的细胞因子，生长因子和肽类，促进早期伤口的上皮形成，特别是EGF和唾液富组蛋白[33,36-37]。除了炎症早期的显著影响，Wong等[36]的研究显示在口腔伤口有长期积累的韧黏素-C（TN-C）（TN-C）。TN-C是一种胚胎期无瘢痕愈合过程中表达的分子，它能调节细胞黏附于细胞外基质，抑制瘢痕形成[36]。

Enoch等[34]评估了来自相同患者的口腔黏膜和皮肤的成纤维细胞的培养，发现来自口腔黏膜的成纤维细胞能比皮肤中的更快迁移到伤口处。细胞能迁移得更快是因为口腔中的成纤维细胞能通过形成更多的MMP-2和更少的MMP抑制剂而更快形成细胞外基质[34]。

牙髓治疗的创伤愈合

目前在临床治疗中最常见的一种类型的牙髓外科手术为根尖外科手术，包括完整的黏膜皮瓣恢复，以消除根尖周组织的牙髓源性病因。多年来，牙髓学专家依赖于其他专业的文献，如口腔外科和牙周病，来指导牙髓的外科手术。20世纪90年代早期，大多数口腔外科和牙周外科手术都涉及切除病变的软组织和骨组织，并依赖于二期愈合。相比之下，牙体牙髓科医生在维持现有健康组织的同时，努力建立根尖通路，寻求达到一期愈合。尽管牙体牙髓医生的手术技术在不断发展，但在根尖外科手术中涉及的基本概念仍然是和之前一致的[38]。

作为对牙髓学这一方面的文献空白的回应，在休斯顿贝勒牙医学院主导下进行了一系列主要关注于手术入路的手术创伤愈合研究[39-41]。这些研究试图阐明牙周切口，解剖切口和切除切口在根尖周手术中的早期愈合情况。这些研究人员在成年猕猴的上颌骨和下颌骨上进行了完整的黏骨膜瓣地切开和翻起，并制造了切除性骨缺损。手术部位经常用无菌生理盐水冲洗。皮瓣在15分钟后被重新缝合。用间断的缝合方式固定。在伤口闭合后，用手指压在手术部位的盐水纱布上按压3分钟。在1、2、3、4、14、28天这几个时间点对外科手术的反应进行评估。外科手术部位的组织经过固定、脱钙等处理，然后进行组织学检测。这一结果显示了外科手术后组织愈合随时间的变化情况。这些研究并没有涉及根尖的切除，而是侧重于手术通路建立。通过这些调查，以试验数据为基础建立了进入根尖组织的最佳手术方法。

受伤组织的类型

一个简单但深入的伤口定义是"一种会造成活体组织解剖连续性和功能性受损的损伤，最终导致细胞受伤或死亡[42]"。在受伤后，伤口愈合取决于受伤的组织类型以及组织产生的伤口类型[43-44]。

对根尖周手术所涉及的各种组织以及患者反应有一定实际了解的牙体牙髓医生，他们对于手术的结果可以做出最为可靠的预测。在根尖周手术中涉及的组织包括黏膜组织（牙龈、牙槽黏膜、腭黏膜、骨膜）、周围组织［骨、牙龈韧带、牙周韧带（PDL）］，以及根尖组织（牙骨质和牙本质）。每一个组织对它所受到的伤有不同的反应。对于这些组织的深入研究，请详见第2章。

伤口的类型

在根尖外科手术中为到达根尖周组织，根据不同目的，会导致不同的创伤类型：①切割性伤口，用手术刀切开的皮瓣的边缘；②较不精确的钝性分离伤，黏骨膜组织在骨膜分离器的作用下与皮质骨的分离；③骨切除创面，通过高速手机和裂钻预备，清除根尖周组织和根尖组织。了解这些伤口和它们的反应，能更好地进行手术规划。

愈合的类型

创伤的愈合分为一期愈合和二期愈合。当创伤边缘被严密缝合，并有少量的血凝块时，发生一期愈合。发生一期愈合时可以使组织恢复正常的组织结构，显微解剖结构和功能，即再生[43-44]。当切口边缘的对位非常好时，通常是一期愈合。当伤口边缘不太完全对位时，就会产生二期愈合，如在外伤性伤口中，出现厚的凝块或凝固物，形成大量的肉芽组织。在这种情况下，愈合和修复就会延迟[43-44]。在修复的生物学过程中，损伤组织的结构、显微解剖和功能没有完全恢复。也有可能出现瘢痕[45]。

术语

再附着指的是在各自的伤口边缘保留的存活的上皮和/或结缔组织的重新接触。在伤口愈合中，再附着比新附着更早[46-48]。新附着发生在伤口的一个边缘成为起始的附着，就像在根或皮质骨的剥落表面形成附着的时候一样[42]。

肉芽肿组织是一种由炎症细胞和炎性浸润主导的结缔组织，而肉芽组织则含有大量成纤维细胞以及许多的血管。从肉芽肿组织到肉芽组织的转变是结缔组织治疗的成功表现[42]。

沙比纤维是埋在骨和牙骨质的胶原纤维[49-50]。这些纤维包括了黏膜的乳头层以及牙龈包埋在骨中的纤维，也包括了牙周膜中一端位于牙骨质，另一端位于颌骨中的纤维[42]。

创伤愈合的不同阶段

根尖手术的创伤愈合与全身的创伤愈合大体一致，是由一系列复杂的相互交叠的事件组成，为了叙述方便现解释如下：

- 第一阶段：止血和炎症。
- 第二阶段：上皮愈合。
- 第三阶段：结缔组织愈合。
- 第四阶段：成熟和改建。

鉴于上皮愈合在整个过程中的重要作用以及它对结缔组织愈合的影响，创伤的愈合被分为上皮愈合和结缔组织愈合两个阶段。切口的愈合大多非常迅速并能够体现出创伤愈合的概念，因此下面的讨论也从切口的愈合开始。这也提供了一些关于解剖切口和切除切口的补充信息。

手术切口的创伤

第一阶段：止血和炎症

当用手术刀开始做切口时，就会发生黏骨膜组织和微血管系统的损伤。作为这一损伤的结果，瀑布式凝血级联反应被激活来止血。在内源性和外源性通路的共同作用下，纤维蛋白原转化成为纤维蛋白，促使血管内和血管外的血凝块形成[41,51-52]。

薄的血凝块会在几小时以内形成，纤维蛋白链交织在一起，并且与伤口的平面平行[43,45]。这些纤维蛋白链建立了最早的与伤口的附着并且为起始的炎症细胞并和后来的修复细胞提供了迁移通道[52,54]。当止血不是很迅速，并在伤口周围形成了大量的凝结物时，愈合就会延迟。无序的纤维蛋白链会卷入额外的血清和血液成分（红细胞、淋巴细胞和血小板），成为愈合过程中必须首先清除的一个障碍[44-45]。薄的血凝块会在很大程度上增强愈合的过程（图14-1）。

炎症的定义是"活体组织对于所有形式的损伤所

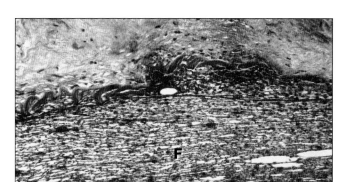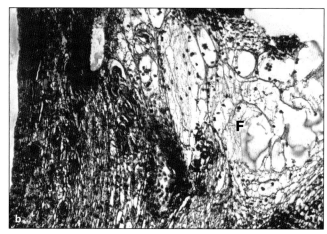

图14-1 一个薄的血凝块会增强愈合。（a）在分离性伤口皮瓣复位24小时后的一个薄纤维凝块。（F）纤维链与伤口方向平行并为炎症细胞和修复细胞提供了主要的通路［苏木素–伊红染色（H&E）；66倍显微镜］。（b）在一个垂直的切口皮瓣复位24小时后的一个薄血凝块，在空间上杂乱无章排列的纤维蛋白链会延迟伤口的愈合（H&E染色；66倍显微镜）。

做出的反应，包括了血管、体液和细胞在损伤局部的反应以及它们对于愈合的准备[56]。"这种看起来非常简单的阐述并不能讲清楚它是一个涉及反馈调节的复杂体系，包括胺、激肽、补体、纤内皮维蛋白原、氨基酸、溶酶体、淋巴管以及单核细胞吞噬系统等[57-59]。所有的组织都会对损伤炎症反应产生应答，但是是炎症反应的大小根据损伤程度的不同而有所不同。幸运的是，在这些系统之间的平衡和调控机制通常会使得这一过程最终形成一个自限性的过程[42,57-58]。

在损伤的早期，炎症介质可以引起血流动力学的改变，包括血管舒张、血管容量增加、血流速率上调，微脉管系统通透性增加同时伴有红细胞聚集[42]。血管活性胺，组胺（储存在肥大细胞和嗜碱性细胞中）和血清素（血小板中的5-羟色胺）引起内皮细胞收缩，影响微脉管系统通透性。在毛细静脉中这些产物会引起血浆外渗[42]。当充血发生时，白细胞向外周移动（迁移）[6]，并且红细胞向中心聚成群（沉积），呈缗钱状黏附在一起。白细胞开始附着于内皮细胞（铺壁）并且准备穿过血管壁之间的细胞连接（外移），通过变形运动移动到损伤处（白细胞渗出）[6,56-57]。这一过程由化学趋化引导，中性粒细胞、巨噬细胞、嗜碱性粒细胞，以及质膜都是一些促

使这一过程内源性的趋化因素。外源性的趋化因素包括了微生物等[56-57]。

总的来说，正如之前所说，在口腔中炎症的清除比在皮肤中要更快，炎症更轻。更加快速的消除炎症，为修复细胞的进入扫清障碍，为之后的愈合提供了有利环境。中性粒细胞在早期即产生反应，在损伤后的几小时内就可以在伤口局部看到[6]。它们吞噬细菌和组织碎片，抵御炎症[42,57]。这些中性粒细胞在血管外存活时间短并且不能自我复制[57]。它们的数量通常在24~48小时就会下降[42,59]。尽管单核细胞是最初的"清道夫"，但是它们并不会影响伤口愈合的质量和时间[60]。

晚期的炎症反应主要由巨噬细胞主导，巨噬细胞在口腔伤口中要比皮肤伤口出现得早。口腔伤口中的巨噬细胞来源于循环血中的单核细胞并且在12小时内就成为主要细胞[61-62]。与中性粒细胞相比，巨噬细胞的寿命长度可以达到几个月甚至更久，并且有自我复制的能力[57]。巨噬细胞被称作"损伤组织中的超级改建细胞"[42]。因为巨噬细胞介导了体液和细胞免疫反应，并且调控了炎症反应的程度，它创造了一个有利于结缔组织修复的环境[42]。在这种环境中，巨噬细胞刺激未分化的外胚层间充质细胞和成纤维细胞迁移并

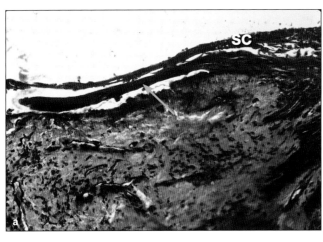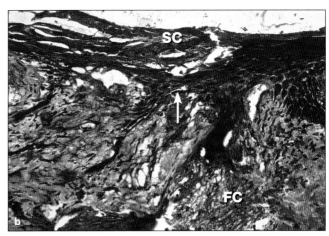
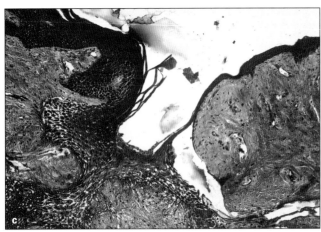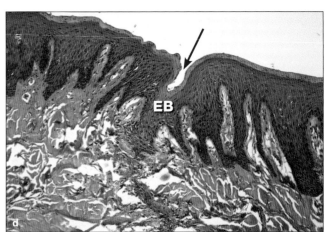

图14-2 上皮愈合。（a）在垂直的切口创伤处，手术后2小时，从固定端创伤边缘的上皮流动（箭头）。SC，表面血凝块。在上皮上方可以看到残存的表面血凝块（H&E染色，66倍显微镜）。（b）手术后2天在垂直切口处的一个多层的上皮封闭。表面血凝块存在于上皮封闭的上方，纤维蛋白凝块存在于封闭的下方。FC，纤维蛋白凝块（H&E染色，66倍显微镜）。（c）术后3天跨越垂直切口的上皮桥。上皮细胞向下生长进入切口，但是上皮中可以分辨的分层并未形成（H&E染色，66倍显微镜）。（d）上皮屏障在术后3天的垂直切口处形成，可分辨的上皮分层和多层扁平的上皮形成。可见上皮长入切口的缝隙（箭头）。EB，上皮屏障（H&E染色，33倍显微镜）。

产生胶原和细胞外基质，导致了伤口处的血管再生成[56]。巨噬细胞对于损伤暂时性及本质上的愈合是十分必要的[60]。

第二阶段：上皮愈合

"迅速愈合的关键是切口创伤表面上皮的形成[56]。"这一说法总结性的阐明了上皮形成对结缔组织的愈合是必需的这一基本概念[63]。上皮封闭的建立增强了结缔组织的愈合，反过来又促进了上皮的成熟。上皮形成这一关键事件在口腔伤口中发生较早

的部分原因是由于唾液中存在的炎性因子和生长因子[33,36]。

上皮形成这一过程起始于上皮流动。上皮细胞的调动是由两个组织损伤的直接后果引起的——组织缺损和细胞损伤——这两者都能够引起有丝分裂[63]。在上皮层，基底细胞和上层棘细胞之间的桥粒蛋白链接变疏松，这些细胞去分化，获得变形移动和吞噬作用[43-44,52-53,62]。有丝分裂发生在伤口边缘静止期的细胞而不是延伸的边缘[63]。这种单层的向前延伸的细胞通过接触引导沿着胶原纤维链形成的预设路径向前延伸，向着伤口的中心生长并且长于纤维蛋白凝块和

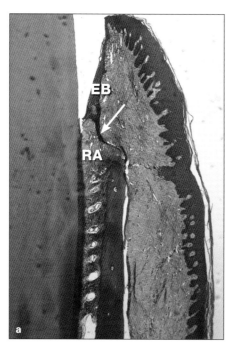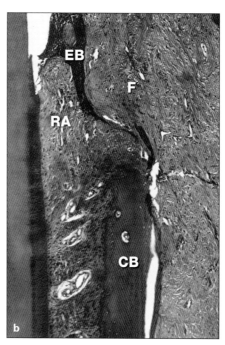

图14-3 结缔组织愈合。（a）在沟内切口术后4天时根方的附着组织（RA，上皮和结缔组织），一个上皮屏障已经形成（EB）。箭头所示为切口的路径（H&E染色，13倍显微镜）。（b）并没有证据表明根尖上皮会沿着牙根表面迁移。根面附着的组织（RA）和翻瓣的组织（F）一起构成了上皮屏障（EB）。注意其有人为的轻微与牙根分离的情况。CB，牙槽嵴（H&E染色，33倍显微镜）（来自Hrrison[56]）。

表面血凝块之间[42]。当接触抑制出现时，细胞停止迁移，此时在细胞各个边上均有细胞接触[42]。同时，这种上皮细胞流动开始于固定边缘而不是游离边缘[39]。Ruben等[52]研究报道牙槽黏膜中口腔上皮棘层细胞在24小时中可以移动0.5～1mm。Baylor的评估手术切口伤口愈合的研究支持了这一观点，研究表明，在固定端上皮流动发生在24小时以内[39]。除了在沟内切口中两侧的上皮流动速度一样快，在其他所有的手术切口中，上皮流动在非移动的边缘发生得更加快[39]。在Baylor的研究中，与Ordman和Gillman的描述相同的是，上皮沿着伤口边缘向结缔组织生长到不同的深度[39,63]。

当从不同伤口边缘生长的上皮细胞相互连接时上皮封闭形成。一旦上皮封闭变成数层细胞层的厚度，它就叫作上皮桥，其中的细胞又开始分化，通过迅速地有丝分裂重建上皮的几层[42]。在Baylor的研究中表

明，上皮封闭可以在24～48小时形成，上皮桥最早可以在48小时形成[39]。Mittleman等[59]的研究表明，在志愿者中上皮封闭的形成在21～28小时。正如之前所讨论的，中性粒细胞在24小时是先驱的炎症细胞并且会在48小时明显减少。上皮封闭/桥的形成可以减少口腔环境中的细菌进入到伤口处，并减少炎症因子吸引中性粒细胞到伤口处，部分促进了中性粒细胞的减少。

当细胞成熟并形成不同的细胞层的扁平上皮，上皮屏障就形成了。一个构建很好的、有多层细胞的屏障可以阻隔整个口腔内的刺激，减少液体和营养物质丢失，增加伤口的强度[52,55-56]。一旦屏障形成，结缔组织的愈合就会加快。结缔组织愈合和上皮愈合之间有明显的相互作用。在Baylor的研究，上皮屏障在48～72小时形成[39]（图14-2）。Mittleman等[59]的研究表明人口腔上皮的屏障最早在受伤后36小时即可形成。

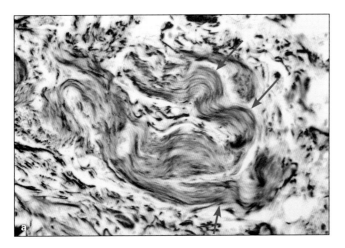

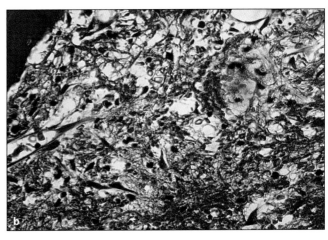

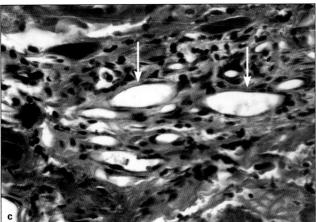

图14-4 纤维增生和血管生成。（a）早期的Ⅲ型胶原纤维（网状）在术后2天可见。Ⅲ型胶原纤维（箭头）先于Ⅰ型胶原纤维形成（网硬蛋白染色，132倍显微镜）（经过Harrison许翻印）。（b）当成纤维细胞和未分化的内皮间充质细胞进入血凝块，肉芽肿性组织开始向肉芽组织转化（H&E染色；132倍显微镜）。（c）当凝块组织起来并且胶原分子开始释放到细胞外，血管开始从周围的组织向创伤的中心生成。值得注意的是，新生血管在2天后出现（H&E染色；132倍显微镜）。

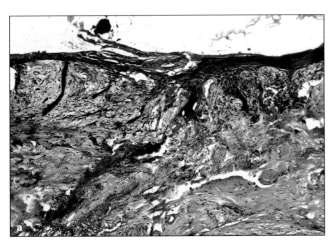

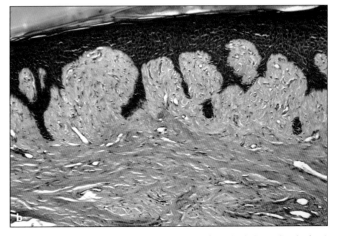

图14-5 上皮和结缔组织的成熟和改建。（a）术后2天的切口表现出新的上皮封闭形成（H&E染色；33倍显微镜）。（b）术后28天的切口可以看到非常好的上皮和结缔组织愈合（H&E染色；33倍显微镜）。

第三阶段：结缔组织愈合

正如之前提到的，结缔组织的愈合过程与上皮封闭形成和上皮屏障的成熟直接相关[39,63]。在上屏障的保护作用下微生物被抵御在外面，维持组织的水和营养。在这种环境下，巨噬细胞释放因子促使损伤局部血管周围未分化的间充质细胞分化成成纤维细胞[44,62,64]（图14-3）。

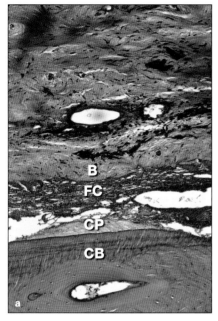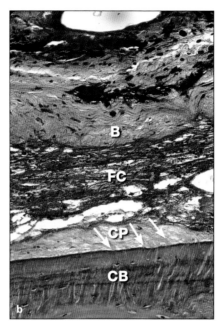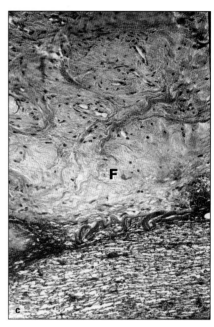

图14-6　骨膜不能够在皮瓣复位时存活。（a）在这个伤口的解剖中，翻瓣后24h以内骨膜即会破坏。一个薄的纤维凝块会通过使皮质骨（CB）来源的胶原纤维解聚使得皮瓣基底部分离。经骨皮质保存的解聚的骨膜组织（CP）残存在骨的表面。B，基底；FC，纤维蛋白凝块（H&E染色；33倍显微镜）。（b）一个更近距离的含有解聚的胶原纤维的骨膜组织以及完整的附着（箭头）于活的骨皮质表面的沙比纤维的图片。在骨膜下的薄板含有活的成骨细胞（H&E染色；66倍显微镜）。（c）术后2天皮瓣的基底部骨膜已经不再存活。骨膜下的成骨细胞层被破坏，纤维层的胶原也已解聚。F，纤维层（H&E染色；66倍显微镜）。

纤维增生和血管生成

成纤维细胞和未分化的外胚层间充质细胞合成基质（葡胺聚糖和糖蛋白）和薄的、纤弱的最先形成的Ⅲ型胶原纤维（网状）。Baylor的研究揭示了网状的纤维在术后2天并且在上皮封闭/桥形成24小时内就会形成[39]。这是非常值得注意的，因为光学显微镜的限制，非常有可能胶原纤维的产生比可观测的时候要早[39]。随着成纤维细胞开始生成细胞外的Ⅰ型胶原纤维，巨噬细胞受到刺激产生血管生成因子。这些因子可以介导内皮细胞和平滑肌细胞迁移到局部[43,54]。在伤口局部周围早期的新生血管会引起杂乱的组织排列[52]。新生血管的转变依赖于内皮细胞的成熟，这又依赖于成纤维细胞产生胶原纤维[52,56]。在血管形成，纤维增生（胶原纤维产生）中的相互依赖关系，以及开始于伤口周围并向中心延伸的再血管化，决定了结缔组织愈合的质量和时间[60,65]（图14-4）。

当巨噬细胞减少而成纤维细胞成为伤口局部的主导细胞，肉芽肿性组织（包含炎症细胞和渗出物）开始向肉芽组织（含有成纤维细胞和大量血管）转变[54]。这一过程表明了结缔组织愈合的成功[42]。当肉芽组织形成并且胶原增生，就会变得更加纤维化。同时基质也在经历一个凝胶化[52]。在此时，伤口局部包含了大量的成纤维细胞和与周围组织相比较少的密集胶原纤维[42]。

第四阶段：成熟和改建

在结缔组织中成纤维细胞数量减少以及血管减少时标志着成熟和改建的开始[42]。在这一阶段，胶原纤维的产生多于降解，使得肉芽组织转变成为纤维结缔组织。在转变过程中总的胶原体积几乎不变[66]。高度可溶性的新生胶原纤维刺激引起解聚和重聚集，从与伤口平面平行的方向改变成与周围组织的纤维方向相同[62,66]。伴随着胶原大小的增加和降解的减少，胶原纤维交联形成更强的胶原纤维[53,62]。当组织构建和成

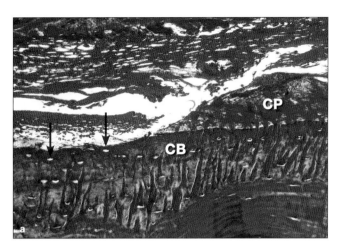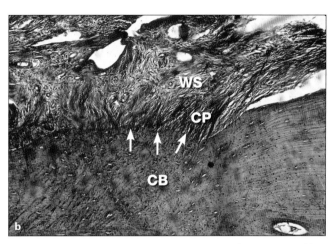

图14-7 骨皮质保留骨膜的保护作用。（a）皮质骨（CB）位于骨皮质保留骨膜组织以下，包含活的成骨细胞层。在骨膜缺失的区域，成骨细胞缺失（箭头）。CP，骨皮质保存的骨膜组织（三色胶原染色；66倍显微镜）（来自Harrison）。（b）术后14天，有骨膜的骨皮质。在创伤局部，胶原纤维与和沙比纤维相关联的骨胶原再聚合。WS，创伤位点（三色胶原染色；33倍显微镜）。

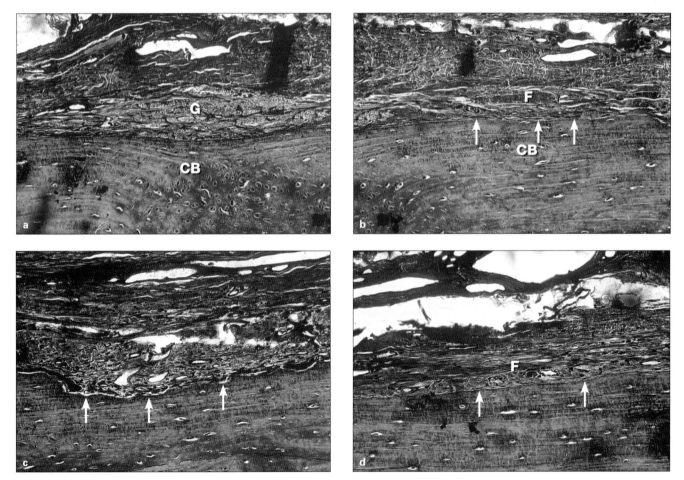

图14-8 骨膜重建。（a）创伤局部肉芽组织（G）形成。CB，皮质骨。（b）骨膜成骨细胞层（箭头）在毗邻骨皮质的地方重新建立，并可能有数层细胞的厚度。外部的纤维层（F）成熟。（c）破骨细胞活化（箭头）清除表面坏死的骨板，暴露胶原纤维以便附着。在某些区域，成骨细胞随着破骨细胞的活化而活化。（d）纤维层（F）胶原纤维的成熟和成骨细胞层细胞性的减少（均为28天的三色伤口切片用三色胶原染色，66倍显微镜）。

纤维细胞的数量达到与周围组织类似时，这一过程减慢到与固有层改建速率一致[56]（图 14-5）。

口腔伤口的瘢痕不像皮肤那么常见，但是，当伤口边缘没有对位，口内的伤口瘢痕就可能形成。形成瘢痕的确切原因还不清楚，但是推测在大量胶原团块中的低氧张力可能引起比正常更多的胶原聚合率[67]。另外一个理论是成熟的瘢痕含更少的水分，使得它能抵抗降解和解聚[68]。

分离性伤口

通过骨膜分离器把完整的黏骨膜从骨皮质上分离以形成分离性伤口。分离性伤口的愈合非常快，但是比手术切口的伤口愈合慢。与手术切口伤口的两侧相似边缘均能促进愈合不同，分离性伤口边缘是不相同的组织，一个伤口边缘是皮瓣基底部的固有层——可以直接愈合，不需要第二个伤口边缘——暴露的骨皮质——的帮助[69]。在翻瓣时，机械压力以一种不是很准确的方式施加时，会对皮瓣和骨皮质都产生破坏。

在翻瓣产生压力的作用下骨膜不能存活[40]。成骨细胞层（矿化层）的细胞在皮瓣翻开后不复存在，纤维层成为一团在显微镜下可以识别的解聚的胶原纤维。在Baylor的研究中表明皮瓣基底部的骨膜在皮瓣提升后24小时内即被破坏[40]。其他的研究表明这种骨膜缺失发生于皮瓣翻开之后[70-73]。Baylor的研究还表明骨膜在14天时重建，在28天时骨膜看起来与正常的一致，含有成骨细胞层和纤维层[40,70,71]（图14-6）。

不精确的钝性分离的皮瓣会残留不可预知数量的组织在骨皮质上。成骨细胞层的细胞在这些保留在骨皮质表面不能存活，并且纤维层也会降解，尽管它依然通过沙比纤维附着在骨皮质表面[40]。

因存在相对的解聚的胶原团块（复位皮瓣和骨皮质保留的骨膜组织），导致了皮瓣迅速附着于骨而不是建立新的附着，这些地方也被认为是存在着胶原[40]。Klein和Weiss[66]的研究表明在相似的条件下，胶原纤维可能会解聚成为亚单位并保留在伤口局部，而后可快速的重新聚集形成新的胶原[48]。这可能解释了在皮瓣基底部可以快速地再附着于存在的沙比纤维而不需要成骨细胞和破骨细胞的活化介入来建立新的附着（图14-7）。

然而，骨皮质上残余的骨膜组织可以一定程度上对抗破骨活动和保护表面骨坏死。保留有骨膜组织的骨皮质下方的骨板表面可以看到骨细胞[40]。而无骨膜组织的、裸露的骨皮质及空虚的骨陷窝提示表面骨板坏死[40]。

到术后14天，沿着骨外板的骨膜表面的成骨和破骨活动才能看见[40]。而且进行观察时，这种活动是局限的、不规则的，并且是延期的，而且在骨皮质保留骨膜组织的区域不能看见[40]。据推测造成这种成骨细胞和破骨活动延迟的原因是骨膜成骨层在皮瓣提升时被完全破坏了，需要时间重建。而且，在成骨和破骨活动可见之前，在皮瓣基底部下方的凝块也需要时间转化成为肉芽组织[40]。考虑到在骨外板极少量的吸收和改建，这种活化的目的非常可能是形成纤维以达到新的附着[56]。Craig和Harrison[70]以及Creel[71]的研究亚显示在14天时仅有有限的破骨活动，这些研究支持了Baylor的研究（图14-8）。

在2天时在分离性伤口局部形成Ⅲ型胶原纤维的证据是很明显的[40]。Ⅲ型胶原纤维产生的机制有助于Ⅰ型胶原纤维的形成。正如之前所讨论的，先于微血管形成的细胞外胶原激发巨噬细胞产生血管生成因子，这又一次刺激了平滑肌细胞和内皮细胞迁移，导致血管生成[69]。胶原纤维产生和血管新生之间的相互作用明显地有助于早期的伤口愈合。Baylor的研究展示了在术后4天分离性伤口的提前愈合[40]，并且在14天时几乎完全愈合，而重建和成熟的过程一直持续到28天[40,70-71]。

切除性伤口

在第三个Baylor的研究中[41]，切除性的骨性缺损

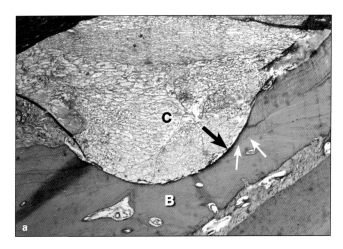

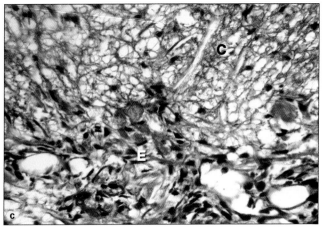

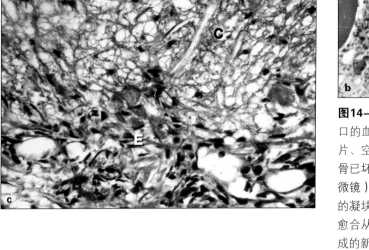

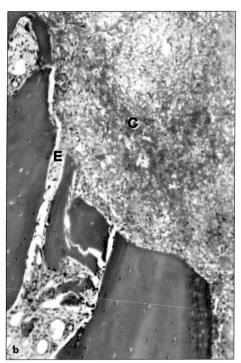

图14-9 早期骨切除性伤口愈合。（a）在术后3天切除性伤口的血凝块（C）包含了无组织的纤维束，陷窝细胞，组织碎片、空的骨陷窝（白色箭头）和一个标示沿着骨性损伤的边缘骨已坏死浓染的区域（黑色箭头）（B）（H&E染色，13倍显微镜）。（b）在术后4天骨内膜组织增生（E）进入切除缺损的凝块（C）中（H&E染色，33倍显微镜）。（c）在术后4天愈合从骨膜内组织（E）向骨缺损处血凝块进行。可见正在生成的新生血管（H&E染色，132倍显微镜）。

被作为一个独立的存在进行测试，而牙根结构的切除并不涉及。这可以专注骨质的愈合而不引入其他变量。术后观测1~4天，14天和28天在软组织的切口和分离性伤口中已经被证明硕果累累；然而，作为发生在4~14天的关键性生物学事件的骨愈合并没有在这个研究中被评估[39-41]。

当使用高速手机形成骨缺损，由于故意去除的使伤口边缘不能够相互接近并愈合。结果就是，伤口通过二期愈合的方式进行愈合。一个杂乱的含有大量纤维的凝块填补了这个缺损。这种杂乱无章堆积的纤维束、红细胞、组织碎片和分散的炎症细胞为愈合提供了一个最初屏障，而不能为炎症细胞和修复细胞迁移提供通路[41]。在伤口最初的2~4天，肉芽组织来源于暴露的骨内膜组织（当涉及牙根部时也可来源于牙周膜组织）[56]。在第3天，炎症细胞（中性粒细胞和巨噬细胞）以及修复细胞（未分化的外胚叶间充质细胞，成纤维细胞和成纤维样细胞）可以见到从内部更深处骨内膜组织中迁移到凝块内。偶尔，细胞也可以由上层的黏骨膜组织而来组成。伤口边缘的骨皮质和小梁骨（骨松质）已经失活并且边缘陷窝中没有骨细胞[41]。骨内膜组织在第4天从更深的内部小梁间向血凝块内持续增生。黏骨膜上的炎性和修复性细胞先于含有额外炎性和修复性细胞的增生性骨内膜组织进入。修复开始于损伤中心周围，并从内在深部表面向着原先骨外板的周围进行[41]（图14-9）。

在14天，大量的编织骨小梁填充了切除缺损的4/5。在14~28天，编织骨被观察到向骨缺损边缘坏死的骨外板和骨小梁处直接接触生长[41]。Spatz在犬的

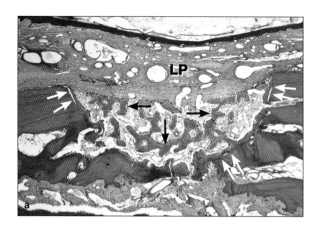

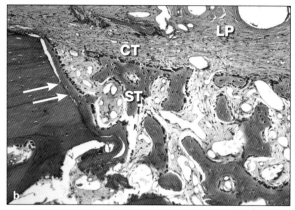

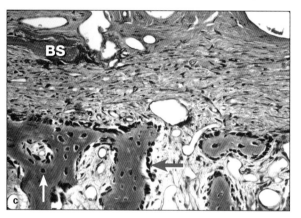

图14-10　在14天时骨切除性缺损的伤口愈合。（a）手术后14天血凝块被骨内膜组织和新骨替代。在骨内膜组织中可以看到编织骨小梁（黑色箭头）。在伤口边缘坏死的皮质骨处可以看到骨接触性生长（白色箭头）。LP，牙槽黏膜固有层（H&E染色，13倍显微镜）。（b）骨小梁表面（ST）与重建的骨膜的结缔组织相接触。箭头指出了骨小梁生长。CT，结缔组织；LP，固有层，表面小梁骨；WB，编织骨（H&E染色，33倍显微镜）。（c）大的骨细胞占据骨陷窝（白色箭头），活化的成骨细胞（红色箭头）围绕在新的骨小梁周围。BS，骨片（H&E染色，66倍显微镜）。

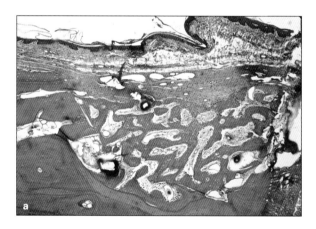

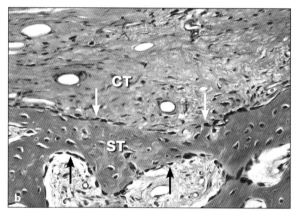

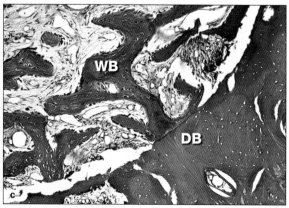

图14-11　在28天时骨切除性缺损伤口愈合。（a）编织骨小梁更加紧密，填充了更多的缺损，并且相比于14天时周围的成骨细胞数量更少（H&E染色，13倍显微镜）。（b）骨小梁表面（ST）已经合并并且与重建的骨膜的纤维结缔组织（CT）连接。细胞在骨小梁的骨膜外表面（白色箭头）和骨内膜内表面沉积骨基质（黑色箭头）（H&E染色，66倍显微镜）。（c）28天时成熟的编织骨附着在失活的骨上（DB）。需要注意的是在死骨的骨陷窝中没有骨细胞。WB，编织骨（H&E染色，33倍显微镜）。

颌骨中的切除缺损中同样观察到了这种没有先发生骨吸收而新骨直接接触生长[74]。新的编织骨小梁表面与细胞结缔组织致密带相联系，不同于骨膜组织中的切除伤口。这种结缔组织带指的是限定膜[41]。这被其他研究者定义为早期改建骨膜[70,73]（图 14-10）。

在28天时，编织骨小梁更加成熟和聚集，占据比骨内膜组织更多的区域。改建骨膜在外骨板修复中起到积极作用，并有着与骨膜成骨层相似的细胞，可在外骨膜表面和骨小梁处储存类骨质[41]。这被解释为早期的外骨板重建[41,73]。在16～20周以内，切除性缺损的骨改建和成熟就会完成[56]（图14-11）。

牙槽骨的修复

如果一个关于伤口的愈合讨论没有包含关于根尖牙槽骨愈合的细节，那么这个讨论就不是完整的。Baylor新加的研究和一些其他的研究帮助阐明了这个过程[70,75-76]。

在牙周膜中和骨内膜中的多能细胞促成了截根处的愈合[70,75]。颌骨的愈合主要靠骨内膜来源组织[70,75]。根尖附着结构的重新建立或者牙槽骨的愈合主要靠牙周膜来源组织[70]。

Craig和Harrison在犬的模型上切除了根尖，证明了在第4天时形成来源于牙周膜的肉芽组织，并且在第8天包裹根尖[70]。在第16天时对照组切除根尖处可以看到牙骨质沉积，尽管直到45天具有功能的根尖附着结构仍未能发现[70]。在这个研究中，实验组在根尖切除后用柠檬酸处理截面，其在12天的时候显示出显著的早期牙骨质形成，在16天的时候有50%以上的截面覆盖了牙骨质，在45天时完成了牙槽骨整体修复[70]。这些结果可能的解释是柠檬酸去除了根截面的玷污层，暴露出了牙本质和牙骨质内具有牙骨质诱导形成作用的胶原。这一研究对根尖周手术中将根截面用柠檬酸来脱矿的做法给予了支持[70]。

牙周膜重建的过程起始于包绕切除根尖的肉芽组织边上编织骨小梁得形成。在根尖切除术后30～45天，成骨细胞在骨小梁靠近肉芽组织一侧沉积骨基质[70]。这诱导了功能性牙周膜的成骨能力[70]。

在这些切除部分的牙槽骨愈合，新编织的骨直接沉积在缺损周围失去活性的骨小梁和皮质骨而不需要破骨活动，这与先前Baylor的研究一致[40-41]。编织骨小梁从缺损深部和内部填充，向着外部原先骨皮质存在的位置外向生长[40-41,70]。功能性骨膜、新生编织骨小梁与限制膜的接触同时发生。在第30～45天，外骨板形成和改建[70]。其他在猴子上的研究说明，16周根尖周修复和骨外板重建基本完成[75-76]。

研究观察和他们的临床意义

切口伤口[39]

- 在根尖周组织中黏骨膜组织对于切口伤口的愈合反应相当迅速。
- 沟内切口会留下一个薄层的活组织附着在截根表面上方。这种根面附着的结缔组织和上皮在临床上常常不可见。
- 如果牙根附着组织的活性在根尖手术中未被破坏，通过伤口局部紧密的皮瓣对位和薄的纤维凝块形成，不会出现根尖上皮沿着根面向下生长。在根尖周手术后附着软组织水平下降是可以被预防的。
- 在根尖附着组织存在时，沟内切口伤口愈合的时效和质量的评估与其他切口在研究中的评估一样关键。
- 根尖附着组织的活性能被可靠地保存：①在附着龈上做起始的垂直切口时使用骨膜分离器剥开皮瓣；②避免在牙槽嵴上方的根面使用刮除术；③避免让这些组织脱水。
- 保护根面附着的上皮可促进上皮封闭的快速形成。保护牙根附着的结缔组织可以增强结缔组

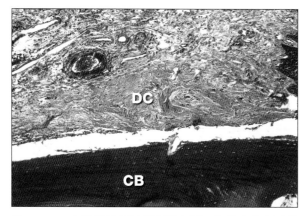

图14-12　皮瓣翻开后骨膜不能存活，但是会在皮瓣基底部保留一个显微镜下可见的胶原纤维解聚带（DC）。CB，皮质骨（H&E染色，33倍显微镜）。

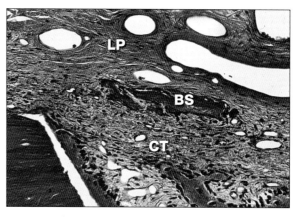

图14-13　术后14天的骨片（BS）。在骨膜翻开时用骨膜分离器从皮质骨上分离下来的皮瓣中的骨片未受影响。LP，固有层；CT，新生成的骨膜（H&E染色，66倍显微镜）。

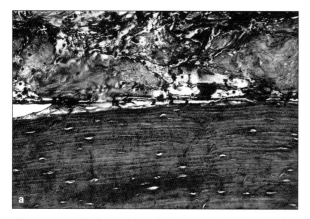

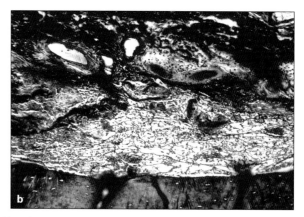

图14-14　压迫的重要性。（a）一个受到适当压迫的、薄的、有平行纤维束的纤维凝块为炎症细胞和修复细胞提供了主要通路（三色胶原染色；66倍显微镜）。（b）一个厚的、大面积的，含混乱纤维束的凝块或者血凝块会延迟伤口愈合（三色胶原染色；33倍显微镜）。

织再附着而不是建立新附着。

- 在全黏骨膜瓣的垂直切口中，上皮闭合发生得很快，24~48小时就可以形成一个多层的上皮封闭，而上皮屏障形成发生于48~72小时。

分离性伤口[40]

- 在分离性伤口皮瓣翻开后掀起的骨膜就会被破坏。成骨（钙化）细胞层细胞不能存活，并且纤维层的胶原在皮瓣翻开后开始解聚，但是在愈合的早期阶段，于皮瓣组织基底部保留了一个镜下可识别的结构（图14-12）。

- 在翻瓣后于皮质骨表面会残余难以预测数量的

皮质骨存留骨膜组织。在骨皮质存留骨膜组织中成骨层的骨膜细胞不能存活，并且胶原纤维会变解聚，但是依然附着在皮质骨表面并与沙比纤维相联系。

- 皮质骨保留的骨膜组织明显发挥一些保护性作用，防止下方表面骨板坏死。

- 牙槽嵴破骨活动发生在翻开整个黏骨膜瓣之后。然而，随着成骨修复出现，骨嵴高度不会改变。

- 在骨膜翻开时用骨膜分离器从皮质骨上分离下来的骨片可能会包埋在皮瓣基底部。当这种情况发生时，这些骨片看起来未受影响（图14-13）。

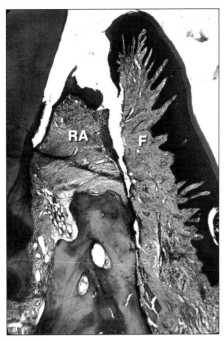

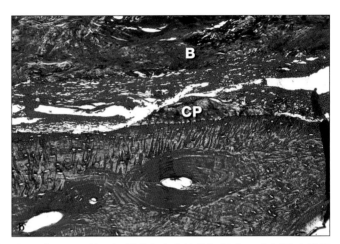

图14-15 保护附着组织的重要性。（a）沟内切口术后一天的牙根附着上皮和结缔组织（RA）以及皮瓣组织。沿着切口线的人为分离保证了伤口的两侧边缘非常清晰可见，伤口的两个边缘都有助于愈合（H&E染色，13倍）。F，皮瓣组织（由D.C.Loth，Fort Worth，Texas提供）。（b）术后2天的分离性伤口的骨皮质保留的骨膜组织（CP）。两个伤口边缘——骨皮质保留骨膜组织CP和皮瓣基底部（B）——有助于再附着，导致早期的伤口愈合（三色胶原染色，33倍）。

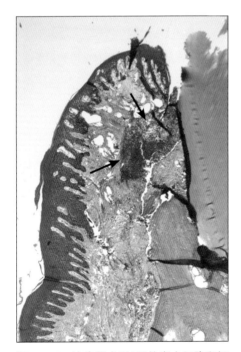

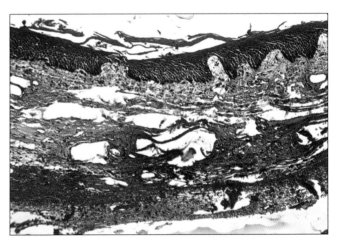

图14-16 边缘龈术后2天的炎症细胞和组织破坏。这种损伤是由于在脆弱的边缘龈不正确的翻瓣操作造成的（H&E染色，13倍）。

图14-17 术后两天的炎症细胞和整片的组织损伤。明尼苏达牵引器压在牙槽黏膜导致了组织损伤（H&E染色，33倍）。

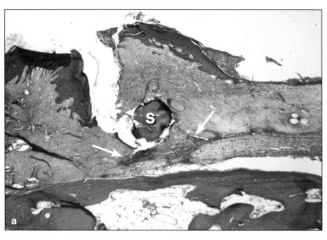 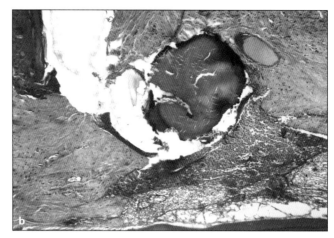

图14-18　缝线通道处的炎症。（a）术后1天，缝线通道根方的炎症（箭头）。缝线（S）材料作为为一种异物，直到被去除（H&E染色，13倍显微镜）。（b）高倍视野图片（H&E染色，33倍显微镜）。

骨切除性伤口[41]

- 充填在骨性缺损的血凝块会被骨内膜组织来源的肉芽组织所取代。

- 构成切除性缺损伤口边缘的骨皮质和骨小梁发生坏死失活，并且在骨陷窝内没有骨细胞。造成这种坏死的原因很可能是用一个10号球钻钻通了牙间骨皮质。

- 在骨性缺损的内部，新的骨直接在死骨上生成沉积，并没有证据显示在这之前有破骨活动。

- 术后14天，编织骨小梁占据了大部分的缺损，并有更大面积的骨小梁直接与骨膜上早期重建的、厚的致密纤维结缔组织带相接。

- 在28天，编织骨小梁更加成熟，并且此时有一个功能性的骨膜在外骨板的修复中表现活跃。

- 直到切除伤口几乎被骨小梁填充满，骨膜才在骨皮质修复中行使功能。

临床应用

- 在皮瓣缝合处的压迫有助于形成一个薄的纤维凝块，这有助于早期愈合（图14-14）。

- 保护根面附着上皮和结缔组织以及骨皮质保留

骨膜组织有助于早期再附着。出血的"标记组织"不应该被刮去。这些保留的纤维可以通过在手术过程中频繁地使用无菌生理盐水湿润而得到保存（图14-15）。

- 通过在垂直切口对附着龈进行最初的翻瓣以及使用钝性的骨膜分离器来翻瓣，可避免在翻瓣中损伤脆弱的游离龈（图14-16）。

- 通过保证牵引器在手术过程中不撞击到颌骨黏膜或者其他组织上，避免牵引力对组织的损伤（图14-17）。

- 当形成切除性伤口时，可以通过盐水的冷却作用减少摩擦产热对骨性组织的损害，同时进行表面搔刮时手上的压力应该尽量小[41]。

- 考虑在第5天时对缝线进行早期拆除。牙龈缝线和牙间牙龈（龈谷）非常容易发炎[39-41]。缝线给炎症区域带来了额外的异物（图14-18）。

未来的愈合：组织工程学和再生治疗

在牙周再生治疗中的概念和技术为改进牙体牙髓手术提供了可能性。再生技术将会有益于手术以及非手术的牙体牙髓治疗过程。成功的再生治疗需要3个组成成分：①前体干细胞（牙周膜干细胞，牙乳头干细胞，牙髓干细胞等等）的来源；②有生物媒介（载体）；③合适的支架/基质［胶原，牙本质，人工合成材料，如三氧化矿物聚合物（MTA），水凝胶，骨替代移植等］[77-79]。这些各种各样的材料使牙周组织再生在当今的牙科学已经成为现实和研究的热点。

尽管现在有大量的生物载体对再生愈合有着多种多样的影响，这里主要讨论两种研究充分的、长效的、可以安全使用的生物载体类别：釉基质派生物（EMDs）和PDGF。这些产品为在市场上都可以买到，分别是釉基质蛋白凝胶（Straumann）和Gem-21（Osteoheathy）。临床工作者需要注意的是这些介质半衰期都很短并且它们介导的再生事件发生在它们吸收以后[78]。骨形成蛋白已经被证明有多种作用，包括粘连性愈合和牙根吸收，在此不加以讨论[80]。富含血小板的血浆需要浓缩患者自己的血，得到很可能会促进伤口愈合的高度浓缩的生物生长因子和细胞因子[81]。然而，肯定的和否定的结果都有说明它的应用需要进一步研究，因此在此不讨论。

基质和支架材料，包括骨替代移植和屏障膜在Kaolin等[78]的牙周文献中已经得到了充分的探讨，并且Bashutski和Wang[82]的牙体牙髓综述文章中已做了非常好的总结。读者们可以查阅这些文章得到更多的信息。生物活性材料和移植材料可以与生物介质相互影响，进一步使组织工程变得复杂化。近期一个病案报道详细讲述了第一个三维打印的生物可吸收聚合物支架用于治疗一个侵袭性牙周炎的病例[83]。尽管三维基质在14个月时失败，但说明了这种材料应用于牙周再生治疗的独创性。

釉质基质派生物

从最开始Lars Hammarstrom[84-85]研究结果证明使用釉质基质派生物引起牙周组织的组织学再生[86-87]，釉质基质派生物就已经得到很多的关注。从发育的猪的牙齿上获取的EMD的主要成分是釉原蛋白，这种蛋白是由赫特维希上皮根鞘在牙根发育过程中分泌的[78,84-85,88-89]。釉原蛋白初期被认为是釉质特有的，但是它目前被认为存在广泛的分布。釉原蛋白与牙周组织包括牙骨质、牙周膜和牙槽骨的分化，以及牙周膜细胞活性增加都有关[84-85]。EMD可以刺激包括成骨细胞在内的间充质细胞分化[78,89]。EMD中还包含少量的其他釉质基质蛋白，例如釉蛋白、釉丛蛋白、釉鞘蛋白[88]。主要活性成分为釉原蛋白[90]的釉基质蛋白凝胶已经安全使用了20多年[87,91]。

关于EMDs的牙周文章中有两篇代表性的综述性文章总结了EMD的功能、生理学性能及其应用[86-87]。EMDs通过减少白细胞介素的产量和增加中性粒细胞对创伤局部的细菌及组织碎片的清除来缓和炎症反应[86]。EMDs也通过促进纤维增生，细胞外基质产生和血管生成而促进伤口愈合[86]。近期的一项体内研究表明，EMD在增殖阶段促进黏膜切口性伤口的愈合[90]。EMDs减少破骨细胞活力并且促进成骨细胞增殖[89]，从而有利于新骨的形成胜过骨的吸收[86]。

血小板来源的生长因子（PDGF）

自从25年以前，第一个牙周软硬组织的再生研究中使用PDGF和胰岛素样的生长因子组合开始，PDGF也受到了广泛的研究[92-93]。PDGF是间充质细胞有效地促有丝分裂和趋化因子[78]，并能刺激牙周的骨、牙骨质和牙周膜的再生[78,82,92-96]。PGDF-BB是促进胶原合成上最为有效的PDGF同分异构体[96]。PGDF-BB自身或者与其他生长因子组合都是一个对于牙周膜与牙槽骨细胞的强力促有丝分裂和趋化因子[92,94,96]。重组人PGDF-BB（rhPGDF-BB）的安全性和有效性已经被充分建立[95]。

在牙周的文献中有很多的研究支持都EMD和PGDF-BB的再生能力。当结合牙周手术来处理骨内的缺损、牙槽嵴顶的缺损以及吸收时，这两种生物学因子都被发现对患者的愈合具有长期的临床促进作用。当然目前也有将这些因子应用于其他治疗过程以解决种植体周围炎。

牙周的应用

把EMDs和骨移植材料结合在一起，在治疗骨内缺损时非常有效[87,97]。为了促使EMD能够被各种各样的骨移植材料吸收，一个新的可与骨移植材料一起使用的液态EMD携带系统——Osteogain（Straumann）被专门开发出来[87]。关于这个系统的研究目前正在进行。类似的骨内缺损和Ⅱ型根分叉病变也已经通过hPGDF-BB和骨异体移植物的联合使用成功再生[94]。

当治疗牙槽嵴顶的牙周损伤时，如果EMD与皮瓣技术一起运用也会得到更好的结果[87,98]。当EMDs或者rhPGDF-BB与冠向复位皮瓣术和/或结缔组织移植术一起联合运用时，牙龈退缩可得到改善[85,95]。通过这些运用，软组织的高度、厚度和角化都得到了提升[85,95,99]。

一个包含51例种植体周围炎和种植体周围组织退缩病例的临床研究中，EMD与PDGF、骨移植材料以及结缔组织的移植一起联合使用，并获得了成功的结果[100-101]。对于EMD在种植体周围炎中的确切作用仍然需要进一步研究[87]。PDGF与胰岛素样生长因子联合应用可以加速并增强钛种植体的骨整合，这证明它在种植位点恢复中的潜能[102]。一个应用同种异体骨和PDGF，成功修复在拔牙后准备进行种植的部位大面积骨缺损的病例报道也支持PDGF在种植局部准备中的运用[81,103]。

牙体牙髓的运用

在牙体牙髓文献中，有关再生过程中使用EMDs和PDGFs的都是研究和病例报道。创造出实现"组织工程学三要素"[77]，包括多向分化细胞的获得，特定生长因子和支架，将会优化再生的结果。

EMDs被作为盖髓药剂应用于活髓治疗[104]，并且与MTA联合使用时特别的成功，包括在盖髓处硬组织的形成[104]。实验室合成的重组釉原蛋白已经被作为一种根尖形成术的药物应用于坏死的牙齿中，并被证明能够使牙髓再生[106]。rhPGDF-BB也被成功地运用于坏死的未成熟的磨牙中，以促进牙根的继续发育[107]。对于符合此适应证的病例，治疗的程序应该被进一步发展，从以大范围消毒灭菌为基础的操作，转变为实施一些能够支持再生的操作[77,108]。

鉴于EMDs和PDGFs已获证的再生能力，考虑如何让生物介质改善牙体牙髓手术的结果是一件非常重要的事情。在根尖切除后更早的建立新的牙骨质、牙周膜和牙槽骨，可能会促进手术成功率。一个关于根尖充填材料的体外研究表明，EMD会大量地附着在牙本质和复合树脂上，但是并不会附着在银汞合金和中间修复材料上[109]。进一步探究EMDs和PDGFs对于根尖充填的MTA的附着将会十分有价值。

通过使用EMDs和PDGFs可能可以提高对于底穿、带状侧穿以及根尖偏移的医源性修复。牙髓源性难以治疗的病损可能会受益于将这些介质与支架材料和膜联合使用。发育异常，例如上颌切牙的畸形舌侧沟，已经通过联合EMD的手术得到了成功的治疗[110]。已有研究表明，关闭伤口前，在全黏骨膜瓣下放置EMD可以加速伤口愈合并且可能对于缺乏抵抗力的患者有所帮助[90]。同时，EMD已经被成功用于治疗其他非口腔的、难以愈合的伤口，如下肢静脉性溃疡，糖尿病足溃疡和其他以Xelma（Molnlycke卫生保健）命名的皮肤病损[86]。同样的方法，PDGF-BB也可应用于治疗糖尿病患者腿上的皮肤溃疡[94]。在牙体牙髓文献中，EMDs和PDGFs在手术和非手术方面的应用都需要更多的研究和关注。

赠言

非常感激约翰·W·哈里森（John w．Harrison），

DMD，MS，因为我们在显微镜下共同工作了无数个小时。

参考文献

[1] Guo S, DiPietro LA. Factors affecting wound healing. J Dent Res 2010;89:219–229.

[2] Mercandetti M. Wound healing and repair: Overview, types of wound healing, categories of wound healing. Medscape. http://emedicine.medscape.com/article/1298129-overview. Last updated 12 March 2015, accessed 13 June 2016.

[3] Rozenfeld H. A clinical review of wound healing. Dentistry IQ. http://www.dentistryiq.com/articles/2012/06/a-clinical-review-of-wound-healing.html. Accessed 13 June 2016.

[4] Scheller J, Chalaris A, Schmidt-Arras D, Rose-John S. The pro- and anti-inflammatory properties of the cytokine interleukin-6. Biochim Biophys Acta 2011;1813:878–888.

[5] Engeland CG, Bosch JA, Cacioppo JT, Marucha PT. Mucosal wound healing: The roles of age and sex. Arch Surg 2011;141:1193–1197.

[6] Enoch S, Leaper DJ. Basic science of wound healing. Surgery (Oxford) 2005; 23:37–42.

[7] Swift ME, Burns AL, Gray KL, DiPietro LA. Age-related alterations in the inflammatory response to dermal injury. J Invest Dermatol 2001;117:1027–1035.

[8] Barbul A, Shawe T, Rotter SM, Efron JE, Wasserkrug HL, Badawy SB. Wound healing in nude mice: A study on the regulatory role of lymphocytes in fibroplasia. Surgery 1989;105:764–769.

[9] Mills RE, Taylor KR, Podshivalova K, Mckay DB, Jameson JM. Defects in skin T cell function contribute to delayed wound repair in rapamycin-treated mice. J Immunol 2008;181:3974–3983.

[10] Bishop A. Role of oxygen in wound healing. J Wound Care 2008;17:399–402.

[11] Kanta J. The role of hydrogen peroxide and other reactive oxygen species in wound healing. Acta Medica (Hradec Kralove) 2011;54(3):97–101.

[12] Mathieu D, Linke JC, Wattel F. Non-healing wounds. In: Mathieu D (ed). Handbook on Hyperbaric Medicine. Dordrecht, Nl: Springer, 2006:401–427.

[13] Edwards R, Harding KG. Bacteria and wound healing. Curr Opin Infect Dis 2004;17:91–96.

[14] Emery CF, Kiecolt-Glaser JK, Glaser R, Malarkey WB, Frid DJ. Exercise accelerates wound healing among healthy older adults: A preliminary investigation. J Gerontol A Biol Sci Med Sci 2005;60:1432–1436.

[15] Franz MG, Steed DL, Robson MC. Optimizing healing of the acute wound by minimizing complications. Curr Probl Surg 2007;44:691–763.

[16] Sorsa T, Tjäderhane L, Salo T. Matrix metalloproteinases (MMPs) in oral diseases. Oral Dis 2004;10:311–318.

[17] Arnold M, Barbul A. Nutrition and wound healing. Plast Reconstr Surg 2006;117 (7 suppl):42S–58S.

[18] Pollack A. A.M.A recognizes obesity as a disease. The New York Times. http://www.nytimes.com/2013/06/19/business/ama-recognizes-obesity-as-a-disease.html. Published on 18 June 2013, accessed on 13 January 2017.

[19] Pierpont YN, Dinh TP, Salas RE, et al. Obesity and surgical wound healing: A current review. ISRN Obes 2014;2014:1–13.

[20] Kershaw EE, Flier JS. Adipose tissue as an endocrine organ. J Clin Endocrinol Metabolism 2004;89:2548–2556.

[21] Greenberg AS, Obin MS. Obesity and the role of adipose tissue in inflammation and metabolism. Am J Clin Nutr 2006;83(2, suppl):461S–465S.

[22] Goodell GG. Bisphosphonate-associated osteonecrosis of the jaw. Endod: Colleagues Excellence 2012;(2):1–8.

[23] Dong Y-L, Fleming RYD, Yan TZ, Herndon DN, Waymack JP. Effect of ibuprofen on the inflammatory response to surgical wounds. J Trauma 1993;35:340–343.

[24] Krischak G, Augat P, Claes L, Kinzl L, Beck A. The effects of non-steroidal anti-inflammatory drug application on incisional wound healing in rats. J Wound Care 2007;16:76–78.

[25] Monnier Y, Zaric J, Ruegg C. Inhibition of angiogenesis by non-steroidal anti-inflammatory drugs: from the bench to the bedside and back. Curr Drug Targets Inflamm Allergy 2005;4:31–38.

[26] Jones MK, Wang H, Peskar BM, et al. Inhibition of angiogenesis by nonsteroidal anti-inflammatory drugs: Insight into mechanisms and implications for cancer growth and healing. Nat Med 1999;5:1418–1423.

[27] Szabo G, Mandrekar P. A recent perspective on alcohol, immunity, and host defense. Alcohol Clin Exper Res 2009;33:220–232.

[28] Radek KA, Kovacs EJ, Gallo RL, Dipietro LA. Acute ethanol exposure disrupts VEGF receptor cell signaling in endothelial cells. Am J Physiol Heart Circ Physiol 2008;295:H174–H184.

[29] Ahn C, Mulligan P, Salcido RS. Smoking-the bane of wound healing. Adv Skin Wound Care;2008;21:227–236.

[30] Levin L, Schwartz-Arad D. The effect of cigarette smoking on dental implants and related surgery. Implant Dent 2005;14:357–363.

[31] Posthauer ME. The role of nutrition in wound care. Adv Skin Wound Care 2012;25:62–63.

[32] Rodemann HP, Rennekampff HO. Functional diversity of fibroblasts. In: Mueller MM, Fusenig NE (eds). Tumor-Associated Fibroblasts and Their Matrix. Dordrecht, NL: Springer, 2011: 23–36.

[33] Lee H-G, Eun HC. Differences between fibroblasts cultured from oral mucosa and normal skin: Implication to wound healing. J Dermatol Sci 1999;21:176–182.

[34] Enoch S, Peake MA, Wall I, et al. 'Young' oral fibroblasts are geno/phenotypically distinct. J Dent Res 2010;89:1407–1413.

[35] Mak K, Manji A, Gallant-Behm C. Scarless healing of oral mucosa is characterized by faster resolution of inflammation and control of myofibroblast action compared to skin wounds in the red duroc pig model. J Dermatol Sci 2009;56:168–180.

[36] Wong JW, Gallant-Behm C, Wiebe C, et al. Wound healing in oral mucosa results in reduced scar formation as compared with skin: Evidence from the red duroc pig model and humans. Wound Repair Regen 2009;17:717–729.

[37] Brand HS, Veerman EC. Saliva and wound healing. Chin J Dent Res 2013;16:7–12.

[38] Polimeni G, Xiropaidis AV, Wikesjo UME. Biology and principles of periodontal wound healing/regeneration. Periodontol 2000 2006;41:30–47.

[39] Harrison JW, Jurosky KA. Wound healing in the tissues of the periodontium following periradicular surgery. I. The incisional wound. J Endod 1991;17:425–435.

[40] Harrison JW, Jurosky KA. Wound healing in the tissues of the periodontium following periradicular surgery. II. The dissectional wound. J Endod 1991;17:544–552.

[41] Harrison JW, Jurosky KA. Wound healing in the tissues of the periodontium following periradicular surgery. III. The osseous excisional wound. J Endod 1992; 18:76–81.

[42] Harrison JW. Healing of surgical wounds in oral mucoperiosteal tissues. J Endod 1991;17:401–408.

[43] Krawczyk WS. Wound healing in the oral cavity. In: Shaw JH, Sweeney EA, Cappuccino CC (eds). Textbook of Oral Biology. Philadelphia: Saunders, 1978: 937–54.

[44] Melcher AH. Healing of wounds in the peridontium. In: Melcher AH, Bowen WH (eds). Biology of the Periodontium. London: Academic, 1969:499–529.

[45] American Academy of Periodontology. Glossary of periodontic terms. J Periodontol 1986;57(suppl):10–25.

[46] Bowers GM, Granet M, Stevens M, et al. Histologic evaluation of new attachment in humans: A preliminary report. J Periodontol 1985;56:381–396.

[47] Levine HL. Periodontal flap surgery with gingival fiber retention. J Periodontol 1972;43:91–98.

[48] Levine HL, Stahl SS. Repair following periodontal flap surgery with the retention of gingival fibers. J Periodontol 1972;43:99–103.

[49] Quigley MD. Perforating Sharpey's fibers of the periodontal ligament and bone. Ala J Med Sci 1970;7:336–342.

[50] Quain J. Elements of Anatomy, ed 6. London: Longman, Green & Co, 1856.

[51] Langley LL, Telford IR, Christensen JB. Dynamic anatomy and physiology. In: Dynamic Anatomy and Physiology, ed 5. New York: McGraw-Hill, 1980:394–414.

[52] Ruben MP, Smukler H, Schulman SM, Kon S, Bloom AA. Healing of periodontal surgical wounds. In: Goldman HM, Cohen DW (eds). Periodontal Therapy, ed 5. St Louis: Mosby, 1980:640–754.

[53] Ordman LN, Gillman T. Studies in the Healing of Cutaneous Wounds. Part III. A critical comparison in the pig of the healing of surgical incisions closed with sutures or adhesive tape based on tensile strength and clinical and histologic criteria. Arch Surg 1966;93:911–928.

[54] Hunt TK, Knighton DR, Thakral KK, Goodson WH, Andrews WS. Studies on inflammation and wound healing: angiogenesis and collagen synthesis stimulated in vivo by resident and activated wound macrophages. Surgery 1984;96:48–54.

[55] Hiatt WH, Stallard RE, Butler ED, Badgett B. Repair following mucoperiosteal flap surgery with full gingival retention. J Periodontol 1968;39(1):11–16.

[56] Harrison JW. Surgical wound healing. In: Gutmann JL, Harrison JW. Surgical Endodontics. Boston: Blackwell Scientific, 1991:300–337.

[57] Trowbridge HO, Emling RC. Inflammation: A Review of the Process, ed 5. Chicago: Quintessence, 1997.

[58] Ryan GB, Majno, G. Acute inflammation. A review. Am J Pathol 1977;86:183–

276.

[59] Mittleman HR, Toto PD, Sicher H, Wentz FM. Healing in the human attached gingiva. Periodontics 1964;2:106–114.

[60] McGrath MH, Emery JM. The effect of inhibition of angiogenesis in granulation tissue on wound healing and the fibroblast. Ann Plast Surg 1985;15(2):105–122.

[61] Nathan CF, Murray HW, Cohn ZA. The macrophage as an effector cell. N Engl J Med 1980;303:622–626.

[62] Sciubba JJ, Waterhouse JP, Meyer J. A fine structural comparison of the healing of incisional wounds of mucosa and skin. J Oral Pathol Med 1978;7:214–227.

[63] Ordman LJ, Gillman T. Studies in the healing of cutaneous wounds. I. The healing of incisions through the skin of pigs. Arch Surg 1966;93:857–882.

[64] Boucek RJ. Factors affecting wound healing. Otolaryngol Clin North Am 1984;17:243–264.

[65] Hunt TK, Andrews WS, Halliday B. Coagulation and macrophage stimulation of angiogenesis and wound healing. In: Dineen P, Hildick-Smith G (eds). The Surgical Wound. Philadelphia: Lea & Febiger, 1981:1–18.

[66] Klein LR, Weiss PH. Induced connective tissue metabolism in vivo: Reutilization of preexisting collagen. Proc Natl Acad Sci U S A 1966;56:277–284.

[67] Knighton DR, Silver IA, Hunt TK. Regulation of wound healing angiogenesis-effect of oxygen gradients and inspired oxygen concentration. Surgery 1981;90:262–270.

[68] Chvapil M, Koopman CF. Scar formation: Physiology and pathological states. Otolaryngol Clin North Am 1984;17:243–264.

[69] Nobuto T, Tokioka T, Limai H, Suwa F, Ohta Y, Yamaoka A. Microvascularization of gingival wound healing using corrosion casts. J Periodontol 1987;58:240–246.

[70] Craig KR, Harrison JW. Wound healing following demineralization of resected root ends in periradicular surgery. J Endod 1993;19:339–347.

[71] Creel DC. Histologic Evaluation of Fibrin Adhesives in Endodontic Surgical Wound Closure [thesis]. Dallas: Baylor College of Dentistry, 1990.

[72] Klingsberg J, Butcher EO. Epithelial function in periodontal repair in the rat. J Periodontol 1963;34:315–321.

[73] Melcher AH, Irving JT. The healing mechanism in artificially created circumscribed defects in the femora of albino rats. Bone Joint J 1962;44:928–936.

[74] Spatz S. Early reaction in bone following the use of burs rotating at conventional and ultra speeds. Oral Surg Oral Med Oral Pathol 1965;19:808–816.

[75] Corcoran JF, Sieraski SM, Ellison RL. Osseous healing kinetics after apicoectomy in monkeys: II. A quantitative histological appraisal. J Endod 1985;11:269–274.

[76] Sieraski SM, Corcoran JF. Osseous healing kinetics after apicoectomy in monkeys: I. An isodensitometric interpretation of radiographic images. J Endod 1984;10:233–239.

[77] Hargreaves KM, Diogenes A, Teixeira FB. Treatment options: Biological basis of regenerative endodontic procedures. J Endod 2013;39:30S–43S.

[78] Kao RT, Murakami S, Beirne OR. The use of biologic mediators and tissue engineering in dentistry. Periodontol 2000 2009;50:127–153.

[79] Kao RT, Takei HH, Cochran DL, Nevins ML. Periodontal regeneration and reconstructive surgery. In: Newman MG, Takei HH, Klokkevold PR, Carranza FA (eds). Carranza's Clinical Periodontology, ed 12. St Louis: Saunders, 2015:610–620.

[80] Ripamonti U, Heliotis M, van den Heever B, Reddi AH. Bone morphogenetic proteins induce periodontal regeneration in the baboon (Papio ursinus). J Periodontal Res 1994;29:439–445.

[81] Albanese A, Licata ME, Polizzi B, Campisi G. Platelet-rich plasma (PRP) in dental and oral surgery from the wound healing to bone regeneration. Immun Ageing 2013;10:23.

[82] Bashutski JD, Wang H-L. Periodontal and endodontic regeneration. J Endod 2009;35:321–328.

[83] Rasperini G, Pilipchuk SP, Flanagan CL, et al. 3D-printed bioresorbable scaffold for periodontal repair. J Dental Res 2015;94(suppl, 9):153S–157S.

[84] Hammarström L. The role of enamel matrix proteins in the development of cementum and periodontal tissues. Ciba Found Symp 1997;246–260.

[85] Hammarstrom L, Heijl L, Gestrelius S. Periodontal regeneration in a buccal dehiscence model in monkeys after application of enamel matrix proteins. J Clin Periodontol 1997;24:669–677.

[86] Miron RJ, Dard M, Weinreb M. Enamel matrix derivative, inflammation and soft tissue wound healing. J Periodontal Res 2015;50:555–569.

[87] Miron RJ, Sculean A, Cochran DL, et al. Twenty years of enamel matrix derivative: The past, the present and the future. J Clin Periodontol 2016;43:668–683.

[88] Kaida H, Hamachi T, Anan H, Maeda K. Wound healing process of injured pulp tissues with emdogain gel. J Endod 2008;34:26–30.

[89] Jiang J, Safavi K, Spangberg L, Zhu Q. Enamel matrix derivative prolongs primary osteoblast growth. J Endod 2001;27:110–112.

[90] Maymon-Gil T, Weinberg E, Nemcovsky C, Weinreb M. Enamel matrix derivative promotes healing of a surgical wound in the rat oral mucosa. J Periodontol 2016;87:601–609.

[91] Zetterstrom O, Andersson C, Eriksson L, et al. Clinical safety of enamel matrix derivative (EMDOGAINR) in the treatment of periodontal defects. J Clin Periodontol 1997;24:697–704.

[92] Lynch SE, Williams RC, Poison AM, et al. A combination of platelet-derived and insulin-like growth factors enhances periodontal regeneration. J Clin Periodontol 1989;16:545–548.

[93] Lynch SE, Castilla GRD, Williams RC, et al. The effects of short-term application of a combination of platelet-derived and insulin-like growth factors on periodontal wound healing. J Periodontol 1991;62:458–467.

[94] Nevins M, Camelo M, Nevins ML, Schenk RK, Lynch SE. Periodontal regeneration in humans using recombinant human platelet-derived growth factor-BB (rhPDGF-BB) and allogenic bone. J Periodontol 2003;74:1282–1292.

[95] Nevins M, Giannobile WV, Mcguire MK, et al. Platelet-derived growth factor stimulates bone fill and rate of attachment level gain: Results of a large multicenter randomized controlled trial. J Periodontol 2005;76:2205–2215.

[96] Dereka XE, Markopoulou CE, Vrotsos IA. Role of growth factors on periodontal repair. Growth Factors 2006;24:260–267.

[97] Matarasso M, Iorio-Siciliano V, Blasi A, Ramaglia L, Salvi GE, Sculean A. Enamel matrix derivative and bone grafts for periodontal regeneration of intrabony defects. A systematic review and meta-analysis. Clin Oral Invest 2015;19:1581–1593.

[98] Di Tullio M, Femminella B, Pilloni A, et al. Treatment of supra-alveolar-ype defects by a simplified papilla preservation technique for access flap surgery with or without enamel matrix proteins. J Periodontol 2013;84:1100–1110.

[99] Cairo F, Nieri M, Pagliaro U. Efficacy of periodontal plastic surgery procedures in the treatment of localized facial gingival recessions. A systematic review. J Clin Periodontol 2014;41(suppl 15):44S–62S.

[100] Chong CH, Carnes DL, Moritz AJ, et al. Human periodontal fibroblast response to enamel matrix derivative, amelogenin, and platelet-derived growth factor-BB. J Periodontol 2006;77:1242–1252.

[101] Froum SJ, Froum SH, Rosen PS. Successful management of peri-implantitis with a regenerative approach: A consecutive series of 51 treated implants with 3- to 7.5-year follow-up. Int J Periodontics Restorative Dent 2012;32:10–20.

[102] Lynch SE, Buser D, Hernandez RA, et al. Effects of the platelet-derived growth factor/insulin-like growth factor-I combination on bone regeneration around titanium dental implants. Results of a pilot study in beagle dogs. J Periodontol 1991;62:710–716.

[103] Lin S, Mayer Y. Treatment of a large periradicular lesion of endodontic origin around a dental implant with enamel matrix protein derivative. J Periodontol 2007;78:2385–2388.

[104] Ishizaki N, Matsumoto K, Kimura Y, Wang X, Yamashita A. Histopathological study of dental pulp tissue capped with enamel matrix derivative. J Endod 2003;29:176–179.

[105] Min KS, Yang SH, Kim EC. The combined effect of mineral trioxide aggregate and enamel matrix derivative on odontoblastic differentiation in human dental pulp cells. J Endod 2009;35:847–851.

[106] Mounir MM, Matar MA, Lei Y, Snead ML. Recombinant amelogenin protein induces apical closure and pulp regeneration in open-apex, nonvital permanent canine teeth. J Endod 2016;42:402–412.

[107] Zhujiang A, Kim SG. Regenerative endodontic treatment of an immature necrotic molar with arrested root development by using recombinant human platelet-derived growth factor: A case report. J Endod 2016;42:72–75.

[108] Galler KM, D'Souza RN, Federlin M, et al. Dentin conditioning codetermines cell fate in regenerative endodontics. J Endod 2011;37:1536–1541.

[109] Safavi K, Kazemi R, Watkins D. Adherence of enamel matrix derivatives on root-end filling materials. J Endod 1999;25:710–712.

[110] Castelo-Baz P, Ramos-Barbosa I, Martín-Biedma B, Dablanca-Blanco AB, Varela-Patiño P, Blanco-Carrión J. Combined endodontic-periodontal treatment of a palatogingival groove. J Endod 2015;41:1918–1922.

第15章

辅助性手术
Adjunctive Procedures

Mahmoud Torabinejad, Tord Lundgren,
Dimitris N. Tatakis, Mohamed I. Fayad

辅助性手术是指因手术事故或病理原因导致的根或根分叉区的病损进行修复。正如第5章所讨论的，在根管治疗过程中可能发生事故和意外。治疗中发生的事故包括形成台阶、侧穿、器械分离、根管欠填或超充。大多数事故均有办法纠正。然而，当非手术方法纠正不可行或无效时，可考虑采用根尖周手术的方法。第5章中已讨论过这些事故的一些外科处置方法。

创伤性损伤导致的牙根横折可能需要通过手术方法保留牙齿剩余的根。病理因素所致的根部缺陷也可能需要进行外科治疗。这些病变包括龋齿、牙周病变，外吸收以及内吸收导致的穿孔。

本章的目的是讨论牙根穿孔和吸收的病因、治疗和预后，并讨论截根术、半切术，牙再植或移植。此外，本文还讨论了牙冠延长术和移植材料在这些病损中使用的方法。

穿孔的处理

冠部穿孔

无论牙齿类型如何，牙髓腔通常位于解剖冠的中心。在髓腔通路预备的过程中，如果忽视了患牙的牙长轴倾斜程度与邻牙和牙槽骨的关系，可能导致牙冠或牙根在不同的水平上的穿孔（图15-1）。穿孔的位置和大小是治疗冠穿孔中要考虑的重要因素。如果穿孔的位置在牙槽嵴顶以上，可用修复性材料如汞合金、玻璃离子聚合物（图15-2）来进行修复。这种类型的穿孔其预后通常比较好。若穿孔的位置接近牙槽嵴顶，可通过正畸牵引术或牙冠延长术来进行修复。美学区的穿孔通常用正畸牵引术进行处理。如果不考虑美学因素或需要进行根尖周手术时，可考虑采用牙冠延长术。暴露穿孔区后，用全冠覆盖缺损部位。

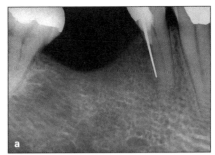
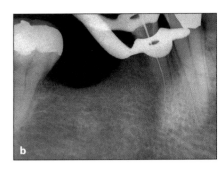
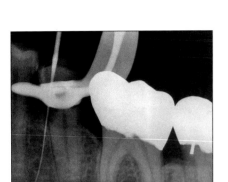
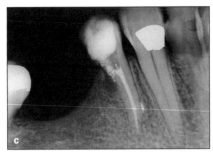
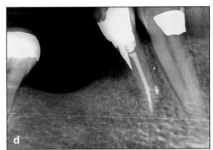

图15-1 忽视下颌第二前磨牙的牙长轴倾斜程度与牙槽骨的关系，导致在髓腔通路预备过程中釉质牙骨质界穿孔。

图15-2 （a）术前X线片显示下颌前磨牙近牙冠的根穿孔。（b）从穿孔部位取出银尖后的X线片和根管的定位。（c）根治疗的术后X线片。（d）术后用银汞合金修复冠穿孔处后的X线片。

根分叉区穿孔

髓腔钙化的上颌和下颌磨牙很有可能发生根分叉区的穿孔。当穿孔发生在这些牙时，应该用非手术的方法从根管内部进行治疗（图15-3）。而当非手术修复无法施行或非手术修复失败时，可采用外科手术。手术中翻开颊黏膜瓣后，可用挖匙对穿孔区进行充分搔刮之后再进行修复。手术中保留冠部牙槽骨以避免牙周组织损伤是非常重要的（图15-4）。在冠部骨被去除或有缺失的情况下，可放置可吸收膜，这样有助于防止牙周组织损伤。在一项动物研究中，Dean等报道了在采用手术，且在穿孔区放置冻干骨或是让血液布满牙周膜之后，穿孔愈合得很好。而仅仅采用手术且未用另外两种方式时，治疗效果不理想。如果穿孔不能通过手术修复或手术无法到达，应考虑半切术、分牙术、截根术或牙再植。由于修复性程序相关的手术技术难度的增加，以及更高标准的口腔卫生要求，手术处理过的牙齿预后不容乐观，剩下的牙根更容易患龋齿、牙周病和牙根纵折。

牙根穿孔

牙根穿孔通常是由于台阶的成形。台阶形成的主要原因包括：根管直线通路预备不充分，冲洗或润滑不足，用锉对弯曲根管过度扩大或是根尖部充满碎屑。一旦产生台阶，处理将非常困难。如果台阶不能消除，就要用新的工作长度在所能到达的根管空间内进行清理和成形，根管就会有一个新的工作长度。这类有台阶的牙齿，其预后取决于未用器械预备和未充填的那部分根管中残留的碎屑量。很多台阶是可以用非手术方式进行修正的。然而也存在只有通过手术方式才能修正台阶的情况，手术包括翻开软组织瓣，进行骨切开，截根到台阶处，封闭剩余根管的根尖部（图15-5）。

在根管系统的清理和成形过程中，穿孔会发生在包括根尖部、根中部和近冠方不同的水平部。

根尖部的穿孔

器械超过根尖止点会造成根尖部的穿孔。建立

图15-3 （a）下颌磨牙的术前X线片显示根分叉穿孔及广泛根分叉病变。（b）牙齿根管治疗的术后X线片。（c）用三氧化矿物聚合物（MTA）修复穿孔后的术后X线片。（d）治疗后9个月的X线片显示愈合良好。牙齿无临床症状，无异常牙周袋。

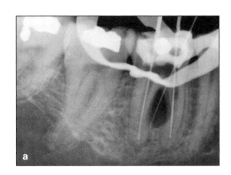
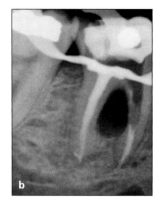
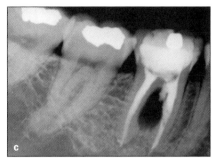
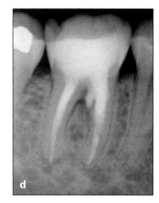

图15-4 （a）有根分叉穿孔的上颌第一磨牙的术前X线片，在牙根分叉处超出大量牙胶。（b）翻开颊侧黏骨膜瓣，保留冠方骨，搔刮根分叉，并用MTA修复缺损的术后片。（c）1年后牙齿的术后X线片。（d）3年后牙齿的术后X线片。

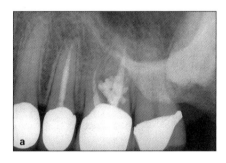
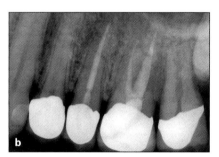
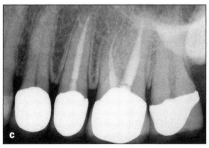
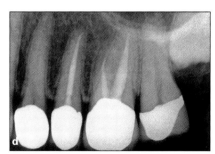

图15-5 （a）术前X线片，上颌第一磨牙远颊根的根管治疗不充分，近颊根台阶形成。（b）手术处理后的X线片。

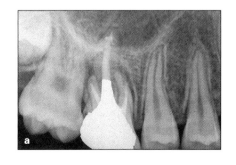
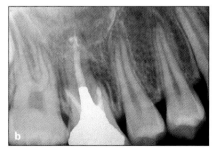

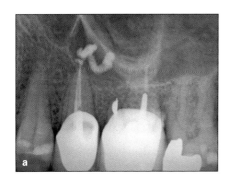
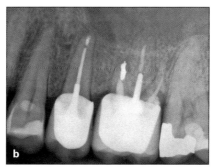

图15-6　（a）上颌第二前磨牙超充至上颌窦的术前X线片。（b）手术取出超充材料，并用MTA作为根尖倒充填材料进行填充的术后X线片。

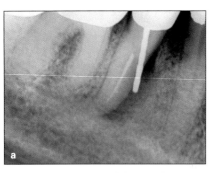
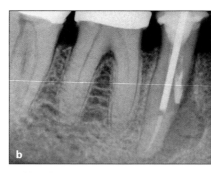
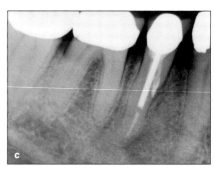

图15-7　（a）下颌前磨牙术前X线片，根中部桩侧穿。（b）术后X线片，已行根管治疗，根管内放置桩，并用MTA修补穿孔。（c）3年后的术后X线片，显示侧方病变消除。牙齿无临床症状（由新泽西州West Orange的Noah Chivian博士提供）。

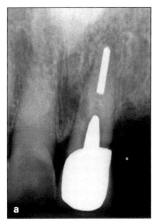
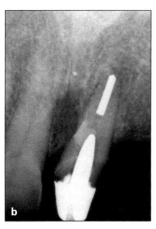
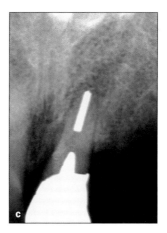

图15-8　（a）桩在冠方穿孔的上颌侧切牙术前X线片。（b）牙齿在牙槽窝内旋转后，并用MTA修复近舌穿孔的X线片。（c）治疗5年后的术后X线片示完全愈合。牙齿无临床症状，作为局部义齿的基台。

新的工作长度，创造一个根尖封闭，用MTA填充根管的根尖部穿孔，到达新的工作长度，这样通常会有良好的效果。如果上述方法失败了，则需考虑用手术的方式封闭根尖区。手术包括翻开软组织瓣，进行骨切开，封闭根尖部（图15-6）。

根中部穿孔

不能保持根管弯曲是造成根管侧穿的主要原因。

对侧穿根管的治疗方式包括恢复其原始解剖形态，并封闭整个根管系统（图15-7）。如果失败了，术者就要注意在已有长度下仔细进行根管清理、成形、封闭冠方。与台阶类似，侧穿根管的预后主要取决于剩余未清理充填的部分。当根中部的穿孔无法通过非手术方式治疗或失败时，应尝试手术。修补手术包括翻开软组织瓣，进行骨切开，封闭根中部的穿孔。

图15-9 （a）存在冠方牙根外吸收的中切牙术前X线片。（b）锥形束计算机断层扫描（CBCT）显示吸收程度的图像。（c）病损的临床照片。（d）翻开软组织瓣并清理病变后所示的病损范围。（e）用Geristore（DenMat）修复缺损后的术后X线片。（f）7年后该前牙的临床照片。（g）术后7年X线片（由加利福尼亚州奇诺市Hung Yuan-Lung博士提供）。

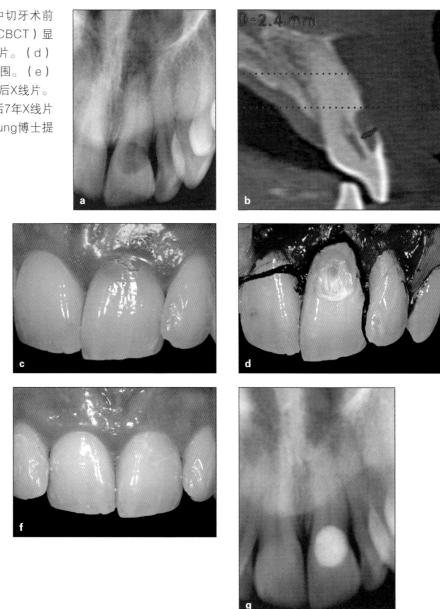

近冠方的根穿孔

近冠方的根穿孔通常发生在术者预备通路尝试定位根管口时或是术者用旋转器械（如Gates-Glidden机扩或P钻）在冠方扩展时。这种穿孔也会发生在桩道预备过程中（图15-8）。

吸收性病变的处理

牙根的吸收可以是内吸收，也可以是外吸收。

内吸收通常要采用非手术治疗。根据外吸收的病理状况、位置和范围，可选择不同的治疗方式。病损与根管的位置关系和病变的程度决定了治疗的方式。如果牙根外吸收未侵及髓腔，可在翻开软组织瓣，定位病变后进行清理和修复（15-9）。用于修复的材料类型取决于它们与牙槽骨的位置关系。如果病变与口腔相通且影响美观，可以用复合树脂或是玻璃离子来进行修复（图15-10），不能用MTA。如果病变的位置不影响美观，位于牙槽骨之下，与口腔空间不相通，可选择MTA进行修复（图15-11）。到达病损部位时，

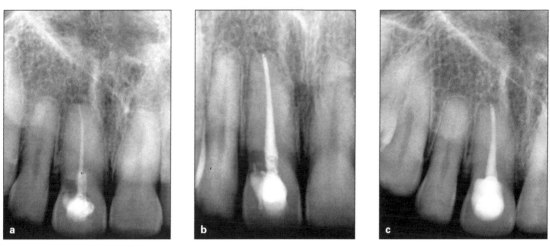

图15-10 （a）近冠方牙根吸收和根管治疗不到位的中切牙术前X线片。（b）再治疗后的X线片。（c）Geristore修复后的X线片。

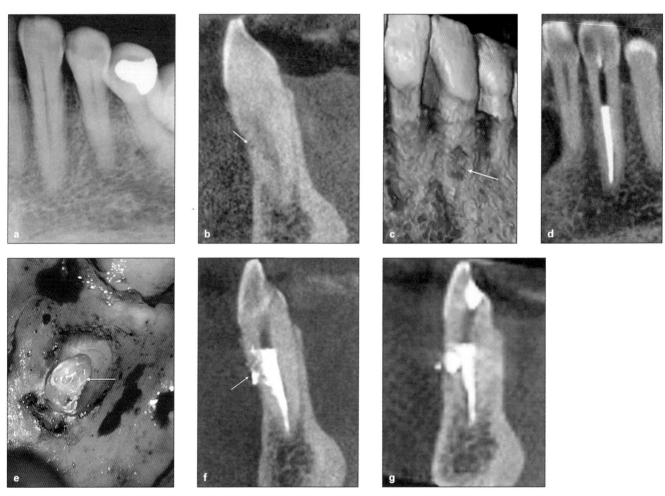

图15-11 （a）下颌尖牙根中段外吸收的术前X线片。（b）CBCT显示吸收程度（箭头）。（c）CBCT显示颊侧吸收（箭头）。（d）根管治疗后的术后X线片。（e）翻开软组织瓣并清理病损后的病变范围（箭头）。（f）修复完成，术后CBCT图像（箭头）。（g）术后18个月，CBCT图像。

图15-12　（a）术前X线片示下颌第一磨牙已完成根管治疗。CBCT检查显示存在两个独立的远中根和两个在根尖融合的近中根。（b）拔出并行根尖切除、倒预备和MTA倒充填后的患牙照片。（c）牙齿再植术后的即刻X线片。（d）术后1年X线片显示愈合完全。牙冠已行永久性修复，牙齿无临床症状（由加利福尼亚州Loma Linda牙学院Tory Silvestrin博士提供）。

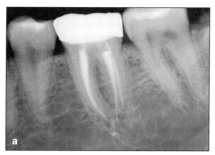
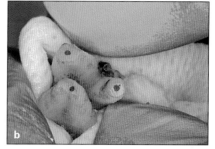
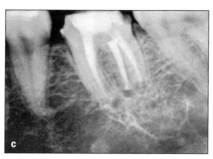
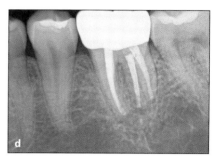

将全厚瓣翻起来，放大缺损部位，以便获得更好的视野。病损用刮匙清理、预备，并放置MTA。如果牙根表面从冠方到病损处没有骨覆盖，可在修复病损的同时行牙周引导性再生术。由牙根外吸收导致的牙周袋可采用牙冠延长术或牙根正畸牵引术处理。

病损在牙根表面的位置是影响治疗的另一个因素，位于牙根颊侧的病损更容易治疗。如果病损位于牙根的远中侧或是舌侧，很难获得外科手术所需的路径和视野。在这样的情况下，MTA行牙内修复、牙再植、截根术或牙半切术均可作为保留牙齿的选择（视频15-1）。

当牙根外吸收至与根管系统相通或是内吸收至牙根外表面时，我们需要同时采取非手术方式和外科手术方法进行治疗。在这些情况下，应首先进行根管治疗，随后通过外科手术修复病变穿孔处。当外吸收未与髓腔相通时，根据病损是否与口腔相通或是否位于牙槽骨下面而选择修复材料。当病损与口腔相通时，便成了使用MTA的禁忌证。如果病变所在位置无须考虑美学，且缺陷在牙槽骨下面，MTA是可选的修复材料。当根管系统很难得到充分的清理、干燥和封闭时，可用同时结合外科手术。翻开软组织瓣，定位病变后，完成根管的清理、干燥和封闭；最后用适当的材料修复缺损。

牙再植

牙再植是指将患牙从牙槽窝拔出后进行根尖手术或对根尖病损进行修复，之后再将牙重新植入自己的牙槽窝内。当没有其他的治疗方法来保留牙齿时，可进行牙再植。这一治疗方式主要用于因患者的医疗病史、手术部位与颏孔或下颌管等重要的解剖结构非常接近、和/或存在较厚的皮质骨而不能进行根尖手术时。在牙齿严重缺损、没有足够的骨支持或患牙很难拔出时，意向性牙再植则是不可取的。麻醉后，在不翻开皮瓣的情况下，用对牙周组织损害最小的方式把患牙拔出，在口外对病损进行修复，再把牙植入到原来的牙槽窝内。在手术过程中，牙齿在牙槽窝外的操作步骤里应该放在潮湿的纱布中（视频15-2）。

再植在牙科领域有着悠久的历史。在进行了合理的计划和评估后，意向性牙再植已经被证明在延长患者患牙使用时间方面相当成功（图15-12）。在一项系统评价与meta分析中，Torabinejad等比较了意向性

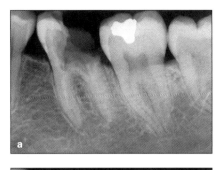
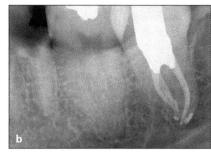
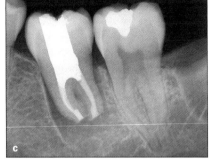
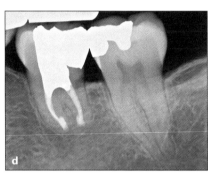

图15–13　（a）无法留存的下颌第一磨牙，术前X线片示根管治疗不彻底。影像学和临床检查显示存在适合移植的完整的第三磨牙。（b）第三磨牙完成根管治疗后的术后X线片。（c）术后即刻X线片。（d）9年后术后X线片显示该牙状态良好，无临床症状。

牙再植和种植体支持的单冠牙的存活率，对当前数据的meta分析显示，意向性牙再植的加权平均值为88%（95%可信区间，81%～94%），这些病例的根吸收率为11%。

移植

移植或自体移植的定义：从同一患者口腔的某个部位取出一个已萌出、未萌或阻生的牙齿，植入到一个拔牙或经器械预备的接受位点。长期以来，牙移植作为一种用于治疗不能保留的牙齿或是牙缺失的治疗方法而被大家所接受。其禁忌证包括以下几点：植入牙牙体缺损严重，骨支持不足，患牙难以拔出或于植入位点而言不合适。理想情况下，应对拟行移植术的牙行根管治疗。拔出患牙后，预备牙槽窝，在对牙周组织损伤最小的情况下拔出新牙。切除新牙的根尖，在口外进行Ⅰ类根端洞形预备，并用根尖倒充填材料完成充填，之后再把它植入到新的牙槽窝内（图15–13）。在牙齿移植过程中，牙齿必须用湿润的纱布包裹以防止牙周组织脱水和坏死。当适应证把握正确以及操作步骤正确时，移植后的牙通常有较好的预后（视频15–3）。粘连和吸收是这一过程中最常见的问题。

牙周病损的处理

截根术

截根术就是在牙髓治疗之前或之后，完全或部分切除多根牙的一根或多根。它通常是针对上颌磨牙的，但也可在下颌磨牙进行。

适应证

截根术的适应证包括：牙根周围有严重的骨质缺损，严重的根分叉病变没有其他可用的手术治疗方案，牙根距离过近不宜采用其他牙周治疗方案，因器械分离、穿孔、龋齿、吸收或根纵折无法治疗的多根，多根牙根管钙化者。

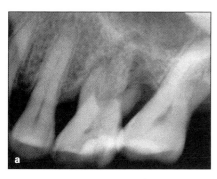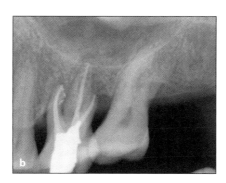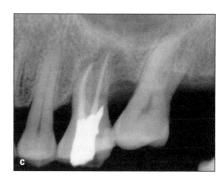

图15-14　（a）上颌第一磨牙的术前X线片，其远中根有严重的牙周袋。（b）对近中根管和腭根进行根管治疗后的术后X线片，以及在远中根根管口处放置汞合金。（c）将远中根截断后的X线片。

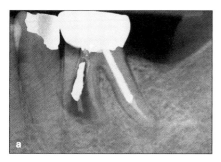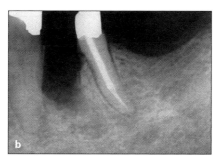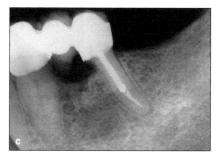

图15-15　（a）下颌第一磨牙的术前X线片，其近中根裂开，远中根根管治疗术后。（b）截根术后即刻X线片。（c）术后1年X线片，远中根作为局部义齿基牙；影像学未见明显异常。

禁忌证

截根术的禁忌证：剩余牙根无足够的骨支持；存在融合根；根干（根分叉的顶端）过长；无法形成有利的修复余量；患者家庭护理不佳。

过程

翻开软组织瓣后，进行根切除术。做一个水平切口，分开根与冠，牙冠要保持完好，剩下的残根慢慢地从牙根的颊侧分离出，形成一个良好的解剖学外形，便于患者保持良好的口腔卫生（图15-14和视频15-4）。一些人认为根切除术的预后很好，但也有人报道预后一般。

半切术

半切术是把多根牙分成两部分的一种外科手术方式，它通常是在下颌磨牙进行的，很少在上颌磨牙进行。半切术的适应证和禁忌证与牙根切除术相似。

过程

翻开皮瓣后，通常在牙冠到根分叉处做一个垂直切口。下颌磨牙从根分叉处进行颊舌向切割分开。上颌磨牙在根分叉处向近远中切割分开。这样就把牙分成两部分。起始切口应该靠近无法挽救的那个牙根，之后它的根和冠部被移除。剩下的解剖学牙冠则应该小心处置，为修复冠和患者保持口腔卫生提供一个好的、平滑的边缘（图15-15和视频15-5），余留的牙根上也不应有悬突。

预后

已进行根截除或半切术的牙齿有不同的预后，大多数研究报告有良好的长期结果，失败率在15%以下，而一些研究报告的失败率约为30%。影响长期成功的主要因素包括病例选择和患者口腔卫生。在病例选择方面，有报道说，术后剩余牙根的骨支持少于50%者，以及游离端固定修复单冠基牙的失败率均会上升。正确的病例选择和全面的维护方案对于达到长期的成功率是至关重要的。

牙冠延长术

牙周健康对于任何牙科治疗的长期成功都是关键。在多学科治疗的情况下，适当的牙周评估和管理更是至关重要，尤其是在牙周和修复需要交叉考虑时。一个典型的牙周修复互相作用的例子是确定修复的边缘位置相对于牙周软硬组织的位置。尽管临床医生往往更喜欢龈上，因为它有助于准备工作、取模、清洗、检查继发龋和维护健康的牙周组织。但有许多病例（如龈下龋坏、牙折、根穿孔、临床冠较短、牙敏感或美观要求）则提示可能需要一个龈下边缘。龈下修复不仅对要修复牙本身的牙周支持组织有破坏性作用，也会影响邻牙。这些不良的后果包括持续性的龈炎，附着丧失增加，更大范围骨缺失，在某些情况下还会出现齿龈增生。

根据Gargiulo等的研究，Cohen（1962年）提出了生物学宽度这个词，他们报告了牙槽嵴顶与结缔组织附着（1.07mm）、上皮附着（0.97mm）和龈沟（0.69mm）之间的比例关系。这项研究的一个重要发现是结合上皮高度的可变性以及结缔组织附着长度的稳定。其他人已经证实了这些发现。这个长度稳定不变意味着在修复体边缘位置放在龈下时，生物学宽度必须得重视和保护。

有证据表明修复体边缘相对于牙槽嵴顶的位置比相对于游离龈缘的位置更为重要。因此，临床医生必须确定每颗牙齿的牙槽嵴顶的位置，以及牙龈附着水平，以便评估拟行修复体边缘的位置。知道计划恢复的边缘位置，并已了解上述的解剖测量长度，临床医生就可以确定需要延长牙冠长度。

冠延长术（CLS）是一种可能包括切除软组织或硬组织（骨组织），或是兼而有之，以使目标牙形成更长的临床冠并重新建立适当的生物学宽度的手术。一个更接近根尖的龈牙结合的重新建立可以调节结合上皮和结缔组织附着，从而有助于维持牙周组织的长期健康。

在某些情况下，可用正畸牵引术替代（见下述），通常也需要后续的CLS。

适应证

CLS是为了暴露足够的临床冠，获得修复边缘的预备空间，以及相对于牙槽嵴顶合适的修复体边缘位置。因此，CLS可以用于临床牙冠较短（如因被动萌出改变所致）、牙冠变短（如因骨折或大范围龋齿，吸收，或医源性穿孔所致），以及龋齿和牙折累及龈下。特别是在用修复体修复时，CLS可用于预计修复体边缘距牙槽嵴顶小于3mm的情况。

禁忌证

对于由于医学原因而不能牙周手术的患者来说，CLS是禁忌证。另外，对于牙根短或者抗力形不佳的牙来说，CLS也是禁忌证，因为手术后的冠根比不佳，并且对于患牙来说，也没有足够的牙周组织支持。如果预期的冠长增加可能导致根分叉的暴露，或者牙槽骨减少可能导致非常接近重要的解剖结构（如神经、上颌窦、下颌升支），那么CLS也是禁忌证。此外，对于在美学区的单个牙来说，CLS也是禁忌，因为只有一颗牙龈缘位置显著下移会造成美学问题。

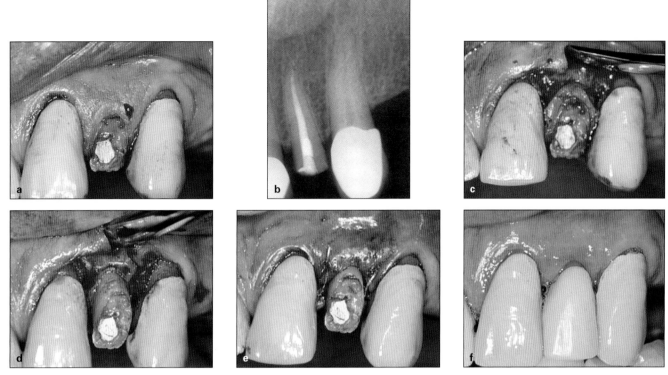

图15-16 （a）需要CLS的牙齿的临床外观。（b）同一颗牙齿的X线片显示根管恰填。（c）在边缘下做一个切口后翻开一个全厚瓣。（d）去除软组织（牙龈切除）和硬（去骨）组织。（e）皮瓣缝合。注意牙齿龈上部分与图a相比有增加。（f）手术后2个月临时修复。

过程

CLS通常是通过龈切除术或是做根向复位瓣（APF）完成，伴或不伴骨的切除（图15-16）。手术的选择取决于解剖、审美和修复因素。在准备CLS时，临床医生应该审查与患者和患牙相关的一些病例内容，包括病史、临床和影像学牙周检查，咬合，牙根解剖学、牙齿的大小和形状，冠根比，软组织生物型（厚或薄型）、角化层宽度、牙槽嵴位置和牙冠外形，以及在休息、说话和笑的时候牙龈（相对于唇线）的显露情况。理想的情况是，临时恢复应在CLS之前进行；另一种选择是，确定了预期的恢复边缘位置将有助于手术精确进行硬组织和/或软组织的减量，以利最后的修复。

对以上所列因素进行全面的考虑，临床医生正确选择最合适的手术，并充分执行所需的CLS。在手术后的牙槽嵴之上牙的结构需要7~9mm，以此来重新建立上皮和结缔组织的附着，以及足够的牙体组织来支持计划的修复（图15-17）。在这种情况下，考虑一个患者的生物学宽度的个体差异以及牙齿之间的差异是重要的。

当考虑到牙周手术治疗时，基线的组织健康状况是很重要的。因此，在进行CLS之前，需要回顾患者口腔卫生检查状况，完成任何必要的非牙周治疗。成功的CLS是通过诸如根管治疗、桩准备和临时恢复等预备性的跨学科治疗（视频15-6）来促进的。

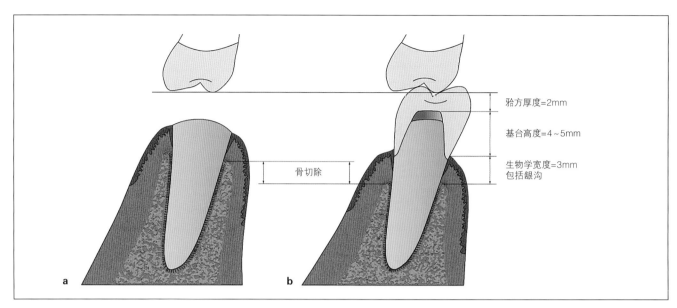

图15-17 （a）临床牙冠不足的牙齿示意图。（b）在骨切除术和牙龈切除术之后创造了足够的生物学宽度、基台高度和咬合间隙来放置牙冠的示意图。

图中标注：
- 𬌗方厚度=2mm
- 基台高度=4~5mm
- 生物学宽度=3mm 包括龈沟
- 骨切除

预后

根据最近的一项有关出于修复原因而行CLS的系统性评价，它包括了一些随访期有限的研究，大多数最高只有6个月的随访时间。报道的结果表明，在这个相对较短的时间内，经治疗的牙齿能成功地恢复和维持；然而，在CLS之后，软组织的边缘可能会出现明显的回复，尤其是在CLS之后的头3个月。这些发现表明，最好不要在术后3个月的时间里对这些牙齿进行修复。最近的一项长期回顾性研究表明，接受了CLS手术的245例根管治疗的牙，在第3年、第5年、第10年的平均存活率分别是为98%、96%和83%，而在之后由于龋进展或是根纵折，会有50%的牙缺失（或认为保留无望），剩余的其他牙会因为其他原因（如根分叉、移位、窦道）而缺失。据报道，冠根比及修复体边缘位置相对于龈缘位置是牙齿丧失的主要决定因素。

CLS常联合其他治疗（如牙髓，修复等）的治疗

目标以提高牙齿的保留能力，获得适当的功能、美观和修复效果。根据预后来考虑手术所需的时间、精力和成本，以此决定病例是否适合行CLS或是否可有其他替代的选择（如拔除患牙后固定或可摘局部义齿修复，抑或是种植修复）。

牙根牵出术

CLS伴有一些并发症，如患牙及邻牙的牙槽骨丧失。骨的丧失不仅减少了患牙的牙槽骨支持，而且冠根比增加，临床冠增长，就可能产生口腔前部的美学问题。CLS的另一种替代手术是正畸牵引术或是被动萌出。1973年，Heithersay提出了平牙颈部的根折可用正畸牵引使牙被动萌出，让牙根在垂直方向上移动，使牙冠暴露以便预备和修复。Ingber建议，被动性萌出可用于单壁或两壁骨缺损、不可修复的牙齿，以及软组织畸形，Simon推荐对临床冠短的根管治疗后牙可以用正畸法被动性萌出。

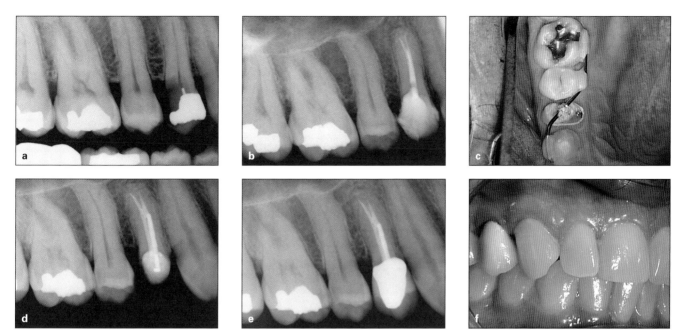

图15-18　（a）上颌第一前磨牙的术前X线片，临床冠不足以修复。（b）根管治疗完成情况。（c）临床照片示放置牵拉设备以正畸拉出牙齿。（d）该牙齿拉出后的术后X线片。（e）完成根管治疗、牵拉，并在手术完成后的15个月后行冠修复的术后X线片。（f）临床照片显示出极好的效果（由加利福尼亚州Paso Robles的Manouchehr Pouresmall博士提供）。

适应证和禁忌证

根牵出术用于任何根颈部有达到或超过牙槽骨下0~4mm的病损的患牙。这些病损包括冠或根的横折、龋损、吸收和意外性穿孔。禁忌证是牙根较短，牵引空间不足，牙周病。

过程

该手术取决于牙是否有足够的冠部结构。在根管治疗后，该牙有足够的结构，支架就放置在目标牙的冠方1/3以及邻牙上。通过放在邻牙上的橡皮圈，连接根管治疗后没有足够临床冠的牙，以此施加垂直向的力在目标患牙上。当根管治疗后的牙没有足够的冠部结构时，就用回形针制作一个临时支架，并用修复材料粘接于牙根的冠方1/2~2/3处。在邻牙上粘固弓丝之后，垂直力通过橡皮圈从根管治疗牙传到水平弓丝上，作用于目标牙上。在这种非侵入性的方法中，牙齿被轻的牵引力和邻牙上的锚牵出。因此，整个牙

周附着结构将会随着牙根一起移动。这个过程可能需要2~4周。

在完成适当的牵出后，牙齿必须保持至少2个月的固定，然后才能进行最后的修复（图15-18）。由于支持组织向冠方运动，后续的CLS（骨切除）可能还是必要的。正畸治疗也可以联合纤维组织切除术来使牙快速牵出，在这种情况下，边缘骨水平将大多停留在原来的位置。在这种治疗方法之后，可能会出现牙龈退缩和不希望发生的附着丧失。

正畸牵出术的不足之处包括手术过程中的美学问题、达到理想效果的时间，以及在根牵出术后的纤维组织手术。由于这些问题，外科牵引术（图15-19）对一些或无修复可能性的牙齿来说，被认为是一种替代CLS和正畸牵出术的方法。外科牵出术概念是从外伤性牙脱位文献中获得的。该方法也没有正畸牵出术的缺陷。一项组织学研究比较了犬类模型中正畸牵出术和外科牵出术两组的暂时性的吸收和最终的修复。

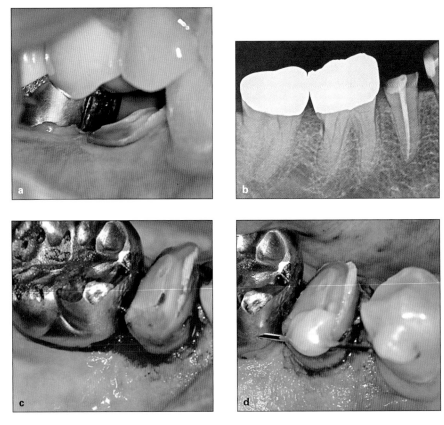

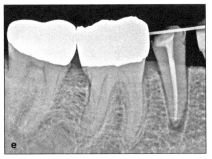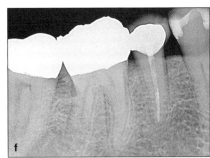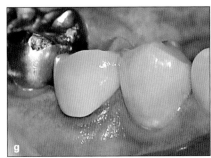

图15-19 （a）下颌第二前磨牙术前照片，临床冠长度不足以修复。（b）X线片显示该牙齿根管治疗充分。（c）手术牵出后的该牙的临床照片。（d）该牙被固定于邻牙的术后临床照片。（e）该牙齿拉出后和夹板固定后的术后X线片。（f）术后18个月冠修复X线片。（g）术后18个月临床照片（由得克萨斯州Flower Mound的Rajiv Patel博士提供）。

根尖周手术中的再生技术和引导性骨再生

根尖周手术的主要目的是为根尖周组织再生创造一个较好的环境。根尖周手术的结果可受多种因素的影响，其中最需考虑的是根尖周骨损失的多少及其位置，还有细菌因素。在较大的根尖周病损中，病变通常会被纤维结缔组织填充。牙根表面有非骨组织向内部生长和上皮组织向根方生长，这使得病损得到修复。修复的定义是病损部位形成了与原来不同的细胞和组织，而非达到理想的再生状态。再生被定义为缺损组织的再生或重建，以及修复受损组织和器官的各种功能。在根尖周手术中再生技术（RTs）的主要功能是通过阻止不需要的纤维结缔增殖组织以及口腔上皮组织进入病损，在生物膜下保持一个可供牙周干细胞和骨小梁骨再生的空间，从而改善再生愈合过程。

Deng等做了一个meta分析，评估在根尖周手术中，不同类型的病损中用不同的方法，其RTs的疗效。结果表明，单独使用类骨性替代材料，以及结合生物膜和类骨性替代材料，两者都能改善根尖周手术的结果。对于贯通或者较大的病损，推荐使用RTs。

RTs和引导性骨再生（GBR）被提议作为根尖周手术的辅助疗法。与牙根相邻的骨量和位置会影响到根尖周手术的预后。Kim和Kratch-man提出了一种6分类系统，以帮助预测手术的预后，并确定了骨移植和屏障术的必要性。A类（无病损）、B类（小的根尖周病损）和C类（未与牙周相通的大范围根尖周病损），它们都代表的是有利于治疗的情况，而不需要额外植骨或屏障。D类（与C类相似，有独立的牙周袋）、E类（到达根尖部的牙髓牙周联合病变），以及F类（颊侧骨完全丧失的根部病变），这些表示的是需要警惕预后的情况，它们通常需要同时使用骨移植和屏障技术。

根尖边缘骨性缺损和有15mm或更大的根尖周病损表明手术结果不好。根尖边缘性骨性缺损或局部骨缺损达整个根长的情况，可对结果有显著的不利影响，与只有单独牙髓来源病变的牙齿相比，总愈合率降低约有20%或更多。图15-20显示了与上颌第一磨牙相关的根尖边缘性骨缺损根尖手术的情况。

直径≥15mm的根尖周病灶也与预后不良有关。有深牙周袋的晚期牙周炎与根尖手术后的慢性根尖周炎以及随后的手术失败有关[64]。失败的原因已确认，即非成骨组织向根尖周手术部位内生长，以及上皮组织沿根面向下生长。成功的治疗可能更多地取决于控制上皮的增殖，而不是根尖的处理。在这种情况下，提倡使用引导组织再生技术。视频15-7显示了使用牙根外科手术和GBR治疗磨牙根分叉穿孔伴大范围牙周病损的例子。图15-21显示了一个大的囊性病变伴有上颌窦穿孔的根尖手术。

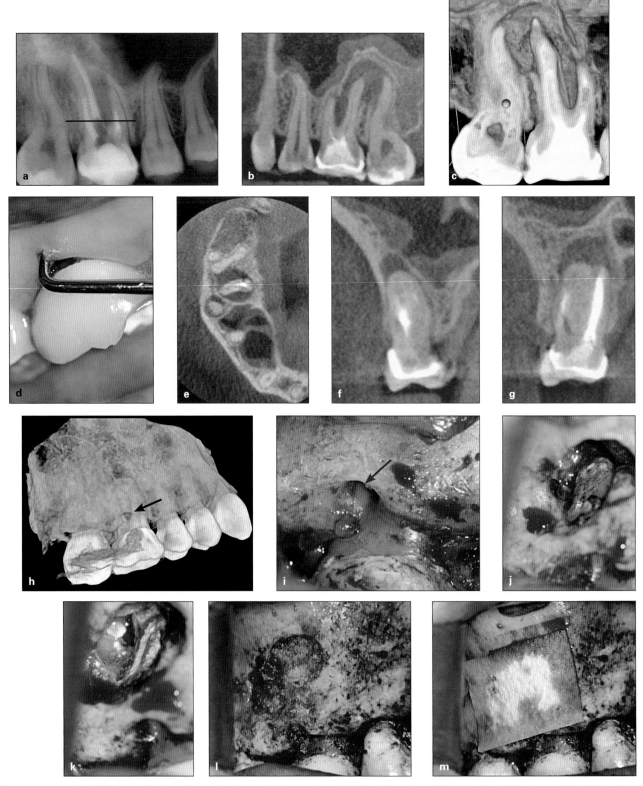

图15-20　（a）需要根尖手术的上颌第一磨牙根尖X线片。在根尖周显微外科手术之前尝试非手术再治疗，但近颊根管被堵塞。黑线对应下图横截面。（b）矢状图显示根尖周缺损的程度。（c）根尖缺损的三维重建。（d）展示牙髓牙周相通的临床照片。（e）近中颊根，远中颊根和腭根的横截面。注意融合的远中根和腭根。（f和g）近中颊根和融合的远中-腭根的冠状图。（h）三维显示牙周病损（黑色箭头）。（i）全厚瓣翻开后，确认牙周病变与根尖病变（蓝色箭头）相通。（j）在超声波预备之前对融合的远中-腭根进行根切除。（k）对超声预备的远中和腭根用MTA行根端填充。（l）在牙周和根尖病损处植入Puros同种异体移植材料（Zimmer）。（m）用CopiOs膜（Zimmer）覆盖植骨处。

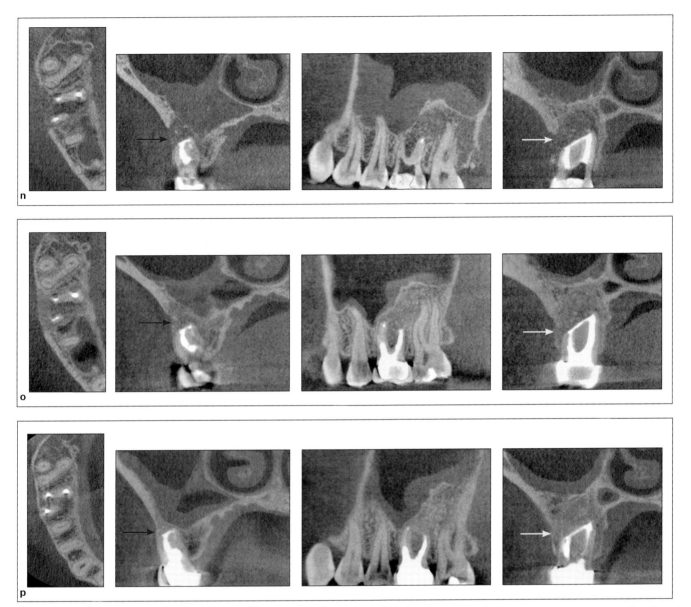

图15-20（**续**）　（n）手术后即刻CBCT扫描图像。注意颊侧病损（红色和黄色箭头）。（o）6个月后回访的CBCT扫描图像。注意病损处初现的再生结构，包括颊侧骨板。（p）1年后回访的CBCT扫描显示病损和颊侧骨板（红色和黄色箭头）完全重塑的图像。

现代根管外科理论与实践

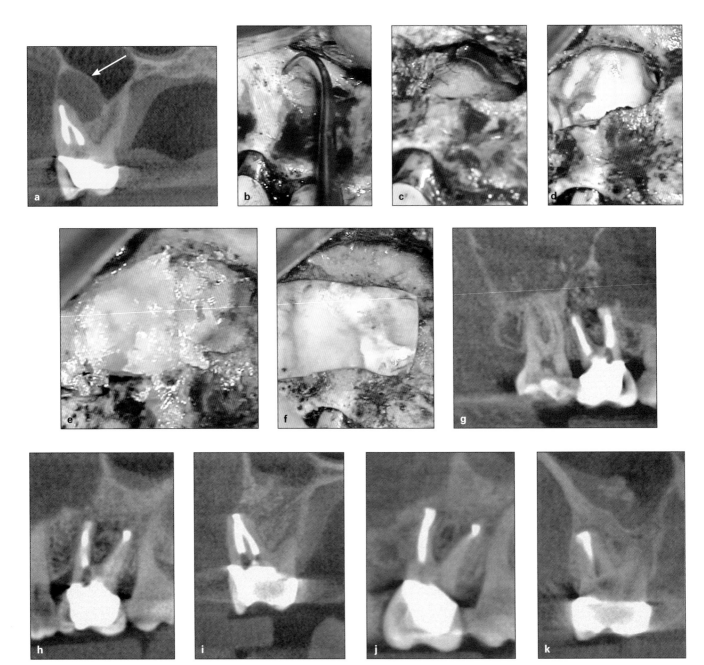

图15-21 （a）右上颌第一磨牙近中颊根的冠状位图。注意低密度病变引起上颌窦外侧壁变薄（白色箭头）。（b）临床照片显示与根尖囊肿吻合的多孔薄层皮质板。（c）照片示病灶去除肉芽组织后上颌窦暴露。可以看到上颌窦的血管结构和小骨片。（d）上颌窦穿孔覆盖有CopiOs膜。（e）用Puros同种异体移植物材料植入根尖周病损。（f）用CopiOs膜覆盖的缺损处。（g）术后即刻CBCT扫描。（h和i）1年后回访的CBCT矢状和冠状位图。（j和k）2年后回访的CBCT矢状和冠状位图。

278

表15-1 膜的种类	
膜的类型	**商品名（制造商）**
可吸收膜	
胶原	CopiOs Pericardium Membrane (Zimmer)
聚乳酸	Biomend (Zimmer)
聚乳酸，聚乙醇酸和三亚甲基碳酸酯共聚物	Bio-Gide (Osteohealth)
层状骨	Bicon Resorbable Collagen Membrane (Bicon)
不可吸收的膜	
聚四氟乙烯	Guidor (Guidor)
	Atrisorb (CollaGenex)
	Resolut (WL Gore)
	Lambone (Pacific Coast Tissues Bank)
	Gore-Tex (WL Gore)
	TefGen FD (Lifecore Biomedical)
	Bicon Barrier Membrane (Bicon)
	Cytoflex (Unicare Biomedical)

GBR的原则

引导组织和骨再生的基本原理是不同类型的细胞在愈合期间重新填充的速率不同。软组织细胞比硬组织细胞易动得多，因此它们在愈合过程中更快地迁移到伤口中。介于牙龈组织和暴露的根表面之间并支撑牙槽骨的屏障能防止牙龈细胞在暴露的根表面的定植。这促使牙周韧带（PDL）细胞对根面的选择性再增殖。理论上使用可吸收屏障将允许PDL细胞和具有成骨能力的其他细胞重新填充缺陷，使新的结缔组织附着和骨形成。Dahlin等证明，在猴子中，当膜用于上颌侧切牙的根尖周外科手术的穿通性骨缺陷时，发生骨愈合显著增加。使用可吸收引导组织再生（GTR）膜在颊侧根尖病损的牙髓手术中也提示可增强犬类牙周组织和周围骨的再生。这种类型的基质屏障促进更多的结缔组织和牙槽骨生成，以及尽可能减少结合上皮的形成。

一些病例报告已经讨论了GTR技术与牙髓手术联合使用的效果。这些研究大多都报道了对大的根尖周病变，穿通性骨缺损，以及修复手术穿孔或颊侧邻近牙根的骨板缺损可取得良好的效果。

Pecora等比较了20个大范围的根尖周病损（直径大于10mm）使用与不使用可吸收膜的愈合情况。他们报道，手术后12个月，使用膜的部位愈合良好，再生骨的质和量都很好。一项研究评估了在涉及根尖边缘性骨性缺损的病例中，当GTR（Bio-Oss和Bio-Gide膜，Osteohealth）与根尖周手术一起进行时，根尖周和牙周的愈合情况。手术后12个月，86%的病例被认为临床和影像学治愈。有人认为GTR应被视为根尖周病损手术的辅助手段。然而，当进行标准的骨切开术且根部其余部分的颊侧骨质完整时，使用可吸收的膜对愈合没有有益的影响。

现有几种不同类型的膜可用，它们可以分为两大类：不可吸收和可吸收（表15-1）。可吸收的膜通常更适合应用于根尖周手术，因为不需要第二次手术来去除。

表15-2 骨移植材料

移植类型	说明	产品（制造商）
自体骨移植	取自患者自身（下颌颏部，下颌支，髂嵴）	NA
同种异体骨移植	脱钙的冻干人骨或是冻干人骨	Puros (Zimmer) enCore (Osteogenics Biomedical) MTF DeMin Bone (Dentsply) Dynagraft (GenSci) Opteform (Exactech) Osteofil (Regeneration Technologies) Grafton (Osteotech)
异种骨移植	牛骨无机颗粒	Bio-Oss (Osteohealth) OsteoGraf (Dentsply)
陶瓷类和合成类移植	生物活性玻璃	PerioGlas (NovaBone)
	硫酸钙	CapSet (Lifecore Biomedical)
	磷酸钙/羟基磷灰石	OsteoSet (Wright Medical Technology) Bioplant HTR (Kerr) Biogran (Biomet 3i) Norian SRS (Synthes) NovaBone-C/M (NovaBone)
生物活性蛋白(生长因子)	骨形态发生蛋白	Infuse (Medtronic)
组合移植	同种异体移植，异种移植 或陶瓷/合成移植物加生物活性物质	PepGen P-15 (Dentsply)

NA，不适用。

膜通常需要支撑，使得膜本身不会塌陷到缺陷中。可以通过使用钛支架或移植物材料来提供对膜的支撑。移植材料具有两个主要功能：①充当支撑膜和上覆软组织的结构；②充当增强骨形成的生物组分。骨移植材料（表15-2）可以归类为骨引导或骨诱导。骨引导材料提供使骨长入骨架结构。材料的孔径与正常的骨头相似，最终会被吸收和改造。骨诱导材料刺激新骨细胞的产生，使愈合更快发生。骨形态发生蛋白家族已被广泛研究用于此作用。植骨术中骨引导材料和骨诱导材料也可结合起来使用。

RTs和GBR的适应证

- 大的病损 > 10mm。
- 穿通性病损。
- 根尖边缘骨性缺损（Apicomarginal同上）。

如果使用GTR技术进行根尖周手术，应选择可吸收膜，并遵循一个规范（视频15-7）。

手术

1. 将膜延伸至覆盖窝洞边缘的骨外围2～3mm；应该用骨替代移植物材料支撑它，使其不塌陷到空隙中或下面的牙齿结构上。
2. 组织闭合技术应确保膜全部被组织覆盖。传统的手术后压迫被取消，因为这会使膜塌陷到下面的结构上。

GTR手术禁忌吸烟，因为它被持续证明对结果有不利影响。

GTR手术的使用会引起其他几个问题，应该术前与患者讨论。这些包括附加材料的成本，材料的来源（合成的，动物的或人的），需要更长时间地处理伤口，以及与这些材料相关的潜在的术后并发症。讨论使用材料的成分是非常重要的，因为一些患者基于宗教或伦理理由可能有疑虑。在开始手术之前，外科医生必须与患者讨论材料使用的方方面面，因为是否需要使用移植材料并不总是在手术之前就能确定。

参考文献

[1] Lemon RR. Furcation perforation management: Classic and new concepts. In: Hardin JF (ed). Clark's Clinical Dentistry. Philadelphia: JB Lippincott, 1990:1–15.

[2] Lemon RR. Nonsurgical repair of perforation defects. Internal matrix concept. Dent Clin North Am 1992;36:439–457.

[3] Simon JH, Kelly WH, Gordon DG, Ericksen GW. Extrusion of endodontically treated teeth. J Am Dent Assoc 1978;97:17–23.

[4] Lemon RR. Simplified esthetic root extrusion techniques. Oral Surg Oral Med Oral Pathol 1982;54:93–99.

[5] Suprabha BS, Kundabala M, Subraya M, Kancherla P. Reattachment and orthodontic extrusion in the management of an incisor crown-root fracture: A case report. J Clin Pediatr Dent 2006;30:211–214.

[6] Dean JW, Lenox RA, Lucas FL, Culley WL, Himel VT. Evaluation of a combined surgical repair and guided tissue regeneration technique to treat recent root canal perforations. J Endod 1997;23:525–532.

[7] American Association of Endodontists. An Annotated Glossary of Terms Used in Endodontics, ed 8. Chicago: American Association of Endodontists, 2015.

[8] Torabinejad M, Dinsbach N, Turman M, Handysides R, Bahjri K, White S. Survival of intentionally replanted teeth and implant-supported single crowns: A systemic review. J Endod 2015;41:992–998.

[9] Miller HM. Transplantation: A case report. J Am Dent Assoc 1950;40:237.

[10] Tsukiboshi M. Autogenous tooth transplantation: A reevaluation. Int J Periodontics Restorative Dent 1993;13:120–149.

[11] Andreasen JO, Paulsen HU, Yu Z, Bayer T, Schwartz O. A long-term study of 370 autotransplanted premolars. Part II. Tooth survival and pulp healing subsequent to transplantation. Eur J Orthod 1990;12:14–24.

[12] Langer B, Stein S, Wagenberg B. An evaluation of root resections. A ten-year study. J Periodontol 1981;52:719–722.

[13] Green EN. Hemisection and root amputation. J Am Dent Assoc 1986;112:511–518.

[14] Carnevale G, Di Febo G, Tonelli MP, Marin C, Fuzzi M. A retrospective analysis of the periodontal-prosthetic treatment of molars with interradicular lesions. Int J Periodontics Restorative Dent 1991;11:189–205.

[15] Basten CH, Ammons WF Jr, Persson R. Long-term evaluation of root-resected molars: A retrospective study. Int J Periodontics Restorative Dent 1996;16:206–219.

[16] Fugazzotto PA. A comparison of the success of root resected molars and molar position implants in function in a private practice: Results of up to 15-plus years. J Periodontol 2001;72:1113–1123.

[17] Park SY, Shin SY, Yang SM, Kye SB. Factors influencing the outcome of root-resection therapy in molars: A 10-year retrospective study. J Periodontol 2009;80:32–40.

[18] Silness J. Periodontal conditions in patients treated with dental bridges. II. The influence of full and partial crowns on plaque accumulation, development of gingivitis and pocket formation. J Periodontal Res 1970;5:219–224.

[19] Bader JD, Rozier RG, McFall WT, Ramsey DL. Effect of crown margins on periodontal conditions in regularly attending patients. J Prosthet Dent 1991;65:75–79.

[20] Bader JD, Rozier RG, McFall WT. The effect of crown receipt on measures of gingival status. J Dent Res 1991;70:1386–1389.

[21] Newcomb G. The relationship between the location of subgingival crown margins and gingival inflammation. J Periodontol 1974;45:151–154.

[22] Silness J. Periodontal conditions in patients treated with dental bridges. III. The relationship between location of the crown margin and the periodontal condition. J Periodontal Res 1970;5:225–229.

[23] Orkin DA, Reddy J, Bradshaw D. The relationship of the position of crown margins to gingival health. J Prosthet Dent 1987;57:421–424.

[24] Renggli H, Regolati B. Gingival inflammation and plaque accumulation by well adapted supragingival and sub-gingival proximal restorations. Helv Odontol Acta 1972;16:99–101.

[25] Block PL. Restorative margins and periodontal health: A new look at an old perspective. J Prosthet Dent 1987;57:683–689.

[26] Maynard JG, Wilson RD. Physiologic dimensions of the periodontium significant

[27] Vacek JS, Gher ME, Assad DA, Richardson AC, Giambarresi LI. The dimensions of the human dentogingival junction. Int J Periodontics Restorative Dent 1994;14:155–165.

[28] Gunay, H. Seeger A, Tschernitschek H, Geurtsen W. Placement of the preparation line and periodontal health—A prospective 2 year clinical study. Int J Periodontics Restorative Dent 2000;20:171–181.

[29] Tarnow DP, Magner AW, Fletcher P. The effect of the distance from the contact point to the crest of bone on the presence or absence of the interproximal dental papilla. J Periodontol 1992;63:995–996.

[30] de Waal H, Castellucci G. The importance of restorative margin placement to the biologic width and periodontal health. Part II. Int J Periodontics Restorative Dent 1994;14:70–83.

[31] Valderhaug J. A 15-year clinical evaluation of fixed prosthodontics. Act Odontol Scan 1991;49:35–40.

[32] Ingber JS, Rose LF, Coslet JG. The "biologic width"—A concept in periodontics and restorative dentistry. Alpha Omegan 1977;70:62–65.

[33] Gargiulo A, Wentz F, Orban B. Dimensions and relations of the dentogingival junction in humans. J Periodontol 1961;32:261–267.

[34] Simeone P, Leofreddi G, Kois JC. Managing severe periodontal esthetic challenges: The restorative-surgical connection. Int J Periodontics Restorative Dent 2016;36:83–93.

[35] van der Velden U. Regeneration of the interdental soft tissues following denudation procedures. J Clin Periodontol 1982;9:455–459.

[36] Carnevale G, Sterrantino SF, Di Febo G. Soft and hard tissue wound healing following tooth preparation to the alveolar crest. Int J Periodontics Restorative Dent 1983;3(6):36–53.

[37] Oakley E, Rhyu IC, Karatzas S, Gandini-Santiago L, Nevins M, Caton J. Formation of the biologic width following crown lengthening in nonhuman primates. Int J Periodontics Restorative Dent 1999;19:529–541.

[38] Davarpanah M, Jansen CE, Vidjak FM, Etienne D, Kebir M, Martinez H. Restorative and periodontal considerations of short clinical crowns. Int. J Periodontics Restorative Dent 1998;18:424–433.

[39] Hohlt WF. Orthodontic crown lengthening. J Indiana Dent Assoc 1992;71(6):24–27.

[40] Berglundh T, Marinello CP, Lindhe J, Thilander B, Liljenberg B. Periodontal tissue reactions to orthodontic extrusion. An experimental study in the dog. J Clin Periodontol 1991;18:330–336.

[41] Rosenberg ES, Garber DA, Evian C. Tooth lengthening procedures. Compend Contin Educ Dent 1980;1:161–172.

[42] Becker W, Ochsenbein C, Becker BE. Crown lengthening: The periodontal-restorative connection. Compend Contin Educ Dent 1998;19:239–246.

[43] Fugazzotto P. Periodontal restorative interrelationships: The isolated restoration. J Am Dent Assoc 1985;110:915–917.

[44] Smukler H, Chaibi M. Periodontal and dental considerations in clinical crown extension: A rational basis for treatment. Int J Periodontics Restorative Dent 1997;17:464–477.

[45] Pilalas I, Tsalikis L, Tatakis DN. Pre-restorative crown lengthening surgery outcomes: A systematic review. J Clin Periodontol 2016;43:1094–1108.

[46] Moghaddam AS, Radafshar G, Taramsari M, Darabi F. Long-term survival rate of teeth receiving multidisciplinary endodontic, periodontal and prosthodontic treatments. J Oral Rehabil 2014;41:236–242.

[47] Heithersay GS. Combined endodontic-orthodontic treatment of transverse root fractures in the region of the alveolar crest. Oral Surg Oral Med Oral Pathol 1973;36:404–415.

[48] Ingber JS. Forced eruption. I. A method of treating isolated one and two wall infrabony osseous defects-rationale and case report. J Periodontol 1974;45:199–206.

[49] Ingber JS. Forced eruption: Part II. A method of treating non-restorable teeth: Periodontal and restorative considerations. J Periodontol 1976;47:203–216.

[50] Ingber JS. Forced eruption: Alteration of soft tissue cosmetic deformities. Int J Periodontics Restorative Dent 1989;9:416–425.

[51] Simon JH. Vertical movement of endodontically treated roots. In: Cohen S, Burns RC (eds). Pathways of the Pulp, ed 1. St. Louis: Mosby, 1976.

[52] Simon JH, Kelly WH, Gordon DG, Ericksen GW. Extrusion of endodontically treated teeth. J Am Dent Assoc 1978;97:17–23.

[53] Lythgoe JR, Torabinejad M, Simon JH. Extrusion techniques for the general dentist. J Acad Gen Dent 1980;28:42–49.

[54] Simon JH. Root extrusion. Rationale and techniques. Dent Clin North Am 1984;28:909–921.

[55] Pontoriero R, Celenza F Jr, Ricci G, Carnevale G. Rapid extrusion with fiber resection: A combined orthodontic-periodontic treatment modality. Int J Periodontics Restorative Dent 1987;7(5):30–43.

to restorative dentists. J Periodontol 1979;50:170–174.

[56] Chien M, Patel R. Immediate surgical extrusion. In: Schwartz RS, Canakapalli V (eds). Best Practices in Endodontics: A Desk Reference. Chicago: Quintessence, 2015:275–281.

[57] Kim SH, Tramontina VA, Ramos CM, Prado AM, Passanezi E, Greghi SL. Experimental surgical and orthodontic extrusion of teeth in dogs. Int J Periodontics Restorative Dent 2009;29:435–443

[58] Deng Y, Zhu X, Yang J, Jiang H, Yan P. The effect of regeneration techniques on periapical surgery with different protocols for different lesion types: A meta-analysis. J Oral Maxillofac Surg 2016;74:239–246

[59] Kim S, Kratchman S. Modern endodontic surgery concepts and practice: A review. J Endod 2006;32:601–623.

[60] Dietrich T, Zunker P, Dietrich D, Bernimoulin JP. Apicomarginal defects in periradicular surgery: Classification and diagnostic aspects. Oral Surg Oral Med Oral Pathol Oral Radiol Endod 2002;94:233–239.

[61] Hirsch JM, Ahlström U, Henrikson PA, Heyden G, Peterson LE. Periapical surgery. Int J Oral Surg 1979;8:173–185.

[62] Kim E, Song JS, Jung IY, Lee SJ, Kim S. Prospective clinical study evaluating endodontic microsurgery outcomes for cases with lesions of endodontic origin compared with cases with lesions of combined periodontal-endodontic origin. J Endod 2008;34:546–551.

[63] Skoglund A, Persson G. A follow-up study of apicoectomized teeth with total loss of the buccal bone plate. Oral Surg Oral Med Oral Pathol 1985;59:78–81.

[64] Rud J, Andreasen JO, Jensen JF. A multivariate analysis of the influence of various factors upon healing after endodontic surgery. Int J Oral Surg 1972;1:258–271.

[65] Goyal B, Tewari S, Duhan J, Sehgal PK. Comparative evaluation of platelet-rich plasma and guided tissue regeneration membrane in the healing of apicomarginal defects: A clinical study. J Endod 2011;37:773–780.

[66] Tsesis I, Rosen E, Tamse A, Taschieri S, Del Fabbro M. Effect of guided tissue regeneration on the outcome of surgical endodontic treatment: A systematic review and meta-analysis. J Endod 2011;37:1039–1045.

[67] Dahlin C, Gottlow J, Linde A, Nyman S. Healing of maxillary and mandibular bone defects using a membrane technique: An experimental study in monkeys. Scand J Plast Reconstr Surg Hand Surg 1990;24:13–19.

[68] Dahlin C, Linde A, Gottlow J, Nyman S. Healing of bone defects by guided tissue regeneration. Plast Reconstr Surg 1988;81:672–676.

[69] Douthitt JC, Gutmann JL, Witherspoon DE. Histologic assessment of healing after the use of a bioresorbable membrane in the management of buccal bone loss concomitant with periradicular surgery. J Endod 2001;27:404–410.

[70] Abramowitz PN, Rankow H, Trope M. Multidisciplinary approach to apical surgery in conjunction with the loss of buccal cortical plate. Oral Surg Oral Med Oral Pathol 1994;77:502–506.

[71] Artzi Z, Wasersprung N, Weinreb M, Steigmann M, Prasad HS, Tsesis I. Effect of guided tissue regeneration on newly formed bone and cementum in periapical tissue healing after endodontic surgery: An in vivo study in the cat. J Endod 2012;38:163–169.

[72] Brugnami F, Mellonig JT. Treatment of a large periapical lesion with loss of labial cortical plate using GTR: A case report. Int J Periodontics Restorative Dent 1999;19:243–249.

[73] Danesh-Meyer MJ. Guided tissue regeneration in the management of severe periodontal-endodontic lesions. N Z Dent J 1999;95(419):7–10.

[74] Duggins LD, Clay JR, Himel VT, Dean JW. A combined endodontic retrofill and periodontal guided tissue regeneration technique for the repair of molar endodontic furcation perforations: Report of a case. Quintessence Int 1994;25:109–114.

[75] Kellert M, Chalfin H, Solomon C. Guided tissue regeneration: An adjunct to endodontic surgery. J Am Dent Assoc 1994;125:1229–1233.

[76] Mastromihalis N, Goldstein S, Greenberg M, Friedman S. Applications for guided bone regeneration in endodontic surgery. N Y State Dent J 1999;65:30–32.

[77] Pompa DG. Guided tissue repair of complete buccal dehiscences associated with periapical defects: A clinical retrospective study. J Am Dent Assoc 1997;128:989–997.

[78] Rankow HJ, Krasner PR. Endodontic applications of guided tissue regeneration in endodontic surgery. Oral Health 1996;86:33–40.

[79] Taschieri S, Corbella S, Tsesis I, Bortolin M, Del Fabbro M. Effect of guided tissue regeneration on the outcome of surgical endodontic treatment of through-and-through lesions: A retrospective study at 4-year follow-up. Oral Maxillofac Surg 2011;15:153–159.

[80] Tseng CC, Harn WM, Chen YH, Huang CC, Yuan K, Huang PH. A new approach to the treatment of true-combined endodontic-periodontic lesions by the guided tissue regeneration technique. J Endod 1996;22:693–696.

[81] Uchin RA. Use of a bioresorbable guided tissue membrane at an adjunct to bony regeneration in cases requiring endodontic surgical intervention. J Endod 1996;22:94–96.

[82] Zubery Y, Kozlovsky A. Two approaches to the treatment of true combined periodontal-endodontal lesions. J Endod 1993;19:414–416.

[83] Pecora G, Kim S, Celletti R, Davarpanah M. The guided tissue regeneration principle in endodontic surgery: One-year postoperative results of large periapical lesions. Int Endod J 1995;28:41–46.

[84] Dietrich T, Zunker P, Dietrich D, Bernimoulin JP. Periapical and periodontal healing after osseous grafting and guided tissue regeneration treatment of apicomarginal defects in periradicular surgery: Results after 12 months. Oral Surg Oral Med Oral Pathol Oral Radiol Endod 2003;95:474–482.

[85] Garrett K, Kerr M, Hartwell G, O'Sullivan S, Mayer P. The effect of a bioresorbable matrix barrier in endodontic surgery on the rate of periapical healing: An in vivo study. J Endod 2002;28:503–506.

[86] Bowers GM, Schallhorn RG, McClain PK, Morrison GM, Morgan R, Reynolds MA. Factors influencing the outcome of regenerative therapy in mandibular Class II furcations: Part I. J Periodontol 2003;74:1255–1268.

[87] Machtei EE, Oettinger-Barak O, Peled M. Guided tissue regeneration in smokers: Effect of aggressive anti-infective therapy in Class II furcation defects. J Periodontol 2003;74:579–584.

[88] Trombelli L, Kim CK, Zimmerman GJ, Wikesjo UM. Retrospective analysis of factors related to clinical outcome of guided tissue regeneration procedures in intrabony defects. J Clin Periodontol 1997;24:366–371.

[89] Trombelli L, Scabbia A. Healing response of gingival recession defects following guided tissue regeneration procedures in smokers and non-smokers. J Clin Periodontol 1997;24:529–533.

第16章

根管外科手术中的药理学
Pharmacology in Surgical Endodontics

━━━━━━━━━━━━━━━━━━━━━━━━━━━━━━━━━━━━━━━□━■□■

Karl Keiser

牙髓外科手术中的辅助用药包括抗焦虑药，抗生素和局部麻醉药。第8章已经进行了非常全面的关于局部麻醉用药的讨论，因此本章主要涵盖关于手术前使用的抗焦虑药和手术前后使用的镇痛药和抗生素的知识。包括每种药物的适应证，药效学（药物对机体起什么作用）和药代学（机体怎样代谢药物）以及推荐的剂量、疗效及毒理学。

抗焦虑药

适应证

"根管治疗"这个词一直以来与痛苦和不愉快的经历相联系，尽管局部麻醉和牙髓治疗技术一直在进步。加上"手术"这个词，这种痛苦与不愉快的经历很可能发生在一个非常焦虑的患者身上[1-4]。一般认为，术前焦虑水平越高，患者在受到伤害性刺激后所报告的疼痛程度越高[1-4]。术前焦虑不仅使患者更难被管理，而且实际上可以使患者对于此次治疗的经历的记忆负面化，甚至会长达术后18个月[5]。因此，临床医生在实践中尽可能多地识别和减少患者的焦虑是十分必要的。椅旁关怀的方式固然有用[6]，但有时药物的帮助也是必需的，尽管风险管理规定只有那些真正需要药物抗焦虑的患者才应考虑开具处方。风险管理还规定进行操作的临床医生应接受良好的肠内清醒镇静训练，使用恰当的监测设备，拮抗剂随时预备。整个牙科团队应训练有素，从而在紧急情况下能从容不迫[7]。

为了确定哪些患者需要抗焦虑药，临床医生可以考虑使用一个简单的调查表，如改良牙科焦虑量表的一个版本[8]，以及在评估时记录详细的牙科治疗史。

药物的选择

苯二氮䓬类药物

作用机制：苯二氮䓬类药物通过与中枢神经系统（CNS）中能被 γ-氨基丁酸（GABA）直接激活的抑制性神经递质受体结合来减轻焦虑。其他作用包括肌肉松弛，顺行性遗忘和抗惊厥活性。呼吸抑制在患者用催眠剂量的药物时不常见，除非他们摄入另一种中枢系统抑制剂，最常见的是酒精[9]。

几种苯二氮䓬类药物均可口服给药，在牙科手术中的应用被研究得最多的是地西泮［商品名：安定（Roche）］和三唑仑片［商品名：酣乐欣（Pharmacia）］。由于其半衰期很短（2.9小时）[9]，三唑仑是理想的适合根管外科手术的用药。与口服安定相比，口服三唑仑在一项79例非手术牙髓治疗的随机临床试验中被发现能显著减少焦虑并伴随更少的副作用[10]。在口内手术（第三磨牙拔出术）中，口服三唑仑与静脉注射地西泮疗效类似，并伴有更少的精神运动能力削弱和更好的运动功能[11]。口服三唑仑也被证明在内科患者的整体疼痛体验中有一定作用，包括减少恐惧和疼痛过程的记忆[12]。

药代学：苯二氮䓬类药物能被完全吸收，首先被肝脏上的微粒体酶所代谢（最显著的是细胞色素P450，CYP3A4），经历葡萄糖醛酸化后通过尿液排泄。地西泮和三唑仑都拥有活性代谢产物，但三唑仑的主要代谢产物（α-羟基三唑仑）是短效的。

苯二氮䓬类药物拥有很高的脂-水分布系数，这表明其有通过口腔黏膜被吸收的可能性。事实上，三唑仑通过舌下给药的生物利用度和血浆峰浓度已被证明会显著增高，并在1.22小时出现了血浆浓度的峰值[13]。这可能是由于增加了吸收和避免了肝脏的首过消除效应。在一项口内手术模式的随机临床试验中，由于血浆浓度的升高，三唑仑舌下给药相比于口服能提供更好的抗焦虑疗效和更少的整体疼痛感知[14]。

患者应避免使用葡萄柚果汁服用任何口服苯二氮䓬类药物。葡萄柚果汁含有呋喃香豆素，其已被证实可以抑制CYP3A4的活性，因此使药物的降解变得缓慢。因此以果汁服用苯二氮䓬类药物会增加机体暴露于药物的时间，并延长药物的效应。

由于药物的延长效应，老年人和长期肝病患者应用苯二氮䓬类药物也应谨慎。服用抗反转录病毒药物包括蛋白酶抑制剂的HIV阳性患者，由于CYP3A4的抑制，可检测到三唑仑的血浆浓度和作用时间倍增[18]。由于潜在的致畸性，三唑仑禁止用于妊娠期的女性。由于三唑仑会代谢进入母乳，而新生儿无法代谢，在哺乳期也应避免使用[9]。

三唑仑剂量：三唑仑作为治疗失眠患者的安眠剂，推荐的剂量是0.25mg，最多不超过0.5mg。在一项安慰剂对照的随机临床试验中，第三磨牙拔除术前分别平行给予口服三唑仑0.125mg、0.25mg、0.5mg。给予0.25mg剂量的患者相比于给予0.125mg的患者可表现出更持续的抗焦虑性，相比给予0.5mg的患者可表现出更好的依从性[11]。

舌下含服0.25mg三唑仑可在术前1小时给予手术室内的患者。持续监测血氧饱和度，心率和呼吸频率也应该在这时开始。血压应每隔5分钟监测一次（可自动进行）。在大约45分钟时，患者应被重新评估，若提示需要更长时间的镇静作用，额外剂量应予舌下含服。为了避免过度镇静，临床医生可考虑使用氧化亚氮代替三唑仑（如下）。如需了解多剂量肠内镇静的系统性评价研究，见Dionne等的文章[7]。

拮抗剂：1991年被投入使用，氟马西尼［氟马西尼注射剂（Roche）］是一种咪唑并苯二氮䓬类药物，其通过竞争性结合GABA-苯二氮䓬类受体复合体而起拮抗苯二氮䓬类药物的作用[9]。有效方式为静脉注射（起始剂量为0.2mg）；由于其明显的肝脏首过消除效应，它口服是无效的。在犬的体内，通过肌肉内注射，皮下注射和舌下注射的途径给药可逆转呼吸抑制。但是在人体内还没有大量的研究。

氟马西尼的半衰期约为1小时，因此可以用于解镇静。若需如此，应以20分钟为间隔反复给药，每次0.1mg。

N₂O

作用机制：N_2O由Joseph Priestley在1776年合成，它作为一种麻醉剂的可能性进入大众视野是由牙医Horace Wells在1844年提出的，他在这种气体的作用下无痛地拔出了自己的牙[20]。其现在被广泛熟知的是镇痛、抗焦虑和麻醉的性能。但是它的作用机制还不是很清楚。动物实验表明N_2O的镇痛作用是由内源性阿片类药物的释放介导的，尤其是强啡肽和脑啡肽[21]。氧化亚氮抗焦虑作用的机制被认为类似于苯二氮䓬类药物与GABA受体相结合[22]。作为一种麻醉剂，N_2O自身所需要的浓度会创造低氧条件；因此，它通常被用于全身麻醉中来减少第二吸入剂的最低肺泡有效浓度并增强镇痛作用[23]。

药代学：N_2O在血液和脂肪组织中溶解度很低，因此，它可以迅速平衡，然后很快地进入大脑并起效。它对心血管和呼吸功能的影响很小，并且会伴随着其他镇静药物的使用而增加。因此，低浓度可能就够了，尤其是对老年患者。

N_2O被吸入后几乎不发生生物学转化，它通过呼出气体被排除，使其成为门诊患者的理想用药。三唑仑镇静的一个额外好处是血氧饱和度的增加，并且也被证明能在牙科操作中防止呕吐的发生。

剂量和注意事项：由于其起效快，患者可以很容易地调整到满意水平的抗焦虑作用。用30%N_2O/70%O_2的剂量开始患者就会感受到它的作用，接着，如果必要的话，浓度可以提高到50%N_2O/50%O_2。因为供给的浓度较高，突然停止供给N_2O会导致扩散性缺氧，因为呼出的气体稀释了肺泡里可利用的氧气。这可以通过在治疗接近结束时提供100%的氧气来避免[24]。N_2O不应被用在患有严重慢性阻塞性肺病（COPD）的患者身上，如严重的慢性支气管炎和严重的肺气肿。如果用于轻中度COPD的患者身上，流速应该降

至3L/min，诱导和恢复时间增加1倍[27]。由于气泡膨胀可能会产生损伤，近期有中/内耳手术和视网膜手术史应禁止使用N_2O[24]。

训练和记录

如前所述，在牙髓外科实践中采用肠内清醒镇静的临床医生必须接受适当的培训和许可，并向其工作人员传递适当的信息。（美国）每个州的牙科委员会都有关于在临床上提供口服镇静之前所必需的教育和培训的具体规定。医生被要求向他或她各自的州委员会提供详细的信息。

为每个患者建立一个以时间为导向的镇静记录也是非常重要的。需求可能因州而异，至少应包括：

- 基线生命体征，包括身高和体重。
- 完整的包括美国麻醉医师协会分类的临床病史，气道分类，药物过敏和任何患者有可能正在使用的药物治疗。
- 对患者的监护。
- 牙科用口服镇静剂的剂量和时间。
- N_2O如果使用，包括最大剂量、持续时间、开始和停止时间，以及纯氧消除。
- 局部麻醉的使用。
- 据各州规定的时间间隔周期性地检查生命体征（血压、脉搏、血氧饱和度和呼吸频率）。
- 患者对治疗过程和医嘱的反应如何。
- 临床医生和所有在场的人员的姓名。

这份记录任何人读到后都应该清楚做了什么，什么时候做的，以及在那时都有谁在场。

镇痛药

适应证

预测哪些患者要经历根管外科术后的疼痛和疼

痛的程度，可能是一件具有挑战性的事。有几项研究试图量化根管外科术后疼痛的发生率和程度，并确定诱发因素；然而在程序、疼痛评估和报告的方式，以及围手术期药物的使用方面存在很大的差异。独立的研究表明术后疼痛报道在女性[28-29]、吸烟的口腔卫生状况较差的患者[30]、急性根尖脓肿的患者[31]和需要长时间行多个牙手术的患者[32]中会增加。虽然对易感因素尚无共识，人们普遍认为根管外科术后疼痛最有可能发生在术后当晚，可能会持续24～48小时[28-38]。因此，术后立即考虑使用止痛药是合适的。

药物的选择

非甾体抗炎药（NSAIDs）

作用机制：非甾体抗炎药的抗炎、解热和镇痛作用被认为是通过抑制能形成促炎的前列腺素环氧化酶的作用而介导的。这一发现归功于John Vane[39]，这在某种程度上使他获得了1982年的诺贝尔医学奖。

在人体中发现了两种亚型的环氧合酶，标记为COX-1和COX-2。COX-1组成性的表达在大多数细胞中并催化前列腺素的形成，前列腺素可完成许多生理功能，包括胃黏膜的维护，肾脏的血流和血小板的功能。COX-2是由可溶性因子，如细胞因子、生长因子和内毒素等诱导的，并主要存在于炎症部位[40]。非甾体抗炎药中更多地选择性阻断COX-1（如阿司匹林）更容易导致胃肠副作用，因此，选择性阻断COX-2的NSAIDs被开发出来。然而，这些NSAIDs有对心血管的副作用，可能是由于血小板的聚集增加。两种该类型的药——罗非昔布［Vioxx（Merck）］和伐地昔布［Bextra（Pfizer）］已经退出了市场。塞来昔布［Celebrex（Pfizer）］是一种目前可购的选择性COX-2非甾体抗炎药，但明确地标注了它对心血管疾病的风险。

几种相对非选择性的口服NSAIDs已经被评估用于急性疼痛的治疗[41]。布洛芬［Motrin（Johnson&Johnson），Advil（Pfizer）和其他］和萘普生［Aleve（Bayer）、Naprosyn（RPG LS）和其他］是在美国最常见的NSAIDs；双氯芬酸钠［Voltaren（GlaxoSmithKline）和其他］是在英国最常见的NSAIDs[42]。由于他们对COX-1的高选择性，从而导致对血小板功能的抑制并增加出血，我们在这里不认为酮洛芬和阿司匹林是合适的术后止痛药。

疗效：Moore等于2015年发表了对39篇关于急性术后疼痛镇痛效果的随机安慰剂对照试验的综述[43]。使用NNT（需治疗的人数）相比于安慰剂，接受治疗的患者能减少至少50%的疼痛。理想的NNT量是1.0。对于美国现有可购买的NSAIDs，单独使用一种快速起效的布洛芬剂型或者是布洛芬与对乙酰氨基酚联合使用比联合萘普生、对乙酰氨基酚或联合对乙酰氨基酚/阿片类药物有更低的NTT（表16-1）。此外，布洛芬400mg和对乙酰氨基酚1000mg的组合用药可以提供长时间的镇痛作用，平均有效时间超过8小时。布洛芬和对乙酰氨基酚组合用药已被证明比单一用药在拔除第三磨牙[44]和牙髓治疗的术后镇痛[45]上更有效。

最近有一项临床试验回顾了比较布洛芬的快速起效剂型与传统剂型，快速起效剂型的布洛芬不仅展现出更快的吸收速度和更快的初始镇痛作用，也展现出更持久的镇痛作用，这或许是阻止中枢敏化的结果[46]。

药代学：一般来说，由于口服给药后肝清除率低，NSAIDs有很高的生物利用率[47]。所有可用的NSAIDs与血浆蛋白高度结合，在服用其他蛋白结合药物的时候要谨慎使用[48]。一个例子是华法林（香豆素（Bristol-Myers Squibb）。如果患者使用华法林后又给予布洛芬，华法林的一部分将会被从血浆蛋白置换出来，因此其有效浓度会增加，并导致出血增加。

布洛芬的半衰期大约为2小时[42]，速效剂型在31～48分钟时达到平均最大血浆浓度，而标准剂型需100分钟[46]。

副作用/注意事项：因为它们阻碍了对体内平衡有重要作用的化合物的形成，NSAIDs有可能引起广

表16-1 基于NNT，以功效结果为降序列出镇痛药及其组合

药物	剂量（mg）	研究参与者(n)	NNT	95%置信区间
布洛芬+对乙酰氨基酚	400 + 1,000	543	1.5	1.4~1.7
	200 + 500	508	1.6	1.5~1.8
对乙酰氨基酚+羟考酮	1000 + 10	289	1.8	1.6~2.2
布洛芬速效制剂	400	1364	2.1	1.9~2.3
	200	828	2.1	1.9~2.4
萘普生/萘普生钠	500/550	784	2.7	2.3~3.3
对乙酰氨基酚	975/1000	3232	3.6	3.2~4.1
对乙酰氨基酚+可待因	600/650 + 60	1413	3.9	3.3~4.7

NNT代表在Cochrane协作组认为可靠的单剂量，随机，安慰剂对照试验中，要使一名患者在4~6小时内至少有50%的疼痛减轻，所需要接受止痛药治疗的患者数量。理想的NNT是1.0。95%置信区间表示可以95%可信度认为包含平均NNT的范围（改编自Moore等[43]）。

泛的副作用。这些并发症包括胃肠道并发症，肾毒性和心血管事件。因为它们可能引起体液潴留，也可能加重高血压[42]。尽管这些副作用在长期使用NSAIDs时更有可能出现，但2014年美国食品药品监督管理局加强了对与所有NSAIDs有关的潜在心脏病发作和脑卒中的警告并指出它们最早可能发生在使用的头几个星期[49]。他们还指出，剂量越大，风险越高。因此，临床医生有义务在最短持续时间内使用最小有效剂量。

NSAIDs不应用于妊娠期、已知对NSAIDs或阿司匹林过敏的患者、活动性消化溃疡的患者或服用抗凝剂的患者。哮喘患者，肝肾受损患者和哺乳期的女性患者应谨慎使用。

由于布洛芬能在环加氧酶的活性位点阻断阿司匹林结合位点，因此应该建议那些为了保护心脏而服用阿司匹林的患者在服用布洛芬之前至少2小时服用阿司匹林[51]。

剂量：表16-1所示，推荐剂量如下：

- 当预期有中-重度疼痛时，可每6~8小时服用布洛芬400mg+对乙酰氨基酚1000mg。
- 当预期轻度疼痛时，可每4~6小时服用布洛芬200mg+对乙酰氨基酚500mg，或每4~6小时服用布洛芬的速效剂型400mg。

对乙酰氨基酚

作用机制/疗效：对乙酰氨基酚［泰诺（Johnson & Johnson）］或醋氨酚，自1893年以来一直被用于治疗，而且自那开始反复几度成为热门药物。但它现在是世界上最常用的止痛药[52]。世界卫生组织推荐它作为治疗所有疼痛症状的第一步[53]。尽管其广泛应用多年，对乙酰氨基酚的作用机制仍不清楚。人们普遍认为，它同时抑制COX-1，特别是COX-2（因此胃肠副作用更少）的活性，它的镇痛作用被血清素、阿片样物质和大麻素系统的抑制剂所降低[54]。然而，与其他非甾体抗炎药相比，对乙酰氨基酚具有较弱的抗炎活性[55]。

如表16-1所示，单独使用对乙酰氨基酚的疗效不如典型NSAIDs高（更高的NNT数值可证明），但与布洛芬联合使用，甚至优于阿片类药物组合[43]。

药代学：对乙酰氨基酚广泛分布于整个身体并与非常少量的血浆蛋白结合。它的半衰期大约为2小时，并且在肝脏中与葡糖醛酸和硫酸（较小程度上与半胱氨酸）大量结合，随后在尿液中排泄[48]。对乙酰氨基酚的一小部分被细胞色素P450 CYP2E1羟基化形成肝毒性代谢物N-乙酰-苯醌亚胺（NAPQI）。NAPQI通常通过与谷胱甘肽中的巯基反应而解毒；然而，在对乙酰氨基酚过量之后存在大量NAPQI的情况下，谷胱甘肽被耗尽，可能导致肝坏死[48]。

副作用/预防措施：对乙酰氨基酚在治疗剂量下通常具有很好的耐受性。如前所述，最显著的副作用是肝毒性。过量使用对乙酰氨基酚是美国和英国急性肝衰竭的主要原因[54]。因此，FDA已经要求制造商在处方药组合产品（如含可待因的泰诺）中对乙酰氨基酚的量限制为每胶囊325mg[55]。应建议患者注意他们可能

服用的其他非处方药组合中的对乙酰氨基酚含量，如鼻窦炎或感冒的用药，不超过最大日剂量4000mg。

慢性酒精滥用患者肝毒性的风险增加被认为是由于CYP2E1活性增加所致，其也可增进乙醇的代谢[56]。然而，一项随机的，安慰剂对照的关于新近戒酒者的试验显示，服用4000mg对乙酰氨基酚5天后，血清中肝损伤指标没有升高[57]。

对乙酰氨基酚被列为B类妊娠用药，可安全地在妊娠任一期使用[58]。最近有人对怀孕期间使用对乙酰氨基酚和自闭症系列障碍之间可能的因果关系提出了担忧（综述见Andrade[59]）；在分娩后进行牙髓手术是最安全的。

剂量：口腔手术后每6小时服用对乙酰氨基酚1000mg可能会缓解一些疼痛，但结果可能会有所不同。当1000mg对乙酰氨基酚与400mg布洛芬联合使用时，最可能达到疼痛缓解。对于不能服用非甾体抗炎药的患者，可以将1000mg对乙酰氨基酚与阿片类药物联合使用，以获得更好的效果[43]。

阿片类镇痛药

作用机制/疗效：阿片剂是从阿片和各种各样的半合成同源物衍生而来的20多种天然生物碱[60]。与NSAIDs的抗炎作用不同，阿片剂通过与位于参与疼痛调节下行途径的神经元上的内源性配体的受体结合来降低疼痛感[61]。它们作为止痛剂和治疗痢疾的价值已经被认可了几千年；然而，它们的使用因各种副作用和潜在成瘾性受到限制。通常用于口腔手术后疼痛治疗的口服阿片类药物包括可待因，氢可酮和羟考酮[43]。一些研究以第三磨牙拔除术为模型来评估这些药物的疗效，它们的疗效由强到弱依次为羟考酮、氢可酮、可待因[45,62-63]。

2014年，美国食品药品监督管理局重新分类了包含氢可酮和羟考酮的联合产品，从Ⅲ类改为Ⅱ类，以对抗这些药物的潜在滥用，导致可待因的联合镇痛处方药急剧增加[64]。

药代学：可待因主要通过细胞色素P450的同工酶CYP2D6使其转化为吗啡而达到大部分镇痛效果。吗啡进一步代谢为活性复合物吗啡-6-葡糖苷酸和非活性复合物吗啡-3-葡糖苷酸[65]。可待因也被代谢为另一活性形式，可待因-6-葡糖苷酸[66]。氢可酮是一种前体药物，其镇痛效果是通过CYP2D6使其代谢为活性形式氢吗啡酮发挥的[66]。羟考酮主要被CYP3A代谢为不活跃的部分去甲羟考酮[68]。

这些信息可以用来预测与其他药物代谢或抑制这两种CYP同工酶活性的药物相互作用。一些例子可在根管治疗的患者上看到，包括氟西汀［百忧解（Eli Lilly）］、氟西汀（Eli Lilly）帕罗西汀［赛乐特（GlsxoSmithKlinel）］、特比萘芬［疗霉舒（Novartis）］、克拉霉素［克拉霉素（AbbVie）］、地尔硫䓬［恬尔心（Valeant）］、氟康唑［麦尼芬（Pfizer）］和维拉帕米［卡朗（Pfizer）］[65]。

剂量：推荐剂量如下所示。

- 对于重度疼痛，10mg羟考酮加650mg对乙酰氨基酚。
- 对于中-重度疼痛，5～10mg氢可酮加650mg对乙酰氨基酚。
- 对于轻度疼痛，60mg可待因加650mg对乙酰氨基酚。

副作用/预防措施：阿片类药物可能产生各种各样的不良影响，包括呼吸抑制、恶心、瘙痒、便秘、头晕、尿潴留、低血压[60]。

因为阿片类药物是由肝脏代谢，有肝脏疾病的患者由于口服给药的生物利用度增加，应慎用[69]。可待因对有肾脏疾病的患者的作用会增加则是由于活性代谢产物吗啡-6-葡糖苷酸的积累[60]。阿片类制剂对于服用其他呼吸抑制剂或有呼吸功能损害的患者来说，对呼吸的负面影响会加重，如肺气肿[60]。阿片类药物也会在许多患者身上产生欣快感，这尤其会使年轻人有药物滥用的动机[70]。

鉴于这些可能的副作用，以及最近发现布洛芬/

对乙酰氨基酚联合使用的疗效，临床医生最好常规避免使用阿片类镇痛药，除非患者不耐受NSAIDs。

镇痛时机

医学文献中充满对预防性镇痛在减轻术后疼痛中的效果评价的论文。这个概念早在1913就被提出了[71]，神经科学的进展为手术前的疼痛、术中的中枢神经系统的传入性阻滞以及术后的炎症导致疼痛处理通路中心成分处于超兴奋状态提供了理论依据（详见一篇优秀的综述，Katz等[72]）。

虽然这个概念看似有理，但关于功效的报告却大相径庭。Ong等[73]的文献回顾性评价5种术前镇痛干预措施：硬膜外麻醉、局部麻醉表面伤口浸润、N-甲基-D-天冬氨酸（NMDA）受体拮抗剂，非甾体抗炎药和阿片类镇痛药。所分析的结局指标为术后疼痛强度、镇痛药用量、镇痛时间等。相关的结果是，预防性局部麻醉（始终在根尖手术中使用）和预防性使用非甾体抗炎药既改善了镇痛起效时间和总镇痛的时间，但没有改善术后疼痛的报告。根据所提供的手术类型，也存在可变性。最近的一项评估局部麻醉下第三磨牙拔除术前预防性使用非甾体抗炎药效果的随机临床试验的meta分析显示，其不能减少术后疼痛；然而，作者指出，纳入研究的方法有很大的变异性，并提出在这一领域需要进行更细致的临床试验[74]。

鉴于文献比较模棱两可，如果推荐根尖外科手术后的患者非甾体抗炎药或非甾体抗炎药/对乙酰氨基酚合用，让他或她术前1小时服用非但不会造成伤害，反而有可能对整体疼痛感受产生积极的影响。

糖皮质激素

作用机制/疗效

糖皮质激素是从肾上腺中释放出来以应对压力的类固醇激素。在几乎每种细胞类型上都能发现糖皮质激素的受体，因此它们的作用广泛。糖皮质激素受体复合体一旦结合到受体上，就有可能通过诱导抗炎蛋白的转录和阻断炎症蛋白的转录来阻断一些炎症通路[75]。因为它们能调节免疫应答，所以自20世纪40年代以来，它们就被用于治疗各种炎症性疾病[76]。

有几项研究评估了糖皮质激素在非手术牙髓治疗后预防疼痛的潜力[77-83]。然而，很少有随机对照试验检验这些类固醇在牙髓外科治疗后使用的可能好处。Lin等[84]发现包括非甾体抗炎药（依托度酸术前2小时，术后1～2天服用600mg）和糖皮质激素（地塞米松术前2小时服用8mg，术后1～2天服用4mg），在根尖手术后使用与安慰剂相比能减少疼痛；然而，这两种药物没有直接比较。

第三磨牙手术模型已被用于许多研究中，以评价糖皮质激素在预防术后疼痛和肿胀的功效。Briones等[85]的系统性评价结论是，术前使用糖皮质激素能明显减少肿胀和牙关紧闭，并在拔出阻生的第三磨牙术中，较小程度上减少疼痛。一般而言，注射用药比口服药物更有效。Grossi等[86]的随机临床试验比较了4mg和8mg地塞米松注射到需拔除一颗阻生下颌第三磨牙的患者的颊前庭中的疗效（大多数使用此模型的研究一个患者有多颗需拔出的牙齿）。这个模型可能更接近于根尖手术造成的创伤。两组术后肿胀均明显减少，4mg和8mg剂量无差异。地塞米松未明显降低术后疼痛。

在Garcia等对有关牙髓手术后的疼痛和肿胀的研究的综述中[33]，有50%的研究肿胀是患者术后1～2天不舒服的一个因素。术前局部麻醉后，单剂量的4mg地塞米松注射在颊前庭，可能会帮助这些患者。

副作用/预防措施

糖皮质激素的副作用多种多样，包括高血压、高血糖、肾上腺功能不全，以及白内障感染和骨质疏松

□■■ **表16-2** 推荐在如下心脏状况中预防性使用抗生素

- 人工心脏瓣膜或心脏瓣膜修复术
- 既往感染性心内膜炎
- 先天性心脏病（CHD）
  - 未修复的发绀型CHD，包括姑息性分流和导管
  - 无论是通过手术还是导管介入，并用假体材料或装置完全修复先天性心脏缺陷患者的手术后头6个月内
  - 用修复补片或假体修复CHD的邻近部位有残留缺陷
- 发生心脏瓣膜病的心脏移植受者

改编自Wilson等[101]。

的风险增加；但是，这些通常与长期使用有关[75]。糖皮质激素禁用于活动性或非完全治愈的结核病，活动性病毒或真菌感染和原发性青光眼的患者[87]。应谨慎且在考虑周详的基础上用于库欣综合征、重症肌无力、控制不良的高血压或1型糖尿病、肾功能不全或消化性溃疡以及妊娠患者[87]。

鉴于糖皮质激素是免疫抑制剂，有些人担心，是否应同时给予抗生素，以避免术后感染。正如Hargreaves等所指出的[88]，在死髓和根尖周炎牙髓根尖周手术配合使用糖皮质激素的若干研究表明，不需要围手术期使用抗生素，与对照组相比，也没有糖皮质激素与术后感染之间的关联。这也被Sisk和Bonnington在拔除阻生第三磨牙的患者身上注意到[89]。因此在其他健康的患者中，也似乎没有因为使用糖皮质激素而使用抗生素的必要。

抗生素

抗生素药物管理

在考虑牙髓手术前后抗生素治疗的具体适应证之前，必须考虑这些救命药物被滥用的可能性。在将抗菌药物引入临床实践之前，感染性疾病是造成普通人群发病率和死亡率的主要原因[90]，若因微生物的抗药性发展而回到那些时代，结果将是灾难性的。在1945

年12月11日的诺贝尔讲座中，当亚历山大·弗莱明（Alexander Fleming）发现"使微生物对青霉素耐药并不难"，他对此提出了警告[91]。然而，随着细菌对抗生素的耐药性增加，新抗生素的发现也随之减少。事实上，从20世纪80年代到21世纪初，新型抗生素的批准率下降了90%[92]。2016年，世界卫生组织发出呼吁制订全球行动计划，以提高对微生物抗药性增加的破坏性后果的认识，并呼吁对抗生素积极管理的必要性[93]。

以上表示了全球的担忧；地区性的担忧涉及可能对抗生素产生不良反应，包括威胁生命的过敏反应。此外，如果患者对不必要的抗生素有不良反应，临床医生会发现自己处于无法辩解的地位。

抗生素的适应证

在原本健康的患者使用抗生素的确切适应证是系统性的体征和症状。这些疾病包括体温高于38.3℃（101°F）或低于36℃（96.8°F），心率超过90次/分钟，呼吸频率高于20次/分钟，不适，迅速进行性肿胀或蜂窝织炎[94-95]。如果这些体征或症状在根尖手术后发生，那么他应该服用抗生素。在原本健康的患者术前使用抗生素未能显示出减少术后感染[96-97]或增强根管治疗后的长期愈合的效果[98-99]。

这个讨论仅限于健康的患者。有些患者应预防性应用抗生素，还应考虑围手术期应用抗生素的患者。

抗生素预防治疗

感染性心内膜炎

美国心脏协会推荐预防性使用抗生素，以预防接受可能导致菌血症操作的患者和有明确心脏病症患者的感染性心内膜炎[100]。根管治疗极有可能导致菌血症。推荐需要预防的心脏疾病列于表16-2[101]。表5-1给出了推荐的抗生素治疗方案[101]。

迟发性人工关节感染

关于接受过关节置换的患者在经历牙科手术时的抗生素预防指南还不甚明晰。2012年，代表美国骨科医师学会（AAOS）和美国牙科协会（ADA）的专家组对文献进行了系统回顾，并于次年出版了临床实践指南，以解决有人工关节的患者是否应在牙科手术前接受抗生素预防的问题[102]。关于全身性使用抗生素，建议"执业医师可在对有髋关节和膝关节假体植入物的患者进行牙科手术时考虑停止常规预防性抗生素治疗。"2014年由ADA科学事务委员会召集的一个专家小组对这个问题进行了更新，试图阐明以前的指导方针[103]。在最新的研究中，又有4项研究评估了可能产生菌血症的牙科手术（"高风险牙科手术"）与发生膝关节或髋关节后期假体关节感染（LPJI）之间的关系。4项研究中的3项显示牙科手术与LPJI之间没有关系；第4个实际上显示了牙科手术有保护作用。根据最新的更新结果，2014年专家小组提出了以下临床建议："一般来说，对于有假体植入物的患者，在牙科手术之前不推荐使用预防性抗生素来预防假体关节感染。"然而，他们还认为，"决定是否在牙科手术之前开具预防性抗生素时，应该考虑个体患者的情况和偏好"。这包括有并发症的关节置换病史，在这种情况下，开始使用预防性抗生素之前，应考虑与患者及其矫形外科医生进行协商。在这种情况下，矫形外科医生应该负责选择抗生素和剂量。

对于因任何原因需要抗生素预防和正在使用抗生素方案（或过去10天内使用过抗生素）的患者，应使用不同的抗生素预防，因为可能存在新的耐药微生物[101]。

缺乏免疫抵抗力患者的抗生素使用注意事项

HIV阳性患者

一般而言，感染HIV的患者未被发现对牙科手术后感染更敏感[104-105]。病毒载量＞30000拷贝/mL[106]，或其CD4+T淋巴细胞计数低于200个细胞/mL的患者[107]感染的风险较高，应考虑围术期抗生素治疗。

糖尿病患者

美国糖尿病协会建议，如果患者的糖化血红蛋白（A1C）为7%或更少，则可以认为糖尿病控制良好。这类患者手术后感染的风险并不高，也不需要抗生素治疗[108]。病程控制不好的糖尿病患者被认为更容易感染，可能会受益于抗生素使用[109-110]。

免疫抑制患者

由于药物免疫抑制导致患者的防御能力降低，可能需要在术前和术后使用抗生素。比如包括化疗药物，长期使用糖皮质激素和器官移植后的抗排斥药物[110-111]。

服用抑制骨吸收药物的患者

正在服用抗吸收药物治疗骨代谢和骨转移疾病的患者有发生抗吸收剂引起颌骨坏死（ARONJ）的风险，特别是在牙外伤后[112]。ADA科学事务委员会负责管理抗吸收药物治疗的牙科患者护理的团队建议，对于正接受口腔颌面外科手术的患者与接受牙髓手术治疗的患者应采用相同的策略。这些措施包括保守的手术技术和一期缝合；手术前后使用氯己定漱口液，直至手术部位愈合；手术前1天前开始全身应用抗生素，术后持续3～7天[111]。

在免疫缺陷患者进行牙髓手术前，建议进行医疗咨询，并应考虑使用抗生素。如果需要，应在手术前2小时给予抗生素并持续5天[114-115]。

抗生素使用剂量的一般原则

抗生素治疗的目的是协助机体临时建立对抗病原微生物的防御机制。由于每例口腔感染都是个体宿主与病原体之间的独特的相互作用，因此难以确定具体的单位剂量，给药间隔和相关抗生素的持续时间。然而，根据Pallasch[116]，可以采用以下一般原则：

- 以比维持剂量高的初始剂量开始。
- 达到抗生素的血药浓度是最小抑菌浓度的2～8倍。
- 频繁间隔给药以保持血药浓度。
- 感染解决后终止治疗。

应该每天监测患者以评估他们的进展。此外，如果手术后感染发生在有波动的区域，则应将其彻底排尽以使抗生素发生作用。

抗生素选择/剂量

β-内酰胺类

该组在其分子结构中共享一个β-内酰胺环，包括青霉素及其衍生物、头孢菌素和碳青霉烯类抗生素。β-内酰胺类抗生素通过在细菌细胞壁合成期间抑制参与肽聚糖交联的一组酶，造成菌体渗透压不稳定或自溶而导致细菌死亡[117]。

青霉素：1928年Alexander Fleming在废弃的培养皿中偶然发现，青霉素是一种天然存在的由真菌产黄青霉菌合成的抗生素。其同族青霉素-VK口服后吸收良好，分布广泛。它被肾脏迅速清除，血清半衰期为30分钟[118]。大多数与牙髓感染有关的细菌

对青霉素敏感，并且对于手术后感染其仍然是合适的首选[119-123]。由于其半衰期短，青霉素-VK应该频繁给药。成人剂量通常为1000mg的初始剂量，接着每4～6小时500mg[118]。

阿莫西林：阿莫西林于1964年被首次合成，是一种半合成青霉素，比青霉素具有更广谱的抗菌活性[124]。口服后约2小时迅速被吸收并达到血浆浓度峰值，血清半衰期约为1小时。它主要以活性形式排泄到尿液中。阿莫西林也是手术后感染的有效选择；然而，像青霉素-VK一样，它也容易被产生β-内酰胺酶的细菌灭活。对产生β-内酰胺酶抑制剂的微生物的研究导致了克拉维酸（Streptococcus clavuligerus的产物）的发现。1981年，阿莫西林和克拉维酸的组合在英国被推向市场，如奥格门汀（GlaxoSmithKline）[125]。奥格门汀已经被证明对分离自牙髓和牙槽感染的微生物有效[119-120,122]。成人需要1000mg的初始剂量，每8小时500mg的维持剂量。

头孢菌素：第一种头孢菌素是1948年在撒丁岛海岸附近一个下水道附近发现的真菌顶头孢霉菌中分离出来的[118]。虽然第三代和第四代对革兰阳性球菌和革兰阴性杆菌都具有活性，但是它们也对β-内酰胺酶敏感并且对其他β-内酰胺类不具优势，因此，不被认为是外科手术后感染的首选药物。对于对青霉素过敏的患者，已经提出头孢菌素作为预防感染性心内膜炎的替代方法[101]。青霉素和头孢菌素之间存在交叉反应性（估计为10%），但最近的研究结果表明，可能性约为1%[126]。

林可酰胺类

这类抗生素来源于林可霉素，林可霉素是一种从内布拉斯加州林肯市土壤样品中发现的细菌林肯链球菌中分离得到的天然抗生素。它包括林可霉素、克林霉素和吡利霉素。在这3种中，克林霉素与治疗牙源性感染有关。

克林霉素：克林霉素口服后几乎被完全吸收，并

且在1小时内达到血浆峰值浓度，不管胃中是否存在食物，血浆半衰期约为3小时。克林霉素的失活是通过在肝脏中代谢为N–脱甲基克林霉素和克林霉素亚砜并排泄在尿液和胆汁中[127]。它通过与细菌核糖体的50S亚基结合防止蛋白质合成从而发挥其抗菌活性。克林霉素对许多需氧，厌氧和产β–内酰胺酶的细菌具有活性，并且对手术后感染来说是很好的选择[120,128–129]。成人推荐600mg的初始剂量，每6小时300mg的维持剂量。

一个关于使用口服克林霉素的历史性问题是由于结肠中艰难梭菌（Clostridium difficile）的过度生长以及假膜性结肠炎的发生。文献回顾显示，门诊患者中抗生素相关性艰难梭菌感染的发生率很低，克林霉素的风险不高于阿莫西林[130]。

大环内酯类

第一种可商购的大环内酯类红霉素在20世纪50年代从红色链球菌中分离得到。大环内酯类化合物通过与易感细菌的50S核糖体亚基可逆结合并阻止蛋白质合成起作用，并且主要是抑菌的。由于红霉素耐受性不好，对牙源性感染相关的厌氧菌特别是梭杆菌属的活性差，因此不适合用于术后感染[131]。半合成衍生物阿奇霉素和克拉霉素具有更广谱的抗微生物活性，并且耐受性更好，但是大环内酯耐药微生物的出现限制了这些药物对更合适的抗生素不能耐受的患者的使用。

硝基咪唑类

硝基咪唑是氮霉素的衍生物，是1955年从链霉菌提取物中分离出来的抗原生动物的化合物。甲硝唑是一种合成的衍生物，偶然发现其抗菌活性是在治疗滴虫性阴道炎的患者时发现其也能治愈细菌性牙龈炎[132]。口服后其可完全吸收，血浆半衰期约8小时。已经有报道其双硫仑样反应，应警告患者使用这种抗生素时不宜饮酒。

甲硝唑对许多厌氧细菌有效，包括拟杆菌属，但对有氧和兼性厌氧菌无效；因此单独使用其抗牙源性感染不是一个好的选择[133]。已经推荐其与阿莫西林联合用于治疗牙周感染[134]，并且可以考虑在术后感染期间用于对β–内酰胺抗生素不敏感的患者，但更好的选择是转用克林霉素或奥格门汀。

总结

希望本章的内容对读者在考虑给予牙髓根尖周手术患者辅助药物时略有帮助。由于商品药理学的不断变化，通过公开发表的医学文献对药物新的发展保持关注总是明智的。有用的网站包括以下内容：

- 美国国立医学图书馆的PubMed：https://www.ncbi.nlm.nih.gov/pubmed
- Cochrane系统评价数据库：http://www.cocliranelibrary.com/cochrane–database–of–systematic–reviews/

参考文献

[1] Maggirias J, Locker D. Psychological factors and perceptions of pain associated with dental treatment. Community Dent Oral Epidemiol 2002;30:151–159.

[2] Klages U, Ulusoy O, Kianifard S, Wehrbein H. Dental trait anxiety and pain sensitivity as predictors of expected and experienced pain in stressful dental procedures. Eur J Oral Sci 2004;112:477–483.

[3] Peters ML. Emotional and cognitive influences on pain experience. Mod Trends Pharmacopsychiatri 2015;30:138–152.

[4] Janssen SA, Arntz A. Anxiety and pain: Attentional and endorphinergic influences. Pain 1996;66:145–50.

[5] Gedney JJ, Logan H, Baron RS. Predictors of short-term and long-term memory of sensory and affective dimensions of pain. J Pain 2003;4(2):47–55.

[6] Jepsen CH. Chairside manner. Where clinical dentistry meets behavioral science. Dentistry 1987;7(3):7–12.

[7] Dionne RA, Yagiela JA, Coté CJ, et al. Balancing efficacy and safety in the use of oral sedation in dental outpatients. J Am Dent Assoc 2006;137:502–513.

[8] Humphris GM, Morrison T, Lindsay SJ. The Modified Dental Anxiety Scale: Validation and United Kingdom norms. Community Dent Health 1995;12:143–150.

[9] Hobbs W, Rall T, Verdoorn T. Hypnotics and sedatives: ethanol, In: Hardman J, Limbard LE, eds. Goodman and Gilman's The Pharmacological Basis of Therapeutics, ed 9. New York: McGraw-Hill, 1996:362–373.

[10] Ehrich DG, Lundgren JP, Dionne RA, Nicoll BK, Hutter JW. Comparison of triazolam, diazepam, and placebo as outpatient oral premedication for endodontic patients. J Endod 1997;23:181–184.

[11] Kaufman E, Hargreaves KM, Dionne RA. Comparison of oral triazolam and nitrous oxide with placebo and intravenous diazepam for outpatient premedication. Oral Surg Oral Med Oral Pathol 1993;75:156–164.

[12] Fabian TJ, Schwartzman DS, Ujhelyi MR, et al. Decreasing pain and anxiety associated with patient-activated atrial shock: A placebo-controlled study of adjunctive sedation with oral triazolam. J Cardiovasc Electrophysiol 2006;17:391–395.

[13] Scavone JM, Greenblatt DJ, Friedman H, Shader RI. Enhanced bioavailability of triazolam following sublingual versus oral administration. J Clin Pharmacol 1986; 26:208–210.

[14] Berthold CW, Dionne RA, Corey SE. Comparison of sublingually and orally administered triazolam for premedication before oral surgery. Oral Surg Oral Med Oral Pathol Oral Radiol Endod 1997;84:119–124.

[15] Paine MF, Widmer WW, Hart HL, et al. A furanocoumarin-free grapefruit juice establishes furanocoumarins as the mediators of the grapefruit juice-felodipine interaction. Am J Clin Nutr 2006;83:1097–1105 [erratum 2006 Jul;84:264].

[16] Lilja JJ, Kivistö KT, Backman JT, Neuvonen PJ. Effect of grapefruit juice dose on grapefruit juice-triazolam interaction: Repeated consumption prolongs triazolam half-life. Eur J Clin Pharmacol 2000;56:411–415.

[17] Hukkinen SK, Varhe A, Olkkola KT, Neuvonen PJ. Plasma concentrations of triazolam are increased by concomitant ingestion of grapefruit juice. Clin Pharmacol Ther 1995;58:127–131.

[18] Greenblatt DJ, von Moltke LL, Harmatz JS, et al. Differential impairment of triazolam and zolpidem clearance by ritonavir. J Acquir Immune Defic Syndr 2000; 24:129–136.

[19] Heniff MS, Moore GP, Trout A, Cordell WH, Nelson DR. Comparison of routes of flumazenil administration to reverse midazolam-induced respiratory depression in a canine model. Acad Emerg Med 1997;4:1115–1118.

[20] Kennedy S, Longnecker D. History and principles of anesthesiology. In: Hardman J, Limbard LE, eds. Goodman and Gilman's The Pharmacological Basis of Therapeutics, ed 9. New York: McGraw-Hill, 1996:295–306.

[21] Emmanouil DE, Dickens AS, Heckert RW, et al. Nitrous oxide-antinociception is mediated by opioid receptors and nitric oxide in the periaqueductal gray region of the midbrain. Eur Neuropsychopharmacol 2008;18:194–199.

[22] Emmanouil DE, Quock RM. Advances in understanding the actions of nitrous oxide. Anesth Prog 2007;54:9–18.

[23] Hornbein TF, Eger EI 2nd, Winter PM, Smith G, Wetstone D, Smith KH. The minimum alveolar concentration of nitrous oxide in man. Anesth Analg 1982;61:553–556.

[24] Becker DE, Rosenberg M. Nitrous oxide and the inhalation anesthetics. Anesth Prog 2008;55(4):124–130.

[25] Packer ME, Joarder C, Lall BA. The use of relative analgesia in the prosthetic treatment of the 'gagging' patient. Dent Update 2005;32:544–550.

[26] Chidiac JJ, Chamseddine L, Bellos G. Gagging prevention using nitrous oxide or table salt: A comparative pilot study. Int J Prosthodont 2001;14:364–366.

[27] Vichitvejpaisal P, Joshi GP, Liu J, White PF. Effect of severity of pulmonary disease on nitrous oxide washin and washout characteristics. J Med Assoc Thai 1997; 80:378–383.

[28] Christiansen R, Kirkevang LL, Hørsted-Bindslev P, Wenzel A. Patient discomfort following periapical surgery. Oral Surg Oral Med Oral Pathol Oral Radiol Endod 2008;105:245–250.

[29] Iqbal MK, Kratchman SI, Guess GM, Karabucak B, Kim S. Microscopic periradicular surgery: Perioperative predictors for postoperative clinical outcomes and quality of life assessment. J Endod 2007;33:239–244.

[30] García B, Penarrocha M, Martí E, Gay-Escodad C, von Arx T. Pain and swelling after periapical surgery related to oral hygiene and smoking. Oral Surg Oral Med Oral Pathol Oral Radiol Endod 2007;104:271–276.

[31] Seymour RA, Meechan JG, Blair GS. Postoperative pain after apicoectomy. A clinical investigation. Int Endod J 1986;19:242–247.

[32] Penarrocha M, Garcia B, Marti E, Balaguer J. Pain and inflammation after periapical surgery in 60 patients. J Oral Maxillofac Surg 2006;64:429–433.

[33] García B, Larrazabal C, Peñarrocha M, Peñarrocha M. Pain and swelling in periapical surgery. A literature update. Med Oral Patol Oral Cir Bucal 2008;13(11): E726–E729.

[34] Del Fabbro M, Ceresoli V, Lolato A, Taschieri S. Effect of platelet concentrate on quality of life after periradicular surgery: A randomized clinical study. J Endod 2012;38:733–739.

[35] Chong BS, Pitt Ford TR. Postoperative pain after root-end resection and filling. Oral Surg Oral Med Oral Pathol Oral Radiol Endod 2005;100:762–766.

[36] Tsesis I, Fuss Z, Lin S, Tilinger G, Peled M. Analysis of postoperative symptoms following surgical endodontic treatment. Quintessence Int 2003;34:756–760.

[37] Kvist T, Reit C. Results of endodontic retreatment: A randomized clinical study comparing surgical and nonsurgical procedures. J Endod 1999;25:814–817.

[38] Peñarrocha-Diago M, Maestre-Ferrín L, Peñarrocha-Oltra D, Gay-Escoda C, von-Arx T, Peñarrocha-Diago M. Pain and swelling after periapical surgery related to the hemostatic agent used: anesthetic solution with vasoconstrictor or aluminum chloride. Med Oral Patol Oral Cir Bucal 2012;17(4):e594–e600.

[39] Vane JR. Inhibition of prostaglandin synthesis as a mechanism of action for aspirin-like drugs. Nat New Biol 1971;231(25):232–235.

[40] Smith WL. Prostanoid biosynthesis and mechanisms of action. Am J Physiol 1992;263(2 pt 2):F181–F191.

[41] Richards D. The Oxford Pain Group League table of analgesic efficacy. Evid Based Dent 2004;5:22–23.

[42] Conaghan PG. A turbulent decade for NSAIDs: Update on current concepts of classification, epidemiology, comparative efficacy, and toxicity. Rheumatol Int 2012;32:1491–1502.

[43] Moore RA, Derry S, Aldington D, Wiffen PJ. Single dose oral analgesics for acute postoperative pain in adults—An overview of Cochrane reviews. Cochrane Database Syst Rev 2015;(9):CD008659.

[44] Mehlisch DR, Aspley S, Daniels SE, Southerden KA, Christensen KS. A single-tablet fixed-dose combination of racemic ibuprofen/paracetamol in the management of moderate to severe postoperative dental pain in adult and adolescent patients: A multicenter, two-stage, randomized, double-blind, parallel-group, placebo-controlled, factorial study. Clin Ther 2010;32:1033–1049.

[45] Menhinick KA, Gutmann JL, Regan JD, Taylor SE, Buschang PH. The efficacy of pain control following nonsurgical root canal treatment using ibuprofen or a combination of ibuprofen and acetaminophen in a randomized, double-blind, placebo-controlled study. Int Endod J 2004;37:531–541.

[46] Moore RA, Derry S, Straube S, Ireson-Paine J, Wiffen PJ. Faster, higher, stronger? Evidence for formulation and efficacy for ibuprofen in acute pain. Pain 2014; 155:14–21.

[47] Day RO, Graham GG, Williams KM. Pharmacokinetics of non-steroidal anti-inflammatory drugs. Baillieres Clin Rheumatol 1988;2:363–393.

[48] Insel P. Analgesic-antipyretic and anti-inflammatory agents and drugs employed in the treatment of gout. In: Hardman J, Limbard LE, eds. Goodman and Gilman's The Pharmacological Basis of Therapeutics, ed 9. New York: McGraw-Hill, 1996:617–639.

[49] US Food & Drug Administration. FDA Drug Safety Communication: FDA strengthens warning that non-aspirin nonsteroidal anti-inflammatory drugs (NSAIDs) can cause heart attacks or strokes. http://www.fda.gov/Drugs/DrugSafety/ucm451800.htm. Published 9 July 2015, accessed 17 January 2017.

[50] Bushra R, Aslam N. An overview of clinical pharmacology of Ibuprofen. Oman Med J 2010;25(3):155–161.

[51] Catella-Lawson F, Reilly MP, Kapoor SC, et al. Cyclooxygenase inhibitors and the antiplatelet effects of aspirin. N Engl J Med 2001;345:1809–1817.

[52] Ennis ZN, Dideriksen D, Vaegter HB, Handberg G, Pottegård A. Acetaminophen for chronic pain: A systematic review on efficacy. Basic Clin Pharmacol Toxicol 2016;118:184–189.

[53] World Health Organization. WHO's cancer pain ladder for adults. www.who.int/cancer/palliative/painladder/en/. Accessed 17 January 2017.

[54] Graham GG, Davies MJ, Day RO, Mohamudally A, Scott KF. The modern pharmacology of paracetamol: therapeutic actions, mechanism of action, metabolism, toxicity and recent pharmacological findings. Inflammopharmacology 2013;21:201–232.

[55] US Food & Drug Administration. Acetaminophen information. www.fda.gov/acetaminophen. Last updated 13 April 2016, accessed 17 January 2017.

[56] Zakhari S. Overview: How is alcohol metabolized by the body? National Institute on Alcohol Abuse and Alcoholism. http://pubs.niaaa.nih.gov/publications/arh294/245-255.htm. Accessed 17 January 2017.

[57] Dart RC, Green JL, Kuffner EK, Heard K, Sproule B, Brands B. The effects of paracetamol (acetaminophen) on hepatic tests in patients who chronically abuse alcohol—A randomized study. Aliment Pharmacol Ther 2010;32:478–486.

[58] Servey J, Chang J. Over-the-counter medications in pregnancy. Am Fam Physician 2014;90:548–555.

[59] Andrade C. Use of acetaminophen (paracetamol) during pregnancy and the risk of attention-deficit/hyperactivity disorder in the offspring. J Clin Psychiatry 2016; 77(3):e312–e314.

[60] Reisine T, Pasternak G. Opioid analgesics and antagonists. In: Hardman J, Limbard LE, eds. Goodman and Gilman's The Pharmacological Basis of Therapeutics, ed 9. New York: McGraw-Hill, 1996:521–556.

[61] Al-Hasani R, Bruchas MR. Molecular mechanisms of opioid receptor-dependent signaling and behavior. Anesthesiology 2011;115:1363–1381.

[62] Forbes JA, Bates JA, Edquist IA, et al. Evaluation of two opioid-acetaminophen combinations and placebo in postoperative oral surgery pain. Pharmacotherapy 1994;14:139–146.

[63] Litkowski LJ, Christensen SE, Adamson DN, Van Dyke T, Han SH, Newman KB. Analgesic efficacy and tolerability of oxycodone 5 mg/ibuprofen 400 mg compared with those of oxycodone 5 mg/acetaminophen 325 mg and hydrocodone 7.5 mg/acetaminophen 500 mg in patients with moderate to severe postoperative pain: A randomized, double-blind, placebo-controlled, single-dose, parallel-group study in a dental pain model. Clin Ther 2005;27:418–429.

[64] Seago S, Hayek A, Pruszynski J, Newman MG. Change in prescription habits after federal rescheduling of hydrocodone combination products. Proc (Bayl Univ Med Cent) 2016;29:268–270.

[65] Overholser BR, Foster DR. Opioid pharmacokinetic drug-drug interactions. Am J Manag Care 2011;17(11, suppl):276S–287S.

[66] Vree TB, van Dongen RT, Koopman-Kimenai PM. Codeine analgesia is due to codeine-6-glucuronide, not morphine. Int J Clin Pract 2000;54:395–398.

[67] Hutchinson MR, Menelaou A, Foster DJ, Coller JK, Somogyi AA. CYP2D6 and CYP3A4 involvement in the primary oxidative metabolism of hydrocodone by human liver microsomes. Br J Clin Pharmacol 2004;57:287–297.

[68] Smith HS. Opioid metabolism. Mayo Clin Proc 2009;84:613–624.

[69] Soleimanpour H, Safari S, Shahsavari Nia K, Sanaie S, Alavian SM. Opioid drugs in patients with liver disease: A systematic review. Hepat Mon 2016;16(4):e32636.

[70] Drazdowski TK. A systematic review of the motivations for the non-medical use of prescription drugs in young adults. Drug Alcohol Depend 2016;162:3–25.

[71] Crile G. The kinetic theory of shock and is prevention through anoci-assosication (shockless operation). Lancet 1913;185:7–16.

[72] Katz J, Clarke H, Seltzer Z. Review article: Preventive analgesia: Quo vadimus? Anesth Analg 2011;113:1242–1253 [erratum 2011;113:1475].

[73] Ong CK, Lirk P, Seymour RA, Jenkins BJ. The efficacy of preemptive analgesia for acute postoperative pain management: A meta-analysis. Anesth Analg 2005;100:757–773.

[74] Costa FW, Esses DF, de Barros Silva PG, et al. Does the preemptive use of oral nonsteroidal anti-inflammatory drugs reduce postoperative pain in surgical removal of third molars? A meta-analysis of randomized clinical trials. Anesth Prog 2015;62(2):57–63.

[75] Rhen T, Cidlowski JA. Antiinflammatory action of glucocorticoids—New mechanisms for old drugs. N Engl J Med 2005;353:1711–1723.

[76] Cruz-Topete D, Cidlowski JA. One hormone, two actions: Anti- and pro-inflammatory effects of glucocorticoids. Neuroimmunomodulation 2015;22:20–32.

[77] Marshall JG, Walton RE. The effect of intramuscular injection of steroid on posttreatment endodontic pain. J Endod 1984;10:584–588.

[78] Krasner P, Jackson E. Management of posttreatment endodontic pain with oral dexamethasone: A double-blind study. Oral Surg Oral Med Oral Pathol 1986;62:187–190.

[79] Liesinger A, Marshall FJ, Marshall JG. Effect of variable doses of dexamethasone on posttreatment endodontic pain. J Endod 1993;19:35–39.

[80] Mehrvarzfar P, Shababi B, Sayyad R, Fallahdoost A, Kheradpir K. Effect of supraperiosteal injection of dexamethasone on postoperative pain. Aust Endod J 2008;34:25–29.

[81] Pochapski MT, Santos FA, de Andrade ED, Sydney GB. Effect of pretreatment dexamethasone on postendodontic pain. Oral Surg Oral Med Oral Pathol Oral Radiol Endod 2009;108:790–795.

[82] Jalalzadeh SM, Mamavi A, Shahriari S, Santos FA, Pochapski MT. Effect of pretreatment prednisolone on postendodontic pain: A double-blind parallel-randomized clinical trial. J Endod 2010;36:978–981.

[83] Shantiaee Y, Mahjour F, Dianat O. Efficacy comparison of periapical infiltration injection of dexamethasone, morphine and placebo for postoperative endodontic pain. Int Dent J 2012;62(2):74–78.

[84] Lin S, Levin L, Emodi O, Abu El-Naaj I, Peled M. Etodolac versus dexamethasone effect in reduction of postoperative symptoms following surgical endodontic treatment: A double-blind study. Oral Surg Oral Med Oral Pathol Oral Radiol Endod 2006;101:814–817.

[85] Herrera-Briones FJ, Prados Sánchez E, Reyes Botella C, Vallecillo Capilla M. Update on the use of corticosteroids in third molar surgery: Systematic review of the literature. Oral Surg Oral Med Oral Pathol Oral Radiol 2013;116(5):e342–e351.

[86] Grossi GB, Maiorana C, Garramone RA, et al. Effect of submucosal injection of dexamethasone on postoperative discomfort after third molar surgery: A prospective study. J Oral Maxillofac Surg 2007;65:2218–2226.

[87] Alexander RE, Throndson RR. A review of perioperative corticosteroid use in dentoalveolar surgery. Oral Surg Oral Med Oral Pathol Oral Radiol Endod 2000;90:406–415.

[88] Hargreaves KM, Reader A, Nusstein JM, Marshall JG, Gibbs JL. Pharmacologic management of endodontic pain. In: Ingle JI, Bakland L, Baumgartner JC (eds). Ingle's Endodontics, ed 6. Hamilton, Ontario: BC Decker, 2008:713–736.

[89] Sisk AL, Bonnington GJ. Evaluation of methylprednisolone and flurbiprofen for inhibition of the postoperative inflammatory response. Oral Surg Oral Med Oral Pathol 1985;60:137–145.

[90] Aminov R. History of antimicrobial drug discovery—Major classes and health impact [epub ahead of print 5 October 2016]. Biochem Pharmacol doi:10.1016/j.bcp.2016.10.001.

[91] Fleming A. Penicillin. In: Nobel Foundation. Nobel Lectures: Physiology or Medicine, 1942–1962. Amsterdam: Elsevier, 1964:83–93.

[92] Luepke KH, Suda KJ, Boucher H, et al. Past, present, and future of antibacterial economics: Increasing bacterial resistance, limited antibiotic pipeline, and societal implications. Pharmacotherapy 2017;37:71–84.

[93] Goff DA, Kullar R, Goldstein EJ, et al. A global call from five countries to collaborate in antibiotic stewardship: United we succeed, divided we might fail. Lancet Infect Dis 2017;17:e56–e63.

[94] Mayo Clinic staff. Sepsis. Mayo Clinic Patient Care & Health Information: Diseases & Conditions. http://www.mayoclinic.org/diseases-conditions/sepsis/symptoms-causes/dxc-20169787. Last updated 16 January 2016, accessed 17 January 2017.

[95] Baumgartner JC, Rosenberg PA, Hoen MM, Lin LM. Treatment of endodontic infections, cysts, and flare-ups. In: Ingle JI, Bakland L, Baumgartner JC (eds). Ingle's Endodontics, ed 6. Hamilton, Ontario: BC Decker, 2008:690–712.

[96] Lindeboom JA, Frenken JW, Valkenburg P, van den Akker HP. The role of preoperative prophylactic antibiotic administration in periapical endodontic surgery: A randomized, prospective double-blind placebo-controlled study. Int Endod J 2005;38:877–881.

[97] Moreno-Drada JA, García-Perdomo HA. Effectiveness of antimicrobial prophylaxis in preventing the spread of infection as a result of oral procedures: A systematic review and meta-analysis. J Oral Maxillofac Surg 2016;74:1313–1321.

[98] von Arx T, Peñarrocha M, Jensen S. Prognostic factors in apical surgery with root-end filling: A meta-analysis. J Endod 2010;36:957–973.

[99] von Arx T, Jensen SS, Hänni S. Clinical and radiographic assessment of various predictors for healing outcome 1 year after periapical surgery. J Endod 2007;33:123–128.

[100] Baumgartner JC, Heggers JP, Harrison JW. Incidence of bacteremias related to endodontic procedures. II. Surgical endodontics. J Endod 1977;3:399–402.

[101] Wilson W, Taubert KA, Gewitz M, et al; American Heart Association. Prevention of infective endocarditis: Guidelines from the American Heart Association: A guideline from the American Heart Association Rheumatic Fever, Endocarditis and Kawasaki Disease Committee, Council on Cardiovascular Disease in the Young, and the Council on Clinical Cardiology, Council on Cardiovascular Surgery and Anesthesia, and the Quality of Care and Outcomes Research Interdisciplinary Working Group. J Am Dent Assoc 2008;139(suppl):3S–24S [erratum 2008;139:253].

[102] Rethman MP, Watters W 3rd, Abt E, et al; American Academy of Orthopaedic Surgeons; American Dental Association. The American Academy of Orthopaedic Surgeons and the American Dental Association clinical practice guideline on the prevention of orthopaedic implant infection in patients undergoing dental procedures. J Bone Joint Surg Am 2013;95:745–747.

[103] Sollecito TP, Abt E, Lockhart PB, et al. The use of prophylactic antibiotics prior to dental procedures in patients with prosthetic joints: Evidence-based clinical practice guideline for dental practitioners—a report of the American Dental Association Council on Scientific Affairs. J Am Dent Assoc 2015;146:11–16.e8.

[104] Robinson PG, Cooper H, Hatt J. Healing after dental extractions in men with HIV infection. Oral Surg Oral Med Oral Pathol 1992;74:426–430.

[105] Porter SR, Scully C, Luker J. Complications of dental surgery in persons with HIV disease. Oral Surg Oral Med Oral Pathol 1993;75:165–167.

[106] Horberg MA, Hurley LB, Klein DB, et al. Surgical outcomes in human immuno-deficiency virus-infected patients in the era of highly active antiretroviral therapy. Arch Surg 2006;141:1238–1245.

[107] Abalo A, Patassi A, James YE, Walla A, Sangare A, Dossim A. Risk factors for surgical wound infection in HIV-positive patients undergoing surgery for orthopaedic trauma. J Orthop Surg (Hong Kong) 2010;18:224–227.

[108] McKenna SJ. Dental management of patients with diabetes. Dent Clin North Am 2006;50:591–606.

[109] Peterson LJ. Antibiotic prophylaxis against wound infections in oral and maxillofacial surgery. J Oral Maxillofac Surg 1990;48:617–620.

[110] Sancho-Puchades M, Herráez-Vilas JM, Berini-Aytés L, Gay-Escoda C. Antibiotic prophylaxis to prevent local infection in oral surgery: Use or abuse? Med Oral Patol Oral Cir Bucal 2009;14(1): E28–E33.

[111] Guggenheimer J, Eghtesad B, Stock DJ. Dental management of the (solid) organ transplant patient. Oral Surg Oral Med Oral Pathol Oral Radiol Endod 2003;95:383–389.

[112] Uyanne J, Calhoun CC, Le AD. Antiresorptive drug-related osteonecrosis of the jaw. Dent Clin North Am 2014;58:369–384.

[113] Hellstein JW, Adler RA, Edwards B, et al; American Dental Association Council on Scientific Affairs Expert Panel on Antiresorptive Agents. Managing the care of patients receiving antiresorptive therapy for prevention and treatment of osteoporosis: Executive summary of recommendations from the American Dental Association Council on Scientific Affairs. J Am Dent Assoc 2011;142:1243–1251.

[114] Paluzzi RG. Antimicrobial prophylaxis for surgery. Med Clin North Am 1993;77:

427–441.

[115] Ren YF, Malmstrom HS. Effectiveness of antibiotic prophylaxis in third molar surgery: A meta-analysis of randomized controlled clinical trials. J Oral Maxillofac Surg 2007;65:1909–1921.

[116] Pallasch TJ. Pharmacokinetic principles of antimicrobial therapy. Periodontol 2000 1996;10:5–11.

[117] Kong KF, Schneper L, Mathee K. Beta-lactam antibiotics: From antibiosis to resistance and bacteriology. APMIS 2010;118:1–36.

[118] Mandell G, Petri W. Antimicrobial agents. Penicillins, cephalosporins and other Beta-lactam antibiotics. In: Hardman J, Limbard LE, eds. Goodman and Gilman's The Pharmacological Basis of Therapeutics, ed 9. New York: McGraw-Hill, 1996: 987–1008.

[119] Baumgartner JC, Xia T. Antibiotic susceptibility of bacteria associated with endodontic abscesses. J Endod 2003;29:44–47.

[120] Kuriyama T, Williams DW, Yanagisawa M, et al., Antimicrobial susceptibility of 800 anaerobic isolates from patients with dentoalveolar infection to 13 oral antibiotics. Oral Microbiol Immunol 2007;22:285–288.

[121] Lang PM, Jacinto RC, Dal Pizzol TS, Ferreira MB, Montagner F. Resistance profiles to antimicrobial agents in bacteria isolated from acute endodontic infections: Systematic review and meta-analysis. Int J Antimicrob Agents 2016;48:467–474.

[122] Khemaleelakul S, Baumgartner JC, Pruksakorn S. Identification of bacteria in acute endodontic infections and their antimicrobial susceptibility. Oral Surg Oral Med Oral Pathol Oral Radiol Endod 2002;94:746–755.

[123] Holmes CJ, Pellecchia R. Antimicrobial therapy in management of odontogenic infections in general dentistry. Dent Clin North Am 2016;60:497–507.

[124] Rolinson GN, Geddes AM. The 50th anniversary of the discovery of 6-aminopenicillanic acid (6-APA). Int J Antimicrob Agents 2007;29:3–8.

[125] Geddes AM, Klugman KP, Rolinson GN. Introduction: Historical perspective and development of amoxicillin/clavulanate. Int J Antimicrob Agents 2007;30(2 suppl):109S–112S.

[126] Lee QU. Use of cephalosporins in patients with immediate penicillin hypersensitivity: Cross-reactivity revisited. Hong Kong Med J 2014;20:428–436.

[127] Kapusnik-Uner J, Sande M, Chambers H. Antimicrobial agents. Tetracyclines, chloramphenicol, erythromycin and miscellaneous antibacterial agents. In: Hardman J, Limbard LE, eds. Goodman and Gilman's The Pharmacological Basis of Therapeutics. New York: McGraw-Hill, 1996:1123–1153.

[128] Kuriyama T, Karasawa T, Nakagawa K, Saiki Y, Yamamoto E, Nakamura S. Bacteriologic features and antimicrobial susceptibility in isolates from orofacial odontogenic infections. Oral Surg Oral Med Oral Pathol Oral Radiol Endod 2000;90: 600–608.

[129] Tancawan AL, Pato MN, Abidin KZ, et al. Amoxicillin/clavulanic acid for the treatment of odontogenic infections: A randomised study comparing efficacy and tolerability versus clindamycin. Int J Dent 2015;2015:472470.

[130] Brook I, Lewis MA, Sándor GK, Jeffcoat M, Samaranayake LP, Vera Rojas J. Clindamycin in dentistry: More than just effective prophylaxis for endocarditis? Oral Surg Oral Med Oral Pathol Oral Radiol Endod 2005;100:550–558.

[131] Shweta, Prakash SK. Dental abscess: A microbiological review. Dent Res J (Isfahan) 2013;10:585–591.

[132] Samuelson J. Why metronidazole is active against both bacteria and parasites. Antimicrob Agents Chemother 1999;43:1533–1541.

[133] Tracy J, Webster L. Drugs used in the chemotherapy of protozoal infections. In: Hardman J, Limbard LE, eds. Goodman and Gilman's The Pharmacological Basis of Therapeutics, ed 9. New York: McGraw-Hill, 1996:987–1008.

[134] Sgolastra F, Gatto R, Petrucci A, Monaco A. Effectiveness of systemic amoxicillin/metronidazole as adjunctive therapy to scaling and root planing in the treatment of chronic periodontitis: A systematic review and meta-analysis. J Periodontol 2012;83:1257–1269.

第17章

根尖手术的结局
Outcomes of Endodontic Surgery

Thomas von Arx, Shane N. White

保留住那些因牙髓源性或外伤性疾病而发生炎症或感染的牙齿，可以改善口面部的美观性、舒适度及功能性。初次非手术根管治疗（NSRCT）和充填旨在消除并永久隔绝根管系统的细菌感染。但在一些情况下，尽管采取了所有最佳的措施，这些目标也有可能不能够达到。通过对NSRCT与根尖外科手术包括现代显微根尖外科手术的系统性回顾得知，传统的NSRCT失败的情况下，首选的治疗方案是非手术性根管再治疗[1]。非手术性的根管再治疗不具备破坏性，且通常情况下是有效的，它作用于根管系统内的全部细菌，随着时间延长其治愈率可以提高，并且能维持牙根长度[2]。此外，经过非手术性根管再治疗的患牙如进行根尖外科手术将有更好的预后[3]。

然而，如果一些细菌未被清除或者根管外有细菌存在的话，那么小部分非手术根管再治疗仍然存在失败的可能[4]。这些情况下，则最好使用现代显微根尖外科手术的治疗手段，这种治疗可以采用显微镜、超声仪器和根管倒充填材料，例如矿物三氧化物聚合物（MTA）[1,5]。根尖外科手术能够处理根管外的细菌。此外，有一些NSRCT失败的患者不接受根管再治疗。因此，现代显微根尖外科手术在牙体牙髓病学和牙齿保留理念中占有重要的地位。

根尖外科手术在牙髓病学的手术中应用最为广泛，是牙髓病学手术文献中的主要关注点。但是，一些其他的手术方式仍然能够解决患者一些较顽固的牙髓疾病，所以，这些手术也应该被关注[1]。意向性牙再植可作为拔除的替代方案，自体牙移植也占有一席之地，尤其是那些处在发育期并有合适供体牙的患者。当多根牙中仅有单根存在严重病变而其他根尚未波及时，截根术就起到了很大的作用。

本章主要目的：①介绍牙髓病学手术的地位；②描述手术结果的评价方法；③确定术后评估的随访次数；④描述根尖外科手术的结局；⑤描述根尖外科手术的预后因素；⑥总结牙髓病学手术的结局。

牙髓病学手术结局评估

利益相关者、患者、牙医和第三方付款人均与手术成功相关，但是他们的视角可能千差万别。患者的症状，临床检查，放射检查3个方面基本构成了对根尖外科手术结局的评估。根尖外科手术涉及3种组织：牙根及其牙周膜，牙槽骨，软组织（牙龈，龈乳头，牙槽黏膜），结局的评估需要囊括这3个方面。此外，评估手术的影响也应包含以患者为中心的内容，比如，生活质量、疼痛、美观以及花费等。

显而易见，疼痛或其他症状的存在说明手术失败，临床检查证明炎症或感染存在也是如此，例如叩诊疼痛或存在窦道。治疗过的患牙需无再感染的临床表现和症状。传统而言，根尖外科手术的结局评估基于二维放射影像，根尖周的愈合包括根截面牙周膜正常间隙的形成和在病变的骨缺损区有新骨的形成。系统性的放射检查必须包含对牙周膜间隙、硬骨板的连续性、骨小梁的排列方式以及骨密度的评估[6]。

Andreasen和Rud[7]将根尖外科手术的放射检查结果与根尖组织学联系到一起，他们将病变区低密度范围的缩小视作愈合，并且将并没有完全恢复的瘢痕组织也视为病变范围缩小。影像显示的圆形或半圆形密度降低区的宽度是正常牙周膜的两倍以上，并混入或渗透进牙周膜间隙的情况被他们认为是炎症存在所导致的。

Molven等[8]的方案将根尖外科手术的结局划分为4类：完全愈合、不完全愈合（瘢痕组织）、不确定的愈合和不满意的愈合（失败）。他们的方案提供了示例放射片和示意图。这一分类系统得到了其他研究者的赞同，成为使用最广泛的系统。

有观点进一步指出，良好的愈合也可以有瘢痕组织存在或放射检查可见牙周膜间隙增宽[8-10]。一项观察了24个被归类为不完全愈合患牙的研究发现，在术后2~6年里，随着时间的推进，大部分患牙的放射低密度区范围在持续缩小。

根尖外科手术的情况不同于非手术性的根管治疗和再治疗，后者根尖周病变在被骨组织替代之前将持续存在直到自行消失。根尖外科手术的本质是促进骨的快速愈合。病理性的根尖组织和炎性或感染的组织被去除；其缺损区小，且四周均有骨壁环绕，仅有一个保守的颊侧通道。血凝块的形成能够快速成骨，缝合被覆软组织使之有良好的支持和稳定，这些情况均给愈合创造了上乘的条件。

何时评估愈合

长期以来都认为评估牙髓病手术需要1年的随访。Halse等[11]认为1年的随访对于大多数病例来说可以得出确切的结论，仅有少数不确定的案例需要继续随访。这一发现与Burstein等[12]一致，他们认为，根尖周缺损的范围通常可以在一年内减少80%。另外还有一些可以在1年后愈合[13]。的确，延迟愈合至数十年的情况也有存在[14]。然而，也有一些早期成功但随时间进展又失败的病例[2,5,15]。因为根尖外科手术仅能处理感染根管的根尖段，而不是整个根管系统，所以存在着细菌从未经处理的部分迁移至根尖的可能性。因此，一个全面的1年随访评估需要包括患者的病史、临床检查、经手术治疗患牙的X线片，但是额外的随访也应该作为随后的全面检查的一部分。

根尖外科手术转归

本章主要着眼于根尖外科手术，因为到目前为止，它被使用得最为广泛。当非手术治疗不能成功地解决牙髓来源的疾病或治疗无法进行时，则可以采取根尖外科手术的治疗方案。早在20世纪90年代，随着显微外科手术理论和技术的推广，根尖外科手术完成了从传统向现代化技术的转变。评价根尖外科手术结局的数据时，必须还要考虑到科学研究的质量、特殊的评估措施、手术技术以及使用的材料等方面。关于根尖外科手术结局的论文通常都是低级别的系列病案研究；几乎没有临床随机实验被实施过[16]。

传统技术

Hepworth和Friedman[3]对1995年前发表的根尖外科手术的研究进行了文献回顾。他们将根尖外科手术按照是否有接受过非手术的根管治疗分为两类。计算加权成功率后得知，同时接受了非手术根管治疗的根尖外科手术的成功率有81%，而没有接受过根管治疗的成功率仅有59%。他们也指出，在被纳入的诸多文献中，病例选择、治疗程序和方法学都有相当大的不同。他们也认为后来外科手术技术的提高导致了这些研究的临床意义很有限，因此，本章主要着眼于近期较新的文献。

近期文献

自1996年起，所发表的关于根尖外科手术的英文研究可总结为两个表格。表17-1总结了使用放大设备（外科显微镜或内窥镜）的研究，表17-2则是对没有使用这类器械的总结。虽然存在较大差异，运用了放大设备的成功率仍普遍高于未使用者。其成功率从67%提升至97%；仅有一项研究报道成功率低于70%（其数据排除了未接受根尖段充填的患牙）。相反，未使用放大设备的36项研究中，有12项报道的成功率低于70%，4项低于50%，有一项的成功率低至31%。

Tsesis等[90]对现代根尖外科手术文献进行了meta分析（放大设备，最小范围或无斜面的根尖段切除，显微工作尖对根尖段窝洞的预备以及根尖段充填）。1年以上成功率达到92%。作者指出，年龄、性别、牙齿形态、根尖充填材料类型和放大设备的种类对成功率没有明显的影响。

传统技术与现代技术的比较

仅有少部分研究比较了在根尖外科手术中使用钻针和使用超声显微工作尖倒预备的情况[57,60,78,85]。这些研究均是在没有放大设备下完成的。使用超声显微工作尖的成功率要高于使用钻针（各自为81%~100%和65%~91%）。有3项研究的两个组别备洞后使用的是相同的充填材料。然而，Testori等[60]的研究中，钻针组用银汞合金充填根尖段窝洞，而显微工作尖组则用强化氧化丁香油水门汀SuperEBA充填；它们结局的不同可能受到了根尖段充填材料不同的影响。

Tsesis等[22]回顾了传统根尖段切除技术（使用钻针预备45°的斜面）与现代技术的不同（显微镜下使用显微工作尖预备，垂直于牙根长轴切除根尖段）。在长于6个月的随访中，使用现代技术的完全愈合率（91%）显著高于传统技术（44%）。

Setzer等[91]最早对传统根尖外科手术（TRS）与显微根尖外科（EMS）之间进行了meta分析。传统根尖外科手术不使用或仅使用低倍数（4×）的放大设备，并且使用钻针预备根尖段；而显微根尖外科则是使用10×甚至更高倍数的放大设备，且根尖段的预备使用的是显微工作尖。在12项TRS（925颗患牙）与9项EMS（699颗患牙）的分析中得知，EMS的混合加权成功率达到94%，显著高于仅有59%成功率的TRS，其EMS成功的可能性（相对风险比）也是TRS的1.6倍。

他们的第二篇meta分析比较了显微根尖外科手术是否采用高倍放大设备的区别[92]。他们将使用显微器械但没有可视化辅助（或仅使用了双目放大镜）视为当代根尖外科手术（CRS）。而将采用显微镜和内窥镜的手术定义为显微根尖外科（EMS）。高放大倍数组EMS成功率（94%）略高于CRS（88%）。

Tsesis等[93]对18项使用现代牙髓病学外科手术技术的研究进行了一项meta分析。其1年成功率到达了

表17-1 使用高倍数放大设备的根尖外科手术的结局研究

作者（年份）	研究类型（手术年份）	随访	放大设备	根管倒充填材料
Rud 等[17] (1997)	回顾性队列研究（1989—1992）	2～4年	MSC	Retroplast（无显微工作尖）
Rubinstein和Kim[19] (1999)	前瞻性队列研究（NA）	1年	MSC	SuperEBA
Rubinstein和Kim[20] (2002)	前瞻性队列研究（NA）	5～7年	MSC	SuperEBA
Taschieri 等[21] (2006)	RCT (2001—2003)	1年	ESC 双目放大镜	SuperEBA
Tsesis 等[22] (2006)	临床回顾性对比研究 (2000—2002)	最少6个月	MSC 无（裸眼）	IRM IRM（无显微工作尖）
Taschieri 等[23] (2007)	前瞻性队列研究 (2001—2003)	1年	ESC	SuperEBA
Von Arx 等[24] (2007)	临床前瞻性对比研究 (2000—2003)	1年	ESC	MTA (ProRoot) Retroplast（无显微工作） SuperEBA
Kim 等[27] (2008)	前瞻性队列研究 (2001—2005)	6个月至5年	MSC	IRM, SuperEBA或MTA (ProRoot)
Saunders[28] (2008)	前瞻性队列研究 (2000—2006)	4个月至6年（平均18个月）	MSC	MTA (ProRoot)
Taschieri 等[29] (2008)	RCT (2001—2004)	2年	ESC MSC	SuperEBA
Christiansen 等[30] (2009)	RCT (2005—2006)	1年	MSC	MTA (ProRoot) 无（仅抛光既有RCF，无显微工作尖）
Barone 等[32] (2010)	前瞻性队列研究 (1998—2003)	4～10年	MSC	多种
Von Arx 等[34] (2010)	临床前瞻性对比研究 (2001—2007)	1年	MSC和ESC	MTA (ProRoot) Retroplast（无显微工作）
Song 等[36] (2011)	前瞻性队列研究 (2001—2009)	1年	MSC	MTA (ProRoot) 或 SuperEBA
Song 等[37] (2011)	临床对照研究 (2004—2008)	1年	MSC	MTA (ProRoot) SuperEBA IRM
Song 等[38] (2012)	RCT (2003—2010)	1 年	MSC	MTA (ProRoot) SuperEBA
Song 等[39] (2012)	前瞻性队列研究 (2001—2005)	6～10年	MSC	IRM, SuperEBA或MTA (ProRoot)
Von Arx 等[26] (2012)	临床前瞻性对比研究 (2000—2003)	5年	ESC	MTA (ProRoot) Retroplast（无显微工作） SuperEBA

▶上述研究除了个别标记的之外，均使用了外科显微镜或内窥镜，并采用超声显微工作尖进行根尖段预备。

BC RRM，牙根修复生物陶瓷材料；EBA，乙氧基苯甲酸；ESC，内窥镜；IRM，过渡修复性材料；MSC，显微镜；NA，不详；REF，根尖段充填；RCF，根管充填材料；RCT，随机对照试验。

初始数量 （牙齿）	随访数量 （牙齿）	失访率	愈合标准	成功率	备注
*909	*551	39%	Rud 等[18] (1972)	86%	*数量指牙根数
*128	*94	27%	成功=硬骨板恢复或瘢痕愈合；无症状，有功能	97%	*数量指牙根数；Rubinstein 和 Kim[20] (2002)中的长期数据
*91	*59	35%	Rud 等[18] (1972)	92%	*数量指牙根数；仅包含Rubinstein 和 Kim[19] (1999)研究中1年成功的病例
43	39	9%	Molven 等[8-9] (1987,1996)	95%	P=0.08；未治疗磨牙
37	32	14%		91%	
NA	45	NA	Rud 等[18] (1972),	91%	P<0.0001
NA	43	NA	Molven 等[8] (1987)	44%	
28	27	3%	Molven 等[9] (1996)	78%	只有手术病例被纳入
53	51	4%	Rud 等[18] (1972),	90%	P>0.05；长期数据见 Von Arx 等[26] (2012)的研究
86	85	1%	Molven 等[8] (1987),	85%	
55	55	0	Zuolo 等[25] (2000)	76%	
263	192	27%	Molven 等[8-9] (1987,1996)	单独牙髓病来源占95%，牙周牙髓联合病变占78%	P<0.05；数据未将REF进行区分
321	276	14%	Halse 等[6] (2002), Halse 和 Molven10 (2004)	89%	NA
50	41	18%	Molven 等[8-9] (1987,1996)	90%	P=0.1
63	59	6%		92%	
26	25	4%	Rud 等[18] (1972),	97%	P<0.001；来自Kruse 等[31] (2016)的研究中的长
26	21	19%	Molven 等[8-9](1987,1996)	52%	
73	40	45%	Rud 等[18] (1972), Orstavik 等[33] (1986)	72%	NA
178	173	3%	Rud 等[18] (1972),	91%	P=0.003；来自Von Arx 等[35] （2014）研究中的长期数据
175	166	5%	Molven 等[8-9] (1987,1996)	80%	
54	42	22%	Molven 等[8-9] (1987,1996)	93%	所用病例是再次手术的病例；数据未对REF进行区分
NA	214	NA	Molven 等[8-9] (1987,1996)	87%	P=0
NA	111	NA		86%	
NA	102	NA		79%	
130	90	31%	Molven 等[8-9] (1987,1996)	96%	P=0.5
130	102	22%		93%	
172	104	40%	Molven 等[8-9] (1987,1996)	93%	Kim 等[27]（2008）中成功的病例；数据未对REF进行区分
53	44	17%	Rud 等[18] (1972),	*86%	Von Arx 等[24] (2007)；研究中使用材料相同
86	77	11%	Molven 等[8] (1987),	75%	
55	49	11%	Zuolo 等[25] (2000)	*67%	*显著性差异

表17-1 （续表）使用高倍数放大设备的根尖外科手术的结局研究

作者（年份）	研究类型（手术年份）	随访	放大设备	根管倒充填材料
Kreisler 等[40] (2013)	回顾性队列研究 (2009)	6～12个月 （平均8个月）	双目放大镜，MSC或ESC	多种
Song 等[41] (2013)	临床前瞻性对比研究 (2001—2011)	1～10年	MSC	MTA (ProRoot) SuperEBA IRM
Li 等[42] (2014)	回顾性队列研究 (2007—2010)	2年	MSC	SuperEBA
Lui 等[43] (2014)	回顾性队列研究 (1997—2003)	1～2年	MSC	IRM 或 MTA (ProRoot)
Song 等[45] (2014)	回顾性队列研究 (2004—2007)	1年 4～8年	MSC	IRM, SuperEBA, 或 MTA (ProRoot)
Tortorci 等[46] (2014)	临床回顾性对比研究 (1985—1993) 临床回顾性对比研究 (1993—2005)	5年	MSC 无（裸眼）	MTA (ProRoot) 银汞合金（钻针）
Von Arx 等[35] (2014)	临床前瞻性对比研究 (2001—2007)	5年	MSC 和 ESC	MTA (ProRoot) Retroplast（无显微工作）
Shinbori 等[47] (2015)	回顾性队列研究 (2009—2013)	12～33个月	MSC	BC RRM (endosequence)
Tawil 等[48] (2015)	前瞻性队列研究 (2009—2010)	1年 3年	MSC	MTA (ProRoot) 或 SuperEBA
Çaliş kan 等[49] (2016)	前瞻性队列研究 (2007—2013)	2～6年	MSC	MTA (ProRoot)
Kruse 等[31] (2016)	RCT (2005—2006)	6年	MSC	MTA (ProRoot) 无（仅抛光存在的根管充填材料；无显微工作尖）

▶上述研究除了个别标记的之外，均使用了外科显微镜或内窥镜，并采用超声显微工作尖进行根尖段预备。

BC RRM，牙根修复生物陶瓷材料；EBA，乙氧基苯甲酸；ESC，内窥镜；IRM，过渡修复性材料；MSC，显微镜；NA，不详；REF，根尖段充填；RCF，根管充填材料；RCT，随机对照试验。

89%，运用显微镜和内窥镜对于成功率没有区别，但是两者均较双目放大镜明显提高了成功率。此外，使用MTA作为根管倒充填材料的成功率明显高于其他材料。

Torabine等[2,5]的两篇系统性回顾对现代牙髓外科技术的优势有深刻的见解。2009年一项手术研究对之前合格的手术进行分析可知，2～4年成功率达78%，4～6年为72%。然而，2015年的研究将范围限制在显微外科根尖手术中，其成功率明显上升，2～4年和4～6年成功率分别可达90%和84%。显微外科手术后患牙的保留率也比较高，2～4年和4～6年分别可达到94%和88%，这也说明了经过显微根尖外科手术治疗后的患牙随时间延长仍有小部分存在缺失的可能性。

显而易见，现代手术技术明显优于传统技术，应该被牙髓病学手术广泛采纳。然而实际上即便采用了现代显微根尖外科手术，经治疗的患牙仍有可能随时间推移而有较低概率的丢失可能性。

远期研究

从1996—2016年的研究报道中，几乎没有研究使用标准化观察时间，来评估根尖外科手术长期结局（5年以上）[26,35,31,71,75]（表17-1和表17-2）。其中有一项研究使用了传统技术[71]。另外一个没有使用高倍

初始数量（牙齿）	随访数量（牙齿）	失访率	愈合标准	成功率	备注
NA	281	NA	Rud 等[18] (1972), Molven 等[8] (1987)	88%	多中心研究
NA	150	NA	Molven 等[8-9] (1987,1996)	90%	P >0.05
NA	186	NA		87%	
NA	8	NA		88%	
116	101	13%	Molven 等[8-9] (1987,1996)	93%	NA
243	93	62%	Rud 等[18] (1972), Friedman[44] (2005)	79%	数据没有对根尖段充材料进行划分
115	105	9%	Rud 等[18] (1972)	91%	数据没有对根尖段充材料进行划分
115	105	9%		88%	
NA	322	NA	Rud 等[18] (1972), Molven 等[8-9] (1987,1996)	96%	P =0.00214
NA	217	NA		91%	
178	134	25%	Rud 等[18] (1972),	93%	P =0.0003；Von Arx 等[34] (2010) 研究中使用同材料
175	137	22%	Molven 等[8-9] (1987,1996)	77%	
113	113	0%	Rud 等[18] (1972), Molven 等[8-9] (1987,1996)	92%	患者在内科私人诊所治
87	77	12%	Rud 等[18] (1972),	95%	患者在内科私人诊所治
87	73	16%	Molven 等[8-9] (1987,1996)	97%	数据没有对根尖段充填材料进行划分
108	90	17%	Molven 等[8-9] (1987,1996)	80%	仅包括单根前牙
26	19	27%	Rud 等[18] (1972),	84%	P =0.04；Christiansen 等[30] (2009) 研究中使用相同材料
26	20	23%	Molven 等[8-9] (1987,1996)	55%	

的放大设备并且研究中包含了再次手术的案例[75]。其他许多所谓的长期研究所纳入的患者随访时间长短不一，短的几个月，长则几年，时间不同其反映的愈合阶段也有所不同[27-28,32,49-50,60,65,68,74,79,88]。

Von Arx等[26]采用现代技术，对他们的现代根尖外科手术病例进行了1年期和5年期随访。所有使用材料［包括MTA、Retroplast（Retroplast Trading）、SuperEBA（Bosworth）］在进行根尖外科手术时，成功率第1年与第5年相比有所下降（分别为90%、85%，76%和86%，75%，67%）。MTA相较于Retroplast和SuperEBA远期失败率相对较低。随后一些大样本的病例中，使用MTA和Retroplast处理的牙齿也得出了相同趋势的结论[35]。MTA的1年成功率达91%，5年成功率达93%，相对的Retroplast，分别为80%和77%。

Kruse等[31]邀请了所有参与了1年随访的患者进行了一项6年术后检查的研究。这26颗患牙最初均充填的MTA，其中有一例因1年内出现了根折而失败[30]。其他的25例进行了1年随访，19例在第6年再次进行了随访，其中成功的有16例。如果忽略早期失败案例，则1年成功率和6年成功率分别达100%和84%，将早期失败考虑在内的话，则1年成功率和6年成功率分别达96%和80%。无论哪种情况，置信区间都较大，因为几乎有1/4的患者未参与随访导致样本

表17-2 未使用高倍数放大设备的根尖外科手术的总结研究

作者（年份）	研究类型（手术年份）	随访	放大设备	根管倒充填材料
August 等[50] (1996)	回顾性队列研究 (1969—1983)	11~24年 （平均15年）	无（裸眼）	银汞合金（无显微工作尖）
Danin 等[51] (1996)	*前瞻性队列研究 (NA)	1年	NA	GIC（化学充填；无显微工作尖）
Rud 等[52] (1996)	回顾性队列研究 (1984)	8-9年	NA	Retroplast（无显微工作尖）
Rud 等[53] (1996)	前瞻性队列研究 (1990—1992)	1年	NA	Retroplast（无显微工作尖）
Sumi 等[54] (1996)	回顾性队列研究 (1992—1994)	0.5~3年	NA	SuperEBA
Jansson 等[56] (1997)	前瞻性队列研究 (1993)	11~16个月 （平均13个月）	NA	GIC (Ketac Silver; 无微探针)
Bader 和 Lejeune 等[57] (1998)	临床前瞻性对比研究 (1992—1993)	1年	NA	IRM
				IRM（暴露牙本质用二氧化碳处理）
				IRM（无显微工作尖）
				IRM（无显微工作尖，暴露牙本质用二氧化碳处理）
Kvist 和 Reit 等[58] (1999)	*前瞻性队列研究 (1989—1992)	4年	NA	牙胶（无显微工作尖）
Testori 等[60] (1999)	回顾性队列研究 (1985—1994)	1~6年 （平均5年）	NA	银汞合金（无显微工作尖）
				SuperEBA
Von Arx 等[61] (1998)	前瞻性队列研究 (1992—1993)	1年	无（裸眼）	SuperEBA
Zuolo 等[25] (2000)	前瞻性队列研究 (1992—1993)	1~4年	NA	IRM
Rahbaran 等[64] (2001)	回顾性队列研究 (1990—1995)	最少4年	NA	多种（1993年前无微探针）
Rud 等[65] (2001)	前瞻性队列研究 (1984—1997)	0.5~13年	NA	Retroplast（无显微工作尖）
Von Arx 等[66] (2001)	前瞻性队列研究 (NA)	1年	无（裸眼）	SuperEBA
Jensen 等[67] (2002)	RCT (1996—1999)	1年	NA	Retroplast（无显微工作尖）
				GIC（Chelon Silver; 无显微工作尖）
Chong 等[13] (2003)	RCT (NA)	1年	NA	MTA
				IRM
		2年		MTA
				IRM

▶上述研究未使用外科显微镜或内窥镜；除了个别提及，均采用了超声显微工作尖进行根尖段预备。EBA, 乙氧基苯甲酸；GIC, 玻璃离子水门汀；IRM, 过渡修复性材料；NA, 不详；REF, 根尖段充填；RCF, 根管充填材料；RCT, 随机对照试验。

初始数量 （牙齿）	随访数量 （牙齿）	失访率	愈合标准	成功率	备注
220	41	81%	作者自己的标准	*63%	*涉及26颗牙（剩余牙仅做了根尖切除术，未进行根尖段充填）
19	19	0	Rud 等[18] (1972)	58%	*数据来源于手术性再治疗和非手术性再治疗的RCT实验；不包括磨牙
*34	33	3%	Rud 等[18] (1972)	97%	*首次采用Retroplast，并在1后完全愈合
*561	*351	37%	Rud 等[18] (1972)	82%	*数量指牙根数
NA	157	NA	Amagasa 等[55] (1989)	92%	NA
NA	59	NA	作者自己的标准	31%	仅包含单根牙
80	NA	NA	作者自己的标准	95%	NA
80	NA	NA		90%	
80	NA	NA		65%	
80	NA	NA		68%	
47	NA	NA	Reit 和 Gröndahl 等[59] (1983)	60%	*数据来源于手术性再治疗和非手术性再治疗的RCT实验；仅包括切牙和尖牙
NA	207 apices	NA	Rud 等[18] (1972)	68%	评估的牙齿总数
NA	95 apices	NA		85%	N = 181
50	43	14%	Zetterqvist 等[62] (1991), Jesslén 等[63] (1995)	82%	NA
114	102	11%	Molven 等[8-9] (1987,1996)	91%	病例均在私人诊所完成
NA	83	NA	作者自己的标准	37%	数据来源于在牙体牙髓科室内完成的患者
639	520	19%	Rud 等[18] (1972)	92%	仅包括下颌磨牙；病例包括6~18个月愈合之后未再随访和早期随访最后转为愈合的病例
56	55	2%	Zetterqvist 等[62] (1991), Jesslén 等[63] (1995)	88%	仅包括磨牙
67	60	10%	Rud 等[18] (1972)	73%	P<0.001；用Retroplast处理的病例远期数据在Yazdi等[68](2007)
67	62	8%		31%	
NA	64	NA	Molven 等[8] (1987)	84%	P>0.05；初始研究样本量
NA	58	NA		76%	N = 183
NA	47	NA		92%	
NA	39	NA		87%	

表17-2 （续）未使用高倍数放大设备的根尖外科手术的结局研究

作者（年份）	研究类型（手术年份）	随访	放大设备	根管倒充填材料
Maddalone 和 Gagliani 等[69] (2003)	前瞻性队列研究 (NA)	3年	双目放大镜（×4）	SuperEBA
Schwartz-Arad 等[70] (2003)	前瞻性队列研究 (1994—1999)	6～45个月（平均11个月）	NA	银汞合金或IRM（无显微工作尖）
Wesson 和 Gale 等[71] (2003)	前瞻性队列研究 (1974—1995)	5年	无（裸眼）	银汞合金（无显微工作尖）
Sahlin Platt 和 Wannfors 等[72] (2004)	临床前瞻性对比研究 (NA)	1年	NA	复合体（Dyract AP；无显微工作尖）GIC（Ketac Silver；无显微工作尖）
Wang 等[74] (2004)	前瞻性队列研究 (NA)	4～8年	双目放大镜	多种
Gagliani 等[75] (2005)	前瞻性队列研究 (1995—1996)	5年	双目放大镜（×4.5）	SuperEBA
Lindeboom 等[76](2005)	RCT (NA)	1年	双目放大镜（×3.5）	MTA (ProRoot)IRM
Taschieri 等[77] (2005)	前瞻性队列研究 (NA)	1年	双目放大镜（×3.4）	SuperEBA
De Lange 等[78] (2007)	RCT (NA)	1年	无（裸眼）	IRM
Peñarrocha 等[79] (2007)	前瞻性队列研究 (NA)	1～10年（平均28个月）	NA	银汞合金
Wälivaara 等[81] (2007)	前瞻性队列研究 (2002)	12～19个月	NA	IRM
Yazdi 等[68] (2007)	前瞻性队列研究 (1996—1999)	7～9年（平均8年）	NA	Retroplast（无显微工作尖）
García 等[82] (2008)	前瞻性队列研究 (1999—2004)	1年	双目放大镜（×2.6）	银汞合金
Martí 等[83] (2008)	前瞻性队列研究 (1999—2004)	1年	双目放大镜（×2.6）	银汞合金
Ortega Sánchez 等[84] (2009)	前瞻性队列研究 (2004—2005)	12～19个月（平均14个月）	NA	银汞合金
Shearer 和我McManners 等[85] (2009)	RCT (NA)	6个月	NA	氧化锌丁香油/水门汀 (Kalzinol)
Wälivaara 等[86] (2009)	RCT (NA)	12～38个月（平均16个月）	双目放大镜	IRM牙胶/AH糊剂
Wälivaara 等[87] (2011)	RCT (2006－2008)	12～21个月（平均13个月）	双目放大镜	IRMSuperEBA
Villa-Machado 等[88] (2013)	回顾性队列研究 (1995—2011)	1～16年（平均5年）	未说明	多种
Kurt 等[89] (2014)	RCT (NA)	1年	双目放大镜	MTA

> 上述研究未使用外科显微镜或内窥镜；除了个别提及，均采用了超声显微工作尖进行根尖段预备。EBA，乙氧基苯甲酸；GIC，玻璃离子水门汀；IRM，过渡修复性材料；NA，不详；REF，根尖段充填；RCF，根管充填材料；RCT，随机对照试验。

初始数量（牙齿）	随访数量（牙齿）	失访率	愈合标准	成功率	备注
128	120	6%	Molven 等[8-9] (1987,1996)	93%	NA
262	122	53%	NA	56%	NA
1007	790	22%	Rud 等[18] (1972)	57%	仅包括磨牙
18	18	0	Molven 等[73] (1991)	89%	显著差异；仅包括了切牙和尖牙
16	16	0		44%	
155	94	39%	Rud 等[18] (1972), Orstavik 等[33] (1986)	74%	NA
194	168	13%	Rud 等[18] (1972)	78%	NA
50	50	0	Rud 等[18] (1972), Molven 等[8] (1987)	92%	P >0.05；不包括磨牙
50	50	0		86%	
50	46	8%	Rud 等[18] (1972), Molven 等[8-9] (1987, 1996)	91%	NA
399	290	27%	Rud 等[18] (1972)	81%（显微工作尖）；71%（钻针）	P =0.06；根尖段预备方式随机（显微工作尖或钻针）
333	NA	NA	Von Arx 和 Kurt[80] (1999)	72%	NA
56	55	2%	Rud 等[18] (1972)	80%	NA
87	60	31%	Rud 等[18] (1972)	78%	部分与Jensen等[57]（2002）使用的材料（Retroplast病例）相同
NA	106	NA	Von Arx 和 Kurt[80] (1999)	75%	仅包括上颌前磨牙和磨牙
NA	88	NA	Von Arx 和 Kurt[80] (1999)	67%	仅包括下颌磨牙
NA	30	NA	Von Arx 等[61] (1998)	73%	NA
50	47	6%	作者自己的标准	100%（显微工作尖）；91%（钻针）	根尖段预备方式随机（显微工作尖或钻针）；仅包括上颌前牙
77	69	10%	Rud 等[18] (1972), Molven 等[8-9] (1987,1996)	85%	P =0.5
83	78	6%		90%	
99	96	3%	Rud 等[18] (1972), Molven 等[8-9] (1987,1996)	91%	P =0.1
107	98	8%		82%	
271	171	37%	Friedman[44] (2005), Barone 等[32] (2010)	84%	NA
20	20	0	Zetterqvist 等[62] (1991), Jesslén 等[63] (1995)	75%术前拍过CBCT	研究样本只包含上颌第一磨牙
20	19	5%		74%术前有传统的	

量很小。虽然有一些案例最终失败了，仍有一些从不完全愈合（瘢痕组织）发展为完全愈合，这两种情况均视为是成功的。有研究报道仅简单切除患牙根尖段，保留原有牙胶而不用MTA进行倒充填的成功率则非常低。

因此可见，使用MTA倒充填。手术后远期结果较好。

短期和长期的结果

大多数临床医生评估根尖手术外科的结局是在一年后进行临床和影像学的再次检查。通常认为，随访一年的数据结果对以后的趋势有一定的预测性。然而，长期结果不如短期的结果[5,39]。一些研究报道，长期随访仅针对在短期随访成功的病例，实际上忽略或剔除了早期失败的病例，未提供描述起始队列的有效数据[20,39,41,45,52-53]。这样的研究对理解经过特定时间段后增加的失败病例有帮助。然而，更有效的方法是Kaplan-Meier分析或称生存表分析。但是这一方法在口腔外科手术的文献中仍然是一片空白。因此，作者回顾了下列文献，同时也需要理解这些数据的局限性。

Rubinstein和Kim[20]回访了1年内评估为已愈合的患者，手术后5～7年时，在重新检查的59个牙根中，有92%是完全愈合的。

Yazdi等[68]对已经进行了根尖外科手术1年随访的影像学愈合的病例再次进行了至少为期5年的随访，有95%的病例仍可以达到临床愈合（长期随访平均达8年）。在被归为不确定愈合的病例中有60%在1年后的检查时有完全和不完全愈合两种表现，而剩下的40%仍未发生改变或者进展为不满意愈合。

显微根尖外科手术后的6～10年里，Song等[39]回访了172个短期随访时认为成功的病例。其中104个病例参与了长期随访，成功组（91例完全愈合和6例不完全愈合）有97例，全部成功率可以达到93%。

Song等[45]对比评估了根尖外科手术后1年与长期（4～8年）的结局的区别。1年随访为成功的病例在之后的长期随访中仍然成功的有93%。1年随访时不完全和不确定愈合的病例在长时间的随访中转归方式有所不同。所有的在1年随访中被定义为不满意愈合的病例，在之后的长期随访中仍然被归至该类。

在区分两种不同的根尖段预备和充填技术不同的临床研究中，von Arex等[35]比较了1年和5年随访的结果。大多数病例是使用了MTA或Retroplast，1年和5年随访均成功的病例分别有97%和91%。进行了1年随访的Retroplast充填的患牙未愈合，但在其后的5年随访中成功愈合的有24%，MTA充填的患牙则有54%。MTA提供的延迟愈合的成功率是Retroplast的2倍多。

Kruse等[31]有报道，MTA处理的患牙1年随访认为成功的患牙中，在术后6年再次检查仍是成功的患牙有80%。失败病例（n=3）是因为发生了牙根纵折。

汇总这些数据得知，对于大部分病例来说，一个成功的1年随访评估诊断对于长期的预后有合理的提示作用。然而，当对比短期和长期成功率或者将普遍情况推演至个案时仍需谨慎[26,35]。

软组织愈合结局

根尖外科手术包括为到达手术区而进行的黏骨膜切口和翻瓣过程。所以，切口瘢痕形成、牙龈退缩，以及探诊深度或临床附着水平的改变时有发生。然而，几乎没有临床报道过根尖外科手术后的软组织愈合结局。有着高微笑线的患者，瘢痕和牙龈退缩对其牙龈和黏膜的美观有较大影响。

牙龈和黏膜瘢痕

Chindia和Valderhaug[94]报道，在牙槽骨黏膜内作半圆切口比沟内梯形减张切口的瘢痕组织更明显，但是仅进行了6个月的随访。通过视觉评分系统，von Arx等[95]评估了72个进行了根尖外科手术的病例1年后牙龈和黏膜分别的瘢痕形成情况。其中的33%病例均没有表现出牙龈和黏膜瘢痕；分别有60%和47%有轻微的瘢痕形成；严重的瘢痕形成分别有7%和19%。牙槽骨黏膜相比于牙龈瘢痕形成率高的原因可能是因为牙槽骨黏膜比附着龈的动度大。虽然沟内切口（ISI）和龈乳头底部切口没有在牙龈上形成实质性的瘢痕，但有10%的近边缘切口（SMI）出现了瘢痕。另外，Kreisler等观察到在6个月随访中，SMI处理的切口比ISI处理的形成的瘢痕更加严重[96]。

牙龈退缩

Von Arx等[97]报道，在根尖外科手术后的1年随访中，ISI处理的颊侧牙龈发生了0.4mm的退缩，标准差（SD）为0.7mm。相比而言，SMI处理的牙龈几乎无变化，仅有0.05mm（SD=0.7mm）的退缩。Kreisler等[96]也观察到，ISI处理的根尖外科手术患牙在6个月后发生了0.2mm的牙龈退缩（SD=0.4mm）。这与同一ISI处理位点的探诊深度降低结果一致。对70例手术的上颌前牙进行了面中份牙龈的视觉评估，von Arx等[98]报道术前与术后1年临床图片没有明显区别。

龈乳头退缩

为了防止根尖外科手术后龈乳头退缩和黑三角的出现，提出了龈乳头基部切口（PBI）的方法[99-100]。通过半口对照设计，一侧使用PBI而另一侧使用了ISI，Velvart等[101]对龈乳头的表现进行了评估。1年随访显示，PBI的方法能够很好地维持龈乳头高度，而ISI的则降低了1mm。Taschieri等[102]在一项非随机研究中，根尖外科手术6个月后的龈乳头退缩没有统计学差异。他们对比了ISI方法（近中龈乳头0.4mm退缩，远中龈乳头0.5mm退缩；而使用PBI的方法，近中龈乳头退缩0.2mm，远中龈乳头退缩0.1mm）。作者推测，如果保持腭侧龈乳头位置不变，那么即便使用了ISI技术，远期龈乳头高度的降低也可能不会发生[102]。Kreisler等[96]在对比ISI和SMI处理的根尖外科手术后6

个月的病例中，既没有观察到龈乳头高度的降低，也没有观察到黑三角。同样，von Arx等[98]对70例上颌前牙的术前和术后1年随访的临床照片进行了视觉评估，也没有发现龈乳头高度变化的明显改变。因此，在谨慎的手术后是否会出现龈乳头退缩并不是一个严重的问题。

探诊深度和附着水平的改变

Jansson等[56]报道了前牙和前磨牙接受根尖外科手术（ISI）1年后的临床附着水平，平均退缩了0.3mm（SD=0.7mm），但是牙周袋深度仍然保持稳定（平均改变为0.08mm，SD=0.07mm）。除ISI组中的颊侧位点以外，Kreisler等[96]对患者进行了6个月的随访，没有发现牙周探诊深度和临床附着水平有明显的改变。平均探诊深度从术前的3.0mm（SD=1.2mm）显著减少到随访时的2.6mm（SD=0.8mm）。一项5年的纵向研究随访了186例经过治疗的患牙，结果显示，在术后的第1年，临床附着水平发生了明显改变（减少0.2mm），但是随后的1~5年则没有进一步改变[103]。因此，探诊深度和附着水平的改变是很小的，而且在术后的1年中似乎在趋于稳定。

以患者为中心的结局的生活质量

对于牙髓病学的生活质量问题和以患者为中心的牙髓病结局的研究仍处在早期阶段[104]。然而，患者普遍都会关注费用、外貌或美观、舒适度和是否会造成咀嚼和生活障碍等方面的问题，包括是否会丧失工作和运动的能力。一些关于生活质量和以患者为中心，有用的牙髓病学手术预后数据已然存在。软组织结局直接影响了外观和美学，已于先前讨论过。牙医们必须考虑患者的依从性和身心因素对根尖外科手术的影响。

Kvist和Reit[105]对比了手术性和非手术性再治疗的术后不适。对95名患者的治疗模式进行随机分配，并让患者使用视觉模拟量表（VAS）来记录治疗后第一周内的疼痛程度。根尖外科手术后的患者的术后不适明显高于非手术性的再治疗。治疗后第1周内，有11名患者（全部来自根尖手术组）报告有一段时间无法工作，主要原因是肿胀和皮肤变色。

Tsesis等[106]对82个根尖手术术前和术后两天口服了地塞米松的患者进行了疼痛与肿胀的评估。术后1天，76%的患者完全没有疼痛感。同时，术前有疼痛的患者，术后出现疼痛的可能性更大。65%的患者没有出现肿胀。

Tsesis等[107]对采取了传统手术技术和现代显微外科手术的患者体验进行了评估。术后给患者一张5个等级划分的调查问卷，在术后7天里每天进行填写。采用现代显微外科手术组的患者相比于传统技术组的患者术后疼痛明显较少，但功能障碍较严重（张口、咀嚼、说话）。两组患者的术后症状均在术后前3天最为明显。之后，症状一般就会减轻。

Payer等[108]对根尖外科手术后采用低功率激光疗法（LLLT）的效果进行了评估。手术病例（共72例）被随机分配为LLLT实验组，LLLT安慰剂组和对照组。关于术后的疼痛，实验组和安慰剂组没有区别。患者的疼痛都是轻微或中等程度的。最长的术后疼痛持续了一天。很大部分患者（97%）仅有轻微的肿胀，没有术后出血、炎症或者伤口裂开。

Penarrocha[109]等对60个接受了根尖外科手术的患者进行了术后评估。患者对术后7天内的疼痛和肿胀情况进行了4个等级划分的记录。术后2天出现最严重的疼痛，但在这一时间点，2/3的患者都没有出现疼痛或仅有轻微疼痛。同样地，肿胀也在术后的第2天最严重，有2/3的患者出现了中度肿胀。肿胀与手术时间和接受手术牙齿的数量有关。

Garcia等[110]对102名患者的术后疼痛和肿胀进行了评估。在术后的2小时、6小时、12小时和1周内每1天对疼痛和肿胀程度进行评分。一般而言，最开始的48小时会出现一段时间的轻度疼痛，之后疼痛会逐渐减轻。中度肿胀在术后2天时达到峰值。口腔情况较差的患者术后疼痛和肿胀程度比口腔情况较好的人严重。吸烟者的疼痛强于非吸烟者。

Iqbal等[111]让199个进行根尖外科手术的患者完成了术后的自我评估问卷。数据收集了术后2周的情况。总的来说，患者几乎没有术后疼痛；但是，仍存在一定的差异。大部分患者（67%）对于术后的满意度高于预期，并有48%患者认为疼痛程度低于非手术性根管治疗（NSRCT），38%的患者认为与NSRCT相差不大。

Christiansen等[112]评估了患者从术后3小时直到拆线的不适。合并患者的视觉模拟量表（VAS）数据可知术后3小时疼痛达到峰值，术后1天肿胀达到峰值。重要的是，患者几乎很少感觉到疼痛，肿胀也仅为中等程度。疼痛和肿胀与手术时间均没有关联。患者术后的总体不适感的构成因素包括口腔感觉（86%），肿胀（71%），咀嚼能力的下降（43%），疼痛（36%）和张口困难（21%）所影响。

Del Fabbro等[113]评估了进行根尖外科手术的患者在术后7天内的术后疼痛，功能受限和其他症状，调查采用了日常问卷。疼痛、肿胀、咀嚼和发音受损在术后前2天最严重。术后出血不必过于担心，但是有患者抱怨有异常味道和气味。睡眠受到的影响不大，所有患者在术后4天均能返回工作。术后6天，所有的研究参数均回到正常（VAS 0）。

Georgelin-Gurgel等[114]监测了20个健康患者在根尖外科手术过程中的心率和收缩压、舒张压。患者对他们的术前焦虑进行了评分，并在治疗过程中记录疼痛，紧张，以及不适的经历。结果发现心率在进行根尖周刮除术时升高并达到最快，收缩压在局部麻醉时是最高的。VAS（0～10分制）的得分较低：紧张（2.5），不适感（1.0），疼痛（0.8）。术中紧张的程度与术前焦虑程度有关。

Kim和Solomon[115]发现牙髓学显微根尖外科手术比其他的治疗方式成本–效益更好；然而，他们的研究基于显微根尖外科手术的短期成功率和长期保存率的比较。患者有时会不恰当地选择根尖外科手术而不是非手术性再治疗，因为这样可以避免更换修复体所需的费用[116]。根尖外科手术相对于非手术性的再治疗来说，除了更加不舒适，也更容易产生更大的间接花费[105]。

总之，患者的症状通常是轻微到中等程度的。疼痛、肿胀和功能障碍的程度在术后1周的1天或2天更易达到峰值，之后会逐步下降到较低水平。

预后因素

了解影响预后的因素（预测因子）对临床医生制订治疗计划/选择治疗方案以及促进患者管理有所帮助。大多数临床研究没有报道过针对可能影响愈合的因素的结局数据。从临床角度来看，预后因素可以分为以下几类：

- 患者相关因素（如年龄，性别，健康情况，药物史，吸烟史）。
- 牙齿相关因素（如牙齿形态，术前症状和表现，病变种类和病变区大小，牙周损害情况，根管充填的长度和质量以及牙冠恢复的类型和质量）。
- 治疗相关因素（如手术方式，术者经验，放大设备的使用，手术技术，根尖段充填材料，术后护理）。

Von Arx等[117]发表过一篇mata分析，其对根尖外科手术根尖段充填的预后因素进行了分析。该文章仅纳入了愈合标准清晰且愈合病例按至少2个种类的预后因素进行了划分（如男性和女性）的研究。数据来自38例临床研究。患者相关因素（年龄和性别）不会影响愈合。上颌和下颌前牙估算的愈合率高于后牙（分别是88%和85%）；下颌磨牙的愈合率最低（64%）。其他影响治疗结果的牙齿相关因素包括术前疼痛，术前症状，根管充填致密度，病损的存在和

大小。一些治疗相关的因素包括手术类型（首次手术和再次手术）和根尖段窝洞预备技术（超声显微工作尖或钻针）均能够影响愈合。

在一项纳入了281个患者的多中心临床研究中（4家口腔外科手术私人诊所和1家大学院校诊所），Kreisler等[40]评估了患者相关和牙齿相关因素的根尖外科手术结局。术后6～12个月对患者进行了结局评估。年龄在31～40岁的患者愈合率明显高于总人群。性别是一个明显的预后因素，女性成功率高于男性。前磨牙结局好于磨牙和前牙。其他显著的预后因素包括术前症状和表现，病损大小以及是否存在穿孔。

Song等[41]前瞻性地对根尖外科手术的潜在预后因素进行了评估。共对584例患牙进行了术后至少1年的评估。下列术前因素会对根尖外科手术的成功有帮助：患者年龄小于40岁，女性，前牙，上颌牙齿和单纯的牙髓病变（没有形成牙髓–牙周联合病变）。

Von Arx等[26]对接受了根尖外科手术的患者进行了一个5年的随访，评估了影响愈合的因素。2个明显的预后因素是：根尖片上测得的近远中牙槽嵴高度的水平和根尖段充填材料的种类。没有近远中骨面牙槽骨丢失或仅有轻微的骨丢失（<3mm）的愈合率（78%）相较于邻间骨丢失更多的情况（53%）更高。另外，使用MTA的愈合率（86%）优于Super EBA（67%）。虽然短期结局可以大概地反映根尖外科手术的远期预后因素（见前述），但远期结局的预后因素与1年随访之间仍存在差异。在根尖外科术后1年对同一队列的随访中，术前疼痛是唯一的显著的预后因素[97]。

Serrano-Gimenez等[118]分析了一项包含23篇文献的关于根尖外科手术预后因素的系统性回顾研究。下列因素被认为对根尖外科手术的结局有利：患者小于45岁，没有术前症状和表现，上颌前牙或前磨牙，单根牙，病损直径不超过10mm，病损未波及牙周膜边缘，没有穿通性病损，合适的根管充填长度，MTA作为根尖段充填材料，根尖段切除至少3mm，没有口腔上颌窦瘘，以及首次接受手术的病例。

Tawil等[48]研究了一些比较新颖和先前未报道过的预后因素。他们研究了术中发现了牙本质微裂纹（牙根牙本质缺损）对根尖外科手术后1~3年结局的影响。根尖段切除和根尖段窝洞预备后，在牙根断面和/或根尖段窝洞内可存在有微裂纹。微裂纹通过外科显微镜观察，以及通过发光二极管探测器对根尖段透照。在术后的1年和3年，牙齿没有微裂纹的愈合率（95%和97%）明显高于有微裂纹的愈合率（30%和32%）。

另外一项研究回顾性地评估了磨牙中的根管峡部对根尖外科手术结局的影响[119]。一项多变量回归分析证明了磨牙中存在峡部的失败率将高出6倍。牙医必须十分小心地预备根尖段峡部、放置倒充填材料，防止削弱根尖段抗力。峡部的处理是根尖外科手术中最困难的步骤之一[119]。

虽然短期和长期预后因素可能不同，但是许多预后因素已被证实。患者因素似乎对预后没有影响，但是患者的年龄和性别的影响曾有报道。许多牙齿相关因素会影响预后，包括术前疼痛，术前症状，根管充填密度，根尖微裂纹、峡部、病损区的存在，病损区的大小，病损类型（单纯病损、牙髓-牙周联合病损、病损穿通骨皮质、口腔上颌窦瘘或囊性病变）以及邻间牙槽嵴顶的高度。处理或技巧因素也可能影响预后，包括初次手术和再次手术，根尖段窝洞预备的技术，超声显微工作尖和钻针的使用，根尖切除的长度和根尖段充填材料。在整个治疗计划的制订中，综合考虑这些因素能够帮助牙医了解可能影响牙齿预后的因素。

总结

根据既定的标准，根尖外科手术的结局通常用临床和影像学的结果来衡量。一般而言，术后1年随访的临床症状是明显的，但是无论最初症状是否有利，长期随访都是必要的。尽管长期随访结局很好，仍有一小部分失败的病例。现代外科技术包括显微镜，超声根尖段预备和MTA的使用，这些方面明显优于传统技术。以患者为中心的数据呈现出较好的态势。严谨的手术技术能够保持牙龈、龈乳头和软组织的美观性。术后出现疼痛一般是中等程度的，然后会逐渐减轻；同样地，肿胀一般出现得很轻微，并且能够快速消退。大量的预后指标已被研究所确认，这些无疑有利于治疗计划的制订。

参考文献

[1] Torabinejad M, White SN. Endodontic treatment options after unsuccessful initial root canal treatment: Alternatives to single-tooth implants. J Am Dent Assoc 2016;147:214–220.

[2] Torabinejad M, Corr R, Handysides R, Shabahang S. Outcomes of nonsurgical retreatment and endodontic surgery: A systematic review. J Endod 2009;35:930–937.

[3] Hepworth MJ, Friedman S. Treatment outcome of surgical and non-surgical management of endodontic failures. J Can Dent Assoc 1997;63:364–371.

[4] Nair PN, Sjögren U, Figdor D, Sundqvist G. Persistent periapical radiolucencies of root-filled human teeth, failed endodontic treatments, and periapical scars. Oral Surg Oral Med Oral Pathol Oral Radiol Endod 1999;87:617–627.

[5] Torabinejad M, Landaez M, Milan M, et al. Tooth retention through endodontic microsurgery or tooth replacement using single implants: A systematic review of treatment outcomes. J Endod 2015;41:1–10.

[6] Halse A, Molven O, Fristad I. Diagnosing periapical lesions—Disagreement and borderline cases. Int Endod J 2002;35:703–709.

[7] Andreasen JO, Rud J. Correlation between histology and radiography in the assessment of healing after endodontic surgery. Int J Oral Surg 1972;1:161–173.

[8] Molven O, Halse A, Grung B. Observer strategy and the radiographic classification of healing after endodontic surgery. Int J Oral Maxillofac Surg 1987;16:432–439.

[9] Molven O, Halse A, Grung B. Incomplete healing (scar tissue) after periapical surgery—Radiographic findings 8 to 12 years after treatment. J Endod 1996;22:264–268.

[10] Halse A, Molven O. Increased width of the apical periodontal membrane space in endodontically treated teeth may represent favourable healing. Int Endod J 2004;37:552–560.

[11] Halse A, Molven O, Grung B. Follow-up after periapical surgery: The value of the one-year control. Endod Dent Traumatol 1991;7:246–250.

[12] Burstein J, Ko B, Glick D, White SN. 18 Month clinical trial of endodontic surgical retrofilling materials [Abstract #OR 18]. J Endod 2001;27:219.

[13] Chong BS, Pitt Fort TR, Hudson MB. A prospective clinical study of mineral trioxide aggregate and IRM when used as root-end filling materials in endodontic surgery. Int Endod J 2003;36:520–526.

[14] Molven O, Halse A, Fristad I, MacDonald Jankowski D. Periapical changes following root-canal treatment observed 20-27 years postoperatively. Int Endod J 2002;35:784–790.

[15] Frank AL, Glick DH, Patterson SS, Weine FS. Long-term evaluation of surgically placed amalgam fillings. J Endod 1992;18:391–398.

[16] Mead C, Javidan-Nejad S, Mego ME, Nash B, Torabinejad M. Levels of evidence for the outcome of endodontic surgery. J Endod 2005;31:19–24.

[17] Rud J, Rud V, Munksgaard EC. Effect of root canal contents on healing of teeth with dentin-bonded resin composite retrograde seal. J Endod 1997;23:535–541.

[18] Rud J, Andreasen JO, Möller Jensen JE. Radiographic criteria for the assessment of healing after endodontic surgery. Int J Oral Surg 1972;1:195–214.

[19] Rubinstein RA, Kim S. Short-term observation of the results of endodontic surgery with the use of a surgical operation microscope and SuperEBA as root-end filling material. J Endod 1999;25:43–48.

[20] Rubinstein RA, Kim S. Long-term follow-up of cases considered healed one year

after apical microsurgery. J Endod 2002;28:378–383.

[21] Taschieri S, Del Fabbro M, Testori T, Francetti L, Weinstein R. Endodontic surgery using 2 different magnification devices: Preliminary results of a randomized controlled study. J Oral Maxillofac Surg 2006;64:235–242.

[22] Tsesis I, Rosen E, Schwartz-Arad D, Fuss Z. Retrospective evaluation of surgical endodontic treatment: Traditional versus modern technique. J Endod 2006;32:412–416.

[23] Taschieri S, Del Fabbro M, Testori T, Weinstein R. Endodontic reoperation using an endoscope and microsurgical instruments: One year follow-up. Br J Oral Maxillofac Surg 2007;45:582–585.

[24] von Arx T, Jensen SS, Hänni S. Clinical and radiographic assessment of various predictors for healing outcome 1 year after periapical surgery. J Endod 2007;33:123–128.

[25] Zuolo ML, Ferreira MO, Gutmann JL. Prognosis in periradicular surgery: A clinical prospective study. Int Endod J 2000;33:91–98.

[26] von Arx T, Jensen SS, Hänni S, Friedman S. Five-year longitudinal assessment of the prognosis of apical microsurgery. J Endod 2012;38:570–579.

[27] Kim E, Song JS, Jung IY, Lee SJ, Kim S. Prospective clinical study evaluating endodontic microsurgery outcomes for cases with lesions of endodontic origin compared with cases with lesions of combined periodontal-endodontic origin. J Endod 2008;34:546–551.

[28] Saunders WP. A prospective clinical study of periradicular surgery using mineral trioxide aggregate as a root-end filling. J Endod 2008;34:660–665.

[29] Taschieri S, Del Fabbro M, Testori T, Weinstein R. Microscope versus endoscope in root-end management: A randomized controlled study. Int J Oral Maxillofac Surg 2008;37:1022–1026.

[30] Christiansen R, Kirkevang LL, Hørsted-Bindslev P, Wenzel A. Randomized clinical trial of root-end resection followed by root-end filling with mineral trioxide aggregate or smoothing of the orthograde gutta-percha root filling—1-year follow-up. Int Endod J 2009;42:105–114.

[31] Kruse C, Spin-Neto R, Christiansen R, Wenzel A, Kirkevang LL. Periapical bone healing after apicectomy with and without retrograde root filling with mineral trioxide aggregate: A 6-year follow-up of a randomized controlled trial. J Endod 2016;42:533–537.

[32] Barone C, Dao TT, Basrani BB, Wang N, Friedman S. Treatment outcome in endodontics: The Toronto study—Phases 3, 4, and 5: Apical surgery. J Endod 2010;36:28–35.

[33] Orstavik D, Kerekes K, Eriksen HM. The periapical index: A scoring system for radiographic assessment of apical periodontitis. Endod Dent Traumatol 1986;2:20–34.

[34] von Arx T, Hänni S, Jensen SS. Clinical results with two different methods of root-end preparation and filling in apical surgery: MTA and adhesive resin composite. J Endod 2010;36:1122–1129.

[35] von Arx T, Hänni S, Jensen SS. 5-year results comparing MTA and adhesive resin composite for root-end sealing in apical surgery. J Endod 2014;40:1077–1081.

[36] Song M, Shin SJ, Kim E. Outcomes of endodontic micro-resurgery: A prospective clinical study. J Endod 2011;37:316–320.

[37] Song M, Jung IY, Lee SJ, Lee CY, Kim E. Prognostic factors for clinical outcomes in endodontic microsurgery: A retrospective study. J Endod 2011;37:927–933.

[38] Song M, Kim E. A prospective randomized controlled study of mineral trioxide aggregate and super ethoxy-benzoic acid as root-end filling materials in endodontic microsurgery. J Endod 2012;38:875–879.

[39] Song M, Chung W, Lee SJ, Kim E. Long-term outcome of the cases classified as successes based on short-term follow-up in endodontic microsurgery. J Endod 2012;38:1192–1196.

[40] Kreisler M, Gockel R, Aubell-Falkenberg S, et al. Clinical outcome in periradicular surgery: Effect of patient- and tooth-related factors—A multicenter study. Quintessence Int 2013;44:53–60.

[41] Song M, Kim SG, Lee SJ, Kim B, Kim E. Prognostic factors of clinical outcomes in endodontic microsurgery: A prospective study. J Endod 2013;39:1491–1497.

[42] Li H, Zhai F, Zhang R, Hou B. Evaluation of microsurgery with SuperEBA as root-end filling material for treating post-treatment endodontic disease: A 2-year retrospective study. J Endod 2014;40:345–350.

[43] Lui JN, Khin MM, Krishnaswamy G, Chen NN. Prognostic factors relating to the outcome of endodontic microsurgery. J Endod 2014;40:1071–1076.

[44] Friedman S. The prognosis and expected outcome of apical surgery. Endod Topics 2005;11:54–78.

[45] Song M, Nam T, Shin SJ, Kim E. Comparison of clinical outcomes of endodontic microsurgery: 1 year versus long-term follow-up. J Endod 2014;40:490–494.

[46] Tortorci S, Difalco P, Caradonna L, Tetè S. Traditional endodontic surgery versus modern technique: A 5-year controlled clinical trial. J Craniofac Surg 2014;25:804–807.

[47] Shinbori N, Grama AM, Patel Y, Woodmansey K, He J. Clinical outcome of

endodontic microsurgery that uses EndoSequence BC root repair material as the root-end filling material. J Endod 2015;41:607–612.

[48] Tawil PZ, Saraiya VM, Galicia JC, Duggan DJ. Periapical microsurgery: The effect of root dentinal defects on short- and long-term outcome. J Endod 2015;41:22–27.

[49] Çalişkan MK, Tekin U, Kaval ME, Solmaz MC. The outcome of apical microsurgery using MTA as the root-end filling material: 2- to 6-year follow-up study. Int Endod J 2016;49:245–254.

[50] August DS. Long-term, postsurgical results on teeth with periapical radiolucencies. J Endod 1996;22:380–383.

[51] Danin J, Strömberg T, Forsgren H, Linder LE, Ramsköld LO. Clinical management of nonhealing periradicular pathosis. Surgery versus endodontic retreatment. Oral Surg Oral Med Oral Pathol Oral Radiol Endod 1996;82:213–217.

[52] Rud J, Rud V, Munksgaard EC. Long-term evaluation of retrograde root filling with dentin-bonded resin composite. J Endod 1996;22:90–93.

[53] Rud J, Rud V, Munksgaard EC. Retrograde root filling with dentin-bonded modified resin composite. J Endod 1996;22:477–480.

[54] Sumi Y, Hattori H, Hayashi K, Ueda M. Ultrasonic root-end preparation: Clinical and radiographic evaluation of results. J Oral Maxillofac Surg 1996;54:590–593.

[55] Amagasa T, Nagase M, Sato T, Shioda S. Apicoectomy with retrograde gutta-percha root filling. Oral Surg Oral Med Oral Pathol 1989;68:339–342.

[56] Jansson L, Sandstedt P, Låftman AC, Skoglund A. Relationship between apical and marginal healing in periradicular surgery. Oral Surg Oral Med Oral Pathol Oral Radiol Endod 1997;83:596–601.

[57] Bader G, Lejeune S. Prospective study of two retrograde endodontic apical preparations with and without the use of the CO_2 laser. Endod Dent Traumatol 1998;14:75–78.

[58] Kvist T, Reit C. Results of endodontic retreatment: A randomized clinical study comparing surgical and nonsurgical procedures. J Endod 1999;25:814–817.

[59] Reit C, Gröndahl HG. Application of statistical decision theory to radiographic diagnosis of endodontically treated teeth. Scand J Dent Res 1983;91:213–218.

[60] Testori T, Capelli M, Milani S, Weinstein RL. Success and failure in periradicular surgery: A longitudinal retrospective analysis. Oral Surg Oral Med Oral Pathol Oral Radiol Endod 1999;87:493–498.

[61] von Arx T, Kurt B, Ilgenstein B, Hardt N. Preliminary results and analysis of a new set of sonic instruments for root-end cavity preparation. Int Endod J 1998;31:32–38.

[62] Zetterqvist L, Hall G, Holmlund A. Apicectomy: A comparative study of amalgam and glass ionomer cement as apical sealants. Oral Surg Oral Med Oral Pathol 1991;71:489–491.

[63] Jesslén P, Zetterqvist L, Heimdahl A. Long-term results of amalgam versus glass ionomer cement as apical sealant after apicectomy. Oral Surg Oral Med Oral Pathol Oral Radiol Endod 1995;79:101–103.

[64] Rahbaran S, Gilthorpe MS, Harrison SD, Gulabivala K. Comparison of clinical outcome of periapical surgery in endodontic and oral surgery units of a teaching dental hospital: A retrospective study. Oral Surg Oral Med Oral Pathol Oral Radiol Endod 2001;91:700–709.

[65] Rud J, Rud V, Munksgaard EC. Periapical healing of mandibular molars after root-end sealing with dentine-bonded composite. Int Endod J 2001;34:285–292.

[66] von Arx T, Gerber C, Hardt N. Periradicular surgery of molars: A prospective clinical study with a one-year follow-up. Int Endod J 2001;34:520–525.

[67] Jensen SS, Nattestad A, Egdø P, Sewerin I, Munksgaard EC, Schou S. A prospective, randomized, comparative clinical study of resin composite and glass ionomer cement for retrograde root filling. Clin Oral Investig 2002;6:236–243.

[68] Yazdi PM, Schou S, Jensen SS, Stoltze K, Kenrad B, Sewerin I. Dentine-bonded resin composite (Retroplast) for root-end filling: A prospective clinical and radiographic study with a mean follow-up period of 8 years. Int Endod J 2007;40:493–503.

[69] Maddalone M, Gagliani M. Periapical endodontic surgery: A 3-year follow-up study. Int Endod J 2003;36:193–198.

[70] Schwartz-Arad D, Yarom N, Lustig JP, Kaffe I. A retrospective radiographic study of root-end surgery with amalgam and intermediate restorative material. Oral Surg Oral Med Oral Pathol Oral Radiol Endod 2003;96:472–477.

[71] Wesson CM, Gale TM. Molar apicectomy with amalgam root-end filling: Results of a prospective study in two district general hospitals. Br Dent J 2003;195:707–714.

[72] Sahlin Platt A, Wannfors K. The effectiveness of compomer as a root-end filling: A clinical investigation. Oral Surg Oral Med Oral Pathol Oral Radiol Endod 2004;97:508–512.

[73] Molven O, Halse A, Grung B. Surgical management of endodontic failures: Indications and treatment results. Int Dent J 1991;41:33–42.

[74] Wang N, Knight K, Dao T, Friedman S. Treatment outcome in endodontics—The Toronto study. Phases I and II: Apical surgery. J Endod 2004;30:751–761.

[75] Gagliani MM, Gorni FGM, Strohmenger L. Periapical resurgery versus periapical surgery: A 5-year longitudinal comparison. Int Endod J 2005;38:320–327.

[76] Lindeboom JA, Frenken JW, Kroon FHM, van den Akker HP. A comparative prospective randomized clinical study of MTA and IRM as root-end filling materials in single-rooted teeth in endodontic surgery. Oral Surg Oral Med Oral Pathol Oral Radiol Endod 2005;100:495–500.

[77] Taschieri S, Del Fabbro M, Testori T, Francetti L, Weinstein R. Endodontic surgery with ultrasonic retrotips: One-year follow-up. Oral Surg Oral Med Oral Pathol Oral Radiol Endod 2005;100:380–387.

[78] de Lange J, Putters T, Baas EM, van Ingen JM. Ultrasonic root-end preparation in apical surgery: A prospective randomized study. Oral Surg Oral Med Oral Pathol Oral Radiol Endod 2007;104:841–845.

[79] Peñarrocha M, Martí E, García B, Gay C. Relationship of periapical lesion radiologic size, apical resection, and retrograde filling with the prognosis of periapical surgery. J Oral Maxillofac Surg 2007;65:1526–1529.

[80] von Arx T, Kurt B. Root-end cavity preparation after apicoectomy using a new type of sonic and diamond-surfaced retrotip: A 1-year follow-up study. J Oral Maxillofac Surg 1999;57:656–661.

[81] Wälivaara DA, Abrahamsson P, Isaksson S, Blomqvist JE, Sämfors KA. Prospective study of periapically infected teeth treated with periapical surgery including ultrasonic preparation and retrograde IRM root-end fillings. J Oral Maxillofac Surg 2007;65:931–935.

[82] García B, Peñarrocha M, Martí E, Martínez JM, Gay-Escoda C. Periapical surgery in maxillary premolars and molars: Analysis in terms of the distance between the lesion and the maxillary sinus. J Oral Maxillofac Surg 2008;66:1212–1217.

[83] Martí E, Peñarrocha M, García B, Martínez JM, Gay-Escoda C. Distance between periapical lesion and mandibular canal as a factor in periapical surgery in mandibular molars. J Oral Maxillofac Surg 2008;66:2461–2466.

[84] Ortega-Sánchez B, Peñarrocha-Diago M, Rubio-Martínez LA, Vera-Sempere JF. Radiographic morphometric study of 37 periapical lesions in 30 patients: Validation of success criteria. J Oral Maxillofac Surg 2009;67:846–849.

[85] Shearer J, McManners J. Comparison between the use of an ultrasonic tip and a microhead handpiece in periradicular surgery: A prospective randomized trial. Br J Oral Maxillofac Surg 2009;47:386–388.

[86] Wälivaara DA, Abrahamsson P, Sämfors KA, Isaksson S. Periapical surgery using ultrasonic preparation and thermoplasticized gutta-percha with AH plus sealer or IRM as retrograde root-end fillings in 160 consecutive teeth: A prospective randomized clinical study. Oral Surg Oral Med Oral Pathol Oral Radiol Endod 2009;108:784–789.

[87] Wälivaara DA, Abrahamsson P, Fogelin M, Isaksson S. Super-EBA and IRM as root-end fillings in periapical surgery with ultrasonic preparation: A prospective randomized study of 206 consecutive teeth. Oral Surg Oral Med Oral Pathol Oral Radiol Endod 2011;112:258–263.

[88] Villa-Machado PA, Botero-Ramirez X, Tobón-Arroyave SI. Retrospective follow-up assessment of prognostic variables associated with the outcome of periradicular surgery. Int Endod J 2013;46:1063–1076.

[89] Kurt SN, Üstün Y, Erdogan Ö, Evlice B, Yoldas O, Öztunc H. Outcomes of periradicular surgery of maxillary first molars using a vestibular approach: A prospective, clinical study with one year of follow-up. J Oral Maxillofac Surg 2014;72:1049–1061.

[90] Tsesis I, Faivishevsky V, Kfir A, Rosen E. Outcome of surgical endodontic treatment performed by a modern technique: A meta-analysis of literature. J Endod 2009;35:1505–1511.

[91] Setzer FC, Shah SB, Kohli MR, Karabucak B, Kim S. Outcome of endodontic surgery: A meta-analysis of the literature—Part 1: Comparison of traditional root-end surgery and endodontic microsurgery. J Endod 2010;36:1757–1765.

[92] Setzer FC, Kohli MR, Shah SB, Karabucak B, Kim S. Outcome of endodontic surgery: A meta-analysis of the literature—Part 2: Comparison of endodontic microsurgical techniques with and without the use of higher magnification. J Endod 2012;38:1–10.

[93] Tsesis I, Rosen E, Taschieri S, Telishevsky Strauss Y, Ceresoli V, Del Fabbro M. Outcomes of surgical endodontic treatment performed by a modern technique: An updated meta-analysis of the literature. J Endod 2013;39:332–339.

[94] Chindia ML, Valderhaug J. Periodontal status following trapezoidal and semilunar flaps in apicectomy. East Afr Med J 1995;72:564–567.

[95] von Arx T, Salvi GE, Janner S, Jensen SS. Scarring of gingiva and alveolar mucosa following apical surgery: Visual assessment after one year. Oral Surg 2008;1:178–189.

[96] Kreisler M, Gockel R, Schmidt I, Kühl S, d'Hoedt B. Clinical evaluation of a modified marginal sulcular incision technique in endodontic surgery. Oral Surg Oral Med Oral Pathol Oral Radiol Endod 2009;108:e22–e28.

[97] von Arx T, Vinzens Majaniemi T, Bürgin W, Jensen SS. Changes of periodontal parameters following apical surgery: A prospective clinical study of three incision techniques. Int Endod J 2007;40:959–969.

[98] von Arx T, Salvi GE, Janner S, Jensen SS. Gingival recession following apical surgery in the esthetic zone: A clinical study with 70 cases. Eur J Esthet Dent 2009;4:28–45.

[99] Velvart P, Peters CI. Soft tissue management in endodontic surgery. J Endod 2005;31:4–16.

[100] von Arx T, Salvi GE. Incision techniques and flap designs for apical surgery in the anterior maxilla. Eur J Esthet Dent 2008;3:110–126.

[101] Velvart P, Ebner-Zimmermann U, Ebner JP. Comparison of long-term papilla healing following sulcular full thickness flap and papilla base flap in endodontic surgery. Int Endod J 2004;37:687–693.

[102] Taschieri S, Corbella S, Del Fabbro M. Do gingival soft tissues benefit from the application of a papilla preservation flap technique in endodontic surgery? J Oral Maxillofac Surg 2014;72:1898–1908.

[103] von Arx T, Alsaeed M, Salvi GE. Five-year changes in periodontal parameters after apical surgery. J Endod 2011;37:910–918.

[104] Hamedy R, Shakiba B, Fayazi S, Pak JG, White SN. Patient-centered endodontic outcomes: A narrative review. Iran Endod J 2013;8:197–204.

[105] Kvist T, Reit C. Postoperative discomfort associated with surgical and nonsurgical endodontic retreatment. Endod Dent Traumatol 2000;16:71–74.

[106] Tsesis I, Fuss Z, Lin S, Tilinger G, Peled M. Analysis of postoperative symptoms following surgical endodontic treatment. Quintessence Int 2003;34:756–760.

[107] Tsesis I, Shoshani Y, Givol N, Yahalom R, Fuss Z, Taicher S. Comparison of quality of life after surgical endodontic treatment using two techniques: A prospective study. Oral Surg Oral Med Oral Pathol Oral Radiol Endod 2005;99:367–371.

[108] Payer M, Jakse N, Pertl C, Truschnegg A, Lechner E, Eskici A. The clinical effect of LLLT in endodontic surgery: A prospective study of 72 cases. Oral Surg Oral Med Oral Pathol Oral Radiol Endod 2005;100:375–379.

[109] Peñarrocha M, García B, Martí E, Balaguer J. Pain and inflammation after periapical surgery in 60 patients. J Oral Maxillofac Surg 2006;64:429–433.

[110] García B, Peñarrocha M, Martí E, Gay-Escoda C, von Arx T. Pain and swelling after periapical surgery related to oral hygiene and smoking. Oral Surg Oral Med Oral Pathol Oral Radiol Endod 2007;104:271–276.

[111] Iqbal MK, Kratchman SI, Guess GM, Karabucak B, Kim S. Microscopic periradicular surgery: Perioperative predictors for postoperative clinical outcomes and quality of life assessment. J Endod 2007;33:239–244.

[112] Christiansen R, Kirkevang LL, Hørsted-Bindslev P, Wenzel A. Patient discomfort following periapical surgery. Oral Surg Oral Med Oral Pathol Oral Radiol Endod 2008;105:245–250.

[113] Del Fabbro M, Taschieri S, Weinstein R. Quality of life after microscopic periradicular surgery using two different incision techniques: A randomized clinical study. Int Endod J 2009;42:360–367.

[114] Georgelin-Gurgel M, Diemer F, Nicolas E, Hennequin M. Surgical and nonsurgical endodontic treatment-induced stress. J Endod 2009;35:19–22.

[115] Kim SG, Solomon C. Cost-effectiveness of endodontic molar retreatment compared with fixed partial dentures and single-tooth implant alternatives. J Endod 2011;37:321–325.

[116] Hasselgren G, Patel P, Alhassany H, Kunzel C. Reasons for apical surgery treatment in an underserved New York City population. N Y State Dent J 2016;82(3):31–34.

[117] von Arx T, Peñarrocha M, Jensen S. Prognostic factors in apical surgery with root-end filling: A meta-analysis. J Endod 2010;36:957–973.

[118] Serrano-Giménez M, Sánchez-Torres A, Gay-Escoda C. Prognostic factors on periapical surgery: A systematic review. Med Oral Patol Oral Cir Bucal 2015;20:e715–722.

[119] Kim S, Jung H, Kim S, Shin SJ, Kim E. The influence of an isthmus on the outcomes of surgically treated molars: A retrospective study. J Endod 2016;42:1029–1034.